怀孕日志

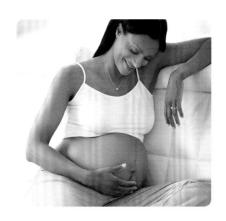

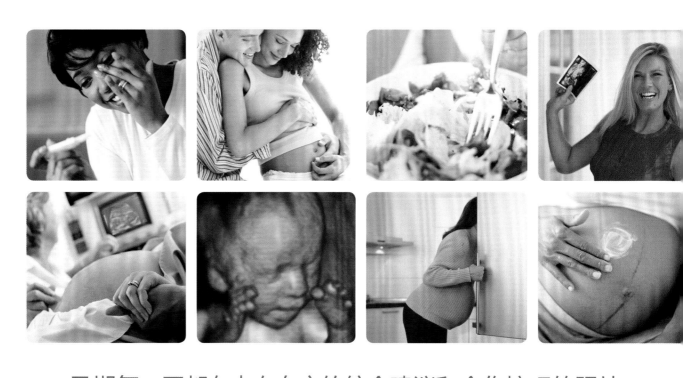

孕期每一天都有来自专家的综合建议和令你惊叹的照片

怀孕日志

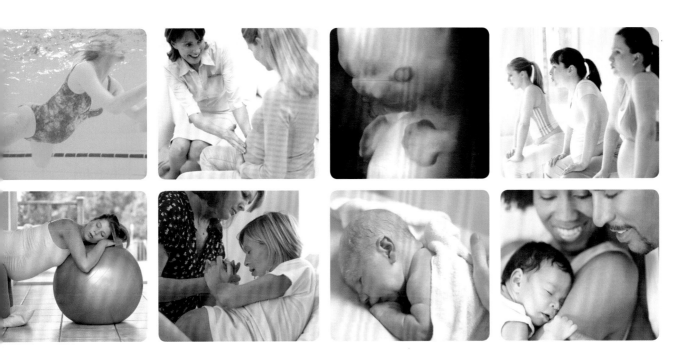

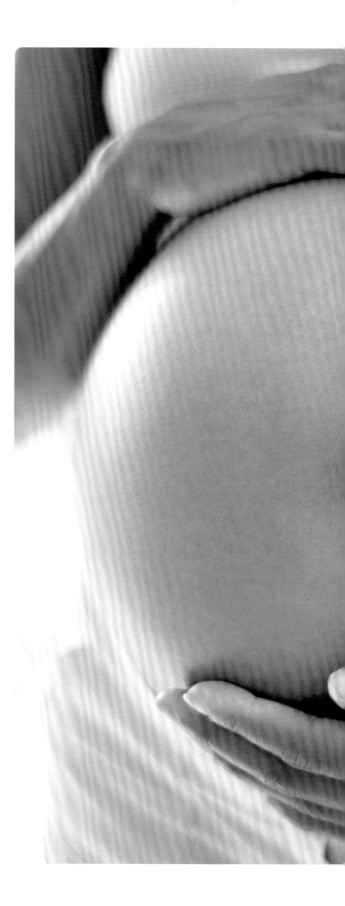

A Dorling Kindersley Book
www.dk.com
Original Title: The Day by Day Pregnancy Book
Copyright © 2009 Dorling Kindersley Limited

图书在版编目（CIP）数据

怀孕日志：280天孕产专家权威指导/（英）麦琪·布洛特
主编；张天一，马童煜，孙欣等译.—北京：中国妇女
出版社，2013.1
ISBN 978-7-5127-0557-9

Ⅰ.①怀… Ⅱ.①布… ②张… ③马… ④孙… Ⅲ.①妊
娠期—妇幼保健—基本知识 Ⅳ.①R715.3

中国版本图书馆CIP数据核字（2012）第270356号
北京市版权局著作权合同登记号： 01-2012-9177

怀孕日志——280天孕产专家权威指导

作　　者：〔英〕麦琪·布洛特　主编
译　　者：张天一　马童煜　孙欣　等译
策划引进：北京时尚博闻图书有限公司
　　　　　www.book.trends.com.cn

特约编辑：陶　然
责任编辑：朱婷婷
责任印制：王卫东
出　　版：中国妇女出版社出版发行
地　　址：北京东城区史家胡同甲24号
邮政编码：100010
电　　话：(010) 65133160（发行部）
　　　　　(010) 65133161（邮购）
网　　址：www.womenbooks.com.cn
经　　销：各地新华书店
印　　刷：北京华联印刷有限公司
开　　本：213×255　1/16
印　　张：29.75
字　　数：600千字
版　　次：2013年5月第1版
印　　次：2013年5月第1次
书　　号：ISBN 978-7-5127-0557-9
定　　价：198.00元

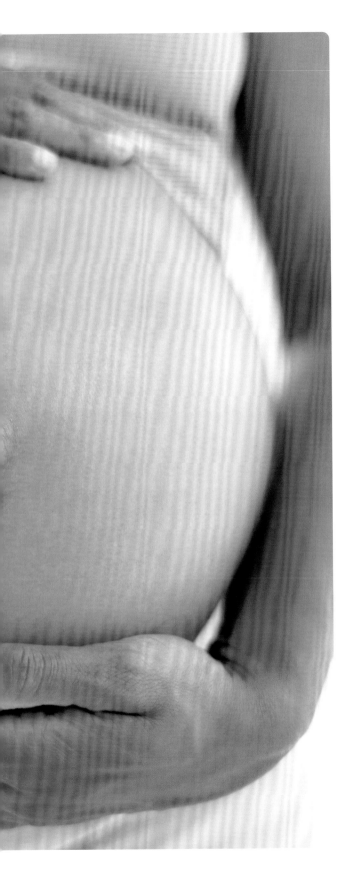

主编简介

　　麦琪·布洛特，内外全科医学学士，皇家妇产科医师学会会员

　　布洛特是伦敦大学学部医院产科会诊医生，是医院里多学科高风险产前门诊和产房的负责人之一，同时也是伦敦皇家学院的妇科和产科的发言人。布洛特博士长期担任健康杂志的专栏作家，同时撰写了大量和怀孕相关的著作。

特别感谢（编委会）

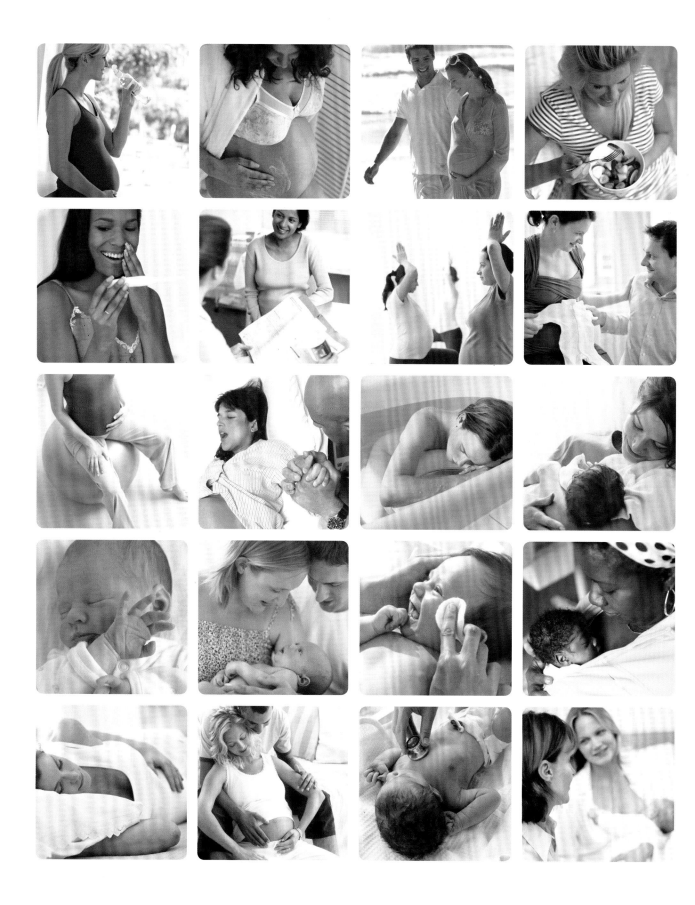

目录

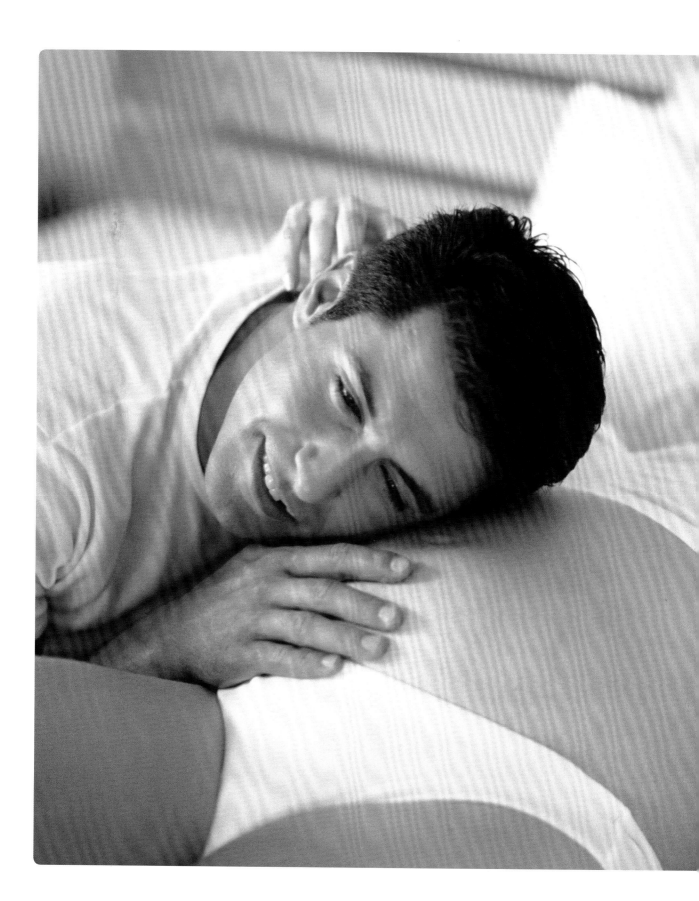

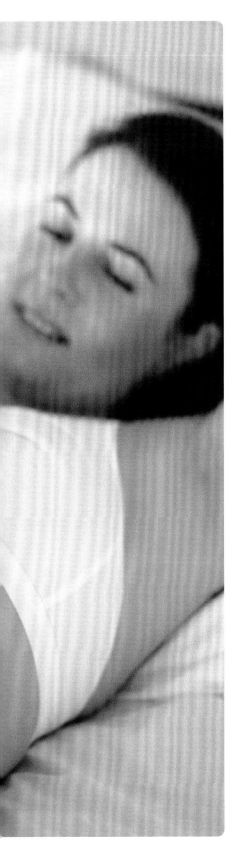

前言

怀孕是女性进入重要人生阶段的一个特殊时期，在这段时间里，女性需要快速地学习和了解关于怀孕和分娩过程的知识。从前，女性是按照传统方式由接生婆和女性亲属照顾在家生产，这就使怀孕和分娩成为一个人们熟悉的过程。如今，像这样的第一手经验已经很少了，第一次怀孕的女性很有限地了解甚至不了解女性怀孕和分娩过程的知识。因此，在整个怀孕过程中，绝大多数的女性都怀着既不安又好奇的心情。当了解到自己的生活方式会给自己和孩子的健康带来很大的影响时，这种不安与好奇常常会加剧。鉴于这些原因，女性非常需要获得正确的、使人信服的、易于理解的有关信息。

《怀孕日志》由多位不同领域的专业人士编写，他们都是各自领域的专家。这些助产士、医生、产科专家和儿科专家负责了成千上万妇女的怀孕、分娩及产后护理，接生了成千上万的婴儿，并为新生儿的护理提供了帮助，他们的经验和知识汇集成本书。与此同时，本书还包括营养师和健身教练们提供的妇女孕期、分娩、产后不同阶段的饮食、锻炼的专业知识。书的内容实用、详细、易懂易学，为女性经历怀孕的各个阶段及安全顺利地分娩提供了极其重要的指导。

大部分有关怀孕的书籍只是为女性而写的，如今，很多男性也希望了解他们未出生的宝宝的成长发育，但是总是感觉信息很少，他们常常觉得被排斥在外。本书为伴侣们解释了怀孕中发生的变化，消除疑虑，同时也为女性在孕期和初为人父母时如何让伴侣一起参与提供了建议。

Margaret J. Bloth

导读

首先我们会讲述如何去拥有一个健康安全的孕期，以及一些关于孕前生活方式的建议。在核心的部分，我们会详细描述孕期的每一天，包括在你体内发生的生理变化和情绪变化的缘由，同时我们将从不可思议的视角来观察宝宝是如何在你的子宫内成长的。在临产和分娩这一章我们将会介绍新生儿的分娩，随后我们有一个关于如何照顾新生儿前两周的概要和总结。最后一章涉及母亲和孩子在孕期、分娩以及产后的各种问题和并发症。

健康的妊娠

为了让你在孕期保持最佳的健康状态并且使你的孩子有一个完美的开始，这一章将帮助你选择良好的生活方式。我们将提供关于安全锻炼、合理饮食、消除隐患、处理疾病的指导。同时还包括对于孕妇们关心的孕期生理和心理变化作用的问题。

妊娠的每一天

在这一章，这本书将带你度过怀孕和孕期中不同寻常的280天，直到分娩的那一刻。在每一天，我们都会向你展示孩子在你体内的成长和变化。孕期的280天或者说40周，分为三个部分，每一个部分3个月。而每个部分不仅是在时间上简单的不同，在孕期和孩子的生长上也是截然不同的阶段。

孕早期

孕早期的定义是1～12周，虽然你可能会见到有些书把13周和14周也包括在这一阶段内，这一阶段把月经周期的开始到怀孕这一刻的两周时间也包括在内。由于受孕的准确时间无法得知，孕期的计算是从月经周期的第一天开始。虽然受孕在月经周期的两周后开始，但这两周在帮助你获得健康的妊娠方面却显得尤为重要。这里，我们解释每天发生在子宫的变化，而这些变化是为受孕和早期胚胎植入做准备的，为了提高受孕成功的概率，我们也提供来自受孕专家饮食上的建议。

前3个月是婴儿主要器官形成的关键时期，在这一时期婴儿会比其他任何一段时期长得都快。我们会给出婴儿一天天的变化和关于妊娠早期疲乏的建议。我们也会给出你可能经历情感的评估来让你确信出现正面和负面的情绪是正常的。关于产前自我关心和详细的解释有助于你从现在开始对妊娠进行计划并且对分娩有自己的选择。

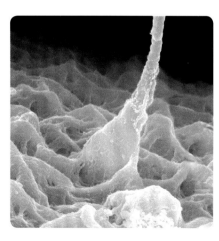
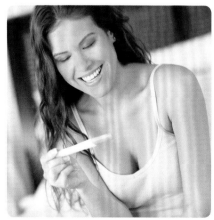
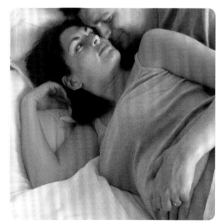

孕中期

孕中期的定义是13～25周，其间婴儿的器官更为成熟并且继续生长。这是一段令人兴奋的时期，因为你的身体为了适应正在生长的婴儿而开始改变形状，你第一次感觉到胎动。然而，这也是一段妇女能自我感觉症状的时期，虽然这些妊娠期的变化很正常，但偶尔会提示存在着一些问题。例如，韧带的伸展或者便秘可能引起腹痛；然而这也可能提示胎盘存在问题。这些症状会在妊娠相关章节讨论，并且给出详细的解释以引起你的助产士和医生足够的重视。

孕晚期

孕晚期定义是26～40周，婴儿继续生长和成熟，此时如果发生早产，胎儿仍然可以在子宫外成活。在这段时期内，你的身体开始为分娩做准备。我们会描述这些正在发生的变化，解释为什么会发生，并且给出一些正常的指示和需要向助产士和医生汇报的症状。孕妇向医生详细叙述她们每日的体验和问题，助产士为其提供大量重要的知识。从休产假的权利到不伤害正在成长婴儿的性行为等各方面的实践指导为你度过妊娠最后几周保驾护航。

临产和分娩

正确对待分娩的最好方式之一就是正确理解分娩的几个阶段。在临产和分娩一章中，将有相关专家来详细解释细节问题，每位专家都有其独到的见解。助产士编写了正常分娩和采用自然方法减轻产痛。麻醉师还会提供多种镇痛方法，包括硬膜外麻醉的详细介绍以及其优势和不足。虽然多数女性可以安全完成顺产，但仍有25%需要实施剖宫产，10%～12%的女性需要吸盘或者产钳的辅助。妇产科医师会介绍难产，描述并发症和可能需要的医学干预。

问题和并发症

这一章主要提供妊娠、分娩以及产后相关问题和并发症的指导。详细的说明会帮助您理解医学信息，了解哪些问题是正常现象，进而更积极地应对妊娠、分娩和产后出现的严重问题。

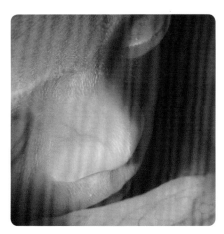
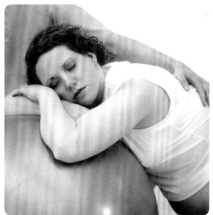
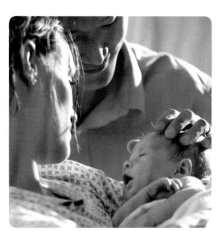

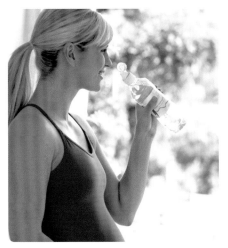 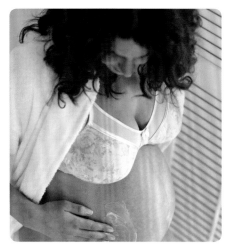 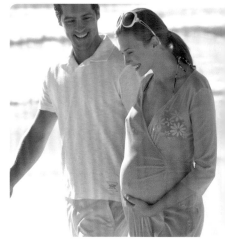

在怀孕期间，惊恐和兴奋的心情总是与对于您和孩子的健康的关注交织在一起。随着有关孕期行为对孩子短期及长期影响知识的不断增加，现代女性有机会通过对生活方式的选择积极地影响她们的孩子。健康饮食、按时锻炼、避免危险，让您的孩子的一生有一个好的开始。

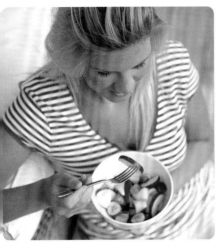 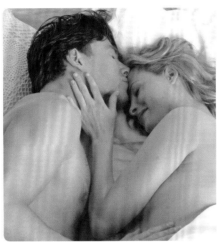 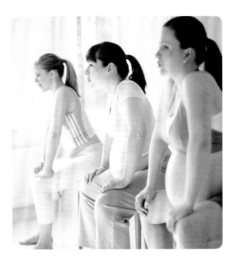

健康的孕期

孕期中的饮食

怀孕期间，均衡而富有营养的饮食可增进母婴双方的健康。

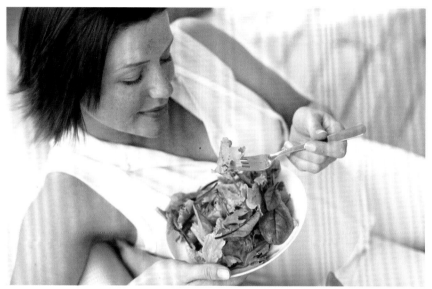

孕期中每日按时食用营养食物至关重要，它可以保持您的能量水平，提供胎儿良好发育的所有需求。

近年来，孕期的饮食结构得到了人们的充分认识。叶酸对防止生育缺陷十分重要，大量的事实证明，一个人的健康可能在很多方面受母亲在怀孕期间的饮食影响，当前最普遍的观点认为，孕期的健康饮食可减少孩子以后患病的风险，比如：肥胖、糖尿病和心脏疾病。

孕期的营养不但影响胎儿的健康，也可以使您的身体得到完善，从而帮助您应对孕期的各种需求。

健康的饮食

孕期中获得正确均衡的蛋白质、碳水化合物和脂肪很简单，因为它们的比例与未怀孕时的需求相同：50%～60%的卡路里来自碳水化合物；25%～35%的卡路里来自脂肪；20%的卡路里来自蛋白质。这样的营养组成并不需要体现在每一顿或者每一天的饮食中，但是您应该确保在每一周的饮食中达到这样的均衡。充足的蔬菜、水果、全麦食品和好的蛋白质、含脂肪的食物，会自然地包含合理的营养组成。

碳水化合物

碳水化合物是您和胎儿身体能量的一个重要来源，因为它会分解为葡萄糖，它可以很容易到达胎盘，每天争取4～6份，一份等于一片面包、60克麦片粥或者75克煮好的意大利通心粉。

碳水化合物分为两种：精炼的和非精炼的。一般而言，白色碳水化合物是不好的，如精炼的食物中的白米和白面包，都会快速分解，以葡萄糖形式迅速进入血液。有理论说这样的迅速进入可能有健康的隐患，比如使婴儿过大、未来有患肥胖病的风险。但是这种理论还没有证据证明。

非精炼的碳水化合物经更少的加工，所以他们在血液中分解较慢，能稳定地释放葡萄糖。他们还提供纤维，帮助避免便秘。作为更健康的选择，碳水化合物的摄取应至少一半来自非精炼的。其中包括全麦或多谷物面包、紫米、全麦意大利通心粉和麦片粥。

蛋白质

蛋白质对于胎儿和胎盘的生长以及您的健康是基本的需要。孕期中的女性每天约需要60克蛋白质。每天争取吃2～3份富含蛋白质的食物，如85克红肉类或者150克鱼类。因为大多数成年人每天摄取约100克蛋白质，通常孕期中的女性不需要增加蛋白质摄入，特别是如果您的每餐中都有蛋白质。如果您是素食者，应该吃含蛋白质的点心以保证每餐蛋白质的摄入量。如果您怀了双胞胎或多胞胎，每天需要大概80克蛋白质，到了哺乳期间，每天需要70克蛋白质。

您应选择含不饱和脂肪的蛋白质食物，如：去皮的鸡肉、瘦牛肉和猪肉、豆腐、低脂肪奶酪或酸奶、脱脂牛奶、鱼和干果。对于鱼类的食用量应该控制，因为鱼类体内含有对胎儿有害的汞（见96页）。

脂肪

脂肪含有维生素，能帮助细胞健康生长。尽管脂肪对于总的营养有益，但是对于脂肪的摄入量还是要有节制。应选择更健康的不饱和脂肪，如鱼类、一些油类。全脂奶制品和肥肉中有过量的不健康的饱和脂肪，腌制食品中则存在转化的脂肪。

欧米伽3脂肪酸

研究表明，欧米伽3脂肪酸可促进胎儿的神经系统发育。鱼脂中可找到最充足的欧米伽3脂肪酸。为了避免有些鱼类中有过高的汞含量，我们可以选择三文鱼和鳕鱼。三文鱼包括野生三文鱼和饲养的三文鱼以及鳕鱼都是非常好的、安全的欧米伽3脂肪酸提供者。其他包含欧米伽3脂肪酸的有：富含欧米伽3的鸡蛋、亚麻籽、亚麻籽油、核桃、葡萄籽油、欧米伽3补充剂和产前维生素。

乳制品

乳制品是饮食中非常重要的一个部分，它提供了人体所需要的蛋白质、脂肪、钙和某些维生素。钙对于骨头和牙齿的健康成长至关重要，应该选择低脂的乳制品和半脱脂牛奶。一天争取两份，如：一份30克的硬奶酪或者200毫升的牛奶。

维生素和矿物质

孕期中，您需要保证充分摄入维生素和矿物质，因为它们对于您的健康和胎儿的发育非常重要。维生素和矿物质负责维护人体功能的健康，并且含有抗氧化剂，抗氧化剂可以防止自由基类化学药品对人体的损害。

最重要的维生素和矿物质的来源将

建议每日食谱

健康、均衡的饮食在孕期是最为重要的。它可以帮助您应对因为怀孕对身体的额外需求，提供胎儿发育所需的重要营养。通过吃多种健康食品，可以确保您和胎儿得到正确、均衡的营养。健康、均衡的饮食包括每天从每一种食物类别中选取一定量的食物 （见下图）食用，多吃新鲜的水果和蔬菜，以及饮用充足的水从而避免便秘。

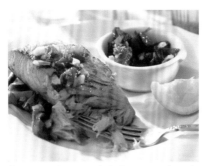

每天2～3份蛋白质食物，如鱼类、瘦肉、鸡肉、豆类、奶酪和坚果，从而保证胎儿身体的健康成长。

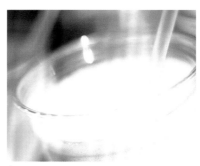

每天2～3份奶制品，理想的奶制品应该是低脂的，如半脱脂牛奶和低脂奶酪和酸奶。

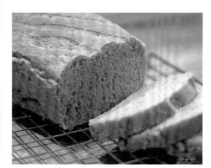

每天4～6份非精炼的碳水化合物，如黑米、全麦面包和意大利通心粉，从而保证能量水平以及纤维的摄入。

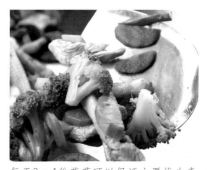

每天3～4份蔬菜可以保证主要维生素和矿物质的摄入。尝试吃不同颜色的蔬菜，蔬菜烹饪时不要过度。

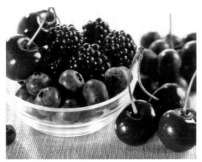

每天4～5份新鲜水果，可以提供多种维生素和矿物质，很多水果还包含重要的保护身体的抗氧化剂。

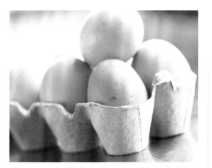

每天1～2份含铁食物，如蛋类或者绿叶蔬菜，它会帮助怀孕期间随着对铁的需求增长时，铁维持在健康水平。

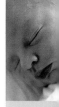

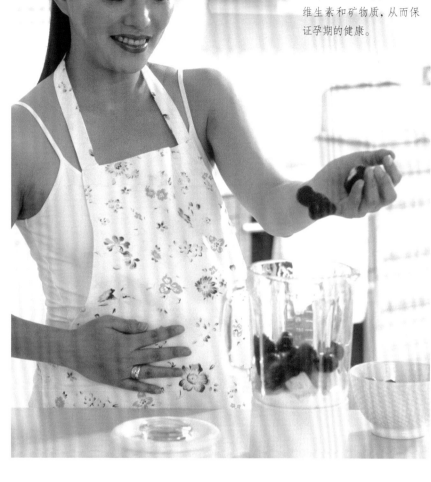

吃足够的新鲜水果和蔬菜，就可以得到您所需的维生素和矿物质，从而保证孕期的健康。

身体遮挡起来的女性，或者来自非洲、南亚、中东和加勒比的女性，每天需要补充100毫克的维生素D。

维生素E：包含抗氧化剂，可以维持皮肤、头发和肌肉的健康。坚果和种子中含有丰富的维生素E。

叶酸：对于叶酸的研究表明，充足的维生素B类叶酸或者自然形式的叶酸，可以帮助降低50%神经管缺陷（如脊柱裂）的风险。在这些缺陷中，胎儿的神经管在怀孕初期的四个星期内未能闭合，从而导致了大脑和脊柱的发育不全。叶酸可以帮助神经管闭合，因此建议孕期女性食用足量的叶酸。富含叶酸的食物有：绿叶类蔬菜、豆类、强化谷物。摄取充足的叶酸不能单靠饮食，所以建议女性在准备怀孕时和怀孕的最初3个月内，每天补充400微克的叶酸。

铁：血红素在血液细胞中的生成需要铁。含铁的食物有：肉类、鱼类、鸡、鸡蛋、杏干、菠菜和花椰菜。

钙：对于骨头和牙齿的健康至关重要。含钙的食物有：奶类制品、鸡蛋、强化谷物和绿叶类蔬菜。

锌：可以帮助维护人体的免疫系统。含锌的食物有：香蕉、海产品和坚果。

在下面列出。只要您注意在饮食中包含各种食物，其中包括足够的水果和蔬菜，就可以得到您所需的维生素和矿物质，只有少数食物例外。一般通过饮食达到孕期对于铁的需求会比较难，在孕期，您身体中铁的水平会得到检测，如果不足医生会建议您补充铁。在怀孕前和孕期初期，您还需要补充叶酸。

维生素A：对于健康的眼睛、皮肤和头发非常重要。维生素A存在于柑橘水果和蔬菜中，如：杏、柿子椒、胡萝卜和西红柿。

维生素B：对于人体基础功能的健康非常重要，并且可以帮助身体抗感染。维生素B主要来源于香蕉、牛奶、全麦食品、奶酪和卷心菜。

维生素C：可以帮助铁吸收和抗感染。它大量存在于柑橘水果、猕猴桃、柿子椒、花椰菜和菠菜中。

维生素D：可以帮助钙的吸收。它存在于蛋类和绿叶蔬菜中，从阳光中也可获取维生素D。不常晒太阳的女性，如待在家中不爱出门的女性、外出时将

素食者的饮食

只要保证饮食营养的均衡和充足的蛋白质摄入（见126页），就可以保证素食者（包括不喝牛奶的）孕期的安全与健康。虽然素食者需要注意摄入足够的蛋白质、维生素B$_{12}$和锌，素食的母亲通

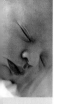

常可以生出健康体重的婴儿。对于素食者来说，获得维生素B$_{12}$可以通过摄入浓缩酵母、蔬菜调味料、素食汉堡、结构性植物蛋白、豆浆、蔬菜和葵花籽油做的人造黄油以及早餐谷物获得（见121页）。

低血糖指数饮食

葡萄糖是碳水化合物的生成物，为胎儿发育提供能源。血糖指数是营养研究中的一个新概念，血糖指数用来衡量食物摄入后血液中葡萄糖含量的变化。像非精炼的碳水化合物等食物会逐渐释放葡萄糖（见14页），这样的食物的血糖指数低，是更为健康的食物。

低血糖指数食物的益处

研究表明低血糖指数的食物对母亲和胎儿的健康都有好处。母亲的碳水化合物的摄入量会直接影响血流中的葡萄糖含量，从而影响婴儿的成长。高葡萄糖水平，甚至有些在正常范围之内，也可能造成婴儿过大在90%之上（婴儿成长曲线表的顶部，见284页）。婴儿出生体重过高会给未来的健康带来风险。

如：肥胖症、糖尿病和心脏疾病。一项研究发现，食用低血糖指数食物的孕妇生出婴儿大小正常，并且比食用高血糖指数食物的孕妇的婴儿的脂肪少。

吃低血糖指数的食物也能够帮助控制患妊娠糖尿病的女性的葡萄糖水平，从而减少分娩时并发症的发生。

卡路里的摄入

每天应该摄入2100～2500卡路里，在怀孕的最后3个月中，每天应多摄入约200卡路里，相当于一根香蕉和一杯牛奶提供的卡路里。您对能量的需求会因您怀孕前的体重和活动水平的不同而不同。

孕期增加适当的体重对于妈妈和胎儿都有益处。如果怀孕中增加的体重控制在建议标准内，妈妈将更有可能恢复到生育前的体重（见99页）。体重增加过多会导致婴儿过大，给婴儿未来的健康带来隐患（见上），相反，体重增加过少也会对婴儿未来的身体健康不利。

饮食注意事项

某些食物应该禁食或者限量食用，因为它们会影响未出生的孩子。简单的烹饪与卫生标准对于降低风险也十分重要。

李斯特氏菌是一种通过食物传播的细菌，怀孕女性对它更加敏感。李斯特氏菌通过未高温消毒或未适当加工的奶制品传播。它也可能通过动物传播。所以，对于生肉的正确处理非常重要。为了避免李斯特氏菌传染，要食用完全加热的热狗、肉食，或者经加工的熟食，不吃肉酱及未高温消毒过的奶制品，并且检查软奶酪的标签以确定是否是使用高温消毒的牛奶制造的。

有些海产品含有汞，它会影响胎儿神经系统的发育。孕期中的女性应该禁食剑鱼、鲨鱼、枪鱼和淡水鱼。在安全范围内每周食用两份（每份差不多140克/5oz）富含脂肪的鱼，如：金枪鱼、鲭鱼、沙丁鱼和鳟鱼（见96页）。

弓形体病是一种寄生虫病，通过猫的粪便或者未煮熟的牛肉、猪肉、羊肉传播，弓形体病会危害胎儿。怀孕女性不要亲自换猫砂，在准备生肉时注意卫生，不要弄脏其他食品，如莴苣或者蔬菜。牛肉、猪肉和羊肉都需要煮熟。

沙门氏菌出现在鸡肉和鸡蛋中。感染沙门氏菌会引起严重的呕吐，但沙门氏菌并不会直接影响胎儿。避免食用任何含有生的和未煮熟的鸡蛋的食物，确保所有的禽类都是完全煮熟的，因为煮熟可以杀死这种细菌。

怀孕初期，您的助产士和医生会为您制定出体重指数——BMI。这是根据您的身高和体重预估脂肪。通过计算您的体重指数，医生可以判断您的体重是否超重，是否会在怀孕期间产生问题。

体重指数的计算公式为：体重指数=体重（千克）/身高的平方（米）。体重指数19～24为正常，25～29为超重，30～39为肥胖，超过39为严重肥胖。如果体重指数低于19，被认为体重不足。

孕期体重不足容易造成早产和抑制婴儿发育。孕期体重超重会使您处于患高血压、产前子痫症（见474页）、妊娠糖尿病（见473页）、婴儿过大的高风险中，这些都会增加分娩时发生并发症的危险。

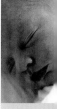

安全的锻炼

孕期保持身体健康有益于您和胎儿,并且可以提升分娩时的耐力。

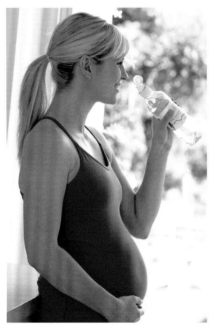

锻炼前、锻炼中和锻炼后要饮用充足的水以保证身体中的水分。

如果您怀孕前进行某种体育锻炼项目，在孕期的前3个月，在询问清楚医生或助产士的情况下，您可以继续同样的项目。在孕期的以后阶段，您可能需要调整体育锻炼项目。

如果在怀孕前您不经常锻炼，现在是您开始一种新的、更健康的生活方式的理想时刻，这样的改变将会使您未来的岁月受益无穷。如果您现在开始锻炼，一定要循序渐进，按照身体的感觉，保证身体的舒适。

经常性的、适当的锻炼大大优于不规律的、剧烈的一次性锻炼（不建议在孕期中进行这样一次性的锻炼），因为人的身体对持续的、温和的锻炼有更积极的反应。

锻炼如何帮助人体健康

锻炼可以提高您的能量水平，还可以帮助您维持良好的外形，建立对自己变化中的身体的自信心。锻炼也可以减轻孕期中常见的身体不适，如：恶心、小腿抽筋、脚肿、静脉曲张、便秘、失眠、背痛。通过保持肌肉的强壮和结实，锻炼使您更容易应对孕期中体形的变化。证据表明，保持健康能够缩短分娩时间和分娩后的恢复时间，并减轻对于分娩的焦虑。

获取能量的食物

营养丰富、均衡的饮食对于孕期来说十分重要，如果您同时坚持锻炼，那么吃好以保持能量水平就变得更为重要。有规律地食用营养的食物，保证卡路里摄入来源于有益身体健康的、新鲜的食物，一定要避免食用糖分过多的高卡路里零食。

应做的与不应做的

只要您按照以下列出的去做，体育锻炼在孕期是安全的。随着孕期的发展，您需要逐步调整和减轻所做的体育锻炼。

应做的：

· 适当的热身和放松。

· 锻炼前、锻炼中和锻炼后饮用充足的水。

· 选择舒适的衣服，不要束缚胸腔。

· 有规律、持续地锻炼。

· 调整您的期望值，孕期不适合去创造个人的最好成绩。

· 增强自己的力量，但是要循序渐进，重点放在后背、肩膀、胸和下身。

· 每天做骨盆底的练习（见69页）以增加骨盆底弹性。

· 锻炼时保持正确的呼吸，特别是举重练习时。

· 从躺姿起来时注意保护背部：先转向身体左侧，然后坐起。

· 避免会感觉笨重或不舒服的运动。

· 注意身体姿势和背部。

· 当感到严重的局部疼痛、阴道出血和全身不适时要立即停止并进行咨询。

· 常吃少量正餐和零食以维护能量，避免血糖水平下降。

不应做的：

· 在炎热或者潮湿的环境中锻炼做拉伸和跳跃的动作，或者扭动腹部。

· 举过重的重量。

· 做容易摔倒的运动，如：滑冰、骑马过度拉伸：怀孕期的荷尔蒙松弛素会让您觉得自己比实际要柔软。

过度锻炼：如果您累了，减少锻炼的强度或者时间。每锻炼一个小时要休息一个小时。

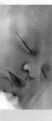

性生活

您跟伴侣都要适应伴随怀孕而发生的情感和身体的变化。

在低风险的怀孕中，性生活是完全安全的，虽然整个怀孕过程对性的需求会不稳定。很多女性表示在怀孕的最初3个月，她们对性生活的需求基本不变或者有很轻微的下降；在4~6个月，不同的女性反应不同；在7~9个月，性欲通常会下降。

孕期中的性生活

在怀孕的最初三个月中，激素的变化会引起恶心、呕吐和疲倦，这些反应自然会引起性欲的下降。但是，在怀孕期间其他的变化可能会提高性欲，如：血流量的提高会使阴蒂、阴唇膨胀和产生更多的阴道分泌物。特别是在怀孕的4~6个月，阴道的润滑和高潮的强度都会提高，同时可能会伴随腹部的收缩。这些都很正常，不需要担心。很多女性发现她们的性欲在怀孕的后期会下降，因为更大的腹部使性生活显得笨重且不舒服，而且这个时期的女性对于分娩的焦虑也会不断增加。

伴侣的感受

男性对于与女性孕期中的性生活有各种各样的感受。有些男性觉得他们的伴侣在怀孕期间变得新鲜，丰满的身体带给她们美感；有些男性害怕性生活会伤害到胎儿；有些觉得新鲜和惧怕感交织在一起。通常状况下怀孕期间的性生活不会对胎儿造成伤害，因为胎儿被羊水和子宫很好地保护着，黏液塞封紧了

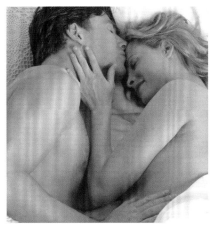

高兴地接受伴随怀孕产生的变化，会大大提高伴侣间的关系，无论是在怀孕期间还是孩子出生后。

子宫颈以避免感染。

什么时候需要咨询

有些女性在孕期发生性关系后出现阴道出血，大多数这样的情况不会产生伤害，这一般是由于子宫颈的血流量增加，造成与阴茎接触时阴道出血。如果是这样的原因，性交阴道出血会在分娩后消失。但是，也可能会有其他原因引起阴道出血，任何出血都需要询问助产士或者医生。

除了隆起的腹部会造成性生活中的不舒适感外，有些女性在怀孕后期会因为胎儿移动到宫颈而产生性交疼痛，或者会发生伴随性快感的腹部收缩不舒适感增加。这些现象一般不用担心，但是需要向您的助产士说明这些情况。

怀孕后期某些情况下的性生活可

怎么做

一个甜蜜的孕期

怀孕期间，身体的疲劳、对于自己外形变化的不安全感、对于性生活安全的担心都会影响伴侣们的关系。给自己时间去调整并保持良好的沟通，这样会帮助您和伴侣享受爱情的新阶段。

告知自己的感觉并了解对方的，对于双方来说，性欲在不同时期会随之发生变化。

如果隆起的腹部会造成某些姿势不舒服，可以尝试适合您体形的其他姿势。如：同侧、从后面进入，或者女性在上的姿势。

尝试除了性交以外保持亲密的其他方法，如：触摸和按摩。

能不安全，如果以前有早产的经历，或者有早产的风险，如比较脆弱的宫颈、胎盘前置（见212页）、羊水渗漏（可能意味着羊水破了）都属于不安全的情况。

如果有什么担心，一定要及时咨询助产士或者医生。怀孕期间享受性生活可以让您和您的伴侣在这段转变过程中感到亲近。心理学家确实发现怀孕期间享受性生活的伴侣们，在孩子出生后会更加关心对方，沟通更好。

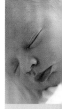

疾病与药物

了解怎样控制疾病和哪些药物在孕期是安全的，对于您和您的胎儿来说都是十分重要的。

如果在怀孕前有病史或者怀孕期间得了任何疾病，在用某种药或停用某种处方药前，都要咨询医生。

病史

如果您在怀孕前有高血压或糖尿病类的病史，您的孕期将被认定为是高风险的过程，您需要被细心地监护。如果您刚怀孕时正在因某种疾病服用药物，不要停止服药，但是要尽快咨询医生。您会被告知正在服用的药物是安全的，或者您需要更换另一种药物。最重要的是在您怀孕期间要控制好疾病，从而最大限度地降低您和胎儿的风险。这通常需要继续服用药物。

糖尿病

如果您有糖尿病，并且计划怀孕，您需要咨询医生怎样控制您的病情。很多医院都有糖尿病分析诊所，在那里您可以与医生讨论控制您的血糖指标的最好方法，谈论如何在孕期控制糖尿病。建议有糖尿病的女性在准备怀孕前3个月和怀孕的最初3个月每天服用5毫克的叶酸，这比没有糖尿病的女性每天服用400微克剂量要大（见16页）。原因在于糖尿病会增加胎儿出现问题的风险，如：脊柱裂。对于脊柱裂叶酸有预防作用。分娩对于有糖尿病的女性也存在更多的问题，如：婴儿过大、刚出生时发生呼吸问题、黄疸以及低血糖。

当您一怀孕就应该被转给针对糖尿病人的产科专科医生，在那里您会得到特殊的照顾。您需要更频繁的产前检查、更多的超声波检查和专门监测您的血糖水平的血液检查。您可能需要每天注射大约4支胰岛素，剂量一般会随着孕龄增加而稳步增加直到分娩。您的血糖水平控制得越好，您和胎儿在孕期的问题和风险就越小。

因为患有糖尿病的女性怀孕后期的风险会提高，如：产前子痫症（见472页）和胎儿出生时死亡。您通常会被建议在分娩日前大约一周做引产术（见430页）。

一旦开始分娩，医生会密切监测您的血糖水平，您可能需要注射胰岛素和点滴糖，您的婴儿的血糖水平也会在出生后24小时内被密切监测。分娩后，您的胰岛素剂量将会减少到怀孕前的水平。如果您是自己哺乳，剂量可能会进一步减少。

癫痫

如果您患有癫痫病，在准备怀孕前与医生讨论怀孕的问题非常重要。因为特定的药物对胎儿发育有一定的危害。虽然如此，控制癫痫病的发作也是十分重要的，所以您的医生会努力确保您怀孕前服用最少剂量的药物。当您怀孕大约20周的时候，要进行超声波检查，仔细观察胎儿是否异常（见214页），如：腭裂，它和某些药物有些许的关系。如果您的情况在怀孕期间变差了，需要联系您的医生。

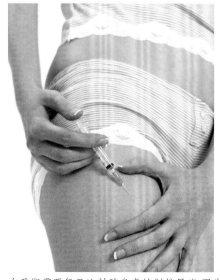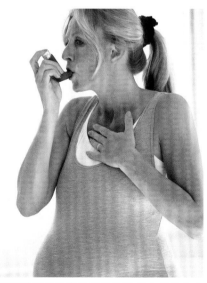

在孕期需要每天注射胰岛素控制糖尿病。因为怀孕时腹部的皮肤变得很紧，您会发现在大腿脂肪处注射更容易一些（左图）。在孕期，继续使用治疗哮喘的药物，控制好症状非常重要（右图）。

系统性红斑狼疮

系统性红斑狼疮是一种系统性失调疾病，它会影响身体的很多部分，包括肾、关节、皮肤、神经系统、心脏和肺。系统性红斑狼疮在女性中较常见，特别是育龄女性。有些患病女性发现怀孕期间症状减轻，但是有些患病女性的症状会更严重。在怀孕期间控制病情非常重要，因为系统性红斑狼疮会对胎儿发育产生影响，会造成流产、胎儿生长缓慢、早产和胎儿出生时死亡。大部分治疗红斑狼疮的药物在孕期服用是安全的，但是也有一些不安全，所以您需要咨询您的医生，看是否需要改服其他药物。从大约32周开始，胎儿的生长与健康需要被严密监测。如果对您或者胎儿有疑虑，医生将考虑提前分娩或者实行剖宫产手术。

高血压

如果您有高血压并服药控制，需要咨询医生您正服用的药物是否在怀孕期间安全。怀孕期间继续服药控制血压非常重要，因为高血压对于您和胎儿来说都很危险。医生和助产士会密切监测您的血压，并通过验尿来检测尿中是否有蛋白，因为高血压和尿中的蛋白都是先兆子痫的症状。医生还可能会建议您做额外的超声波检查，以检查胎儿是否发育良好。

甲状腺疾病

如果您患有甲状腺机能低下并且在服用促甲状腺药物，您需要验血确保您的甲状腺机能正常，服用的药物剂量适当，有时促甲状腺药物的服用量会随着孕期而增加。确保您的甲状腺机能正常非常重要，因为它会影响胎儿。如果您

常见问题

我是一名哮喘病患者，我可以在怀孕期间使用吸入器吗？

在怀孕期间控制哮喘病情至关重要，这意味着要继续使用吸入器。哮喘引起的风险要远远大于任何治疗哮喘药物引起的风险。如果哮喘没有得到很好的控制，胎儿会得不到足够的氧气，会因此造成婴儿体重过轻，并且早产风险提高（见431页）。除了服用药物以外，最好的控制哮喘的方法是远离诱发哮喘的宠物皮毛及灰尘，使用空气过滤器、吸尘器、空气湿润器并使用羽绒被褥和枕头防护套。有时，怀孕会减轻哮喘的严重程度，但是如果您觉得比平时喘得厉害，一定要立即联系医生重新考虑服用的药物。

同种疗法（顺势疗法）是一种非常普及的治疗方法，有效吗？是否安全？

同种疗法是依据以毒攻毒的原则，通过激发人体的自愈机制治疗疾病。对于同种疗法的疗效有过争论，

患有甲状腺功能亢进并在进行治疗，咨询医生看看您正在服用的抗甲状腺药物是否在孕期服用安全。您的甲状腺功能需要密切监测，药物不需要更换。

炎性肠道疾病

患炎性肠道疾病的女性，如：大肠炎症（溃疡性结肠炎）或小肠炎症（克隆氏病），通常会发现症状在怀孕期间得到改善，在孩子出生后病情又会复发。炎性肠道疾病通常不会在怀孕期间造成严重问题，检查是否贫血非常重

科学的看法认为同种疗法缺乏足够的证据证明它有超过安慰治疗的效应。当然，孕期采用同种疗法很安全，因为有很多很好的治疗效果记录，同种疗法成为孕期和分娩女性普遍使用的疗法。它被用来治疗很多孕期常见的问题，如：呕吐、胃痛，同时同种疗法的用具使用于分娩过程（见401页）。如果您希望使用同种疗法，请咨询注册的专业人员。

怀孕期间服用草药和茶有什么影响吗？

一般会建议避免服用草药，因为草药会被吸收，尽管有些草药被认为是安全的，但是也有些会渗透至胎盘伤害胎儿。很多植物茶是安全的，如：甘菊茶、薄荷茶，但是在饮用前一定要查看说明。一些草药可能在某个时期服用是安全的，比如有人建议在孕期的最后6~8个星期饮用山莓叶茶，因为它能使分娩加快。如果您希望服用草药，一定要咨询医生。

要，一些炎性肠道疾病会造成贫血，医生会建议您做相应的超声波检查，以确保婴儿发育良好。

孕期中的感染

当您怀孕时，您的免疫系统会稍微降低，从而避免您身体对于一半来自父亲遗传基因的胎儿有排斥。这意味着您容易感染上一些常见病，如：感冒、咳嗽、喉咙痛或者食物中毒等，而且患病时间会比怀孕前持续的长。

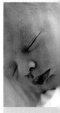

检验是否有水痘和风疹病毒

孕期、患水痘，会给胎儿带来很多问题，对于怀孕女性影响也非常严重，可能引发急性肺炎。如果您在怀孕初期第一次感染了风疹病毒，会造成流产或者胎儿会出现严重问题。

如果您接触了水痘患者，请与医生或者助产士联系，他们可以检查您是否对水痘有免疫，如果没有，医生会建议注射预防针以防止您感染水痘。

怀孕初期会进行风疹病毒状况测试，如果没有免疫，您可以在孩子出生后注射疫苗，同时您需要特别小心，不要接触风疹病毒患者。

如果您不小心患上了水痘或者怀疑染上了风疹，立刻联系医生，但不要前往产科诊所，以防止传染给其他怀孕女性。

感冒与咳嗽

大部分女性在怀孕的某个阶段会患上咳嗽或感冒，但是，尤其在前3个月，您最好不要服用治疗感冒的药物，因为这些药物可能含有孕期服用不安全的成分（见下页）。扑热息痛除外，但是只有在必须服用时服用。吸入蒸汽可以减缓鼻塞，喝热蜂蜜水可以减轻嗓子疼。

流行性感冒

如果您在怀孕期间患上流行性感冒，一定要多喝水多休息。只有在需要时服用扑热息痛以减轻不适。在怀孕的最初3个月，迅速降低高热的温度非常重要，否则有可能造成流产。咨询医生在怀孕期间服用扑热息痛的安全剂量。用海绵沾温水擦拭或者吹电扇都会帮助降低体温，如果发热持续24小时一定要咨询大夫。目前，流感疫苗只建议注射给流感高危群体，包

括糖尿病患者、慢性心脏病或者哮喘病患者。

食物中毒和胃部不适

食物中毒会给您和胎儿带来严重的问题，可能诱发流产，所以保证厨房的卫生至关重要（见17页）。如果您出现食物中毒或者胃部不适，一定要饮用充足的水，如果症状持续24小时，需要看医生（见胃肠炎468页）。

细菌性阴道炎

如果您有非正常的阴道分泌物，请与您的助产士或者医生联系，因为可能是患了细菌性阴道炎（念珠菌病），这在孕期女性中很常见。如果不治疗，细菌有可能通过阴道在自然生产时传染给婴儿，婴儿可能需要治疗。医生会取样进行确诊，用抗真菌剂来局部治疗（见下页）。食用自然的酸奶可以帮助恢复阴道中的菌群平衡，请穿着纯棉内裤同时避免穿着过紧的衣服。

尿路感染

很多怀孕女性会患尿路感染，原因在于激素孕酮会使所有的平滑肌放松，从而使在阴道中的细菌进入尿道（伸到膀胱的管道）引发感染。孕期中的尿路感染或许会略有不同。您可能有尿路感染中最典型的症状，排尿时有烧灼感，同时尿频。您也可能有不同的症状，比如背痛、小腹痛、恶心或者呕吐。尿路感染通常比较容易通过抗生素治疗，大部分抗生素孕期服用是安全的。

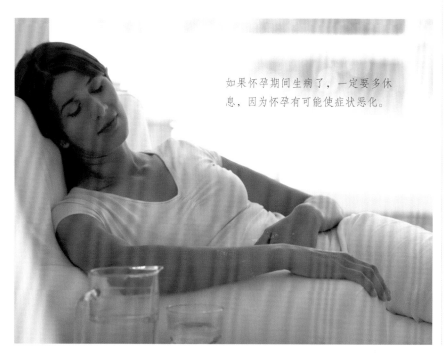

如果怀孕期间生病了，一定要多休息，因为怀孕有可能使症状恶化。

怀孕期间如何服用药物

怀孕的最初3个月，药物中只有扑热息痛是安全的。当您度过怀孕的最初3个月后，一些其他药物也会变得相对安全，但是无论如何，当您对任何药物有疑问的时候，一定要咨询医生。下面提供一些治疗怀孕期间常见病的药物。

抗酸药：烧心和消化不良是怀孕期间的女性常碰到的问题，特别是在怀孕7~9个月时，胎儿不断变大越来越压迫胃部。绝大多数的抗酸药在怀孕期间服用都是安全的，但是应该避免服用小苏打（碳酸氢钠），因为钠会被血液吸收。具体应服用哪种抗酸药，请咨询医生或药剂师。

抗生素：很多用于治疗感染的抗生素在怀孕期间服用是安全的，其中包括含青霉素的抗生素，如果对于青霉素过敏可选用其他安全的抗生素。以下的抗生素应避免在怀孕期间服用：链霉素：会伤害胎儿的听力，可造成未来婴儿听力丧失。
磺胺药：会使新生儿出现黄疸。
四环素：会影响未来婴儿骨头和牙齿的发育，可能造成牙齿变色。
止吐剂：如果您恶心和呕吐得非常严重，自然疗法如姜和薄荷茶也不能减轻症状，您的医生会建议您服用某种孕期服用安全的止吐剂。
抗真菌药：治疗真菌，您不应该直接购买非处方类的抗真菌药物，包括口服的，而是应该咨询您的医生，让医

生给您建议孕期适用的外用的药膏或药栓治疗。

感冒药：治疗咳嗽和感冒的药物经常包含一系列的成分，如：咖啡因、抗组胺剂（用以治疗过敏反应）和减充血剂，很多这样的成分在怀孕期间是不安全的。在药店直接购买非处方药时一定要看清楚说明，如果您有任何疑虑，请向医生或药剂师咨询。理想状态下，您应该避免用药物治疗感冒，而采用用蒸汽熏或者多喝热水的方法。如果必须服用药物，可以在一段短时间内服用扑热息痛。

利尿剂：怀孕期间通常都会出现手脚肿胀，您不必服用利尿剂来改善，包括草药的利尿剂。如果您的脸、手或者脚突然肿胀，您一定要立刻咨询助产士或者医生，因为这也可能是产前子痫症的征兆（见474页）。

泻药：治疗便秘的最直接的方法是通过调理饮食，提高纤维的摄入，并且饮用足够的水。如果饮食的方法没有效果，在药店直接购买的非处方药在怀孕期间服用一般是安全的。寻找包括膨胀剂的泻药，避免含有番泻叶（缓泻剂）的泻药，番泻叶被人们认为是肠的刺激剂。

止痛药：通常建议在怀孕期间避免服用任何止痛药，特别是在怀孕的最初3个月。对于一些常见问题，如头痛或

者背痛，请先尝试采用一些自然治疗方法，如按摩或者温水浴都对缓解疼痛有很好的作用。如果自然治疗不能完全解决疼痛，您可以在短时间内服用扑热息痛。阿司匹林和消炎药（如布洛芬）在整个怀孕期间应该避免服用。止痛药可待因在治疗某些具体疼痛时可以短期服用，但是一定要在医生的指导下服用。

再水化：如果您肚子不舒服，出现严重腹泻，并持续了一段时间，医生可能会建议您采用再水化治疗方法，这在孕期是安全的。

类固醇药物：如果您患有湿疹，并且发现病情在怀孕期间发展得更加严重，医生会给您开如氢可的松的类固醇药物，这在孕期是安全的，但是要避免大面积涂抹或者持续使用。您的医生会建议您在怀孕期间如何安全使用类固醇药膏。类固醇吸入器用于哮喘的治疗，在孕期使用是安全的，怀孕期间控制哮喘病情是非常重要的。

治疗某些疾病也会口服类固醇药物，在怀孕期间继续服用可能是安全的，但是一定要在医生的指导下服用。怀孕期间不要服用合成代谢的类固醇药物

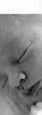

疾病与药物

23

生活方式中的隐患

对于潜在隐患的焦虑会给怀孕带来困扰，清楚地了解怀孕期间应该避免的事情，可帮助减轻恐惧。

如果您已经怀孕了或者正在准备怀孕，都应该好好检查一下自己的生活习惯以及生活、工作环境是否安全。任何可以影响您健康的同样也会影响到您的孩子，特别是在怀孕最初的3个月里。但是，千万不要过度忧虑，而是应该掌握相关的知识，用来避免危害产生，同时也要学会放松自己，好好享受孕期生活。

您的生活习惯

要孩子的决定会鼓励您重新审视自己的社会习惯，如果需要，就改变它。

饮酒：到目前为止，仍然没有明确指出怀孕期间饮酒多少为安全。偶然饮一杯酒并不一定会引起伤害，但是建议最好不要在怀孕期间饮酒。过量的饮酒必定会伤害胎儿，长期持续过度饮酒会造成胎儿酒精综合征，它会使婴儿生长停滞、产生面部和关节畸形或者患心脏疾病。

如果您在怀孕前曾经饮酒过量，不要太担心，但应该立即放弃饮酒。很多女性为了增强怀孕能力，从开始准备怀孕起就不再饮酒。

吸烟：您应该在怀孕前就戒烟。如果您发现自己已经怀孕了，立刻戒烟非常重要。如果您的伴侣或者朋友抽烟，让他们不要在家里抽，而且抽烟时要远离您。吸入二手烟会影响胎儿的氧气供应，这样会造成婴儿出生体重过轻、死胎概率

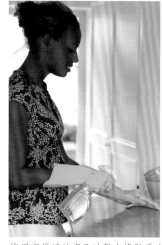
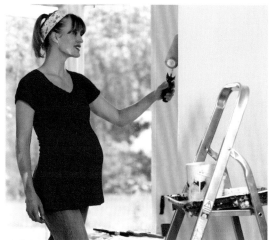

使用家居清洁产品时戴上橡胶手套,可以减少接触化学用品的机会（左图）。使用环保的涂料,并且在装修时保持房间通风(右图)。

增加、或者婴儿出生后1个月内死亡。

毒品：像会损害您自身的健康一样，毒品也会危害到胎儿。

海洛因和可卡因不但会危害怀孕女性自身，也会危害未出生的胎儿。这些毒品会阻碍胎儿的发育，影响胎盘，造成流产、早产，新出生的孩子的健康问题。母亲经常服用可卡因，婴儿出生后显示有药物戒断的症状。一个关于精神昏迷的报告显示，怀孕期间使用毒品，会使婴儿出生缺陷的风险增高，如四肢畸形。服用苯丙胺类精神药品和麦角酸二乙基酰胺对于胎儿的影响还不是很清晰，但是远离它们是最安全的方法。

大麻中的化学成分对于胎儿的影响尚不清晰，但是吸食任何毒品都存在着与吸烟一样的风险。

家中的危险

我们每天会在家中使用一些化学用品，个人用品中如沐浴乳、除臭剂和发胶，家中还会用到许多其他材料，包括清洁液、洗涤剂、漂白剂和空气清新剂。

当按照产品的使用说明使用时，通常不会在怀孕期间造成任何损害。但是，微量的化学成分可以通过皮肤或者吸进血液，流经胎盘。虽然没有明确的证据显示这会造成疾病，但是尽量减少化学物质接触到发育中的胎儿是非常有意义的。

当使用化学产品时，要戴上橡胶手套避免接触到皮肤，选择通气的房屋以防止吸入喷雾，选择不用喷雾剂的产品，还要注意选择对环境影响小的产品，因为它们含有更低的化学成分。如果条件允许，用天然产品替代化学产品。

涂料与装修：自己装修的时候保证安全十分重要，千万不要攀爬梯子或者站在桌子上去够高处，因为您的身体重心随着腹部的隆起会发生改变。如果您要使用油基涂料、喷漆、脱漆剂、地板清漆和密封胶等，还要注意避免皮肤接触或吸入这些物质，确保装修时房屋通气，最理想的是由其他人帮助装修。

宠物及其传染病：某些宠物身上的传染病会对胎儿造成危害，弓形体病就可以通过接触猫的粪便传播，它会有类似感冒的症状，或者根本没有任何症状。很多人不知不觉地在过去的接触中形成了免疫力。虽然发生的机率很小，但是在怀孕期间第一次染上弓形体病会造成严重后果，如流产及出生缺陷。其他宠物如：狗、鸟和乌龟都会传播沙门氏菌。沙门氏菌并不会直接给胎儿带来伤害，但是会使怀孕中的女性患病。

严格认真地保持卫生能够帮助您避免这样的感染。当需要处理猫的便盆、清洗宠物的笼子或者处置狗的粪便时，一定要戴上橡胶手套，然后要认真洗手（以及橡胶手套）。清理花园和除草时也要戴上橡胶手套，或者让其他人帮助清理，从而避免接触动物在花园中排下的粪便。

弓形体病和沙门氏菌也会通过食用未经煮透的肉类和蛋类或者生肉、生蛋传播，所以一定注意厨房卫生和烹饪方法（见17页）。

工作环境的危害

提供安全的工作环境是雇主的法律责任，怀孕期间，清楚地了解这些权利对于保护您和您的孩子会有很大帮助。

近些年，很多女性担心在计算机显示器前工作是否会让她们腹中的孩子有危险，现在已经越来越清楚，使用显示器，包括复印机和打印机都是安全的。有些工作环境确实会造成可能的危险，如果您工作时必须使用医疗设备，如X光机和扫描仪器，就需要通知工作单位您怀孕了。医院的管理制度会确保您的安全，如果需要，可以要求调换工作岗位。

在理发店、修指甲店、化验室和手工车间工作的女性，会有接触有毒化学物质的可能。另外，干洗溶剂的吸入会造成流产。工作单位要保证环境通风以保护员工免受伤害。如果您对自己的工作环境感到担心，请与您的老板或者人力资源经理沟通。

怀孕期间每天长时间站立以及做像搬运重物之类的体力工作，会感到十分疲劳。如果您的工作包含这些，应该要求转做其他体力劳动轻一些的工作。

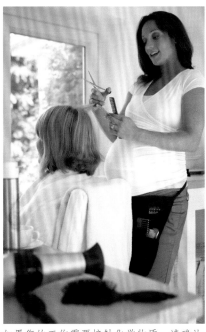

如果您的工作需要接触化学物质，请确认完成风险评估，从而避免伤害的产生。

怀孕期间使用手机是否安全？
我曾经读过关于手机辐射的文章。

手机的辐射是非电离辐射，这与X光所发出的辐射是不一样的，大剂量的X光辐射会造成伤害。没有证据显示使用手机会对您或者您的婴儿产生伤害。

我每周游泳两次，非常喜欢隆起的腹部不那么沉重的感觉。但是游泳池中的氯是否对胎儿有害？

过去，有一些关于在有氯的游泳池中游泳是否安全的争论。现在，很多专家认为，在含氯的游泳池中游泳对怀孕的女性及胎儿都没有安全风险。您会发现，如果您有晨吐现象，氯的味道会引发它，户外泳池产生的类似状况少于室内的。一定要避免游泳时喝到泳池中的水，游泳后一定要洗淋浴。游泳给孕妇带来很多好处，它是一种不易受伤的、有益心血管和肌肉健康的锻炼，所以不必过于忧虑。

怀孕期间可以使用帮助戒烟的尼古丁膏药或者口香糖吗？

尼古丁会减少对于胎儿的供血量，这会影响到胎儿的发育，特别是在怀孕的早期。和吸烟相比，虽然烟草的替代品，如膏药、口香糖、喉片会减少尼古丁的摄入，但是您在使用它们中的任何一种时一定要咨询医生。向当地的健康中心咨询有关任何安全戒烟的信息。

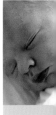

皮肤、头发和牙齿

就像影响您的身体内部一样，激素的变化同样也会影响到您的外表。

很多女性在怀孕期间看起来感觉比以往任何时候都好，也有一些女性的情况完全相反。无论如何，怀孕对您的影响是短暂的，孩子出生后，您还会回到原来的样子。

皮肤

因为激素的变化，适度的体内水分和血流增加，您会发现您的皮肤在怀孕期间变得更好。这些不但使皮肤更光滑，同时也使脸上出现常见的孕期红色光晕。另外，您也可能发现您的皮肤比以前干燥、多斑点，您可能在孕期需要特别关照皮肤。

皮肤在怀孕期间也会变暗，虽然造成的原因还不清楚。一个可能的原因是雌激素和卵泡刺激素水平的提高，从而造成皮肤色素沉着。

妊娠纹

怀孕期间，很多女性身体上出现妊娠纹，可能出现在肚子、胸、臀部或者腿上，一般表现为粉色或者紫色的线，可能会非常痒。孕期过后，妊娠纹会慢慢淡化，变成银白色的皱纹。没有人确切了解产生妊娠纹的原因，可能是由于怀孕期间激素的变化和皮肤因为怀孕造成拉伸造成的。如果您在怀孕时年纪很轻，或者怀孕期间增加了很多体重，或者胎儿非常大，便会更容易出现妊娠纹。其他因素对妊娠纹产生的影响，比如：遗传因素、怀孕前身体过重或者特定的人种，但这些都没有一致的意见。

在市场上很多乳霜、润肤露和润肤油都被介绍为可以抑制或者治疗妊娠纹，但是没有一个得到证实。含有维生素E的产品通常被认为可以抑制或者减少妊娠纹。但是，对于它的研究至今仍没有一个结论。使用商业生产的乳霜或者润肤油是安全的，也有可能可以通过保持皮肤弹性减少妊娠纹的产生。但是，很不幸仍然没有一个有效的方法防止妊娠纹的产生。最好的建议是避免体重过重，以及饮用足够的水保持皮肤水分。

黄褐斑

大约有50%～70%的孕妇都会在脸颊、鼻子和下巴上出现色素沉着。使用防晒霜可以减少黄褐斑的产生，但是要避免使用美黑产品。美黑产品含有增强您对阳光的敏感度的成分，如喹啉、薄荷油。咨询药剂师以便了解应避免使用什么产品。

头发和指甲

怀孕期间头发会长得快和厚，尽管不喜欢，但是面部和身上的汗毛也会生长较快。孩子出生后，很多女性发现她们大量地掉头发，头发停止生长。您会发现孕期过后6个月，头发会回到以前正常的状态。

手指甲也会发生变化，通常会变得更硬。但是有些女性发现她们的指甲变

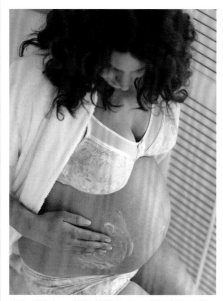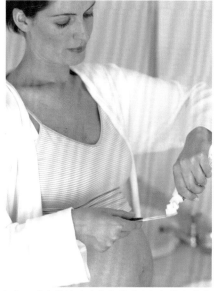

在怀孕期间，使用保湿乳霜以减轻皮肤干燥、色斑，或者使用建议的乳霜减少妊娠纹都是安全的（左图）。怀孕期间保护好牙齿和牙龈是非常重要的，因为您更易感染牙病（右图）。

我已经怀孕18周了，正打算去海边度假，但是我的脸和身上长出了很多的汗毛，看起来很难看，我怎样可以安全的去掉它们？

您可以用镊子拔、用蜡或者剃的方法将它们安全去除。怀孕中的女性使用皮肤美白产品和去毛膏是否安全，对此研究并不充分，通过皮肤吸收后对胎儿的影响还不知道。长效去毛技术，如激光或者电针去毛发，在怀孕期间使用被认为是安全的。这两种技术仅穿透皮肤几毫米，不会给胎儿造成危害。

为了治疗痤疮，我局部使用了药膏，但是我刚刚发现我怀孕了，它会影响胎儿吗？

翠提娜茵含有会导致出生缺陷的维生素A，对于这种药膏的研究正在关注它对于怀孕期间的影响，研究发现，使用这种药膏的女性，即使是在怀孕的前3个月中使用，也不会对胎儿造成影响。但是，医生还是通常会建议避免使用这种药膏。另外一种类似的片剂药物异维生素A，会增加出生缺陷的风险，所以在怀孕期间禁止服用。

我刚刚怀孕，在怀孕的最初3个月阶段，我需要参加我妹妹的婚礼，我可以染我的头发吗？

虽然关于在怀孕的最初3个月染发是否安全的研究有不同的观点，但是使用的化学物质很少，通常不会造成危害。另外，如果您的理发师使用铂，染料不会接触到您的皮肤。

我听说如果实行剖宫产手术，需要将指甲的涂染去掉，为什么？

女性在做手术前都会被要求去掉手上的指甲油，原因之一是因为脉搏血氧计，它是通过连接在您的指甲上来测试手术中血液的氧气含量的，如果隔着指甲油再接触到手指，可能会造成数据偏低。但是，有些设备的设计其实考虑了指甲油或者长指甲，它可以夹在手指的侧面，所以，并不需要去掉手上的指甲油。

软、变脆了，指甲上长出了白斑或者横向纹，这些都不用担心，并不意味着您的身体缺乏维生素。

牙齿

怀孕期间的女性容易患龋齿（蛀齿）、牙龈出血和慢性牙龈炎（牙周病），不好的牙齿状态不但会影响您自己，还会影响您的孩子。研究表明，牙龈的炎症可能造成早产，如果女性患有龋齿，孩子出生后，可能会通过唾液被传染，造成以后成长中出现龋齿。所以，怀孕期间好好照顾您的牙齿非常重要，一定要定期找您的牙科医生做牙齿的检查，保持牙齿卫生。

常规牙齿治疗和局部麻醉，在怀孕期间是安全的，但是建议您在孕期内不要用汞合金的填充物补牙。很多女性对于照牙部的X光很担心，其实牙部X光的辐射非常小，对于胎儿的影响可以忽略不计。但是，牙医只在无法避免的情况下才会使用X光——比如您需要做牙根的治疗。

美容与化妆品

美发香波、护发素、修甲和修脚都是安全的，少量的染发染料会通过皮肤被吸收，但是并没有证据表明这会影响胎儿。拉直头发或者卷发用的药水也被视为是安全的。

穿孔：不建议在脸上、肚脐、乳头或者生殖器上穿孔，因为孕妇属于感染的高危者。如果您已经在肚皮上穿孔，您可以用铁氟龙做的有弹性的塑料圈代替金属环。乳环会影响哺乳，所以需要在孩子出生前拿掉，让皮肤恢复。阴道和外阴的穿环最好拿掉，以免分娩时受到伤害。

晒黑：不建议使用日光浴床，因为紫外线过多也会有害。日光浴床会造成您的身体过热，伤害胎儿。紫外线也会使身体内叶酸减少。美黑霜是安全的，但是一定要在使用前做皮肤过敏测试。

身体裹敷和热水浴缸：这两种方法都会提高身体的温度，这对于胎儿来说是不安全的。怀孕的最初3个月使用热水浴缸，会提高胎儿脊柱裂的风险。

美容：美容用的化妆品通常被认为是安全的。

肉霉杆菌毒素制剂：使用肉霉杆菌毒素制剂的安全性存在争议，因为它会产生毒素。局部注射被视为是安全的。在发现怀孕前，注射过肉霉杆菌毒素制剂的女性，不会影响到自己以及胎儿。但是，医生建议在怀孕期间不要注射它。

皮肤、头发和牙齿

27

孕期旅行

您不必因为变大的腹部而终止旅行计划，您只需要额外做些准备就能让自己有一个 顺利的假期。

怀孕不同时期的旅行指南

对于孕期的旅行，要根据您怀孕的不同阶段来做计划。

孕早期（1～12周）

·最容易流产和产生发育问题的时期，一定要注意避免温度过高或过低以及超体能的活动。

·晕车、晕船会使晨吐现象更加严重。

·如果您没有孕期并发症，乘坐飞机是安全的。

·保险不会成为问题。

孕中期（13～25周）

·是您孕期中感觉最好的一段时间，流产或者胎儿发生发育问题的可能性大大减少。

·允许乘坐飞机，但是问问是否需要携带医生开具的您的预产期时间的证明。

·查询旅行保险的保险的日期——不同的保险公司会有所不同。

孕晚期（26～40周）

·您的腹部变得很大，旅行可能会很不舒适。

·大多数航空公司不允许您在36周后乘坐飞机，有些航空公司设定的时间更早。

·如果您离预产期只剩下8周时间，保险公司会拒绝给您投保。

如果您怀孕期间一切正常，出外旅行是完全可能的。但是，对于不舒服的条件，如过热、高海拔和简单的食宿，您的忍受能力会不如未怀孕时，某些状况可能会造成对胎儿安全的危害。

旅行的最佳时期

在孕早期，您可能会因为晨吐和疲劳感而失去出外旅行的热情。大多数女性在孕中期感觉最好，这段时间也被看作是旅行的最安全时期，因为在这个时期，流产的概率已经很低，您的体力等方面得到提高，而且离预产期还有一段时间。怀孕28个星期后，您腹部高高隆起，身体也会感到疲劳困乏，分娩期的临近，使您觉得留在家中是最好的。

提前计划

您一定要携带您的护照和机票。同时，怀孕的您还要带好下列东西：

·您的医生或助产士开的生产日期和适宜旅行的证明（如果您怀孕在28周以上，这是必备的）。

·任何特殊的有关您怀孕和健康状况的记录。

·您所到地健康保健设施机构的清单。

·治疗胃痛或轻微孕期问题如痔疮的药物，您可能在海外买不到这些。

制订计划

怀孕期间制订相应的旅行计划，是旅行成功的关键。虽然，各种各样的旅行宣传册很诱人，但是您一定要在预订旅行的时候好好考虑自己的状况。怎样去那里？要去多长时间？怀孕会士使您对于长途旅行感到更多的压力，如果您希望乘坐飞机，一定要查询航空公司您是否被允许乘坐飞机，不同的航空公司规定不同，但是很多的航空公司不允许怀孕36周以上的妇女乘坐飞机，这主要是因为有可能在飞行途中分娩。

疾病预防

一定要避免去疾病的高危地区旅行，不建议怀孕或者准备怀孕的女性使用预防药物，如疫苗、抗虐药片。但是如果您不

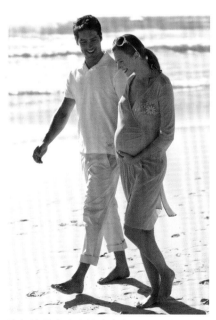

旅行的最佳时期是孕中期，这个时期，恶心感已经缓和，您的腹部也还没有因为隆起过大而不舒服。

得不到疟疾流行的地区去旅行,建议您还是服用抗虐药片,总比感染上疟疾要好。在互联网上查询将要旅行地区存在的疾病警告以及当地医院信息,如果您有糖尿病之类的容易引起并发症的疾病,一定要保证您在旅行时可以得到治疗。

无论您去哪里旅行,一定要买旅行保险。注意大多数公司不提供生产期前8周内的保险。

避免虫咬

怀孕会降低您的免疫系统,增加感染的概率。当您旅行时,很可能因食用被污染的食物和水染上肠胃病。

如果您不确定当地自来水是否清洁,可以购买瓶装水(一定要确认瓶盖未被打开过)来漱口、饮用。饮料不要加冰块、不要吃色拉或者您自己不能削皮的水果,因为它们都可能用被污染的水洗过。最好避免食用瓜类,因为为了增加重量,它们可能被注了水。

避免在街边摊位或者咖啡屋进餐,因为那里的食物可能是在几个小时前就做好的,一定要寻找现做现吃的,而且食物标准比较高的餐馆。旅行中一定要非常注意卫生,带好消毒湿纸巾,以备没有洗手的条件时用。

旅途中

坐在狭窄的座位上数小时,会造成您的脚踝和脚肿胀。如果是乘坐汽车旅行,一定要每两个小时停下来休息一下,伸展一下腿,吃些东西,并且上个厕所。如果是乘坐火车或者飞机旅行,要通过活动脚和脚踝保持血液流通,并且要经常站起来在过道上来回走动。即使您需要不停地上厕所,也要多喝水和果汁保持身体水分。有些小用品,如垫到后背的垫子、凉的果汁可以使您的旅程更舒服一些。

假期中的活动安排

在怀孕期间,需要放弃一些活动,如

我怀孕5个月了,正准备去海边度假。我知道太多的日光浴会损害皮肤,阳光也同样会伤害胎儿吗?

专家们对于长时间暴露在阳光下对胎儿的损害进行了研究,过度的紫外线会使身体中叶酸含量降低——它是一种帮助抑制婴儿神经系统缺陷——脊柱裂的维生素。尽管还没有完全被证实,但是不值得去做这样的冒险。适当的享受阳光,但是不要在假期暴晒自己或者使用日光浴床。

我很惧怕乘坐飞机,因为有人告诉我,怀孕期间患深静脉血栓的风险增加,这是真的吗?

深静脉血栓是静脉中形成的栓塞(通常发生在腿上),有时是因为长时间不活动造成的,如长时间乘坐飞机(见186页)。虽然怀孕女性患深静脉血栓的风险会有微小的提高,因为她们的血液会更容易产生栓塞,但是您真正患上的可能性还是很小。为了更进一步预防它的发生,可以穿上特殊的、有支持作用的袜子,它是为了增强腿部的血液流动而设计的,同时饮用充足的水。

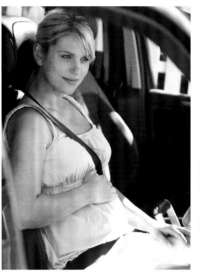

为了适应隆起的腹部,系安全带的位置需要调整。

怀孕期间使用汽车中的安全带和安全气囊是否安全?

在事故中,使用安全带和安全气囊避免的伤害要远远大于它们造成的伤害——永远不可在旅途中不系安全带。考虑舒适,可将安全带系在腹部上部或者下部,而不要系在中部。被膨胀起来的气囊击中不会伤害您或者胎儿,但是为了减少影响,可以将您的座位尽量靠后设置。

潜水或者骑马,因为摔倒会伤害胎儿。潜水非常危险,因为可能会使血液中产生气泡。如果您与大一点儿的孩子在一起,一定不要和他们一起乘坐游乐设施。

如果您过去一直坚持锻炼,可以坚持去游泳或者散步,只是不要过量。在阳光灿烂的天气徒步旅行爬山,会造成您的体温上升,对于怀孕者来说,这不是一件好事,特别是在怀孕的最初3个月,身体过热会影响胎儿的发育。您也可能因为体温升高而造成身体脱水,它将会增加您以后早产的概率。

对于一些不太消耗身体能量的活动也要小心。最好避免使用按摩浴缸和桑拿房,因为热度会让您感到虚弱,对胎儿可能造成伤害。香料按摩听起来是一项很享受的活动,但是有些香料可能对于胎儿来说是有毒性的,特别是在怀孕最初的几个月。如果您希望享受这些,可以去寻找专门给怀孕女性的水疗。

怀孕期间,您的皮肤对于太阳的敏感度提高,所以,无论您从事什么活动,一定要小心保护皮肤,不要过度暴露在阳光下。

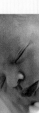

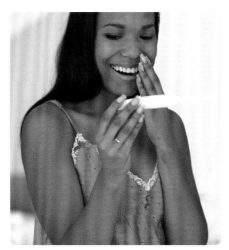 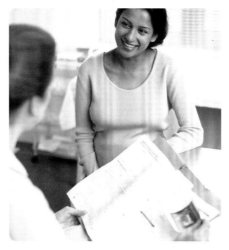 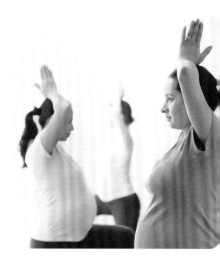

40周，280天，您的身体将不断地变化以适应身体里新生命的成长。这一章将详尽地引导您度过即将经历的身体和情感的变化，为您提供放心的、建设性的和实际可行的孕期提示。详细的超声波图片呈现出胎儿生长发育的过程，并逐日地说明胎儿在您子宫中的生长和发育。

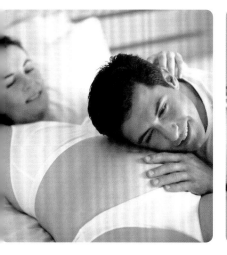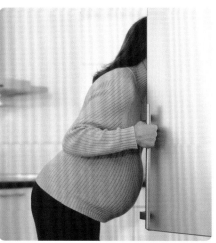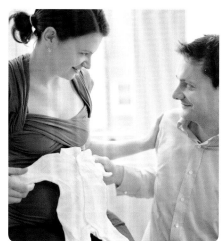

怀孕日志

欢迎您进入怀孕的最初3个月

周	1	2	3	4	5

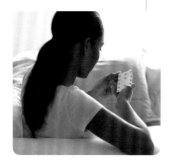

怀孕前注意事项 怀孕前和怀孕初期，每天补充叶酸，可以防止婴儿脊柱裂。

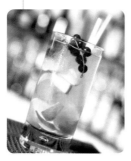

避免饮酒 喝软饮料比饮酒要好，可以有助于您怀孕，加入水果则有更大的益处。

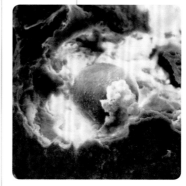

排卵 在排卵期，一个长大的卵泡破裂排出成熟的卵子，排出的卵子在输卵管处准备好接受精子受精。

这是真的 当您发现自己已怀孕了，胎儿已经到了胚芽阶段，大脑、心脏和其他器官开始形成。

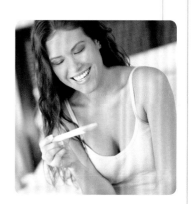

早期成长 在关系重大的最初几周里，胎儿的重要器官开始发育，未来发育成大脑和脊髓的神经管开始形成。

首先，只有您自己意识到了身体的细微变化，3个月时，变化一般才可以看出来。

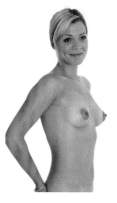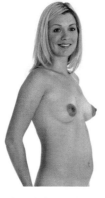

孕早期 胎儿快速发育，您会有众多的症状，但是外表上几乎没有任何信号表明您怀孕了，在孕早期结束的时候，您的腰围会开始变大。

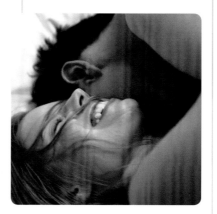

受孕的途径 性交与排卵时间同步，最可能成功怀孕。

事实与数据 您怀上同卵双胞胎的几率是3.5‰。

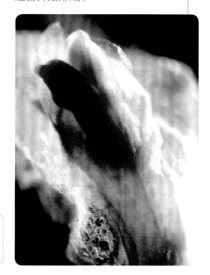

您正处在人生中一段难言而又宝贵进程的起始阶段，您会发现自己身体所经历的巨大变化。

6   7   8   9   10   11   12

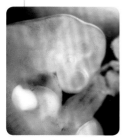

6周时，能在胚胎上看见牙状结构，它们未来会发育成四肢。

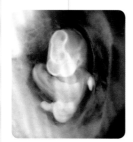

8周时，头部快速成长，看起来有些不平衡，四肢也在变长。

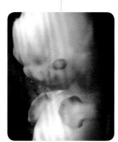

9周时，胚胎开始成为人形，脸部的器官开始发育。

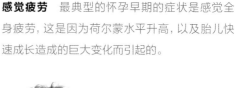

感觉疲劳 最典型的怀孕早期的症状是感觉全身疲劳，这是因为荷尔蒙水平升高，以及胎儿快速成长造成的巨大变化而引起的。

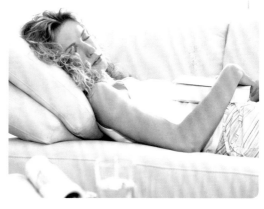

事实与数据 7周时，胎儿从头顶到臀部一共8毫米。

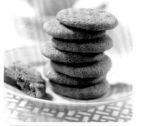

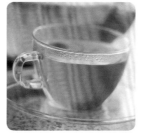

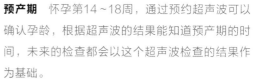

预产期 怀孕第14~18周，通过预约超声波可以确认孕龄，根据超声波的结果能知道预产期的时间，未来的检查都会以这个超声波检查的结果作为基础。

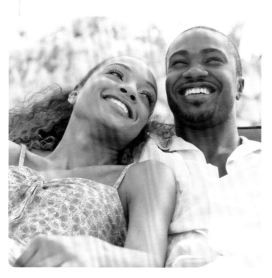

意识到将要成为父母，您会发现自己与配偶的关系进入到一种新的状态，两个人越来越希望在一起。

辅助食品 怀孕早期经常会受到恶心和呕吐的侵扰，尤其是在早晨，吃姜做的饼干或者喝一些草本茶可以帮助减轻或消除症状。

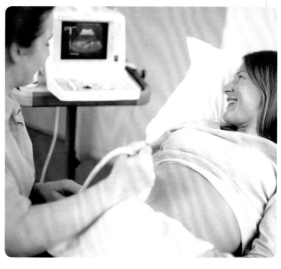

孕期第1周

280天倒计时从这里开始。

　　这个星期会像往常一样，月经如期来了，所以您知道自己没有怀孕。但是如果您在这个生理周期怀孕的话，月经的第一天会被计算为怀孕的第一天。这是一个好主意，重新审视一下自己的生活方式，确认自己明白身体各个器官的状态。了解这些实际情况，可以帮助您提高怀孕的概率。

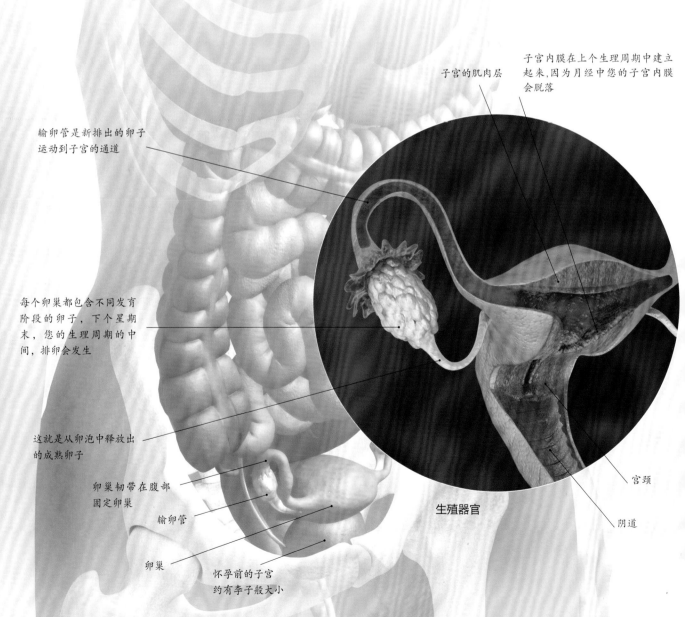

子宫的肌肉层

子宫内膜在上个生理周期中建立起来,因为月经中您的子宫内膜会脱落

输卵管是新排出的卵子运动到子宫的通道

每个卵巢都包含不同发育阶段的卵子,下个星期末,您的生理周期的中间,排卵会发生

这就是从卵泡中释放出的成熟卵子

卵巢韧带在腹部固定卵巢

输卵管

卵巢

怀孕前的子宫约有李子般大小

宫颈

阴道

生殖器官

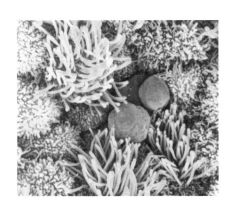

这是您生理周期的第1天

离预产期还有 *279* 天

身体内部发生着什么变化

子宫内膜在生理周期的最初两周增厚，为怀孕做准备。图中黄色和蓝色的部分是细胞，粉色的部分是分泌物。如果没有怀孕，子宫内膜就会脱落，月经就来了。

这是您月经的第一天，如果您尝试在这个生理周期怀孕，请在日历上将这重要的一天标记出来。

尽管这是计算您怀孕的第一天，但是其实在未来的两个星期里您还没有受孕。这一天被认定为怀孕的第一天，是因为一旦怀孕，怀孕期将从最后一次月经的第一天算起。如果用排卵日或者受孕时间来计算会更符合逻辑，但是，像大多数女性一样，您不大可能知道排卵或者受孕的日期，却会很清楚地记得您最后一次月经开始的时间，特别是您正准备怀孕，保留着生理周期记录。

这样来计算怀孕的时间似乎有些让人不能理解，这是一个易行的习俗，实际您的身体从这一天开始也在为怀孕准备起来。大约280天或者9个月后，您就有可能怀抱自己新出生的婴儿了。祝您好运，好好地享受这段历程。

关注营养

服用叶酸

现在开始补充叶酸，从准备怀孕的第一天开始，如果还没有开始补充叶酸，您应该立即开始服用叶酸，因为在怀孕的最初几个星期，叶酸对于胎儿的发育至关重要（见16页）。

每天有效补充叶酸的量为400微克，同时建议食用富含叶酸的绿色蔬菜，如菠菜、花椰菜、豆荚类植物，如豌豆、黄豆和鹰嘴豆，还有强化的谷物等。

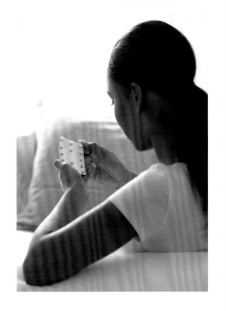

思考

要个宝宝

没有任何一个时间是要孩子的最好时间，但是要孩子前一定要考虑好以下的问题：

· 考虑自己的生活条件，如：财务状况、房子大小，同时一定还要记住，作为父母需要考虑的远远还不止是您能提供给孩子的物质条件。

· 这是一个需要您和配偶自己作出的决定，不要因为家庭其他成员或者朋友的意见而作出决定。

· 您或许会很快怀孕，或者要经历几个月，所以一定要放松，不要给自己设定时间。

事实

只有25%的夫妻在尝试怀孕的第一个月成功。

60%的夫妻需尝试9个月才会怀孕，如果您没有立刻怀孕，一定要有耐心，千万不要有压力。

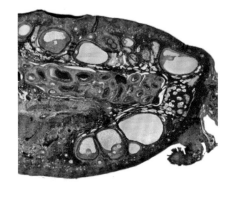

离预产期还有 *278* 天

身体内部发生着什么变化

卵子已经发育，可以在图中颜色加重的卵巢中看到。小的白色结构是未成熟的卵泡，其中是不同发育阶段的卵子。一旦任何一个卵泡发育成熟，卵子会被排出。

通过追踪生理周期，了解它是怎样一个过程，可以帮助您提高受孕的概率。

这是您月经的第二天，也是整个生理周期的第二天，生理周期是从月经的第一天开始到下一次月经的第一天。一个生理周期平均为28天，但是很多女性的生理周期长于或者短于28天。

这可能是您月经出血量最多的一天，子宫内膜的组织和血流出，月经平均失血量为30毫升（两大汤勺）。当子宫内膜脱落，子宫内血管收缩，可以造成痉挛性痛经。一旦您的月经结束，一个卵子会在一侧卵巢的卵泡中发育成熟，准备在一个生理周期的中间排出，这就叫作排卵（见49页）。

同时，子宫内膜在黄体酮和雌激素的影响下再次开始增厚，准备受精卵着床。如果卵子没有受精，激素水平会下降，子宫内膜脱落，下一个生理周期开始。

事实

在一起生活或者工作的女性们，生理周期会越来越接近。

科学家称外激素（引起某人生物反应的化学物质）可从一位女性传递给另一位女性，接受方会通过鼻子探测到这些外激素，生物过程发生，由此女性自然调整她的生理周期。

生理周期中的变化

| 月经期间 | 相对不受孕阶段 | 受孕阶段 | 不受孕阶段 |

卵巢内部

正在成熟的卵泡　　　　排卵　　　　黄体形成于子宫内膜

子宫内膜

1 2 3 4 5 6 7 8 9 10 11 12 13 14 15 16 17 18 19 20 21 22 23 24 25 26 27 28

周期

上图显示了卵子在卵巢中发育成熟的月周期，在第14天左右卵子被从卵泡中释放出来。下图显示了子宫内膜在不同时期的成长，月经开始的时候子宫内膜剥落，然后重新增厚，为受精卵着床做准备。

空的卵泡（叫作黄体）内有黄体酮。黄体酮是一种帮助子宫内膜生长的激素，子宫内膜在生理周期的第28天后达到6毫米，为受精卵着床做好准备。

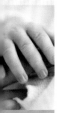

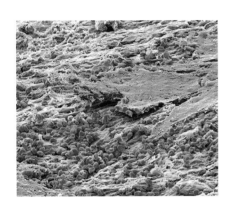

这是您生理周期的第3天

离预产期还有 *277* 天

身体内部发生着什么变化

图中可以看到子宫内膜（粉色的结构）在月经时脱落。如果没有受精卵着床，脱落就会发生，红色的点是红色血细胞，是血管破裂时释放出来的。

当您尝试怀孕时，了解生活方式和药物因素对生理周期的影响，会对怀孕有帮助。

您会注意到每次月经的时间和经量会不同，生理周期会受到压力、药物的影响，如甲状腺是否过度活跃。压力跟药物都可能造成月经量少或者不足。如果您的月经不规律，会很难预测您排卵的时间。不能预测的或者错过的生理周期可能意味着排卵根本没有发生，如果您在监测排卵或者使用排卵试纸（见43页）发现这种问题，一定要就受孕问题寻求医生的建议。

尽管有月经方面的问题，但是您也许能够很容易地自然怀孕。然而，有些造成生理周期过长、不规律或者血量大的问题会引起受孕概率降低。

出血量大可能由类似纤维肌瘤类问题造成（见218页），会影响受孕。大于平均出血量还会造成贫血，对于怀孕的初期来说，贫血对于您和孩子都不好，需要增加铁的摄入量。

痛经会影响受孕，子宫内膜异位症是一种常见的身体失调，会引起痛经和性交时不适。如果您有这些症状，请询问您的医生，可能需要超声波检查，同时转给相关专家。子宫内膜异位症是位于子宫内膜的细胞到了子宫外部，如卵巢、输卵管、骨盆壁。子宫内膜异位症可以通过激光手术治疗，治疗后可以提高受孕概率。

询问医生

我需要监控我的生理周期吗？

需要。监控生理周期是准备怀孕的一个重要部分，因为它可以帮助您大概确定您的排卵时间（见49页），从而增加您怀孕的概率。这意味着您可以确定性生活的大概时间。

记录下生理周期的长度也会很有帮助。虽然人与人生理周期的长短会不同，但最重要的是从排卵到您下一次月经开始基本都是14天，所以当您来下一次月经时，您可以大概算出您的排卵时间。

关注试管受精

促排卵

如果女性碰到怀孕问题，试管受精可能是一种选择。试管受精的第一个阶段是刺激卵巢产生很多成长的卵泡，这样可以产生多个卵子用于体外受精。从月经开始的第三天，就需要服用药物刺激卵巢，可以自己注射（见右图）或者用鼻吸式的刺激卵泡类药物，从而抑制自然生理周期。卵子成熟后人工取卵（见57页）。

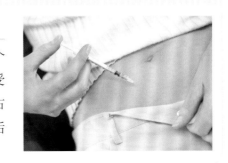

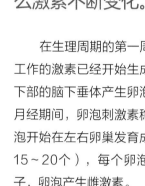

这是您生理周期的第4天

离预产期还有 *276* 天

身体内部发生着什么变化

图中的卵巢横截面显示了几个卵巢中的卵泡，每个卵泡间连接的组织也能够被看到。每个月有15~20个卵泡成熟，但是通常只有一个卵子完全成熟，并被排出。

像很多女性一样，您有时会感觉自己被身体的激素控制了，这将有助于了解为什么激素不断变化。

在生理周期的第一周，为排卵而工作的激素已经开始生成，处在大脑下部的脑下垂体产生卵泡刺激素。在月经期间，卵泡刺激素稳定增长，卵泡开始在左右卵巢发育成长（每个月15~20个），每个卵泡含有一个卵子，卵泡产生雌激素。

雌激素循环影响脑下垂体，使脑下垂体产生黄体生长激素，黄体生长激素引起排卵（见49页）。这个星期您的雌激素水平低而且稳定，但是在这个周期以后的时间会显著提高。

在月经期间，黄体酮水平很低，但是在月经结束后几天开始升高，在生理周期的第二个阶段一直保持很高的水平。受黄体酮影响，宫颈的肌肉放松，子宫颈管放松张开，黄体酮的变化也使黏液流动性更好，精子会更容易游动进入。黄体酮还会让子宫内膜变厚，从而做好受精卵着床的准备。

事实

男性也有"月经前紧张"！

科学家证实男性也有类似女性月经前紧张的情况——易激动男性症候群。压力会造成男性睾丸激素水平下降，从而使男性产生情绪波动、发脾气以及丧失性欲。

真相

关于生育力的习俗

这些关于生育力的秘诀来自民间故事，需要我们相信的同时要有幽默感。

利用月亮

相信月亮周期受孕的倡导者认为女性生理周期与月亮盈亏周期一致，所以新月时月经来潮，满月时排卵，会更有机会受孕。这都是基于女性的生理周期会受光韵影响的理论。

绕着五月柱起舞

五月柱被认为是宣布春天的到来，并有助于繁殖。

生理周期中的变化

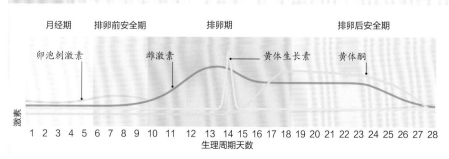

生理周期中一共有四种激素起作用：卵泡刺激素使卵子在卵巢中开始生长发育。雌激素产生使卵子生长，在排卵时达到峰值。黄体生长素引发排卵。黄体酮使子宫内膜变厚。

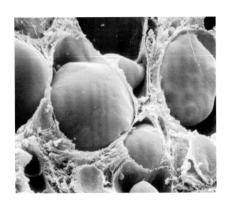

这是您生理周期的第5天

离预产期还有 *275* 天

身体内部发生着什么变化

图中的卵巢横截面显示了几个卵巢中的卵泡，每个卵泡间连接的组织也能够被看到。每个月大约有15~20个卵泡成熟，但是通常只有一个卵子完全成熟，并被排出。

当您尝试要孩子时，改变生活方式是非常重要的，戒酒是一个很好的开始。

即使这时候还在您的月经期，在排卵前的一段时间，尽量保证自己的身体在最好的健康状态，从而使怀孕的概率最大。要做的一件事是减少饮酒。

过度饮酒会降低受孕的概率，如果您怀孕了，它也会影响未出生的婴儿的生长发育。充足的证据证明超过建议量的饮酒是有伤害的。但是，缺少证据证明偶尔饮酒对受孕和胎儿的影响，可以每周喝一次或两次酒，每次喝一杯到两杯。很多女性决定采取慎之又慎的态度，在准备怀孕时和怀孕的初期，停止饮用所有酒精类饮品。有些女性发现晨吐（见81页）会让她们对饮酒产生恶心的感觉。

饮酒也会影响男性的生殖能力，因为饮酒对精子的数量和质量有反作用，大量的饮酒会造成男性阳痿。

但是，您可能会发现，饮酒能帮助您和配偶放松，产生性欲，从而提高受孕概率，所以不要为您偶尔饮用一杯喜爱的酒而感到内疚。

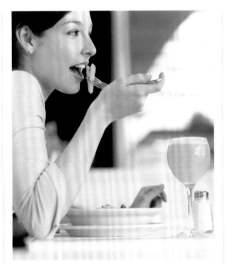

如果您尝试怀孕，请不要饮酒。大量饮酒会对怀孕的成功起反作用。

事实

违禁的或者街头的毒品会伤害到您未出生的胎儿

怀孕前，您应该停止使用毒品。如果您经常性使用毒品，发现很难戒掉它们，寻求医疗帮助是至关重要的。询问医生的建议，他们将会帮助您，或者帮您联系相关的戒毒团体。

思考

做医学检查

在您尝试受孕前，请与医生商量进行下列测试：

风疹

检查血液以确定您是否有风疹抗体。在第一次怀孕的最初阶段感染风疹，会造成胎儿畸形和流产风险的增加。如果您在孩童时期注射了风疹疫苗，您身体中的抗体水平可能足够保护胎儿，如果抗体水平不够高，您需要注射麻疹、腮腺炎和风疹疫苗，注射疫苗后的三个月内不要受孕。

性病

到泌尿生殖科进行医疗检查，以排除感染衣原体、尖锐湿疣和疱疹，您可能还要做艾滋病检测。女性感染艾滋病可以生孩子，但是需要服用药物，以减少将艾滋病传给胎儿的概率，医生还会建议实施剖宫产。

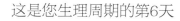

离预产期还有 *274* 天

身体内部发生着什么变化

这是一幅关于子宫的艺术图片，绿色的中间部分是梨状的子宫，红色部分是子宫腔，两侧的蓝色结构是输卵管，每一侧输卵管最末端的粉色部分是卵巢。

良好的饮食是保证受孕和妊娠的重要部分，所以您和配偶从现在开始，就应该养成良好的饮食习惯。

关注营养

必不可少的维生素B

您的饮食中需要包括含有维生素B的食物（见16页），如果需要，可服用孕期多种维生素片。

· 维生素B₁缺乏会导致排卵、着床失败。

· 维生素B₂缺乏可能导致不孕和流产。

· 维生素B₃对受孕和胎儿发育很重要。

· 维生素B₆对于性激素的形成与功能发挥至关重要。

· 维生素B₁₂加叶酸（见16页）对于胎儿的生长发育至关重要。

在生理周期的最初两个星期，花些时间关注饮食，在排卵前，检查一下每天的饮食——如果您和配偶（见44页）就饮食做一些简单的调整，可能就会增加受孕的概率。

利用这个机会检查一下您的体重和体重指数（见17页），因为体重指数低于19或者高于24，都会对生育产生不好的影响。

如果您身体超重，过多的脂肪组织会影响新陈代谢和激素，即使排卵，可能也不会有规律。如果您需要治疗，超重还会使治疗成功的机会降低，因为会对促排卵药物的反应不佳。一旦您怀孕了，超重还会引起并发症的风险，减少胎儿发育成熟足月出生的概率。

当您准备怀孕时，体重过轻也不健康。怀孕会消耗女性的身体储备，所以少量脂肪积累有益于母亲和胎儿。体重过轻会影响排卵，造成生理周期不规律或者没有月经，从而不易受孕。

在您怀孕期间，体重指数也是怀孕期间您应该增加多少体重的一个指标（见99页），所以值得现在做一个体重检查。

获得健康与增强生育力

经常锻炼，保持身体处于最佳状态，可以提高受孕的概率。如果您的生活方式健康，可以减少身体内的毒素，减少压力，这会让您更容易怀孕。锻炼还可以调节精力和血糖水平，从而辅助身体进行激素循环的调节，这是生育过程中的一个重要因素。相反，过度锻炼会对排卵过程起反作用，使受孕更加困难。

在这个受孕的关键时刻，锻炼的方针是要坚持，比如：散步、慢跑或者有氧运动，坚持适量的上述运动，每个星期5次，每次30分钟。视您的身体状况而定非常重要——适量意味着在身体觉得舒适的范围内锻炼，这样的锻炼不会让您觉得很困难，但是足以使身体受益。

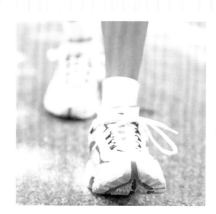

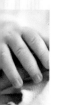

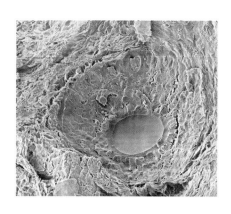

离预产期还有 *273* 天

身体内部发生着什么变化

这张图中可以看到橘色的部分是在卵巢里发育的卵子,周围是包含卵子的卵泡细胞。女婴一出生,卵巢里就会有成千上万个卵泡。

当您尝试要孩子,您需要将年龄因素考虑进去,因为生育能力会随着您的年纪增长而改变。

现在离排卵还有大约一个星期的时间。从青春期开始,在卵巢中有大约400个未成熟的卵子或者卵泡,从此以后不会有新的卵子产生。事实上,女性一生的卵子从一出生就有了。从青春期到绝经期是可能受孕的时期,医生会建议停经的女性从她们最后一次月经后再继续避孕两年。

总的来说,女性在20～24岁之间生殖能力最强。对于大多数女性来说,月经会一直持续到五十几岁,虽然从30岁到40岁再到50岁,女性的生育能力会逐渐下降,染色体异常和流产概率会增加,但是,每年都有成千上万的婴儿是女性在35岁以后至40岁时生育的。

如果计划要孩子,要考虑到35岁后生育能力会大幅度下降。年龄也会影响到卵子的质量。女性在20岁出头时,大约17%的卵子有染色体异常,但是女性在40多岁时,这个比例会增加到75%以上。染色体问题会增加孩子畸形的概率,比如:唐氏综合征(见474页)。

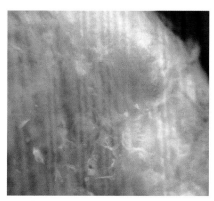

卵泡在卵巢壁上,在排卵前突出。卵泡最有可能在生理周期的中期,即28天周期的13天和14天破裂和排出卵子。

如果您对自己的生育能力有疑问,可以做一个血液测试,了解您的卵巢生育功能。有些测试以促卵泡激素、雌激素水平为依据。新一些的测试用血液中找到的其他指标为依据,如:AMH测试和制素B。

但是,受孕不光只有排一个卵子那么简单,还需要卵子向下通过输卵管、受精、着床和保持受孕。当然来自爸爸的贡献也要考虑在内。

男性的生物钟

男性在一生中可以持续产生或多或少的精子,所以不要期望男性的生育能力大幅下降。法国最近的研究发现,男性大于35岁可能需要更长时间使他们的配偶怀孕。对于那些受孕了的,会有一定流产的风险。这是因为年龄大的男性的精子更可能会含有受损的DNA,所以虽然年龄大的夫妻还有怀孕的机会,但是事实上,男性像女性一样,随着年龄的增长,已经错过了生育能力最强的时期。

事实

精子需要经过一段长而危险的30～40厘米距离的旅行,到达卵子。

这就是为什么大自然对于精子是那么的慷慨,每次射精都会产生成千上万的精子,平均每次射精产生2～8毫升的精液,每毫升精液里含有超过4千万个精子。

孕期第2周

您的生育时机来到了，这周将成为您的受孕时间。

　　大约这周的晚些时候，卵巢里的一个卵子会完全发育成熟，开始排卵，在激素的影响下，卵子从卵泡中排出。如果排出后的卵子遇到精子，您就可能会怀孕。现在是跟您的配偶一起享受性生活的时间，所以按照自己的想法赶快行动吧。如果您担心自己的生育能力，请把担心先放在一边，尽量放松。

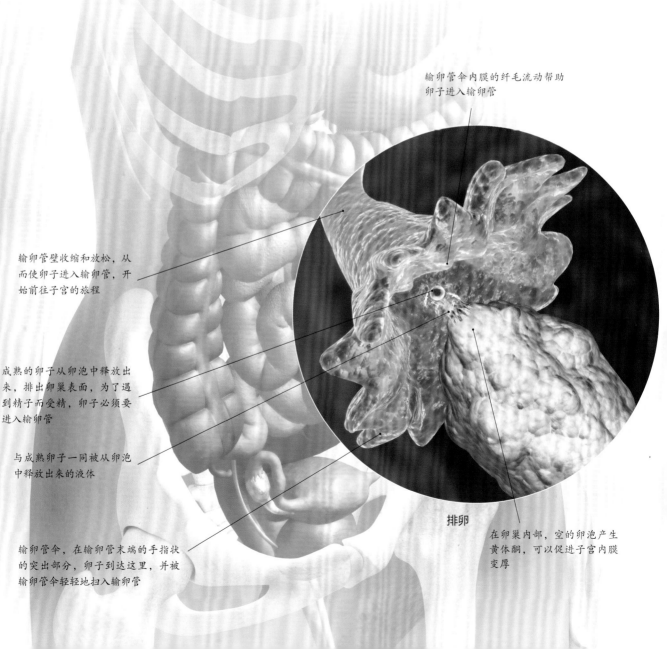

输卵管伞内膜的纤毛流动帮助卵子进入输卵管

输卵管壁收缩和放松，从而使卵子进入输卵管，开始前往子宫的旅程

成熟的卵子从卵泡中释放出来，排出卵巢表面，为了遇到精子而受精，卵子必须要进入输卵管

与成熟卵子一同被从卵泡中释放出来的液体

输卵管伞，在输卵管末端的手指状的突出部分，卵子到达这里，并被输卵管伞轻轻地扫入输卵管

排卵

在卵巢内部，空的卵泡产生黄体酮，可以促进子宫内膜变厚

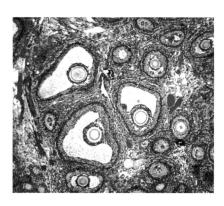

这是您生理周期的第8天

离预产期还有 *272* 天

身体内部发生着什么变化

图中的白色部分是3个正在发育的卵泡，内部的圆形是卵子。卵泡中只有1个会在排卵时完全发育成熟（见49页），排出卵子。

这周晚些时候，您可能会排卵，值得花时间去了解显示身体处于最易受孕状的征兆。

这是您生理周期的第二周，您可能会在这周的晚些时候排卵，所以是易受孕的时候。受孕时机可以是从排卵前5天一直到排卵后12～24小时中的任一时间，因为精子可以在您的身体里存活5天。如果您的月经周期很有规律，排卵时间很好被追踪。您可能还希望使用其他方法，比如：观察一些自然征兆（见右侧图框），或者使用排卵试纸。要记住，最好的受孕方法就是有规律地安排性生活。虽然各种方法都会有用，但是排卵试纸既贵又可能产生不良后果，因为它会使性生活成为一种工作而缺少乐趣。排卵试纸是测试尿液中的促黄体生成素促使卵子排出的激素的峰值。一定要坚持按照排卵试纸的说明操作，每天可以在早晨10点到晚上8点之间测试，并要尽量在大约同一时间测试。当测到阳性，您应该会在未来的12～36个小时之间排卵。结果的准确率能达到99%，但是偶尔也会错误地显示阳性或阴性，特别是在您饮用了大量的水之后做测试。

您是正在排卵吗？

这个星期需要观察：

·排卵时小腹疼痛，叫作中间的疼。

·基础体温（您醒来后第一时间的体温）稍有提高宫颈黏液——宫颈产生的分泌物。排卵前夕，分泌物变稀、变清、变得可拉伸，像生鸡蛋清一样。

这些都预示着您开始进入易受孕的阶段。

生理周期中的变化

从上图中可见，在排卵后，体温会迅速升高。下图中显示了宫颈分泌物，从排卵前几天开始又湿又黏，然后在最易受孕的时候变得更湿且可拉伸。

如果您用手指感觉宫颈分泌物，会发现您可以拉伸它，这是将要排卵的征兆。

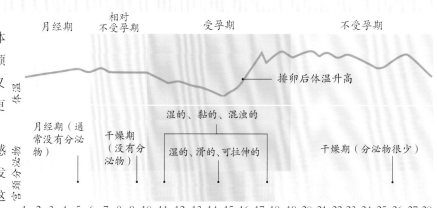

月经期　相对不受孕期　受孕期　不受孕期

体温

排卵后体温升高

月经期（通常没有分泌物）　干燥期（没有分泌物）

湿的、黏的、混浊的

湿的、滑的、可拉伸的

干燥期（分泌物很少）

宫颈分泌物

1 2 3 4 5 6 7 8 9 10 11 12 13 14 15 16 17 18 19 20 21 22 23 24 25 26 27 28
生理周期中的天数

孕期第2周

43

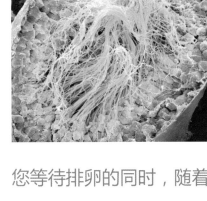

离预产期还有 *271* 天

身体内部发生着什么变化

在您的配偶的身体中，会持续产生精子，图中可见精子细胞，精子包括头部（绿色）以及遗传物质，可使卵子受精；还包括尾部（蓝色），使精子可以游动。

您等待排卵的同时，随着卵泡慢慢成熟排出卵子，卵巢里会发生奇妙的变化。

排卵将在这个星期的晚些时候发生，最成熟的卵泡移动到卵巢表面，准备好排卵。当您在月经期时，有15~20个卵泡在卵巢里生长发育。

两侧的卵巢都有卵泡生长发育，但是通常只有一侧卵巢中的一个卵泡会排卵。是哪个卵巢的卵泡排卵看起来好像取决于偶然因素，因为卵巢的排卵并没有严格的轮次。卵泡成长中会显著增大，里面充满了分泌的液体。

有些女性在某些周期排出不止一个卵子（见49页），如果都受了精，这就意味着怀了异卵双胞胎。

到了排卵时，成熟的卵泡大约可以达到直径2厘米大，这时卵泡不通过显微镜就能被人眼看到。

为了成熟，卵泡需要大脑脑下垂体产生的促排卵素（见38页），但是卵泡的早期发展似乎与促排卵素无关，而是取决于其他的激素和化学物质。

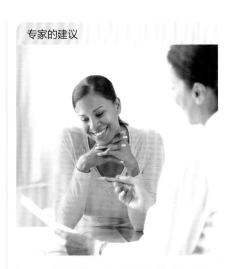

专家的建议

如果您正患有某些疾病，在您准备怀孕前一定要咨询医生，像糖尿病、哮喘病、高血压、心脏疾病等。如曾患深静脉血栓（见186页）、甲状腺疾病、镰刀形红细胞贫血症和癫痫等病症，都会对怀孕有影响。

病情对怀孕的影响大小不同，医生的建议和照顾是必不可少的，如果您对过去的病史是否会对怀孕造成影响不了解，一定要在怀孕前询问医生。

关注父亲

爸爸：你的饮食也很重要

因为精子成熟需要几个星期的时间，如果您希望成为父亲，应该至少在准备怀孕3个月以前，就开始健康的饮食。有很多的饮食补充品，但是更好的维生素和矿物质存在于真正的食物中。

·抗氧化剂　饮食注意选择富含抗氧化剂的，包括维生素A、维生素C、维生素E、硒、锌，因抗氧化剂对于抑制损害精子中DNA有帮助。

·硒　硒有助于精子穿透卵子外膜。可以通过食用金枪鱼、酵母、麦芽粉、全麦和芝麻获得。

·锌　大量存在于精液中，要多吃鱼、贝类、火鸡、鸡肉、鸡蛋、燕麦谷物等。

·锰　可以帮助男性生育，要多吃绿叶蔬菜。

·必需脂肪酸　可提高精子活力，多吃鲑鱼、沙丁鱼、亚麻籽和猕猴桃。

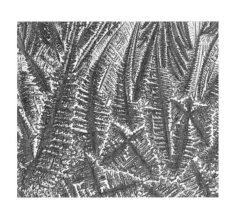

这是您生理周期的第10天

离预产期还有 *270* 天

身体内部发生着什么变化

排卵来临时，会产生更多的宫颈黏液，图中结晶成蕨类叶子图形。在排卵时，黏液会变清、变滑、可拉伸，这些会更有利于精子的游动。

您可能不在意生男孩还是女孩，但是根据一些理论，一些行为是可以影响婴儿的性别的。

受孕取决于在这个星期的某个恰当的时间发生性关系，但是如果您对于生男孩还是生女孩有自己的期望，发生性关系的时间会更加重要。有些专家指出，发生性关系的时间与婴儿的性别之间有一定联系。近期研究表明，摄入高卡路里（特别是食用那些阴茎状水果如香蕉等）的女性，会更容易生男孩。那些不吃早餐或者摄入低卡路里的女性，会更容易生女孩。这是因为额外卡路里会影响阴道分泌物，从而有利于Y染色体精子，提高生男孩概率。

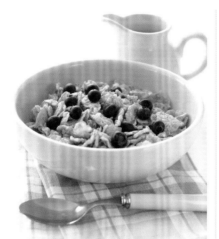

研究证实，正常饮食并且坚持吃早餐，从而达到高葡萄糖水平的，这样的女性更容易怀男孩。

虽然怀的孩子的性别是偶然的，怀上同性别的孩子，可能是因为有些男性产生质量更好的生女孩的X染色体精子，有些男性产生质量更好的生男孩的Y染色体精子。

统计显示，有一男一女的家庭一般不会要第三个孩子。

生男孩还是生女孩

薛德斯方法：由兰德姆·薛德斯博士提出，基于Y染色体精子（生男孩）比X染色体精子（生女孩）形体小、游动快、缺少弹性，而且对于阴道中的酸性环境，更缺乏抵抗力。

想要生男孩，薛德斯的方法建议：尽可能在靠近排卵发生性关系，采用从后面进入的姿势，这样可提高进入的深度。女性应该出现高潮，最理想的状态是与男性同时进入高潮，这样可以降低阴道的酸性，有利于Y染色体精子活动。可以在性交前喝一到两杯浓咖啡，给Y染色体精子添加助力。

魏兰方法：由伊丽莎白·魏兰博士提出，建议在生理周期更早的时间发生性关系，差不多在排卵前4~6天，这样会更有希望生男孩。靠近排卵期发生性关系，会更有希望生女孩。有趣的是，魏兰方法跟薛德斯方法或多或少是相反的。

到底谁的说法有效呢？新英格兰药物杂志类的刊物支持的主流医学观点认为，发生性行为的时间跟孩子的性别几乎没有什么关系。可能的例外是，如果在排卵前两天发生性关系，更可能是女孩。

离预产期还有 *269* 天

身体内部发生着什么变化

图中输卵管内膜上有一层湿的黏膜,包含保护输卵管表面的细胞(棕色)。排卵后,头发状的纤毛使卵子沿输卵管移动。

如果这不是您第一个月尝试怀孕,不要过于失望,因为成功怀孕通常需要经过一段时间。

您尝试要孩子已经一段时间了吗? 我们很难面对想怀孕却不能成功受孕的事实。生育能力取决于很多的偶然因素,即使是在生育能力高峰期的年轻女性,每一个生理周期怀孕和不怀孕的概率是50%对50%。尝试6个月甚至12个月依然没有成功怀孕,也没有什么不正常的。大约有16%的夫妻用一年的时间可以成功怀孕,除非您通常对自己的生育能力和身体有具体的担忧,如果准备怀孕,则需要一个大概12~18个月的比较长时间的计划。

如果您的年纪超过35岁,在这种情况下,尝试6个月还没有成功怀孕的话,就需要咨询医生。第一步需要进行血液测试,并对您的配偶进行精液测试。但是,一定要坚信即使您年纪超过35岁,也还是有希望通过传统方式怀孕的。对于一个39岁的女性,成功怀孕平均需要15个月的时间。如果您最终需要生育技术辅助怀孕,一定要清楚地知道,任何治疗都是需要时间的。

停止避孕

一旦您停止采用某些避孕措施,就可以立刻怀孕。

宫内节育器避孕(子宫环):如果在它被移开前一周发生性关系,您就有可能怀孕,因为精子可以在您体内存活3~5天。

药物避孕:您可以立即就有生育能力,有些女性在停止使用避孕药物后,可能特别容易怀孕。

皮下埋植避孕:一旦移走皮下埋植,就可以立刻恢复生育能力,但有些女性发现需要等稍长的时间。有时要经历3~9个月的时间使月经恢复正常,这说明激素的影响有些延迟,但您依然可以受孕。

注射避孕:不规则的出血可能持续几个月的时间,您也可能持续几个月不能受孕,但是,像皮下埋植避孕一样,在月经恢复正常前,您是有可能怀孕的。

宫内节育系统避孕:如果在它被移开前一周发生性行为,您就有可能怀孕,但是因为系统内含有黄体酮,所以比停止使用宫内节育器立刻怀孕的可能性小(见左图)。

咨询营养师

我听说绿茶可以帮助受孕,真的吗?

到目前为止,关于绿茶和生育力之间的关系并没有一个定论。总的来说,绿茶对于您的身体是有益处的,但并不对生育能力提高起作用。绿茶包含一定量的咖啡因和单宁酸,这两样物质(如果大量饮用的话)会影响生育能力,并增加流产的风险。

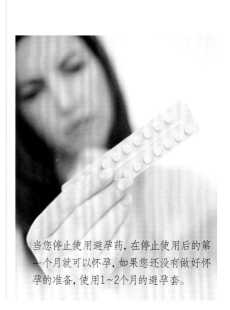

当您停止使用避孕药,在停止使用后的第一个月就可以怀孕,如果您还没有做好怀孕的准备,使用1~2个月的避孕套。

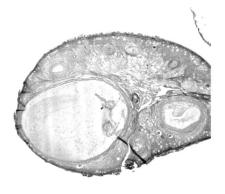

这是您生理周期的第12天

离预产期还有 *268* 天

身体内部发生着什么变化

成熟的卵泡包含一个充满液体的空腔（淡粉色），叫作卵泡腔。在排卵前夕的这个阶段，一个卵泡会生长发育得比其他卵泡都大很多，这个卵泡会破裂排出一个卵子。

激素水平会在生理周期的这个阶段升高，所以您可能会有比较强的性欲——就像大自然安排好了一切！

以生理周期为28天来算，今天您的雌激素水平会升到最高。卵泡中雌激素的升高刺激黄体生成素的释放（见38页），黄体生成素在24小时内激增。脑下垂体中的卵泡刺激素也开始升高。

咨询医生

我4个星期前流产了，立刻开始尝试怀孕是否安全？

通常没有关于您应该在流产后多久再次尝试怀孕的确切建议。一般来说，需要经历一个完整的生理周期。这样如果您很快地又怀孕了，可以帮助确认您怀孕的具体时间。但是，医生也会给您其他不同的建议，特别是如果流产引发了感染。您和配偶可能需要时间缓解孕期中止的悲伤，所以如果您仓促地尝试再次怀孕，并不是个明智的选择。但是可以放心，有非常多的女性在流产后立刻再次受孕了。

这个星期的晚些时候，孕激素水平很低，在子宫内膜变厚前不需要孕激素。事实上，高水平的孕激素会对精子有害，会使它们难以游过子宫和输卵管，使卵子受精。

女性也会产生男性的睾丸激素，并在排卵时达到峰值。睾丸激素能提高男性和女性的性欲，所以，您和配偶在这个时间都会有发生性关系的意愿。

事实

压力会影响您的怀孕能力

也许这并不奇怪，大自然让人在有压力的环境下不容易怀孕。一个原因可能是压力降低了卵巢对于生理周期中间阶段的激素峰值的反应，压力和生育治疗失败之间确实有一定联系，虽然形成这一问题的具体原因还不清楚。

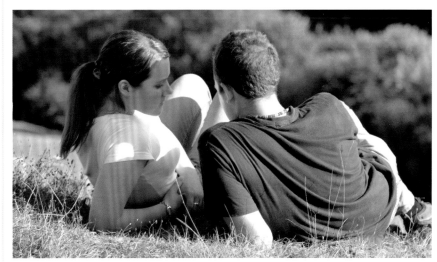

发生流产是非常难过的事情，可能会使您与配偶的关系紧张。在尝试下一次怀孕前，两个人一起沟通、一起走出悲伤是十分必要的。

离预产期还有 *267* 天

身体内部发生着什么变化

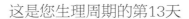

图中可以看见在输卵管内的精子细胞，因为精子可以在您的体内保持活力长达72个小时，即使从现在开始，2~3天内您没有排卵，依然可能怀孕。

这是受孕的最佳时间，但是不要过多去想自己什么时候排卵，而是好好地享受性生活。

事实

性高潮可以增加您怀孕的可能性

有一个理论认为女性的性高潮是一种进化，女性的性高潮可以促进精液在子宫收缩时进入宫颈。女性达到性高潮比男性早或者没有性高潮，与女性和男性同时达到性高潮或者在男性之后达到性高潮相比，女性体内会保留相对少的精液。

在排卵期，应该花时间使您的性生活回归到它兴奋、自然的本性。不管有何种建议和限制，你都不应该有类似怎样会最容易怀孕的疑虑，它会使您忘记性生活是愉悦的。如果您一味地是为了怀孕，就会忘记乐趣。您可以尝试不同的姿势、不同的时间、不同的地点发生性关系。如果您和配偶不是爱冒险的人，现在是个好机会，尝试一些变化。

尝试每24~48个小时发生一次性关系，如果您的配偶有规律的射精，会促进有质量的精子的产生。关于禁忌性生活的益处在过去被过度夸大了，如果7天没有性生活确实可以提高精子的数量，但是研究发现，禁忌性生活会损伤精子的移动性（游动能力），特别是当精子在临界值时。越长时间禁忌性生活，会越多地产生上述情况，所以，好好地享受性生活，如果怀孕了，那就更好了。

性交后平躺15~20分钟，可以增加您受孕的可能性，同时腿部上举，会有更大的帮助。

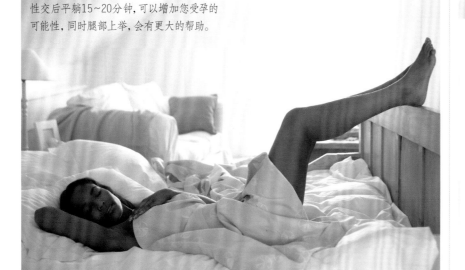

性交姿势

看起来性交的姿势可以有助于怀孕。有些姿势可以进入最深，如：从后部进入，可能会更容易受孕，因为这样精子被放在了离宫颈尽可能近的地方——过长时间在阴道分泌物中会导致精子过早死亡。如果男性在上方，女性可以尝试在臀部下垫一个枕头，从而使骨盆抬高，帮助精子向宫颈移动。女性在上方的姿势会使精液渗漏。要避免使用润滑剂，它会起反作用。

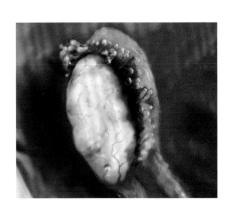

这是您生理周期的第14天

离预产期还有 *266* 天

身体内部发生着什么变化

图中在输卵管的末端可见卵巢。在生理周期中大约这个时间，一个卵泡在卵巢表面排出一个卵子，卵子会被可见的、手指状的输卵管伞扫入输卵管。

如果您到现在还没有排卵，非常可能就在今天，卵子会遇到精子，您或许很快就会怀孕。

通常排卵发生在生理周期的第14天，但是也会提前或拖后。排卵就是一个卵子从卵巢中被释放出来（有时释放两个卵子，见下面图表）。成长的卵泡中的雌激素使黄体生成素升高，黄体生成素的提高引发了卵泡中的卵子完全成熟，卵子准备好被排出、受孕。就是这个时候，卵子的染色体从46对减少到23对（见55页）。

现在，正好在排卵前夕，卵泡中充满了液体，半径差不多有2厘米长，它正好位于卵巢表层下方，如果您现在可以看到卵泡，它就像将要破裂的水泡。下一步，卵泡产生酶消化它的外层，将卵子排出到卵巢表面。

当卵子从卵泡中排出，立刻会被输卵管末端的手指状的纤毛扫到最近的输卵管内，在那里等待受孕。

事实

如果您已经有一对异卵双胞胎，再次有的可能性是其他人的4倍。

当多于一个卵泡完全成熟，两个卵子被排出并同时受孕就会产生异卵双胞胎，有异卵双胞胎的女性再次有异卵双胞胎的概率比其他人更大，因为大多数这样的女性（未使用促生殖药物）显示在每个生理周期易释放超过一个卵子。您有异卵双胞胎的概率是三千分之一。

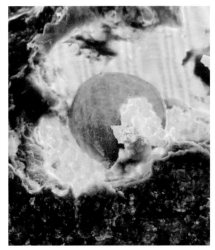

在排卵时，卵泡破裂，卵子被排出到卵巢表层，有时两个卵子同时成熟，同时被排出。

关注关系

怀孕的压力

如果您在尝试怀孕，心里可能很少会考虑其他的东西，这可能会使您与配偶的关系变得紧张。脑子中设立了要怀孕的目标，很容易使性生活变成一项任务。这时候，您和配偶可能已经不再把对方看成是性爱对象，而成为制造孩子的工具，享受的感觉很容易就失去了。

您可能会发现，您的配偶因为有提供精子的压力而开始苦恼，压力可能使现实与男性的希望事与愿违，甚至会影响男性的性能力。如果这样的情况发生了，很可能引起螺旋式下跌，从而使怀孕可能性更小，并造成两个人的不和谐。努力让两个人为爱而一起努力，而不是互相对抗。可以稍稍休息一下，很多配偶经常是在外出度假期和更放松的情况下怀孕的。一定要确保您享受没有怀孕压力的性生活。

受孕

怀孕从受孕开始，受孕是一个复杂的过程，包括从卵巢排出一个或一个以上的卵子，成功地在输卵管内受孕，然后在子宫内膜着床。

排出一个卵子

女性在出生时就有了她拥有的所有未成熟的卵泡，这些卵泡中有些卵子会在她的一生中成熟并被排出。每个月，脑下垂体释放的卵泡刺激激素（卵泡刺激素）使一些卵泡成熟。这些卵泡轮流产生雌激素，不断提高雌激素水平，从而促使子宫内膜变厚，为受精卵着床做好准备。当卵子成熟时，雌激素水平提高，这就给脑下垂体发出信号使之产生黄体生成素。每个月，黄体生成素的峰值引发一个卵泡（有时多于一个）排出一个成熟卵子——排卵的时刻。

一旦卵子离开卵巢，就会进入靠近卵巢的输卵管，开始通过输卵管向子宫游动。输卵管约10厘米长，输卵管内有很多的细小的叶状体，逐步地将卵子刷向子宫的方向。这大概需要5天或者更多的时间，在这个旅程中，卵子会受精。

精子的旅程

性生活中，男性将大量的精子释放到阴道中——差不多一次射精释放出25亿个精子。每个精子都有一个长尾巴推动它，所以它有良好的装备帮助它游到输卵管，在那里使卵子受精。从阴

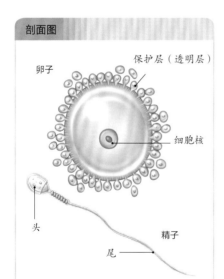

剖面图

卵子

保护层（透明层）

细胞核

头

精子

尾

成熟的卵子半径有0.1毫米，被一层保护层包围着，叫作透明层。远远小于卵子的精子包括头部和尾部，头部包含男性遗传物质和帮助穿透卵子外层的酶，尾部推动精子通过阴道和子宫向上到达输卵管。

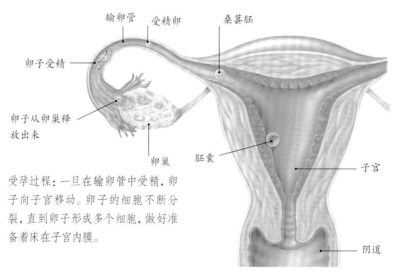

输卵管　　受精卵　　桑葚胚

卵子受精

卵子从卵巢释放出来

卵巢　　胚囊　　子宫

阴道

受孕过程：一旦在输卵管中受精，卵子向子宫移动。卵子的细胞不断分裂，直到卵子形成多个细胞，做好准备着床在子宫内膜。

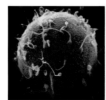

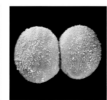

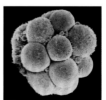

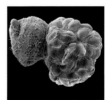

受精，一个精子穿透卵子，一旦卵子与精子结合，它们便形成了一个单细胞的受精卵。

受精卵分裂成两个完全相同的细胞，在它们向下移动到输卵管的过程中继续分裂。

桑葚胚——差不多16个细胞——在卵子受精后，经过3～4天形成。

胚囊，总共达100个细胞，从卵子的保护层中孵化出来，准备在子宫着床。

道到子宫，往上到输卵管的全部距离，精子可以在数小时内完成，但是，精子却能够在阴道和子宫中存活3~5天，意味着可以受精的时间大约为6天（卵子在排卵后可以存活12~24小时）。

不是所有的数百万的精子都可以到达输卵管，事实上，大部分精子从阴道漏出或者在游动过程中迷失方向而死去。大约只有300个精子，释放的精子中的很少的一部分，能够到达卵子所处的地方。

受精的时刻

虽然有很多精子团围绕着卵子，试图穿过卵子的外层，但是它们中只有一个精子能够探到路穿过卵子表层，使卵子受精。这些一旦发生，卵子的外层会迅速变厚，从而挡住其他精子进入，所以一般只有一个精子可以使一个卵子受精。

子宫内着床

当受精卵到达子宫时，受精卵已经有一个细胞发育成一串细胞，叫作胚囊。胚囊最初非常松地粘贴在子宫内膜上，然后黏贴得越来越深，越来越持久。在这个最初阶段，细胞不再仅仅是一个受精卵，但是也还不是胚胎，有时被叫作"孕体"。虽然性别在这时已经被决定了，但是仍然离胎儿的样子差得很远。细胞产生酶，从而使它通过消化子宫内膜找到道路，舒舒服服地留在子宫表面下面。

辅助受孕

有些配偶发现受孕所需要的时间比他们期望的长，如果您在尝试两年后，仍然没有怀孕，医生将建议您检查确认自己的生育能力或者看是不是您的配偶未达到标准。如果这正是原因所在，您

双胞胎是怎样怀上的？

每65次怀孕中就至少有一次是双胞胎，怀上双胞胎有两种类型：同卵双胞胎或者异卵双胞胎。

同卵双胞胎发生在一个受精卵子分裂成两个分离的细胞。这种类型的双胞胎是异卵双胞胎普遍性的一半。

同卵双胞胎有相同的基因和相同的性别，所以它们看起来很像，虽然环境中的细微不同使他们并不是一直在所有方面都一样。同卵双胞胎被认为是一卵双生的双胞胎，因为它们都来自同一个受精卵。三胞胎、四胞胎或者多胞胎也可以是

一卵的。但是，三胞胎、四胞胎和多胞胎可能是更复杂的组合。比如，可能是两个受精卵形成，其中一个受精卵分裂。

异卵双胞胎是因为排卵时排出了两个卵子而形成，双胞胎中的任何一个人的基因来自父母双方，但是并不分享相同的基因。异卵双胞胎也叫作兄弟般的双胞胎，也是指二卵的双胞胎。因为他们分别来自两个受精卵。异卵三胞胎因为三个卵子被同时排出而不是一个。这个通常是由生育治疗中的药物引起的（见下图）。

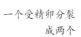
一个受精卵分裂成两个

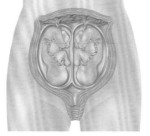
同卵双胞胎因为受精卵分裂产生，它们可能在子宫中共同使用一个胎盘，有时候，它们也共同使用羊膜囊。

有两个卵子受精

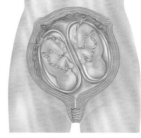
当两个卵子在同一时间受精，异卵双胞胎就形成了，它们分别使用自己的胎盘和羊膜囊。

可能会希望进行生育治疗来帮助受孕。最流行的治疗方法是体外受精或者试管婴儿。这包括服用生育药物帮助您产生更多的卵子，在实验室中卵子被收集后使之与您的配偶的精子受精（所以叫作试管婴儿），然后您会得到激素治疗，使子宫为了接受受精卵着床而做好准

备。如果精子质量不好，一种治疗方法叫作单精子卵胞浆内注射，治疗中，一个精子被直接注射入卵细胞，受精卵被直接移植到子宫。还有子宫腔内受精，它是将根据活动能力筛选出的精子直接放入子宫，这是针对精子活力差或者有排卵问题而进行的治疗。

受孕

孕期第3周

这是发生奇迹的一周——您怀孕了。

如果您排卵了，并且卵子与精子相遇，令人惊讶的事情很快就会发生。从一个卵子受精成为一个受精卵，再从受精卵分裂成58个细胞的细胞团，只需要3天的时间。这周的晚些时候，这个叫作胚囊的细胞团就会到达子宫，在那里开始着床在子宫内膜上。你还需要大约两个星期才能知道自己怀孕了，但是特殊的激素已经开始帮助维持孕期。

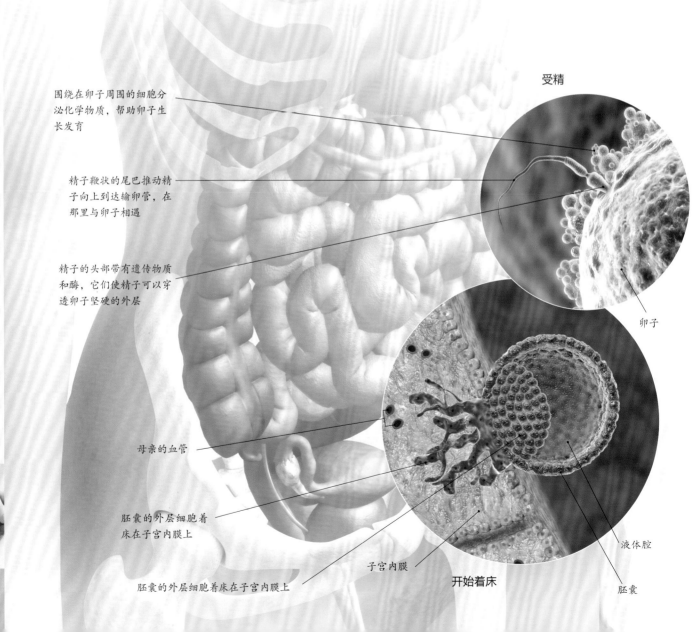

受精

围绕在卵子周围的细胞分泌化学物质，帮助卵子生长发育

精子鞭状的尾巴推动精子向上到达输卵管，在那里与卵子相遇

精子的头部带有遗传物质和酶，它们使精子可以穿透卵子坚硬的外层

卵子

母亲的血管

胚囊的外层细胞着床在子宫内膜上

子宫内膜

开始着床

液体腔

胚囊

胚囊的外层细胞着床在子宫内膜上

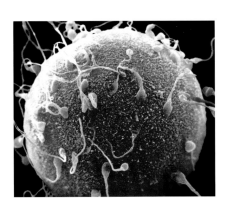

离预产期还有 265 天

身体内部发生着什么变化

图中卵子周围围绕着精子,虽然只有一个精子使卵子受精,但是需要几百个精子的努力,打破卵子的防护外壳,从而使受精能够发生。

刚排出的卵子只能存活24小时,但是希望在这段时间中,它会与精子相遇、受精。

现在,您可能排卵了,未受精的卵子开始了它的旅程。卵子一旦被从卵巢中排出,就会进入到您一侧的输卵管,沿着输卵管前往子宫。卵子会在输卵管最宽的地方等待受精。

每一个释放出的精子到达卵子受精的地方的概率是百万分之一,这个说法并不夸大。差不多只有300个精子到达输卵管,但是只有一个精子使卵子受精。一旦一个精子穿透卵子,立刻引发反应使卵子表面不再能被穿透。每一个精子和卵子各包含23条染色体,是遗传物质需要的染色体的一半。卵子永远包含X染色体,但是精子会携带X或者Y染色体,从而决定了胚胎的性别。精子和卵子的染色体结合起来形成卵细胞,这样,受精就完成了。

几百个精子存活着完成旅程,在输卵管遇到卵子。但是,事实只有一个精子使卵子受精。

关注父亲

为了健康,不只是为了生育?

如果您希望成为一个父亲,有很多原因需要您确保自己健康状况良好,尤其是在您的妻子打算怀孕时给予支持。虽然终日懒散在家的生活不是想要孩子的男性该有的生活方式,但是立刻恢复所有停止很久的健身运动也不是最好的方法。

研究者让一组身体健康的年轻男性进行密集型锻炼,每周锻炼四次,连续坚持两周时间,两周之后,测试他们的精液,发现对于生育至关重要的精子数和激素水平,都会变少、降低。这种激素的变化是暂时的,他们在恢复原来的运动水平几天后,激素就恢复到正常水平。年龄偏大不能那么快恢复的男性,或者那些精子数少的、激素水平低的男性,需要锻炼身体保持健康,但是不要过度。

事实

负责产生精子的激素每60～90分钟就释放一次,所以男性一直在不断地产生精子细胞。

理论上,这意味着男性在任何时候都有生育能力,但精子需要72天的时间完成发育,所以,在这段时间内的不健康的生活方式就会影响到精子的质量,为了这个原因,如果您在尝试怀孕,为了保证精子的质量,您的配偶应该从3个月前就开始健康的生活方式。

基因与遗传

由父母传给孩子的基因，至少部分决定了孩子身体和头脑的特征。有些不正常的基因也可能传给孩子，成为遗传病。

基因怎样传递

遗传

经过一代一代，基因被不断组合和重新组合。孩子的一半基因来自父亲，另一半基因来自母亲。依次地，孩子的父母的基因一半来自他的父亲，一半来自他的母亲。所以，每一个孩子的四分之一的基因来自祖父母。

这是怎样发生的呢？每个卵子和精子都各有23条染色体，而不是包含全部的46条染色体。当精子与卵子相遇受精，染色体将配对组成全部的染色体，形成对于一个新个体的遗传计划。23对染色体中的1对染色体是性别染色体，所以在受精阶段，性别就已经被决定了。每一个卵子携带X染色体，每一个精子携带X染色体或者Y染色体。如果两个X染色体结合，会是女孩，如果X染色体和Y染色体结合，就会是男孩（见右侧）。

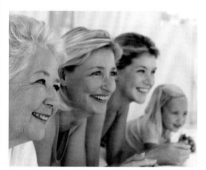

基因遗传意味着下一代可以有同样的特征

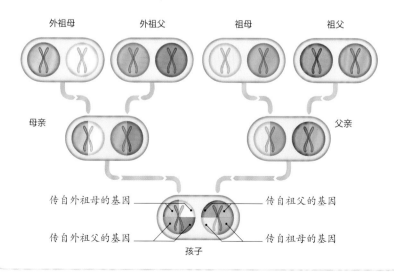

外祖母　外祖父　　祖母　　祖父

母亲　　　　　　　　　　　父亲

传自外祖母的基因　　　　　传自祖父的基因

传自外祖父的基因　　　　　传自祖母的基因

孩子

什么是基因？

基因位于杆状的染色体上，在每一个人体细胞核中都可以找到。每一个基因在染色体中占据一个位置。因为基因提供形成蛋白质的指令，蛋白质决定人体每个细胞的机构和功能，基因决定所有遗传的特性。每一个人的遗传结构被叫作染色体组，携带23对染色体，由差不多20000~25000基因组成。

遗传是怎样工作的？

在受精阶段，胚胎接受23条母亲的卵子带来的染色体和23条父亲的精子带来的染色体，配对形成全部的46条染色体。第1对到第22对染色体相同或基本相同，第23条染色体由性染色体组成，包括X染色体或者Y染色体。每一个卵子和精子包含不同的基因组合，这是因为当卵子细胞和精子细胞形成时，染色体加入进来，在细胞分裂前随机地互相交换基因。这意味着除了同卵双胞胎（见51页）以外，每个人都有独特的特征。

性别是如何决定的？

遗传下来的23对染色体中有一对染色体决定性别。这对染色体或者由两个X染色体组成（女性），是女孩；或者由一个X染色体和一个Y染色体组成（男性），是男孩。

一个卵子总会有一个X染色体，同时一个精子会携带X染色体或者Y染色体。孩子是男孩还是女孩，都取决于父亲。如果一个携带X染色体的精子使卵子受精，发育成的胎儿会是女孩。如果一个携带Y染色体的精子使卵子受精，发育成的胎儿会是男孩。在男性中，X染色体和Y染色体都很活跃。在女性中，为了在胎儿发育早期避免重复指令，两条X染色体中的一条失去活力，这条X染色体可能来自母亲，也可能来自父亲。

基因变化

在一个细胞中，每一个基因有两个形式，分别从父母那里遗传下来，这些基因通常都是相同的，但是有些对基因也会有非常细小的不同的形式，叫作等位基因。可能有两个到几百个等位基因，虽然每个人只能有两个。这种等位基因的变化说明了人的个体差异，比如眼睛的颜色、耳朵的形状。一个等位基因可能成为显性的，压倒隐性基因（见右侧框图）。

遗传缺陷是如何发生的？

基因通常以健康的形式存在，但是有时基因会出错，当一个不正常的基因被遗传或者一个基因产生变化或者变异，都会使基因缺陷概率增大。基因缺陷可能在遗传中跟随显性基因或者隐性基因（见右侧）。他们也可以通过X染色体传递，与性别有关系的基因缺陷通常为隐性，这就意味着女性可以携带错误的基因而不受影响，因为她们还有另一条健康的X染色体来替补。如果男性接收到一条错误的X染色体就会受影响。女性将像她妈妈一样是一个健康的携带者，受影响的男性则只会将错误的基因传给女儿。

显性与隐性基因

基因成对，一对基因中的每一个基因可能会有很小的不同。一个基因可能是显性基因主导另一个隐性基因，一个隐性基因只有在两个基因都是隐性时才有作用。以眼睛的颜色为例，虽然有比这里描述得更多的基因能决定眼睛颜色。

图例

 蓝色眼睛是隐性基因

 棕色眼睛是显性基因

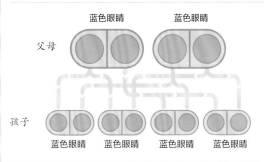

两对隐性基因

如图所示，父母都是蓝色眼睛，他们有两对蓝色眼睛的隐性基因，所以，所有的孩子都会有蓝色的眼睛，因为没有显性基因出现来主导隐性基因。

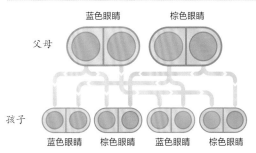

隐性和混合基因

这个例子中，每个孩子都至少从父母那里遗传一条蓝色眼睛的隐性基因，所以取决于另一个基因是显性的还是隐性的。夫妇两人的孩子有1/2的机会遗传蓝色眼睛，有1/2的机会遗传棕色眼睛。

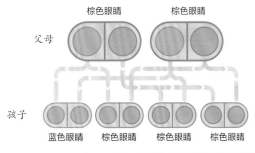

两对混合基因

这个例子中，每个孩子有1/4的机会遗传两条蓝色眼睛的隐性基因，3/4的机会遗传棕色眼睛的显性基因，棕色眼睛的孩子可能或者是一对显性基因，或者是一对混合基因。

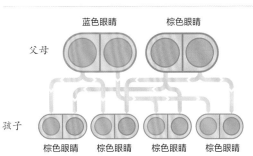

隐性和显性基因

在这个例子中，所有的孩子都会是棕色的眼睛。这是因为每一个孩子从父母的一方得到一条隐性基因和从另一方得到一条显性基因，显性基因会在任何情况下主导隐性基因。

基因与遗传

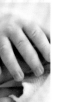

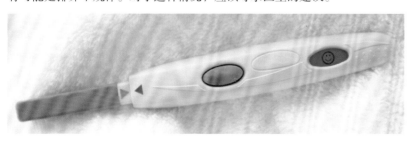

这是您生理周期的2个星期02天

离预产期还有 *264* 天

身体内部发生着什么变化

图中的受精24小时的卵细胞被涂上了紫色，卵子周围是一个厚厚的不能穿透的外层（黄色）。两个红色的区域，或者生殖核，在它们合并前，包含来自父母的遗传基因。

当卵子受精，自然发生激素变化，正常的生理周期停止。

在这个早期阶段，随着卵子受精，发育中的胎儿会将自己的存在发信号给大脑的脑下垂体，从而停止生理周期，这个行为通过产生一种新的激素而实现，新的激素叫作人绒毛膜促性腺素。这个激素会控制您日常的生理周期，维持黄体酮在高水平，这对于怀孕是至关重要的。黄体酮（见38页）对于胚胎在子宫中的存活非常重要，因此对于孩子出生前的健康和发育也十分重要。

然后，大约从第4周到第5周开始，胎儿就会自己产生所有维持自己生命的激素。他的营养和庇护当然来自您。虽然还是怀孕的最早几个星期，在激素和基因方面，胎儿的行为就好像一个独立的人了。

咨询医生

我一直做排卵测试，但一直是阴性，这是否意味着我在这个月没有排卵呢？

即使没有阳性发应，您也可能排卵了，可能会不经意地错过了黄体生成素的峰值。这个可能会因为您不是在每天相同的时间测试，或者测试前饮用了大量的水。也要记住排卵测试是有缺陷的，有可能出现错误的阴性结果。如果您有其他的排卵征兆，比如疼痛，或者分泌物变化（见43页），您很可能排卵了。但是，如果持续2~3个月，测试都是阴性，您就有可能是排卵不规律。对于这种情况，应该寻求医生的建议。

健康概念

当您开始尝试怀孕，会发现自己更加意识到自身的健康状况。通常，感冒、流感和其他一些感染看起来不会影响您的生育能力或者未出生的胎儿。但是，有些感染和病毒可能会产生很严重的影响：

带状疱疹和水痘：（由相同的病毒引起），如果您以前没有得过水痘，在怀孕期间要尽量避免被感染。

食物中毒：比如，由李斯特菌引起的食物中毒是有害的（见17页）。

弓形体病：会因为处理猫咪粪便被传染（见101页）。

事实

过多的睾丸激素会影响女性的生育能力

少量的睾丸激素从肾上腺和卵巢分泌。低水平的睾丸激素可以帮助生育能力，但是过多的睾丸激素会影响生理周期，进而引起不孕。

最初3个月

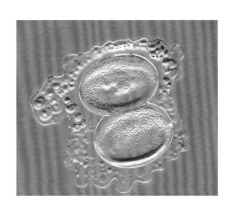

离预产期还有 *263* 天

身体内部发生着什么变化

当两个细胞核合并它们的遗传物质，形成一个包含全部46条染色体的细胞（23条来自妈妈和23条来自爸爸），细胞开始分裂。图中显示了细胞的第一次分裂，正形成一个双细胞体。

伴随着受精卵开始前往着床的旅程，至关重要的细胞分裂开始。

24小时前，精子与卵子的染色体结合，受精卵完成第一次细胞分裂大约需要30个小时。直径只有0.1毫米的受精卵继续分裂成16个细胞，形成一个小的细胞团。

细胞分裂使细胞团很难大于最初的受精卵，被叫作桑葚体（因为它像一个桑葚一样）的16个细胞的细胞团，向子宫方向运动，3天后到达子宫。桑葚体中的每一个细胞都是全能干细胞，意味着它们可以分化成各种细胞。从现在起，细胞将失去这个功能，因为它们开始分化。

关注试管婴儿

从卵子到受精卵

试管婴儿的第一个阶段将在排卵期采集卵子，不是所有被激发的卵泡都含有卵子。采集卵子后，将注射卵巢激素，用来增加子宫内膜的厚度。采集的卵子受精后2~5天，最有希望的受精卵将被选取并移植入子宫。

如果年龄小于40岁，将有1~2个受精卵被移植，如果年龄大于40岁，可能将有3个受精卵被移植，目的是为了保证受孕的同时避免多胞胎的发生。多余的受精卵会被冷冻起来，准备未来的治疗周期使用。近期研究表明，冷冻的受精卵比新产生的受精卵成功率要高，可能是因为只有最好的才会被选出冷冻，而且它们能够经过冷冻和融化的过程依然存活。试管婴儿的成功率很大程度取决于女性的年龄，每一个周期的成功率平均为20%。

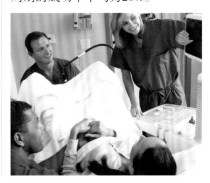

咨询医生

我正在做排卵测试，现在在排卵，并且与配偶发生了性关系，我们还需要继续发生性关系以确保受孕吗？

您并不能确认您已经怀孕了，所以通常的建议是继续做爱，即使您在通过测量体温、监测宫颈黏液或者使用排卵试纸（见43页）来监测排卵，也不能确认具体排卵时间。想要明确指出排卵的具体时间是不可能的。

受孕的最佳时间将持续几天，所以，您最好在认为是最佳怀孕时间后的一两天内继续有性关系。

再者，因为性关系表达"我爱你"比任何其他的沟通方法都强烈，即使在没有尝试怀孕的时候，也要保持您和配偶的亲密关系。

还要记住，对于性关系的克制并不像希望的那样，能对积累和提高精子数量和质量产生效果，这样做可能得不偿失（见48页）。

离预产期还有 *262* 天

身体内部发生着什么变化

图中所示为胚胎在有16个细胞的阶段，从受精卵变成桑葚体。受精卵分裂成空体细胞——胚囊的过程，胚囊最终着床在子宫内膜。

您的子宫正发生着重大的变化，未来72小时内，受精卵将着床。

受精后大约4天时间里，液体开始汇集在桑葚体内（见57页），形成了一个单独的外细胞层，有一个细胞厚。桑葚体的内层将变成胚胎，外层将变成胎盘（见76页）。整个结构现在由接近58个细胞组成，被称为胚囊。

着床前，胚囊在子宫腔内大约几天时间，桑葚体在它的旅程中，有一个不能穿越的外层，但是在准备着床时，外层消失了。

询问母亲

为什么人们对是否怀孕了这么感兴趣？

我发现一旦当我告诉周围人我正尝试怀孕后，他们立刻对我的怀孕过程产生了不同寻常的兴趣。这种状况让人觉得难堪，特别是在等待发现是否怀孕的那一周。处理这种情况的最好方法是告诉人们如果你有新消息，一定会告诉他们。如果您怀孕的尝试碰到了困难，告诉人们你遇到了困难，从而能阻止他们不停地询问。

关注健康

生育力：可选择的方法

如果您尝试怀孕遇到困难，或者为了提高您的怀孕概率，而考虑使用辅助疗法。一定要让医生注意，您也许已经怀孕了。

反射疗法的作用：通过按摩脚部的穴位，增进身体某个部位的能量。有大量的故事说明反射疗法对于受孕有帮助，但是到目前为止，这并没有得到科学研究的支持。然而，反射疗法可能会帮助减少压力，它是尝试怀孕碰到问题的一个因素。

针灸（见右图）的作用：针对那些由于身体能量或者气阻塞而造成的不孕，可通过将细小的针扎入与生殖器官相关的穴位，以恢复能量。在2008年，通过对1300名以上接受治疗的女性的7个研究，研究者总结出，在转变成胚胎的时候针

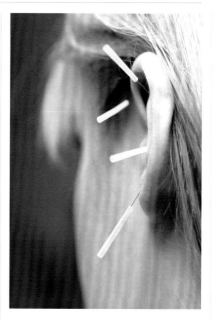

灸，可以提高怀孕概率。

目前还不清楚针灸是否可以提高男性的生育力，但是针灸被认为可以通过提高精子的健康和减少压力从而提高生育力，因这些都是妨碍受孕机会的因素。

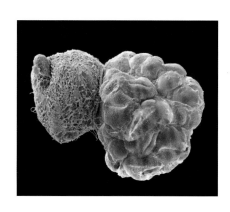

这是您生理周期的2个星期05天

离预产期有 *261* 天

身体内部发生着什么变化

图中显示受精5天以后的胚囊阶段的胚胎。它看起来好像从原来没有受精的卵子的外层中孵出。在这个阶段，胚囊已经移动进入子宫，正准备着床。

当您等待的时候，考虑过如果现在有两个受精卵正在等待着床，将是什么样的感觉吗？

您受孕了，可能是双胞胎吗？

双胞胎可以是异卵双胞胎或者同卵双胞胎，不同类型的双胞胎受孕方式不同（见51页）。

异卵双胞胎（二卵的）是两个卵子分别受精而形成的，但也可能是试管婴儿的结果，当两个胚胎被植入子宫，就可能会形成异卵双胞胎（见37页）。

同卵双胞胎（一卵的）是一个卵子受精，然后分裂成两个胚胎形成的。分裂可以在受精后的9天中的任何一个阶段发生，发生的时间对于形成胚胎和羊膜囊的方式很重要。如果受精卵（见57页）在受孕后的前三天分裂，将发育出两个胎盘和羊囊膜；如果分裂发生在胚囊阶段（见右图），受孕后的4～9天中，胎儿将分享一个胎盘，但是分别有各自的羊囊膜。如果分裂发生在受孕后的9天以后，胎儿将分享同一个胎盘和羊囊膜。

家族因素对于出现两个受精卵的

受孕发生时的子宫内膜，成为分泌腺以滋养胚胎。不管有几个胚胎着床，内膜会同样做好准备。

异卵双胞胎（双胞胎）的影响很大，一般说会隔代遗传，但并不能确定。事实上，如果您有亲戚有双胞胎，您自己有双胞胎的概率也会高一些，但这并不意味着您一定会有双胞胎。

如果异卵双胞胎出现在女方家族，则与家族最相关。这个比较好理解，因为异卵双胞胎是女性在生理周期排两个卵子产生的（见49页），这可能会遗传。但是，原因尚不清楚，来自父亲家族的双胞胎历史似乎也很重要，也许是因为父亲带来的某个基因，使女儿可以在排卵时同时排出两个卵子。

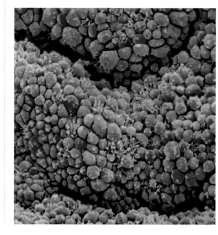

双胞胎的丢失

受孕时的双胞胎比分娩时的双胞胎更普遍。在不知情的情况下，女性在怀孕的早期阶段流产了双胞胎中的一个，有时可能会有流产的迹象，然而，令人疑惑的是，怀孕会继续延续一直到分娩。没有人知道这种状况多长时间会发生一次，或者为什么？65～70个分娩中有一对是双胞胎。怀孕的最早阶段就开始检查发现，在受精阶段双胞胎的概率更高。有些专家相信，有15%的怀孕可能是从双胞胎开始的。双胞胎一方的丢失可以很简单地归结为对付缺陷的自然选择的方法。

事实

怀同卵双胞胎的概率是3.5‰。

统计表明，接受提高生育力的治疗后，怀双胞胎的概率是1/38。

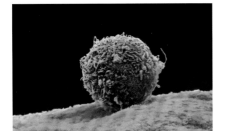

这是您生理周期的2个星期06天

离预产期还有 *260* 天

身体内部发生着什么变化

胚囊准备在子宫内膜着床，一旦完成着床（一般大约在受精后的第7天），孕期就正式开始了。

您的生殖器官在经历各种复杂的过程，从而使身体可以保持怀孕状态。

如果您受孕了，胚囊将最终形成胚胎，准备好现在在子宫内膜着床，胎盘也开始形成。

在这些发生以前，还有另一个重要的变化在发生。在您排卵后，空的卵泡发育成黄体，这个小的充满液体的囊变成越来越多的脉管组织，变成血管，并开始产生黄体酮。需要黄体产生黏液，从而使受精卵存活，并形成子宫内膜，胚胎将很快地着床在内膜上。

黄体还会产生很少的雌激素，在孕期的第8~12周，胎盘会取代黄体产生雌激素。但是黄体会一直到孕期的第6个月，在它萎缩之前，一直产生孕激素，为维持妊娠起一些作用。

怀孕的奇迹

当想到有这么多的事件都需要整齐有序地出现才能怀孕时，很难有人相信谁可以怀孕。难怪人们称之为生命的奇迹。

以下的事情是怀孕时必须发生的：

· 为了卵子发育，激素必须均衡。

· 必须排卵，如果没有排卵，就没有可能受精。

· 需要在生理周期的正确时间发生性关系，精子在健康的宫颈黏液中大概可以存活3天，如果时间过了，精子和卵子不能相遇。有些情况下，每月只有2~3天可以受孕。

· 男性需要产生足够好的、健康的精子，从而可以游过宫颈黏液到达卵子。

· 当卵子受精后，胚胎必须安全地在子宫内膜着床。

· 黄体必须产生适当的黄体酮激素水平，从而维持孕期。

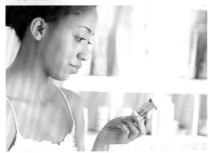

咨询医生

如果我怀孕了，是否应停止服用任何药物？

很多药物是安全的，但是有些不安全，或者有些尚不清楚是否安全。在不清楚是否安全的药物中，包括很多抗过敏的抗组胺剂，很多从药店购买的助睡眠药物和很多的止痛药（见23页）。

如果您不小心服用了不适合孕期服用的非处方药，仅仅服用一次一般不会造成什么危害，但是如果您对此有担心，请咨询医生。

如果您需要在怀孕期间继续服用药物，一定要咨询服用的药物是否安全。药剂师熟知所有药物，对于处方药，需要咨询医生。

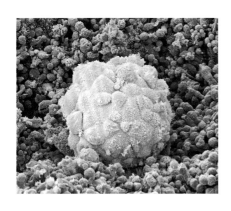

这是您生理周期的3个星期

离预产期还有 *259* 天

身体内部发生着什么变化

一旦胚囊牢牢地着床在子宫内膜，胎盘（提供胚胎发育所需氧气和营养的临时组织）就开始发育。

卵子受精已经一周了，受精卵现在已经着床在子宫内膜，在那里，它会很快发育成胚胎。

受精后大约7天，胚囊已经着床在子宫内膜，不再有外层保护，能够连在子宫内膜上。子宫内膜现在更易接受着床，它正在发生变化，变得更黏以帮助附着。胚囊吞噬细胞，渗入子宫内膜的表层下面。

最初只有一层的外层细胞现在变成了两层，最外层细胞因为对子宫内膜的侵蚀产生了空间，并分泌激素。这些激素告诉您的身体您怀孕了，并激发子宫以支持孕期，而不是像通常那样，脱落内膜进入月经周期。

最里面的一层细胞将变成胎盘和羊囊膜，围住胚囊。胚囊内部大量细胞将形成胚胎。

伸展与放松

伸展手足可以帮助放松。花点时间做这些简单的伸展运动增强健康，现在开始习惯于做这些锻炼，未来一旦知道怀孕时它对您的身体的需求会有帮助。在锻炼前用伸展运动来热身，锻炼后伸展以防止肌肉的疲劳。

做背部伸展，膝盖着地匍匐在地上，将手臂放身体前方的地上向前伸展，同时将臀部向脚的方向压低。尽量低头，保持颈部与背部在一条直线上，尽量伸展手臂，慢慢吸气，然后呼气放松背部和手臂，这样吸气呼气各10次。

做腿部伸展，坐在地上，左腿向前伸直，用左手握住左脚几秒钟。如果您不能够到自己的脚趾，不要担心。吸气准备开始，呼气伸展。右腿重复同样的动作。

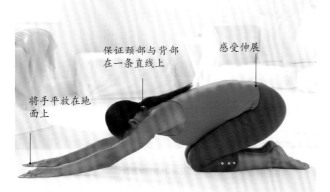

将手平放在地面上

保证颈部与背部在一条直线上

感受伸展

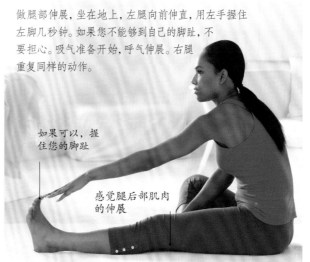

如果可以，握住您的脚趾

感觉腿后部肌肉的伸展

孕期第4周

这周您需要一些耐心，因为您将在等待、怀疑、希望中度过。

将要成为胚胎的部分现在已经安全地着床在子宫内膜，并开始发育。尽管这周您可以在家中做怀孕测试，但是可能会得到失望或者不确定的结果，因为这个阶段，还不可能有非常确定的答案。这会使人伤脑筋，疑虑月经将不期而至，击碎您的希望。告诉配偶您的感受，他可能也正焦虑着。

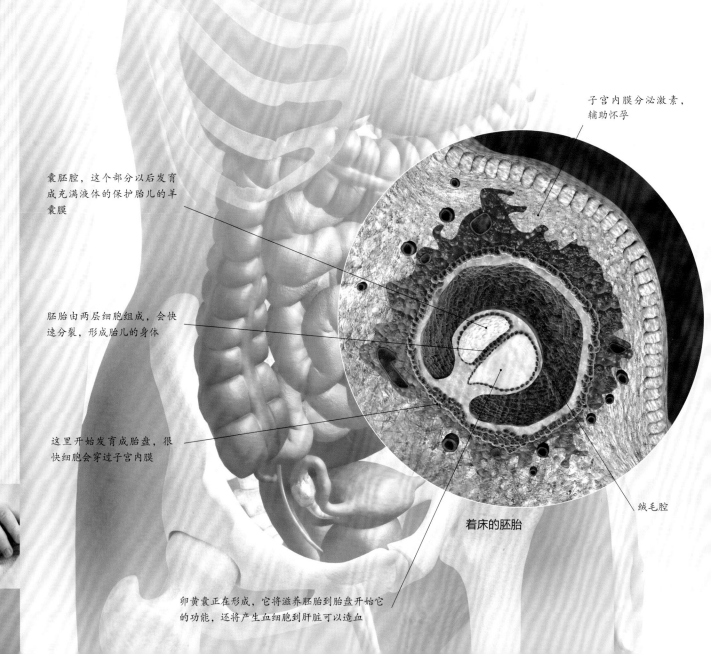

子宫内膜分泌激素，辅助怀孕

囊胚腔，这个部分以后发育成充满液体的保护胎儿的羊囊膜

胚胎由两层细胞组成，会快速分裂，形成胎儿的身体

这里开始发育成胎盘，很快细胞会穿过子宫内膜

绒毛腔

着床的胚胎

卵黄囊正在形成，它将滋养胚胎到胎盘开始它的功能，还将产生血细胞到肝脏可以造血

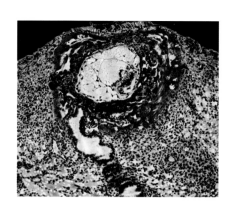

这是您生理周期的3个星期01天

离预产期还有 *258* 天

宝宝今天的样子

图中显示的是在怀孕早期，子宫内着床的细胞团的横截面图，中间是液体，两部分的白色细胞和它们中间有黑色条纹的细胞，这些未来将发育成胚胎，现在它们的长度还不到0.5毫米。

现在正在产生孕期激素，但是还很难准确地测到它们，所以最好还是等等再做测试。

您可能非常想做怀孕测试，因为现在已经进入您的生理周期的第四周。大多数女性都会用从药店购买的怀孕测试条在家测试（见71页），这非常容易使用，通过测试尿液中的人绒毛膜促性腺素的水平知道结果。胚胎一开始在子宫内膜上着床，就开始分泌人绒毛膜促性腺素（见56页）。有些家用的怀孕试纸条说明，它可以在来月经6天前测试怀孕。尽管您可能已经怀孕，但是如果您很早使用测试条，您的人绒毛膜促性腺素水平（见上）可能还没达到阳性结果的值。

咨询助产士

我很担心做怀孕测试，因为我的配偶会因为我没有怀孕而非常失望，这会影响我的怀孕概率吗？

在压力下尝试怀孕是会有不顺利，这会影响下丘脑——脑下部从而影响生理周期的结构（见38页）。所以您的配偶的渴望会起到适得其反的效果。诚实地告诉您的配偶您的感受，告诉他您能理解他对于有孩子的热情，但是您觉得有压力，这可能会影响受孕。反之，如果您并不能确定您已经准备好要孩子了，现在也是很好地与您的配偶讨论的时机。怀孕会改变人的一生，您和配偶都应该完全意识到这一点，也需要知道它本身也是有压力的。一起享受乐趣，一定要保证没有怀孕的压力不致使性关系的乐趣远离你们。

您的怀孕日记

尝试要孩子是一段令人激动的经历，所以为什么不将它记录下来呢！在等待怀孕测试这段时间里，这是一个很好的度过这段时间的办法。不要只是记下您的月经周期的日期和排卵的征兆，还要记下到目前为止的心情的高潮与低谷。

一旦怀孕了，您还可以继续用日记记下自己的感受：比如，当您看到怀孕测试棒上阳性标志时的心情；您是怎样将怀孕的消息告诉配偶的，他的反应；孩子第一次踢腿是什么感觉；怀孕好的方面和不好的方面。您可能还会发现，它对于您对配偶的弱点或者您婆婆的特性不停地发牢骚的毛病，有着惊人的治疗作用。除了提供关于您的孕期的独特记录，坚持写日记还可以给您以后的孕期提供帮助：比如，发现它可以帮助您回顾过去，发现恶心和呕吐只是一个阶段。

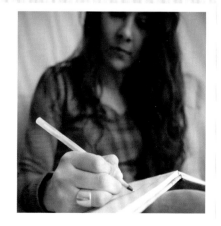

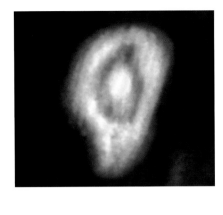

离预产期还有 *257* 天

宝宝今天的样子

在这张计算机制作的图像中，可以看见着床在子宫内膜上的整个胚囊，图中深色的在12点位置的部分，是将发育成胚胎的细胞。

现在您可能怀孕了，选择健康的生活方式，增进身体健康，是明智的方法。

真相

文化信仰

一些文化相信：

印度教：男性将配偶的头发从前到后向上分三次，可以帮助正在成长的胎儿的发育。

在一些国家：非常重视保护未出生的孩子。在泰国，怀孕女性的肚子会被涂上颜色，用来避开邪恶的幽灵。他们还相信，如果在孩子出生前送礼，会吸引邪恶的幽灵。

事实

香烟中至少有三十种化学物质会对繁育下一代产生不利影响。

吸烟会降低细胞复制的概率，因此在孕期最初的几天或几周内，会产生极大的危害。

下个星期前后，一旦您确认自己怀孕了，就会发现您比以往任何时候，会被更多的关于健康的信息包围。您的饮食平衡吗？您能够少吃盐、糖和快餐吗？您吃了足够的水果和蔬菜，特别是富含叶酸的绿叶蔬菜

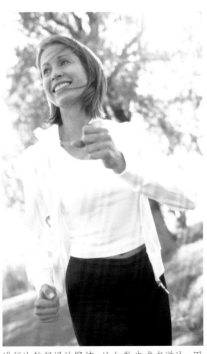

进行比较舒缓的锻炼，比如散步或者游泳，因为无论怀孕前还是怀孕中和怀孕后，它们都是理想的锻炼方法。

吗？您充足而安全地进行锻炼了吗？即使您还不知道自己是否怀孕了，了解这些建议，调整一些基本的饮食和生活方式，还是值得的。查阅14~29页的一些最新信息，了解怀孕的最初征兆，从而了解什么是正常的也是值得的。

如果您已有某种疾病或者正在服药，请寻求医生的建议。

关注健康

改变生活方式

如果您吸烟，考虑到健康的因素，应该放弃吸烟（您的配偶也应该放弃）。一旦您怀孕了，不吸烟可以降低流产、死产、早产、婴儿体重过轻和婴儿猝死的概率。

您和配偶应该减少或者最好一起停止喝酒。卫生部最新建议，在准备怀孕和怀孕期间，应该完全避免饮酒，因为很难确定喝多少酒是安全的。

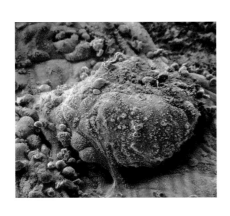

这是您生理周期的3个星期03天

离预产期还有 256 天

宝宝今天的样子

胚胎已经着床在子宫内，埋在子宫内膜下的进入的点现在变成了一个结团，如图中所示，结团阻止血液流失，并且保护胚胎。

让自己忙碌，分散注意力，避免总是不断地想知道自己是否怀孕，用积极的态度考虑这个问题。

咨询医生

我做了早早孕测试，发现怀孕再次失败了，这已经是连续6个月了，这是我的月经周期不规律造成的吗？

生理周期的长度每个月和每个月有一些天的不同，会被考虑为生理周期不规律。周期不规律在尝试怀孕时可能会产生问题，但是了解排卵的征兆（见43页），可以帮助您判断接近受孕的最佳时间。

有30%～40%的生育问题是由不规律的月经造成的，影响生育的因素很多，比如：年龄、宫颈黏液是否足够维持精子存活，或者输卵管是否通畅，最重要的因素是是否正常排卵。有时，会出现停止排卵的情况，这种状况会有不规则的周期性出血，但是没有排卵。如果每个月不排卵，您就没有那么多的机会受孕，就需要服用刺激卵子生长和提高排卵的药物。

等待月经来临，然而不来最好，当您准备怀孕时可能会感到压抑。如果生理周期不规律，您可能无法知道什么时候来月经，所以也无法知道自己是不是怀孕了。这种不确定性会使您非常焦虑，以至于每次上厕所的时候都惧怕看到月经来了。无论您知不知道自己是否有生育问题，等待都会是一件很难的事情，如果月经来了，您可能会觉得非常失望。月经期、等待排卵、期望怀孕、发现自己没有怀孕，这个过程一个月一个月地周而复始，会让人感到十分疲倦。

如果您已经尝试怀孕一年了，仍没有成功，就应该去医院做检查。如果您的年龄大于35岁或者知道自己有生育问题，如输卵管堵塞，在尝试六个月没有成功后，就应该去医院检查。尝试与自己的某个可以信任的好朋友谈谈这件事情，但是一定不要过量，使它成为你们之间交流的所有内容。

如果您刚刚开始尝试，记住每个月只有1/4或者1/5的概率怀孕，所以您并不一定在尝试的第一个月就怀孕。

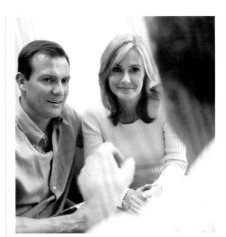

如果您年龄已超过35岁了，已经尝试怀孕6个月了，需要与医生谈一下生育检查的问题，两个人都应该去检查，因为您的配偶也需要做相应的精子检查，您则需要做血液测试。

事实

在英国，有三分之一的怀孕都是没有计划好的。

根据英国医疗杂志发表的论文，被调查的31%的女性表示她们的怀孕是没有计划好的，这还不包括那些怀孕了但是终止怀孕的女性，因此数据会更高。

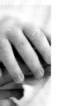

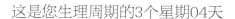

这是您生理周期的3个星期04天

离预产期还有 *255* 天

宝宝今天的样子

为了将自己着床在子宫内膜，将要形成的胚胎需要黄体酮的帮助，黄体酮是由排卵后的空卵泡分泌，空卵泡叫作黄体（图中卵巢横截面的粉色部分）。黄体酮帮助子宫内膜变厚。

您感到有什么不同了吗？因为在寻找怀孕的征兆，您会发现自己会对身体上的任何一点刺痛都加以分析。

关注营养

不要节食

如果怀孕前您在节食，一旦您怀孕了，继续节食可能会有风险。如果您体重没有过重，请不要节食，否则会造成胎儿的营养不良、早产或者体重过轻。但是，一定要注意饮食的健康和均衡（见14～17页）。当您怀孕时，不要吃垃圾食品，它可能会使发育中的胎儿的体重出现问题。

如果您的体重指数偏高，医生可能会允许您适当减肥。研究表明过胖的妇女减少体重或者在怀孕期间维持稳定的体重，会更容易生出体重正常的婴儿。孩子在未来会更少受患糖尿病和肥胖症的困扰。

理想状态下，您应该在怀孕前减去过多的体重，因为肥胖症会使您更容易患糖尿病和高血压，而且剖宫产的可能性更大。

虽然可能会有一些非常少量的出血，现在还为时尚早，您仍然不可能发现怀孕的征兆。有些女性甚至在胸部变得敏感或者开始感到恶心前，就感觉到了怀孕。有些女性说她们就是知道，您可能很了解您的身体，可能在可以做测试前就感到了身体的变化。不幸的是，有时候我们的思想会跟我们开玩笑：您可能太希望怀孕了，以至于有

咨询营养师

万一我怀孕了的话，需要停止喝咖啡吗？

食品标准机构建议怀孕的妇女每天最多不要摄入超过200毫克咖啡因。（等于两大杯速溶咖啡，一大杯过滤式咖啡或者两大杯茶）。怀孕时您不摄入咖啡因是件好事，因为研究表明，过多摄入咖啡因，会使流产概率增加。一项研究发现，那些每天喝两杯或两杯以上咖啡（或其他等量咖啡因饮料）的怀孕女性，流产的概率会比放弃摄入咖啡因的女性大两倍。在您换喝去除咖啡因的咖啡前，需要说明它可能会增加

时会说服自己真的觉得身体与平时不同了。如果您没有感觉到任何变化，不要担心，这也是完全正常的。

无论什么方法，最可靠的了解自己是否怀孕的方法是做怀孕测试（见71页）。您不需要到医院去确认是否怀孕，因为在医院用的测试方法，与您在药房买到的测试棒是一样的。如果测试棒显示阳性，您就怀孕了。

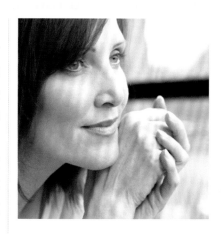

胆固醇含量。好消息是很多女性发现在怀孕的早期，她们就已经远离了咖啡因饮品。

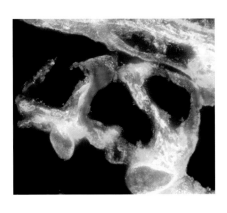

离预产期还有 *254* 天

宝宝今天的样子

图中是胎儿的生命供给系统——胎盘的发育的第一个阶段。图像显示细胞网中的细胞核，未来变成胎盘绒毛。最初的胎盘绒毛是固体的，以后会包含血管。

当受精卵完全着床在子宫内，有时可能会引起少量出血。

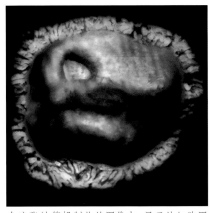

在这张计算机制作的图像中，显示的细胞团是囊胚，显现在子宫内部，可以清楚地看到与细胞相连的外环，它最终会形成胎盘。

事实

有大约50%的怀孕在着床前可能流产。

到5个星期有1/3的流产概率，5～7个星期有1/4的流产概率（见94页），好在随着时间的推移，流产的概率会越来越低，12个星期以后流产概率会大幅减少。

未来将发育成胚胎的囊胚，已经完全植入到子宫内膜内，内膜已经在它上面再生。

非常不幸，在受孕的复杂过程中，只有大约1/2的受精卵会发育成胚囊，并且只有1/2会继续成功地在子宫内着床。

当胚囊嵌入，可能会有少量出血，被认为是污渍。这经常会引起关于怀孕日期的混乱，不仅仅如此，它也会发生在通常月经来临的日期。

血的颜色会不同，大多数会是粉色样的，也可能是亮红色（新鲜血），还可能是褐色的陈旧的血。只要血量不是很多，什么颜色真的没有关系。如果出血持续了一段时间，但是您并没有感觉不舒服，很可能不会有什么问题，但是一定要看医生做相应的检查。

差不多25%的女性在怀孕早期会有出血现象，大多数都会足月生产。但是有些出血是流产的先兆，所以一定要随时将自己出血的状况告诉医生或者助产士。

第二个孩子

与很多父母一样，您可能对于怀第二个孩子的问题考虑了很长时间。没有最佳的两个孩子年龄的差距，但是要考虑如下因素：

优点：您已经有了照顾孩子的经验，可以应付照顾孩子方方面面的需要。孩子需要的所有设备都很齐全，从奶瓶到婴儿车以及婴儿床。

一个两岁的孩子比四岁的孩子更容易接纳自己的兄弟姐妹，因为四岁的孩子已经有了更多的需要父母专门关注的意识。

争吵总是会发生，但是年龄相近的孩子会趋向于相处得更好。

缺点：怀孕的同时照顾一个1～2岁的孩子会非常劳累；短时间内连续怀孕会给身体带来更多的压力；如果在第一个孩子可以行走前，您就有了第二个孩子，这就可能需要很多的负重，会增大背部疼痛的可能。

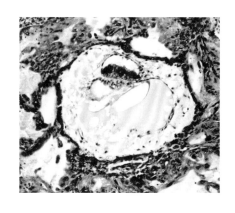

离预产期还有 *253* 天

宝宝今天的样子

在显微镜下看到的嵌入的胚囊显示，羊膜腔（顶部白色的半圆形），下面是未来发育成胎儿的细胞（12点位置的深色的椭圆形），卵黄囊在下部的粉色部分。

子宫中正发生复杂的变化，为未出生的孩子创造一个安全、营养的生长环境。

嵌入子宫内的细胞团已经为未来发育成的胚囊铺设好了基础，在两层的厚度，胚细胞形成一个平的圆盘，将细胞团充满液体的内部分为两个腔，小的腔发育成羊膜囊，大的腔离未来的胎盘最近，将发育成卵黄囊，支持早期的胚胎。脐带会发育起来离小腔很近，内部胚细胞的发育速度比外部细胞的快速发育慢。

最初，脐带只是一个简单的肉柄，没有血管，简单的连接在胚胎到未来的胎盘上（见76页），它最后将变成未出生孩子的生命线。

事实

新生儿在变得越来越重

这个很大程度是因为饮食的改善和生活水平的提高。当然，妈妈如果肥胖是另一个话题，如果妈妈体重过重，就会使患糖尿病的风险增加，这会使孩子的体重增加。

咨询营养师

我很希望我怀孕了，但是我已经开始担心由此而增加的重量，很害怕我再也不会瘦了。

如今，当经过报刊亭时，一定能看到关于某某名人生完孩子后，不但可以穿回原来的衣服，而且比怀孕前更瘦了。但是，健康专业人士担心，孩子出生后，女性大幅度减少体重，对于自己和孩子都是不好的。

怀孕期间体重平均增长11～14.5千克，如果您的体重指数（见17页）在正常范围内，胎儿和他的支持系统，像增加的液体、脂肪和变大的子宫会组成很好的比例（见99页）。增加的大部分体重在孩子一出生就会减掉，还有一些增加的体重为哺乳提供营养，因您每天要消耗500卡路里。

怀孕期间，最合理的控制体重的方法是保持健康的饮食和适当的锻炼，从而确保体重不会大量增加。您应该每天摄入2100～2500卡路里，在怀孕的最后3个月每天应增加摄入200卡路里——等于一个香蕉和一杯牛奶所含的卡路里。

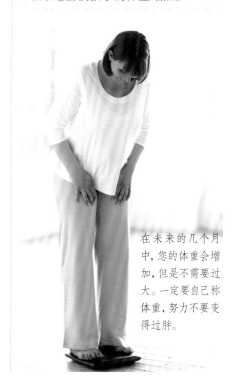

在未来的几个月中，您的体重会增加，但是不需要过大。一定要自己称体重，努力不要变得过胖。

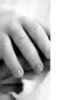

最初3个月

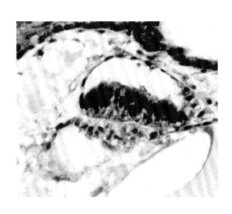

这是您生理周期的4个星期

离预产期还有 **252** 天

宝宝今天的样子

图中显示的是高倍放大的胚胎，胚胎由两层细胞组成，上层的更深色的细胞，形状为矩形，位于羊膜腔的一侧，下层的细胞位于卵黄囊的一侧。

您易怒和容易感到疲劳吗？您的胸部变柔软了吗？对了，您可能刚刚怀孕。

自然有一种奇怪的工作方式，如果您通常有经期前紧张症状，您可能会感觉情绪低落，觉得这意味着您要来月经了。但是，事实上，周期前的症状或者紧张情绪（经前综合征和经前紧张症状）和早期怀孕的感觉有很多相似的地方。这是因为引起经前紧张症状的激素，怀孕时也会升高，所以会引起同样的症状。另外，尽管没有经前紧张症状，您可能会因为渴望怀孕，希望知道自己是否怀孕了，而变得焦虑、易怒和情绪化。

当您处在这种激素巨变和狂热的情绪中时，心情会很难平静下来。与您的配偶交谈，告诉他您的情绪和焦虑，通过表述您的压力来帮助自己度过这段紧张的时期。还有一种方法，向女性亲戚或者朋友吐露心声，她们可能更能够体谅您的感觉。

令人沮丧的是，在这个阶段，还仍然是一个等待的阶段。所有您能做的就是耐心等待直到可以做怀孕测试。如果您今天应该来月经（您是28天的生理周期），而月经还没有来，您就可以在今天或者明天做测试。祝您好运！

关注您的身体

开始挤压

任何时候开始骨盆底的锻炼都不会早，一旦怀孕了，您会非常高兴已经做了这种练习。骨盆底是伸展在腿之间的一条宽肌肉带，从耻骨伸展到后部脊柱的前面。它对膀胱、子宫和肠起支撑作用，控制保持肛门、尿道和阴道的肌肉。

尝试下面几步以增强您的骨盆底：

· 首先试着锁定您的骨盆底：坐在椅子上，闭上眼睛，现在想象肌肉带经过身体伸展，支撑您的子宫和膀胱。

· 下一步收缩骨盆底，将肌肉向内向上拉，保持住，数5下，然后放松。每天至少重复这个练习10次。

· 测试：如果您不能确认是哪块肌肉，想象着尝试阻止尿液流出，您所感到的收缩的肌肉就是骨盆底的肌肉。

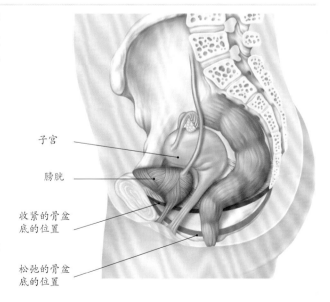

子宫

膀胱

收紧的骨盆底的位置

松弛的骨盆底的位置

孕期第5周

月经没有来，怀孕测试结果是阳性的，您怀孕了！

已经确认您怀孕了，您自然会经历一种复杂的情绪，激动、不相信、高兴和焦虑交织在一起。对于您和配偶来说，所有的事情都在发生永远的变化。给自己一些时间，慢慢来接受这个重大的消息。您可能还没有感到自己已经怀孕了，但是在那个隐藏的世界——您的子宫里却发生着巨大的变化。一步步地准备孕育生命所需的一切。

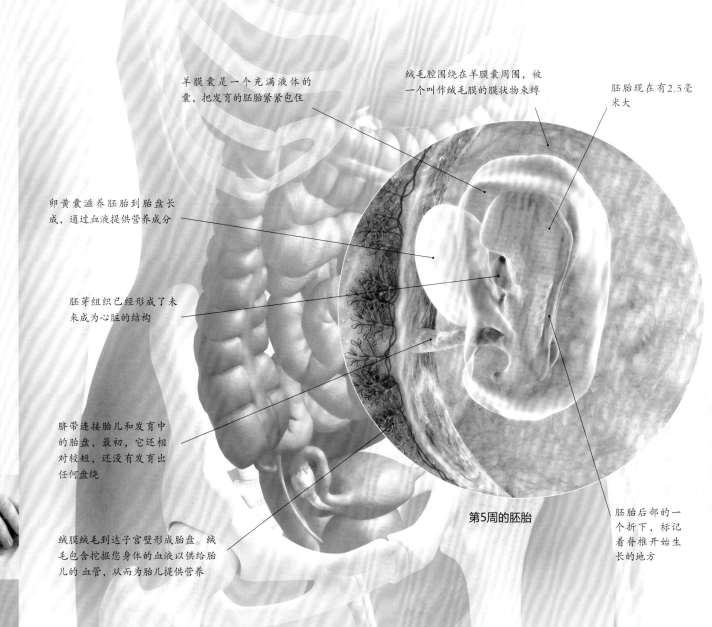

羊膜囊是一个充满液体的囊，把发育的胚胎紧紧包住

绒毛腔围绕在羊膜囊周围，被一个叫作绒毛膜的膜状物束缚

胚胎现在有2.5毫米大

卵黄囊滋养胚胎到胎盘长成，通过血液提供营养成分

胚芽组织已经形成了未来成为心脏的结构

脐带连接胎儿和发育中的胎盘，最初，它还相对较短，还没有发育出任何盘绕

第5周的胚胎

胚胎后部的一个折下，标记着脊椎开始生长的地方

绒膜绒毛到达子宫壁形成胎盘。绒毛包含挖掘您身体的血液以供给胎儿的血管，从而为胎儿提供营养

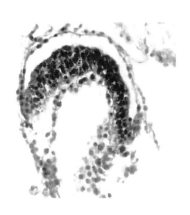

这是您生理周期的4个星期01天

离预产期还有 *251* 天

宝宝今天的样子

这张显微镜图像是显示未来成为胎儿的细胞在闭合（深色弯曲部分）的一个特写。这些细胞将不断地分解和繁殖，在每一个发育阶段变得越来越专门化。

不需要再等待了，如果您还没有来月经，可以在家做怀孕测试来确定自己是否怀孕了。

如果您依然没有来月经。今天，您就可以用家庭怀孕测试棒做测试了。

家庭怀孕测试棒可以在药店和多数超市买到，它含有对于尿液中包含的人绒毛膜促性腺素起反应的化学物质。人绒毛膜促性腺素由胚胎着床产生，如果您怀孕了，会在您的尿液中发现。月经的第一天，人绒毛膜促性腺素的水平一般高于每毫升50百万国际单位（MIU），测试有97%~99%的准确率。大部分从药店购买的试纸的灵敏度足够测试出这个水平，所以它们可以在您月经迟来的第一天使用，有些可以在更早一些的时间使用。

只有人绒毛膜促性腺素在尿液中达到一定的水平，测试才会显示阳性。如果您过早做了测试，即使您怀孕了，结果也可能是阴性的。所以，如果您还没有来月经，测试结果是阴性的，2~3天后继续测试。

如果您怀孕了，人绒毛膜促性腺素会增长，结果会显示为阳性。如果您的测试结果是阳性，但是月经来了，您可能刚经历了非常早期的流产。

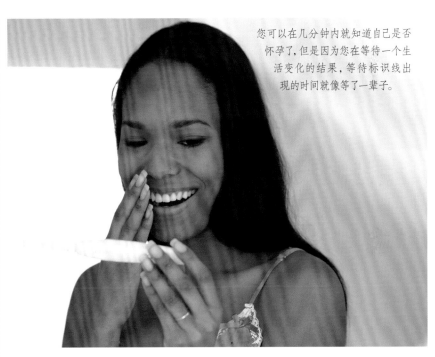

您可以在几分钟内就知道自己是否怀孕了，但是因为您在等待一个生活变化的结果，等待标识线出现的时间就像等了一辈子。

怎样使用家庭怀孕测试棒

一定要读产品介绍，多数的测试棒按以下方式工作。将尿液滴在验孕棒上，等待几分钟。标识线会在显示窗口出现，从而确保验孕棒在工作，如果随后另一个标识线也出现在显示窗口，说明您怀孕了。建议您在早晨一起床即进行测试，因为那时尿液浓度最高。如果这样做，人绒毛膜促性腺素会很容易被测试出来。测试的标识线随后会慢慢变淡，所以一定要在规定的时间观察，如果您不能确认结果，第二天做另一次测试。

孕期第5周

71

离预产期还有 *250* 天

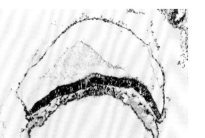

宝宝今天的样子

胚胎发育到这个阶段包含两层细胞，现在，开始可以看到在两层中凸起状的第三层，这个凸起可在图的中心看到。

从受精到现在已经3个星期了，大脑和中枢神经系统已经先期开始形成。

当您为了怀孕的事情忙碌，您的身体里正发生着巨大的变化，未来发育成胎儿的细胞现在是平盘状，正在快速发育。在中间的细胞下正在形成一条窄沟，沟的前沿稍稍宽一些，形成一个环状的结，结和沟的外缘稍稍升高。细胞从这些结构的卷边向下移动进入在原先两层细胞中间的沟内，

这样形成了第三层细胞，位于外部盘状物表面，像三明治一样夹在中间。这些节和沟不会延展到跟整个盘状物一样长。

在首端，形成了一个独立的沟，叫作神经沟，它最终会形成大脑和脊椎神经（中枢神经系统）。四天内，盘状物最终变长变宽，形成胎儿的头部。6天内，神经沟从两边折起形成神经管。

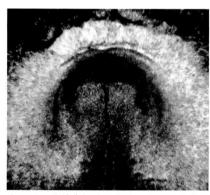

这里显示的是在怀孕早期的一个胚胎的神经管。神经管未来会发育成大脑和脊椎神经。如果神经管不完全闭合，可能会导致生育缺陷，最常见的是脊柱裂。

咨询医生

我很难怀孕，现在被诊断为多囊性卵巢症。这是什么意思？

这个病会造成卵巢比正常的大，卵巢会产生大量的很小的卵泡，但是这些卵泡永远不会完全发育成熟。结果是没有卵子排出、受精，月经周期会非常不规律。

多囊性卵巢症是产生生育问题的常见疾病，一般治疗是提高卵巢功能，减少一些症状：比如增多的身体汗发。多囊性卵巢症常有家族遗传。

关注父亲

您将要成为父亲了！

希望您等待的结果是自己怀孕了，但是如何与配偶分享这个好消息呢？您可以将验孕棒放进信封交给他，或者告诉他，您为他准备了一件特殊的礼物，但是要等9个月才能准备好，他不需要花很长时间就应该可以猜到。理想状态是选择一个你们俩独处的放松的时间，让它成为你们

的特殊时刻。您可能还想与您的配偶一起做一次测试确认，也让他有参与的感觉。

即使您非常兴奋，即使您当天没有找到机会告诉您的配偶，一定不要急急忙忙地先告诉您的妈妈或者朋友。您的配偶会非常不高兴，可以理解的，因为别人比他自己早知道他要成为父亲了。

最初3个月

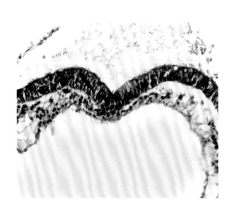

这是您生理周期的4个星期03天

离预产期还有 *249* 天

宝宝今天的样子

胚胎从两层细胞变成了三层细胞，一条沟沿着胚胎的背部发育，这条沟（图中中间深色部分）未来会发育成胎儿的神经管——大脑和脊椎神经的前身。

高兴？兴奋？但是有点紧张？没有比发现将成为父母更大的事情了。

惊讶自己怀孕了？

如果您是为数不多的在避孕却意外怀孕的女性，一般不会对胎儿产生什么伤害，但要看您的避孕方法。

避孕药：停止服用。

避孕用具：去掉它。

皮下埋植避孕：去医院将它取出。

子宫节育环：如果您是使用这种避孕方法，发现怀孕了要立刻去医院，不要耽误，因为有可能会存在怀孕异位（见93页）的风险。即使扫描显示怀孕没有异位，也要把子宫内避孕器或者宫内避孕系统取出。如果保留它们产生流产的概率要大于取出它们。

注射避孕（甲羟孕酮避孕针）：当您使用避孕针时怀孕，要咨询医生。研究指出它不会影响未出生的胎儿，但是一定不要继续再注射。

事后避孕丸：一旦着床，事后避孕丸不会伤害胎儿，但是如果您有什么担心，一定要去医院。

从您怀孕后的几天，您可能正经历着许多不同的情绪。即使您计划怀孕，但是最初的兴高采烈也会被某些焦虑情绪所代替，因为现实在提醒您，您将要成为妈妈了。您可能还在怀疑怀孕测试的结果，不相信自己真的怀孕了，直到您开始有一些怀孕的早期症状。

您配偶的反应可能跟您不一样，如果他没有表现出兴奋，不要认为他对于这个消息不高兴。并不是每个人都用同样的方法处理大事情的发生，他在意识到自己要成为爸爸前需要一些时间。让他自己待一会儿，也许这是他消化消息的方法。相反地，您可能发现，对于这个消息，事实他比您更高兴。

目前试图先对怀孕的消息保密，可能会让您感觉控制情绪更难。很多夫妻会选择在怀孕12周做完扫描检查、流产的风险大幅降低的时候，再告诉别人。但是您会发现，将怀孕的消息吐露给几个非常亲近的亲戚或者朋友，是一个非常重要的表达感情的途径。

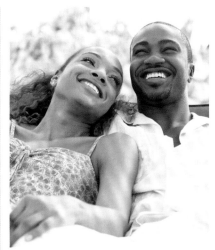

发现您们将要成为父母是一个重要的时刻，您和您的配偶可能会经历新的亲密关系。

事实

怀孕的女性经常会尝试通过梦境与胎儿建立联系。

您会发现很难感觉完全与胎儿联系在一起，直到确信自己已怀孕了。怀孕中常做游泳的梦，这是您在尝试触碰到胎儿的一种方法，胎儿很快会在您的身体里生活在羊水中。

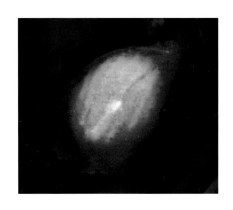

这是您生理周期的4个星期04天

离预产期还有 *248* 天

宝宝今天的样子

图中是从上部看到的胚胎，有隐约的凸起（早期的凸起）和一个小的中间的凹槽（早期的结），都是白色的。这些变化从它们要成为脊柱的基础部分开始，慢慢开始向头部发展。

您一定渴望知道孩子到底什么时候出生，下图可以告诉您的预产期。

在您做预约的几个星期后的扫描检查之前，您的孩子的出生日将从生理周期第一天，往后推280天来计算，见下图。做预约检查时（见138页），会测量胎儿的大小，计算胎儿的年龄，扫描检查的日期将被使用，它通常是准确的。

当您有一定要知道孩子什么时候出生的念头时，尝试不要对它念念不忘。大多数孩子在预产期前后两个星期左右的时间出生。但是37~42周孩子出生都被认为是足月的。所以，预产期只是估计，孩子会更早或者更晚出生。

您的孩子什么时候出生？

要算出孩子出生的时间或预产期，您需要知道自己是什么时候开始最后一个生理周期的（见35页）。找到您最后一个生理周期开始的日子，从而测算孩子可能会什么时候出生。

一月	1	2	3	4	5	6	7	8	9	10	11	12	13	14	15	16	17	18	19	20	21	22	23	24	25	26	27	28	29	30	31
十月/十一月	8	9	10	11	12	13	14	15	16	17	18	19	20	21	22	23	24	25	26	27	28	29	30	31	1	2	3	4	5	6	7
二月	1	2	3	4	5	6	7	8	9	10	11	12	13	14	15	16	17	18	19	20	21	22	23	24	25	26	27	28			
十一月/十二月	8	9	10	11	12	13	14	15	16	17	18	19	20	21	22	23	24	25	26	27	28	29	30	1	2	3	4	5			
三月	1	2	3	4	5	6	7	8	9	10	11	12	13	14	15	16	17	18	19	20	21	22	23	24	25	26	27	28	29	30	31
十二月/一月	6	7	8	9	10	11	12	13	14	15	16	17	18	19	20	21	22	23	24	25	26	27	28	29	30	31	1	2	3	4	5
四月	1	2	3	4	5	6	7	8	9	10	11	12	13	14	15	16	17	18	19	20	21	22	23	24	25	26	27	28	29	30	
一月/二月	6	7	8	9	10	11	12	13	14	15	16	17	18	19	20	21	22	23	24	25	26	27	28	29	30	31	1	2	3	4	
五月	1	2	3	4	5	6	7	8	9	10	11	12	13	14	15	16	17	18	19	20	21	22	23	24	25	26	27	28	29	30	31
二月/三月	5	6	7	8	9	10	11	12	13	14	15	16	17	18	19	20	21	22	23	24	25	26	27	28	1	2	3	4	5	6	7
六月	1	2	3	4	5	6	7	8	9	10	11	12	13	14	15	16	17	18	19	20	21	22	23	24	25	26	27	28	29	30	
三月/四月	8	9	10	11	12	13	14	15	16	17	18	19	20	21	22	23	24	25	26	27	28	29	30	31	1	2	3	4	5	6	
七月	1	2	3	4	5	6	7	8	9	10	11	12	13	14	15	16	17	18	19	20	21	22	23	24	25	26	27	28	29	30	31
四月/五月	7	8	9	10	11	12	13	14	15	16	17	18	19	20	21	22	23	24	25	26	27	28	29	30	1	2	3	4	5	6	7
八月	1	2	3	4	5	6	7	8	9	10	11	12	13	14	15	16	17	18	19	20	21	22	23	24	25	26	27	28	29	30	31
五月/六月	8	9	10	11	12	13	14	15	16	17	18	19	20	21	22	23	24	25	26	27	28	29	30	31	1	2	3	4	5	6	7
九月	1	2	3	4	5	6	7	8	9	10	11	12	13	14	15	16	17	18	19	20	21	22	23	24	25	26	27	28	29	30	
六月/七月	8	9	10	11	12	13	14	15	16	17	18	19	20	21	22	23	24	25	26	27	28	29	30	1	2	3	4	5	6	7	
十月	1	2	3	4	5	6	7	8	9	10	11	12	13	14	15	16	17	18	19	20	21	22	23	24	25	26	27	28	29	30	31
七月/八月	8	9	10	11	12	13	14	15	16	17	18	19	20	21	22	23	24	25	26	27	28	29	30	31	1	2	3	4	5	6	7
十一月	1	2	3	4	5	6	7	8	9	10	11	12	13	14	15	16	17	18	19	20	21	22	23	24	25	26	27	28	29	30	
八月/九月	8	9	10	11	12	13	14	15	16	17	18	19	20	21	22	23	24	25	26	27	28	29	30	31	1	2	3	4	5	6	
十二月	2	3	4	5	6	7	8	9	10	11	12	13	14	15	16	17	18	19	20	21	22	23	24	25	26	27	28	29	30	31	
九月/十月	7	8	9	10	11	12	13	14	15	16	17	18	19	20	21	22	23	24	25	26	27	28	29	30	1	2	3	4	5	6	7	

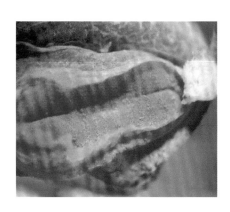

离预产期还有 *247* 天

宝宝今天的样子

这个时候的胚胎还只有3毫米长,有一条又深又窄的沟一直延伸至整个胚胎。这条沟很快会变得很深,它的边缘会翻卷过来,形成一个有胚胎长度的管。

虽然需要接受很多消息,但是要尝试去享受这段时间,要记住怀孕是一个自然的过程。

咨询医生

我40岁了,经常锻炼,医生还会认为我的怀孕有潜在的危险吗?

是的,任何年龄大于35岁的女性,无论她的身体状况如何,都会被定为高危人群。虽然这个会令人沮丧,结果统计显示,年龄大于35岁的女性更容易产生孕期并发症,比如高血压、流产、妊娠糖尿病,还有孩子患遗传病的风险高,比如唐氏综合征,因此需要密切监控。

为了确保怀孕过程正常,医生和助产士会密切关注您,保证您和您的孩子都健康。通过进行有规律的监测,发现任何潜在问题,并希望能够及时治疗。

不要把医生的关注视为打扰,如果您身体状况很好是件很好的事情,如果您能继续关注自己的健康,坚持锻炼,孕期发生问题的风险就会减少。

您一旦知道自己怀孕了,就像大多数孕妇一样,会开始担心自己生活方式和未出生孩子的健康的方方面面。要正确看待这个问题,一定要记住一代一代的女性怀孕,这是一件很自然的事情,很少女性有会为了它而改变自己的生活方式。所以,过去很多怀孕的女性会继续食用不健康的食物、喝酒和抽烟。

此外,以前的怀孕测试既不准确也不敏感,意味着很多怀孕以早孕流产结束而不为人察觉。因为这个原因,很多被认为是引起孕期并发症或者流产的问题,从未得到分析和说明。

如今,受益于大量的关于排卵、受精和怀孕的细致监测和研究知识,女性都非常了解自己身体的变化,知道可能会出现的问题。这是一个喜忧参半的状况:了解并避免对于孩子有影响的事情非常重要,但与此同时,放松、享受怀孕过程变得有难度,而这也是同样重要的,因为压力对于您和您的孩子都没有益处。

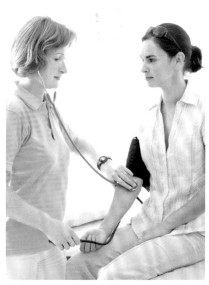

作为一个年龄稍大的孕妈妈,您可能会需要更多的产前检查。高血压可能是先兆子痫的征兆(见474页),年龄大于40岁的首次怀孕的女性有非常大的风险。

事实

怀孕的女性过去常常被建议饮用黑啤酒,因为它是铁的很好的来源。

可惜这是一个旧的传说,因为黑啤酒中的铁含量其实是微不足道的,所以这个传说不再那么有意义,还是食用绿叶蔬菜吧。

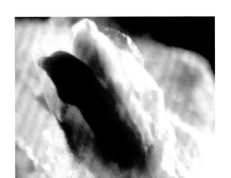

离预产期还有 *246* 天

宝宝今天的样子

图中显示的是胚胎的上部，沿着胚胎的后部仍有开口，它们在未来的几天会闭合，头部和下部的脊椎是最后闭合。

胎盘作为未出生孩子的生命线，正在形成。

您的怀孕测试结果可能是唯一可以表明您已怀孕的标志，但是您身体里正发生着神奇的变化。形成胎盘（见127页）的基础机构已经出现，最初植入子宫内膜的外层细胞覆盖着胎盘组织凸起物。外层细胞与血液直接接触。内部的凸起物和叶状体被称为绒毛，有些绒毛将固定在您的组织上。这样，很多小的移动的绒毛会出现，随后，进一步地出现分支，形成蕨类植物叶的分支形状。这时绒毛还没有发育成熟，还没有建立起自己的血液供应。还需要几个星期，胎盘才会足够成熟，提供发育的胎儿所需要的所有氧气和营养。

询问妈妈

我非常想要孩子，现在得到了阳性怀孕测试结果，我却突然不敢相信了，这正常吗？

我最初的感觉跟你完全一样，在我跟朋友聊天后发现，她们中的很多人都经历了复杂的心情变化，特别是在怀孕的最初阶段。我发现克服这种复杂心理的最好方法是多想一想我为什么想要孩子，我把原因都写下来，然后我尝试找出什么是我最担心的，这帮助我更加了解自己的想法，意识到我真的想要孩子。

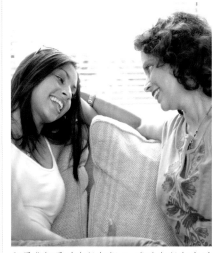

如果您怀孕时有任何担心，尝试与任何亲近的女性亲戚聊聊，或许是您的妈妈，或许是您的朋友。您可能会发现她们在同样的时候有着同样的担心，却继续下去享受了怀孕和成为一个母亲。

思考

看医生

您可能很惊奇地发现您与医生的第一次预约会非常例行公事。大多数的情况下，医生只是简单地安排一下您和助产士在您怀孕第6~8周里的第一次见面。

因为在家中的怀孕测试（见71页）已经给了您正确可靠的结果。很多医生会采用这个测试结果，而不再进行血液测试。如果您还没有做测试，您可以要求医生诊断您是否怀孕了。

有些医生会要求您提供尿样，用来检查您是否有泌尿系统感染，因这会影响到您孕期的健康。

他会简单地记录下您的病史，记下您以前怀孕与生产的次数，以及您的家族病史。

可能需要称体重，检查血压。医生会向您解释孩子出生前需要注意的事情，给予营养和生活方式的建议。

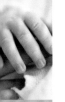

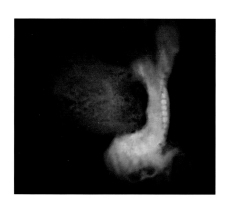

这是您生理周期的5个星期

离预产期还有 *245* 天

宝宝今天的样子

胚胎现在有一条整个长度（今天大约2.5毫米）的又深又窄的沟。图中下部凸起部分最终会发育成胎儿的头部。

在这个发育的重要阶段，胎儿脊椎的基础正在形成。

在第5个星期末，形成胚胎的各个部分开始发育。

从未来成为头部的部分开始，叫作椎节的部分开始形成，每天大约有三对新的椎节出现，每一对形成胎儿脊椎以及与之相关的肌肉部分。最终，4个椎节在头部，8个椎节在颈部，12个椎节在胸部，5个椎节在腰部，还有5个椎节在骨盆部。

还有椎节在胎儿骨盆部下方发育，但是多数会消失。在其他哺乳动物中，它们将发育成尾部。

关注您的身体

您的新陈代谢

经常锻炼身体会增加您的基础新陈代谢率，新陈代谢率是您的身体消耗的卡路里。怀孕期间，您的新陈代谢已经略微提高，当锻炼时，会更加消耗身体储存的多余的能量和脂肪，但是会保持足够的帮助胎儿生长的能量。

锻炼会帮助您调节血糖（见92页）和能量的水平。

咨询营养师

我体重过轻，这会影响我怀孕吗？

您更有可能会受营养不足的影响，这可能会影响胎儿的健康，还更有可能会早产，出生的婴儿体重比正常婴儿轻，这种情况更容易产生健康问题。您应该与助产士讨论所有的饮食问题。

为了增加体重，要增加食量，同时选择吃富含蛋白质、高质量脂肪和非精炼的碳水化合物（见92页）的食物。选择营养的高卡路里的食物，比如：鳄梨和全脂奶制品；多吃绿叶类蔬菜确保维生素和矿物质的摄入（见15~16页）；多吃零食，比如：坚果、水果和种子；不要不吃早餐。如果需要，医生会介绍您去看营养医师。

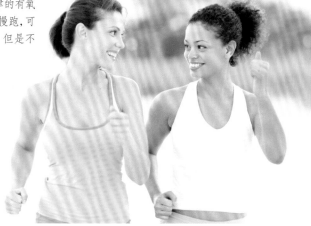

怀孕期间进行有规律的有氧运动，比如散步或者慢跑，可以消耗多余的脂肪，但是不会影响胎儿的发育。

胎儿的实际大小

怀孕的第5周，胚胎有2.5毫米长。

孕期第6周

这周您可能第一次发觉怀孕的征兆，如果没有，也不用担心。

　　并不是所有的女性在这么早的时候就会感觉到怀孕，有些会感觉到一阵阵恶心或者乳房变得敏感，但是另外一些却没有感觉到变化。当然，为了知道怀孕的进展总希望找到证据，这是很自然的，即使那个证据是晨吐。但是没有征兆并不意味着有什么问题，一切都正在发生着，胎儿正在经历非常重要的发展阶段。

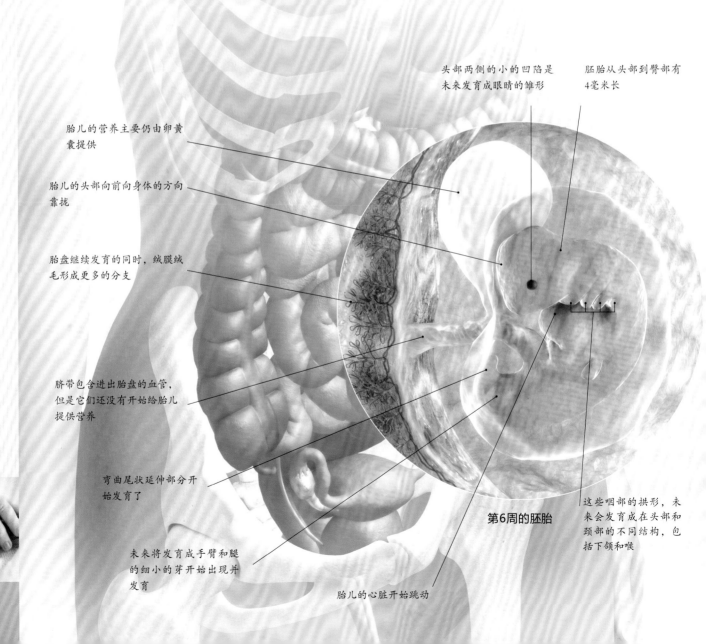

头部两侧的小的凹陷是未来发育成眼睛的雏形

胚胎从头部到臀部有4毫米长

胎儿的营养主要仍由卵黄囊提供

胎儿的头部向前向身体的方向靠拢

胎盘继续发育的同时，绒膜绒毛形成更多的分支

脐带包含进出胎盘的血管，但是它们还没有开始给胎儿提供营养

弯曲尾状延伸部分开始发育了

第6周的胚胎

这些咽部的拱形，未来会发育成在头部和颈部的不同结构，包括下颌和喉

未来将发育成手臂和腿的细小的芽开始出现并发育

胎儿的心脏开始跳动

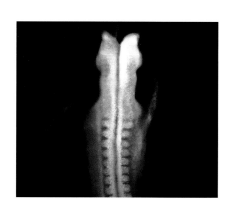

离预产期还有 *244* 天

宝宝今天的样子

胚胎现在有14对椎节,是形成胎儿肌肉骨骼体系的基础,图中显示了前9对椎节。图的上部显示开放的神经管,沿着脊椎,底部部分已经关闭。

如果您进入怀孕的第六周,仍然没有感觉到什么,您可能会开始努力寻找自己怀孕的征兆。

可能只有您和您的配偶知道您已经怀孕了,您可能还在怀疑这是不是真的。在这个阶段,如果不管身体内部正在成长的胚胎,可能还没有任何其他的怀孕的征兆。

这种没有怀孕征兆的状况很正常,不用担心。一定要记住大多数怀孕没有任何并发症。对于一个健康的怀孕女性,有各种各样的反应或者根本没有反应都是正常的。所以,如果您感觉一切良好,不要担心,事实上,您是幸运的。

咨询营养师

从开始怀孕,我的胃口就不是很好,这正常吗?

您没有食欲,这非常常见,特别是如果您有晨吐(见81页)。您可能不再享受您喜欢的食物,如果您不能吃很多的东西,一定要注意保证饮食的营养,选择营养丰富的深绿色的叶类蔬菜、豆类和鱼,这些食物包含重要的脂肪酸。

事实

提供您身体所需的90%以上的维生素D,是依靠充足的阳光照射获得的。

维生素D帮助身体对于钙的吸收,钙对于胎儿骨架的发育至关重要。每天坚持户外散步、晒太阳15分钟就足够了。您还可以通过食用鱼油、鸡蛋、强化谷物、面包和补给品(见16页)来增加维生素D的摄入量。

怀孕早期超声波检查

有些女性在怀孕早期会做超声波检查,但是大多数女性会在怀孕的第12周做超声波检查(见137页)。怀孕早期通常做阴道超声波检查,将一个扫描探头轻轻地放入阴道,需要做早期超声波检查的原因如下:

如果您的家庭有生多胞胎的历史(或者您使用试管婴儿或其他方式辅助受孕),医生会希望检查胚胎的数量。

如果您有流产经历,有痉挛或少量出血的征兆,或者过多的出血,超声波检查用来检查胎儿是否还有心跳。

查出阴道出血的原因。胎儿可能是健康的,但是由肌瘤或者其他病症引起出血,这将由您的医生给予进一步说明。

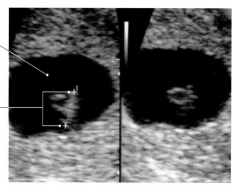

羊膜水

测量胚胎的长度可以用于推测怀孕的时间

怀孕早期超声波检查不会显示很多的细节,做超声检查的医生会等到胚胎在合适的位置(左图)做检查。

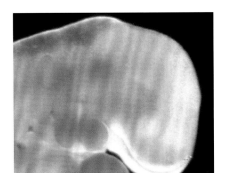

离预产期还有 *243* 天

宝宝今天的样子

图中中间部分显示正在发育的胎儿的心脏（深灰色），这个阶段还是很简单的结构。胎儿的头部在图的右侧，胚胎几乎是完全透明的。

还有一段时间，从您身体外部还看不到怀孕的任何征兆，但是身体内部已经有很多变化了。

在早期阶段，未出生胎儿的所有需求都来自通过一个柄与胚胎相连的卵黄囊，这个重要的气球状的结构指向您怀孕的位置，通常在这个星期的早些时候可以通过超声波检查看到，是一个直径3~4毫米的球。最初，卵黄囊与最终成为胎儿的胚胎细胞的平面一样大。

卵黄囊包含与未来肝脏同样功能的细胞。卵黄囊释放怀孕激素，产生胚胎最初的红色血细胞。当怀孕9个星期以后，肝脏将行使相应的功能，大约怀孕的第10个星期，卵黄囊会逐渐消失，胎盘将取而代之。

在接下来的7天时间里，在第10周形成血液循环系统之前，一个简单的循环系统发育起来。而且在这个星期的晚些时候，使用最高质量的超声设备，已经有可能发现胎儿的心跳了。在这个早期的阶段，心脏还只是个简单的管。

除了富含蔬菜和豆类的平衡饮食，您还需要额外补充一些营养素。强化谷类食品，以及某些水果，例如橘、木瓜和香蕉等，也含有叶酸。

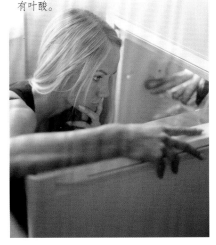

事实

您应该继续每天补充400微克的叶酸直到怀孕的第12周。

维生素D帮助身体对于钙的吸收，钙对于胎儿骨架的发育至关重要。每天坚持户外散步、晒太阳15分钟就足够了。您还可以通过食用鱼油、鸡蛋、强化谷物、面包和补给品（见16页）来增加维生素D的摄入量。

咨询营养师

我现在应该吃两个人的食物量吗？

不幸的是怀孕并不能成为可以吃任何您喜欢的食物的借口。"为两个人吃饭"只是一个没有事实根据的说法。如果您真的按照它做了，您最终会因为太多的卡路里而增加了体重，最好的建议是根据您了解的基本常识去做。研究表明，根据自己的胃口决定食量的怀孕女性，通常会吃合理的饮食量，并且能够保证体重健康地增长。不同的女性怀孕期间需要的卡路里量是不同的，通常取决于怀孕前的体重和身体状况。一般来说，在怀孕期间，每天需要的能量要增加差不多300~500卡路里。

在怀孕最初的3个月里，卡路里的需求相对说来略微少一些，会比较靠近需求量的低值。在怀孕的最初3个月里，大约80%的女性会出现恶心或者呕吐的状况，摄入足够的卡路里有时会是个挑战。您可能会觉得在饿的时候恶心会加重，好的处理方法是吃些零食。

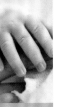

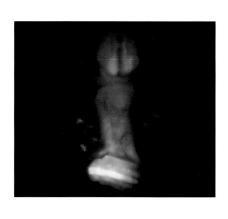

离预产期还有 *242* 天

宝宝今天的样子

图中显示的是胎儿的正面：头部向下弯曲，所以可以看到中枢神经系统。头部的管状结构是正在发育的脊椎神经。胎儿的尾部向上弯曲。

晨吐是怀孕中最常见、最不受欢迎的症状。

关注健康

缓解恶心

很遗憾，没有能够完全治疗晨吐的方法，但是您可以尝试下面这些天然的治疗方法：

·少食多餐。血糖低可能会使恶心加重，所以即使您感到恶心，吃一些零食或许会有帮助。

·试试早晨起床之前吃淡口味的脆饼或者饼干。

·坚持吃清淡的食物，比如谷物或者面包片，避免吃油腻的食品。

·尝试食用或者饮用含姜或薄荷的食品或饮料（见右图）。

·如果您吐了，一定要保证喝充足的水，以避免脱水。将一瓶水放在冰箱中，在一天的时间里逐渐喝完它。如果您觉得自己有些脱水，比如尿液变得很浓，您可能需要去看医生。如果恶心或者呕吐得非常厉害，请询问医生，开一些止吐药。

感觉恶心和呕吐是怀孕早期常见的症状，有各种各样的理论解释为什么会发生晨吐，一种理论认为是因为在怀孕最初3个月里人体绒毛性腺素水平的增高，不幸的是晨吐不光发生在早餐前，事实上，它可以发生在一天的任何时候，24小时中可能不止一次发生。

怀孕早期的最大挑战之一是对同事们保守秘密，如果您不得不急忙跑去洗手间呕吐，人们很可能会开始猜疑，他们也许还会发现您身体看起来

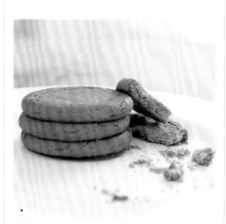

姜包含可以减轻恶心的成分，在您的床头柜上放一盘含姜饼干，在早晨起床前慢慢地吃一些。

不是很好，显得比平时更加疲惫。为了帮助您处理这样的状况，您应该告诉一位或两位同事或者您的老板，可以让他们帮您一起保守秘密。还可以在抽屉里面放些面巾纸、牙膏和牙刷以及一些小零食，您会发现它们对于缓解恶心很有帮助。

如果您发现很难控制呕吐，或者担心自己呕吐得太厉害，请咨询医生。晨吐很少会严重到需要药物治疗（见111页）。

事实

研究显示姜可以帮助抑制怀孕引起的恶心。

一项研究发现，在每天饮食中加入姜，4天后，恶心感觉会减轻，所以如果您的症状并没有立刻减轻，一定不要着急。尝试咀嚼裹有糖霜的姜或者尝试含姜饼干，喝姜茶，还可以在做饭时放入新鲜的姜。一定要知道大多数的姜啤酒都不含有姜，所以并不能减轻恶心的感觉。

一个正在改变的世界

家庭是一个一直在变化的单元，在过去的20年中已经经历了一些重要的变化。虽然时代变了，作为父母的角色却永远一样：给予孩子永久的关心、爱与忠诚。

统计数据

变化中的家庭生活

下面的统计数据给出了现今家庭生活的状况。

在英国，55%有5岁以下孩子的妈妈在工作（相比1975年时有大约25%），在美国，63%有6岁以下孩子的妈妈在工作。

大约25%的5岁以下的孩子的妈妈工作而父亲全职承担照顾孩子的责任，30%的5岁以下的孩子的爸爸妈妈都工作，父母双方分担照顾孩子的责任。

只有十分之一的妈妈全职在家照顾孩子。如今，25%的孩子生活在单亲家庭，其中9%的孩子由单亲父亲照顾。

在英国的一些地方，大约三分之一的孩子出生在少数民族家庭，新西兰、澳大利亚也是这样。在美国，5岁以下孩子中一半以上来自少数民族家庭。

在英国，41%新生儿的母亲是未婚妈妈；在美国，37%的新生儿为婚外生育。这个趋势在整个西方盛行，而且数字在稳定上升。

100个孩子中有一个孩子是在同性家庭中长大的。

在英国，大约有10万名13岁以下的孩子由祖父母照顾。

当代家庭

如今存在着各种各样的家庭生活类型，虽然孩子们对于不同的文化、生活和工作都很熟悉了，但是研究指出孩童时期还是存在问题的。

成熟的妈妈

在英国，过去的10年中，年纪大于35岁的新生儿母亲是过去的两倍，40岁以上怀孕女性的比例比任何其他年纪的怀孕女性都要增长得快，这种情况的好处是，年纪大些的女性生活安定，经济状况稳定，并且成熟。

单亲家庭

在英国，单亲妈妈从1971年的1%增长到2004年的11%。单亲家庭对于孩子的不利影响是毋庸置疑的，但是很大程度是因为经济拮据产生的，那些有充足的经济社会资源的，就会好很多。

继父继母

继父母家庭是增长最快的家庭类型，至少有三分之一的孩子在一生的时间里要经历继父母家庭。兄弟姐妹的年龄可能会相差很大，也可能会年龄完全相同。

现代爸爸

与过去几代相比，现今的父亲已经越来越多地参与到家庭生活中，96%的父亲会参与孩子的出生过程（相比1965年为5%），70%的父亲在孩子出生后会休假照顾孩子。20世纪70年代，5岁以下孩子的父亲每天花少于15分钟的时间跟孩

性别差

男孩与女孩相比

从历史上来说，每106名男婴出生大约就有100名女婴出生，这被认为是一种自然补充的结果，因为男性更容易在冲突中被杀死。但是，这个比例正在发生变化，女孩的数量超过了男孩的，一个因素可能是因为日益增长的压力（女性在压力下生女孩的概率大于生男孩），但是，最重要的因素是如今环境中越来越多的会引起性别倾向变化的化学物质。

子在一起，到了1990年，增长到了两个小时。研究显示，那些父亲花时间陪伴的孩子，会获得很好的教育并在工作中取得成功。

儿童照管

大多数家庭中都会需要请人照管儿童，研究显示来自家庭外部的很好的儿童照管会对孩子的社交技巧、思维能力和语言都产生很好的影响。英国60%的儿童照管由祖父母提供，一个好的祖孙关系会提高家庭稳定感和家庭价值感，会增进孩子的认知发育。

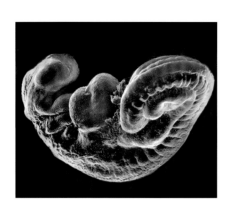

这是您生理周期的5个星期04天

离预产期还有 *241* 天

宝宝今天的样子

图中显示的是在这个阶段胎儿卷曲的样子。胎儿的头部在左侧。胎儿后背已有22对椎节（肌肉和骨骼系统的基本结构）。

现在对于正在发育的胎儿来说是至关重要的阶段，因为未来发育成大脑和脊椎神经的神经管正在形成。

思考

是否告诉其他人

您对于怀孕了感到非常兴奋，但是现在应该告诉别人吗？

大多数父母会等到怀孕12周以后，到那时，流产的危险已经大大降低。但是，您可能希望向家里人和亲近的朋友倾吐，如果他们是那些如果您流产了也会告知的人，那么分享怀孕的消息就不会产生任何不好的影响。

法律上来说，您还不需要告诉您的雇主，最晚的告知雇主的时间是离孩子出生15周前（见255页），但是在这之前，如果您需要请假去做产前检查，您就得向雇主解释为什么。

同样地，如果您的工作中有任何可能造成健康和安全的风险（比如，搬重物或者工作中接触化学物质），您一定要尽早告知您的雇主，从而转换工作。还要意识到一定要在办公室的同事开始纷纷议论您像雪球一样鼓起的肚子前，告诉您的雇主。

这个星期，胎儿开始迅速成长，会在未来的5个星期里越来越容易被看出来。细胞一共有三种类型，每种都有自己的功能。第一种细胞会形成皮肤和神经系统；第二种细胞会形成血管、肌肉和骨头；第三种细胞形成整个的消化系统。

在现在这个阶段，形成脊椎和神经系统的细胞在积极工作。从一个圆

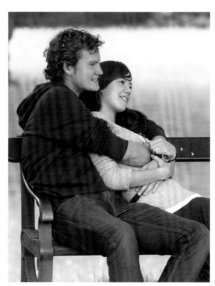

在怀孕的最初几个星期，不要将消息告诉很多人，给您和配偶时间来适应新的变化。

盘，慢慢地胚胎开始卷曲，沟的边缘已经部分形成，沿着后背慢慢开始接触、闭合、融合形成神经管，未来将发育成大脑和脊椎神经。两天后，神经管在头部的最上方，最后在脊椎的底部闭合。

一定要注意在怀孕早期摄入足够的叶酸（见35页），这样才能确保神经管完全闭合、没有缝隙。

关注父亲

保持安静

得知您的配偶怀孕后，您最早的反应是想将这个消息告诉全世界，对于这个消息，您可能感到非常兴奋或者紧张，很想把消息透露给自己信任的朋友。但是，在告诉很多人之前您一定要三思而后行，在与您的配偶商量好之前不要告诉任何人。当然您的配偶可能发现怀孕的某些征兆很难被保密，比如恶心和呕吐。

孕期第6周

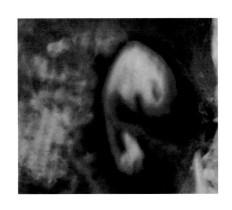

离预产期还有 *240* 天

宝宝今天的样子

图中显示的是胎儿的右侧，背景是叶状的绒膜绒毛。胎儿卷曲的样子可以从图中清楚看到。附着在早期胎盘上的脐带刚可以被看到。

你是不是在这一分钟还非常高兴，下一分钟却情绪低落了？请放心，这完全是怀孕激素变化所引起正常反应。

也许您还没有真正感觉到，但是需要先知道，您可能在怀孕期间会变得非常情绪化或易怒，会被情绪波动所困扰，您可能会为了过去根本不会影响到您的事情而哭泣。这是因为激素在快速波动和您正面对怀孕这一人生重大变化。

情绪的波动对于您和您的配偶来说，都是一件困难的事情，一定要努力保持良好的沟通，告诉对方自己的感受，不管看起来是多么激动。

请多吃蔬菜

对于激发胃口要具有创造力，从而获得至关重要的营养。

· 尝试蘸酱吃一些生的蔬菜。

· 当您做早餐饮品时添加一些蔬菜如黄瓜、芹菜、青椒和胡萝卜的味道都比较温和、可口并且有丰富的营养。

· 尝试将西葫芦和胡萝卜磨碎放入汤中或意大利面酱中或炖菜中，再

或者在意式调味饭中加入一把南瓜、冻豆、花椰菜、芦笋，还有青豆。

· 将蔬菜加入奶酪汤，如果做成汤，所有的营养就会被吸收。

· 自己制作比萨饼，在上面放上碎的、各种色彩的蔬菜。

· 如果买外卖，尝试点为素食者准备的菜。

关注健康

缓解疲劳感

疲劳感是怀孕时最常见的不适，在怀孕早期，会突然感到失去了能量，这是因为身体在适应怀孕所带来的变化。这种状况通常会在怀孕的最初3个月里持续发生，怀孕13个星期后，就会慢慢感到有了更多的能量。除休息外，要努力尝试保持活力。另一个造成疲劳感的原因是贫血，您去见助产士，他们会验血来确定您血液中的铁含量，如果它低于正常水平，您需要服用补充药物。为了避免贫血，要多吃富含铁的食物，如深绿色叶类蔬菜、红肉、全麦谷物和豆类，还要多喝李子汁。维生素C可以促进身体对铁的吸收，用餐时可以喝些新鲜的橙汁。要限制摄入的咖啡因量（见66页），因为它会抑制身体对铁的吸收。

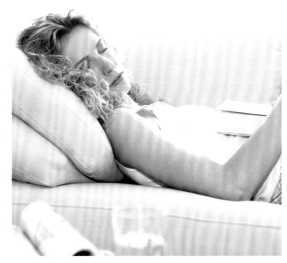

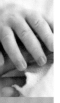

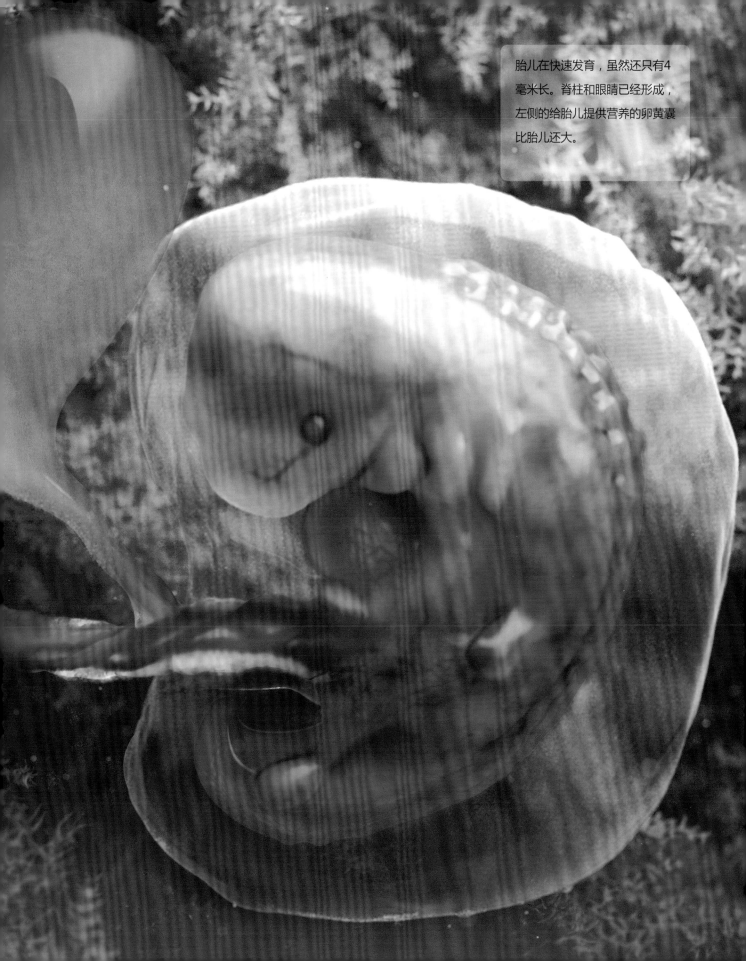

胎儿在快速发育，虽然还只有4毫米长。脊柱和眼睛已经形成，左侧的给胎儿提供营养的卵黄囊比胎儿还大。

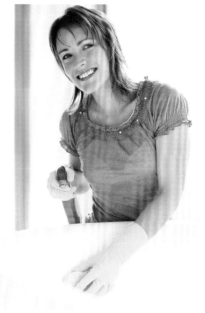

离预产期还有 *239* 天

宝宝今天的样子

身体上部的发育通常在身体下部发育之前。图中显示的凸起包括心脏和肝脏，还有上肢开始生长的最早的征兆，但是仍然还没有下肢发育的迹象。

即使在怀孕初期，您可能会注意到最初的体形变化，乳房的尺寸显著增加了。

体形的最初变化一般会发生在乳房上，乳房的尺寸可能会快速增加，看起来更大，感觉更沉，它们还会变得对于触摸更加敏感。

乳头会发生变化：乳晕（乳头周围深色部分）可能会变得颜色更深，还可能会感到刺痛。随着乳房变大，上面的蓝色的血管变得明显。所有这些乳房的变化都是由雌激素引起的。

事实

怀孕期间，乳房都会增大，尺寸平均会增加5厘米，重量平均增加1.4千克。

这就是为什么即使是在怀孕的早期也要穿合适的胸罩的原因。

咨询助产士

怎样能减轻乳房疼痛？

佩戴有支撑的胸罩可以对感觉乳房沉重和疼痛起到缓解作用。如果您的乳房在晚上变得非常敏感，尝试睡觉时也戴着胸罩，这样可能会有所帮助。努力避免趴着睡，因为那会造成不适感。您会发现擦一些含芦荟或者甘菊的乳液会有缓解作用。

仔细阅读清洁产品的说明书，确保不含毒素，无论做什么事情都要戴橡胶手套。怀孕期间是让您的配偶打扫浴室的最好机会。

关注安全

远离有害物质

一旦您知道自己怀孕了，当然希望保证孩子的健康，所以

当您做清洁时，一定要小心。研究指出，婴儿哮喘与怀孕时女性使用漂白剂，喷洒空气清新剂有关。而且，炉灶清洁剂含有有毒的化学物质，专家认为会对未出生的胎儿产生伤害。

· 不要使用有毒的产品。

· 保持房间的良好通风。

· 避开烟雾。

· 戴手套。

· 用其他方法让家里变得熠熠生辉，如使用如小苏打、蒸馏白醋、柠檬汁或者香精油。请别人帮助您清理猫的便盆（如果不可能，可以佩戴橡胶手套，并且事后洗手）。猫的粪便可能会有寄生虫，会引起弓形虫病，感染弓形虫病会伤害到未出生的胎儿。

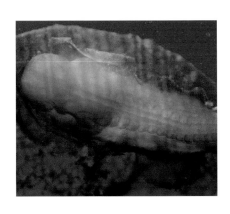

这是您生理周期的6个星期

离预产期还有 *238* 天

宝宝今天的样子

图中可以看到胎儿的背部，躺在卵黄囊上，覆盖在上面的开放的发育中的大脑已经闭合了（图中的左侧），未来两天中，脊椎底部也会闭合（图中未显示）。

在怀孕第6个星期的最后一天，胎儿的最重要的器官之一——心脏开始快速发育，并形成血液循环。

正在发育的胎儿可能还很微小，但是正在完成着快速和复杂的发育。

心跳已经更容易通过超声波检查听到，心脏在不断地从一个简单平滑的管，发育成肌肉的、环形的，折叠的，并且分成四个房室。左侧上部（左心房）接受从肺部流入的血液。从左心房血液经过单向瓣膜（二尖瓣）流入左侧主要的泵室（左心室）。在这里将血液加压打出心脏进入身体中的动脉（主动脉）。在心脏的右侧，上部（右心房）收集从身体回流回来的血液，血液通过单向瓣膜（三尖瓣）流入右侧主要的泵室（右心室）。右心室将血液压入肺部。这样一直循环下去。

在发育的这个阶段，循环是很简单的，只是心脏管沿着胎儿长度传送血液，还没有血液从胎儿的循环系统传送到胎盘。

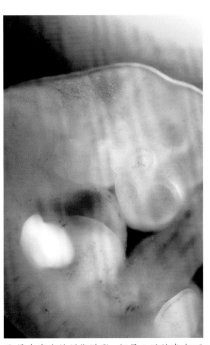

这是在发育的早期阶段，但是心脏的发育可以在图中深红色的部分看到。位于更大的稍微淡一些的红色的部分是肝脏。肝脏的下部是脐带。

流产

无论什么时候，流产都会使人受到巨大的打击，通常会经历悲痛、震惊，甚至会有挫折感，您还会感觉到气愤或者不公平。人们会用"优胜劣汰"或者"自然选择法则"等来抚慰流产者，但是，这其实并不能令人感到安慰。

您可以做的最重要的事情是让自己悲伤一段时间，从您的朋友和家庭那里寻求支持，即使您并不愿意与别人交流，但是发现自己的情绪是疗伤过程中最重要的部分。您的配偶可能跟您一样感到痛苦，但是可能会表现为不同的方式，他可能看起来并未受伤，但是他也需要帮助。一定要努力不让自己感到幻灭，很多女性在经历了一次或者更多次流产后，最后还是有了自己的健康的孩子。还要记住，不管您在怀孕前做了什么，流产并不是您的过错。给自己一些时间疗伤，慢慢恢复正常。

胎儿的实际大小

在怀孕的第6周，您的孩子从头到臀部有4毫米长。

5周　　　6周

孕期第7周

制定整个孕期中适宜的标准

现在保持体形可以让您在整个孕期中有良好的状态。坚持活动很重要，所以要每天做一定量的运动并养成习惯，从而伸展筋骨，赶走疲乏，但是要注意身体的反应，不要过度运动。在这一周，胎儿的生命器官开始发育，包括肺和肠道。胎儿的头部迅速发育，看起来会和瘦小的身体不相称。

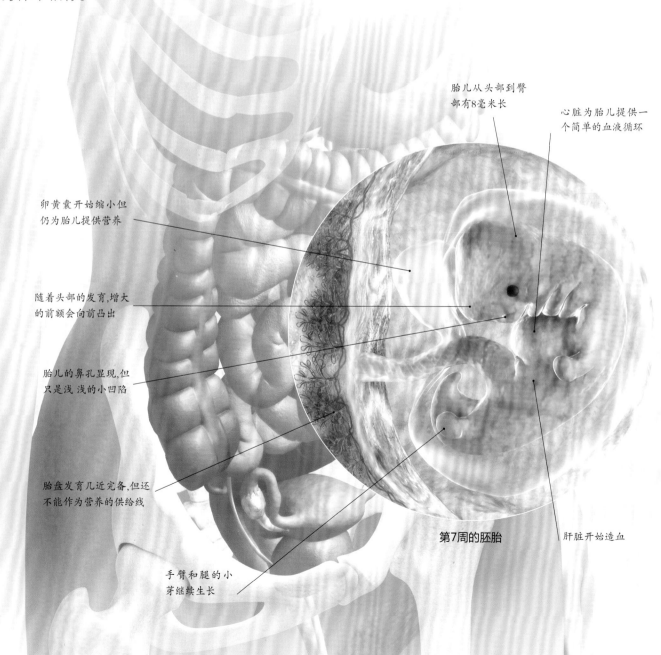

胎儿从头部到臀部有8毫米长

心脏为胎儿提供一个简单的血液循环

卵黄囊开始缩小但仍为胎儿提供营养

随着头部的发育,增大的前额会向前凸出

胎儿的鼻孔显现,但只是浅浅的小凹陷

胎盘发育几近完备,但还不能作为营养的供给线

第7周的胚胎

肝脏开始造血

手臂和腿的小芽继续生长

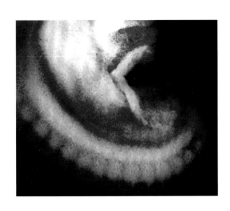

离预产期还有 237天

宝宝今天的样子

在胚胎的侧位像上可以看到，脊柱开始发育并呈现明显的弯曲。沿后背分布的浅黄色、山脊样的结构是椎节，这意味着胎儿正在完善骨骼肌肉系统。

你可能会花很多时间在镜子前面，试图发现突起的小腹，但这还需要几周的时间才会明显。

像大多数刚刚怀孕的女性一样，你在努力寻找突起的小腹，但目前还不太可能出现。平均来说，第四个月是胎儿生长的高峰期，同时您会拥有明显饱满的腹部。

如果您不是初孕，那么腹肌会更容易松弛，腹部的突出可能会出现得早些，甚至出现在第8~10周的时候。相反地，腹肌比较结实的女性会出现得晚些。如果是双胞胎或者三胞胎，则会更早。

咨询医生

性生活会影响到胎儿吗？

除非您的医生由于一些特殊的原因曾建议您避免性生活，例如流产史或者不明原因的出血等，除此之外，性生活在任何时期都是安全的。与配偶享受亲密会有益于维持彼此良好的关系。

胎儿在子宫的羊膜囊中有液体的缓冲，并在宫颈处有肌肉的保护，所以较深的插入也不会有害。

锻炼您的腹部

前3个月，平卧姿势下的腹部锻炼是安全的。前3个月临近结束，或者腹部开始呈现饱满，您需要停止平卧姿势下的腹部锻炼（见250页学习其他的运动方式）。

当您做腹部锻炼时，掌握正确的呼吸方法很重要：记住要先吸气，然后再做动作，做动作的同时呼气。

腹部锻炼的目的是强壮核心肌肉。深部的横向腹部肌肉水平走行于体内，它们对脊柱的稳定性乃至胎儿的发育都至关重要。而垂直走行的腹肌在孕期中会被拉伸强度下降，所以保持水平肌的强度对保持您正常的姿势以及支持脊柱来说，显得尤为关键。

平卧于地面，双脚平放在地面上，手臂位于两侧。以吸气开始，当您慢慢呼气时，将您的腰部平贴于地面，保持这个姿势3~5秒钟，然后重复。

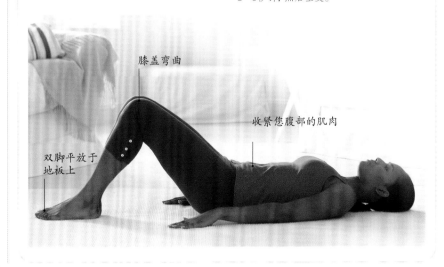

膝盖弯曲

收紧您腹部的肌肉

双脚平放于地板上

增加肌肉强度的训练

可以强壮肌肉的运动能帮助您应付怀孕对体力的额外需求，同时帮助您在分娩时可以更好的配合。

我们所说的训练有时被称为"功能性运动加强"，因为所锻炼的肌肉都是在日常坐、立、行、搬、提的活动中常用到的。这样的锻炼可以在散步、游泳或者其他的有氧运动中进行，一周大概3~4次为宜。

热身 原地踏步，两臂前后摆动。持续3~5分钟使肌肉得到预热。

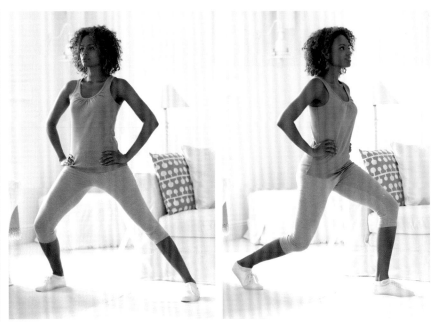

侧弓步（左图） 这组动作（包括前弓步，右图）可以加强腹部以及大腿肌肉。双脚站立，与臀同宽、双手放于臀部两侧。将一侧腿向外跨出一步，同时屈膝，另一侧腿保持伸直。收步回到站立姿势，注意收腹并且保持躯干直立。每侧腿做10次。前弓步（右图）双脚站立，与臀同宽。向前跨一步，跨步腿向下屈膝，使脚后跟抬起。回到站立姿势。每侧腿做10次。

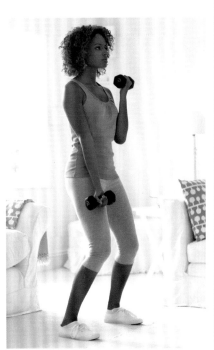

双臂屈伸 肱二头肌是搬提物品的重要肌肉。如果您经常锻炼，在这组动作中您可以使用1~3千克的哑铃。双脚站立，与臀同宽，膝盖轻微弯曲，背部伸直，双手自然放于两侧。吸气，然后呼气，同时弯曲一侧肘关节，将手提到与肩同高。双侧手臂轮流进行，每侧约做20次（一共做40次）。如果对您来说这很容易，可以尝试一共做60次。

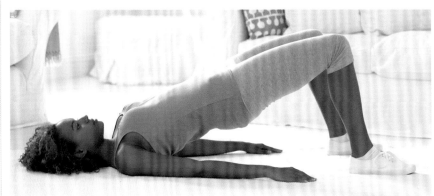

身体桥 这组动作加强臀部、跟腱以及大腿内侧肌肉，同时加强下半身的力量以支持增大的腹部。平卧于地板，双膝保持弯曲，之间保持适当距离，双脚平放。上提臀部（这会减轻背部的压力，在前3个月是安全的）。双手平放在身体两侧，手臂伸直。慢慢将膝盖并拢，同时保持臀部收紧，打开，并拢膝关节10次。慢慢放下臀部，身体转向一侧，动作结束。

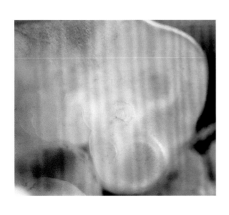

这是您生理周期的6个星期02天

离预产期还有 *236* 天

宝宝今天的样子

最先形成的可辨认的面部特征是眼睛，在这幅图像的中央可见一个小圈套在一个大一点的圈内。大片的灰色区域是充满液体的脑室。

在意识到怀孕之前不要过度担心生活方式的改变，但现在是您该改变生活方式的时候了。

在您怀孕时是否刚刚离婚？不是所有的女性都能认识到自己怀孕了，特别是原本没有怀孕的打算。如果您刚刚发现，自然地，您会担心之前做过一些事情，比如饮酒或者服用药物，为是否已经伤害到未出生的胎儿而焦虑。将怀孕作为一个评估生活方式的契机，改善健康状况。

按照计算孕期的方法，您的胎儿只有四周多一点的胎龄。如果您未补充叶酸，那么从今天起服用营养补充剂。

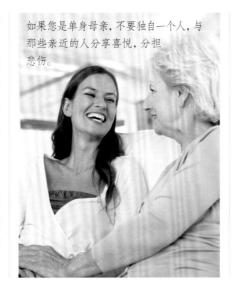

如果您是单身母亲，不要独自一个人，与那些亲近的人分享喜悦，分担悲伤。

思考

孕期保健

英国的孕期保健项目在第102页，但是不同地区会有所差别。无论您参加哪种保健类型，超声检查，产前体检，化验都需要在医院内完成。其他的可选择项目包括：

1. 共享护理。
2. 产科护理。
3. 专业顾问护理。
4. 单独产科护理。

单身母亲

单身母亲的境遇，可能会很艰难，尤其是这并不是你的初衷的时候。请做好以下几点：

照顾自己。制订健康的饮食计划，定期运动。保证充足的休息和睡眠。向朋友寻求鼓励，或者在线寻找同一地区其他单身母亲的支持，您会在分娩后拥有一个成熟的支持网络。

寻求家庭和朋友的帮助。您会发现他们很高兴参与到协助怀孕的事务中来，并且愿意与您一起参加产前辅导和课程。您可以考虑让其中的一个人作为您的分娩伙伴。

与孩子的父亲讨论赡养问题和联系方式，如果您不主张这种做法，可以寻求法律援助。如果达成友好协议，您和胎儿都将从中获益，而且越早着手，分娩后的事务越容易解决。

安排产后援助。一项调查发现，祖父母（外祖父母）积极参与到孙辈的生活中会对他们的健康产生正面的影响。如果您没有住在附近的亲属，试着建立一个其他的援助网络，陪您度过最开始的几个星期。尽早筹划产后的职业选择。您不必作出任何决定，但是会有助于您了解以后所需要做的决定。

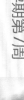

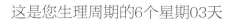

离预产期还有 *235* 天

宝宝今天的样子

眼睛开始成为浅浅的凹陷，分别位于不断发育的脸庞的两侧。这张图显示早期的眼睛（有黑色中心的圆形区域），同时显示浅黄色的椎节所形成的曲线，这是正在发育的骨骼肌肉系统。

很不幸，需要经常排尿是最惹人厌的怀孕不良反应之一。

咨询医生

为什么我怀孕后嘴里有很多唾液？

这是过度流涎，激素水平的升高导致了唾液的过量分泌。不要试图把唾液含在嘴里，如果您发现自己在流口水，吐在纸上或者痰桶里。在枕头上铺一条毛巾。吮吸柠檬片或者冰块会有所帮助，在孕程后期，流涎过多通常会减轻。

您在卫生间会花很多时间吗？像大多数孕妇一样，您需要应对诸如恶心、呕吐等症状，还会频繁地需要排尿。这意味着你希望别离卫生间太远。

您会感觉像是膀胱无法储存太多的尿液，所以刚刚去完厕所就会再想去一次，白天和晚上都会这样。这是由于更多的血液被泵入肾脏，所以会产生更多的尿液。随着子宫的增大，它会压迫膀胱，使其无法正常扩张，那种充盈的不适感会来得更早。这种情况会持续到整个孕期，但是在前3个月和第7~9个月会更加明显。

尽管如此，如果您担心尿量过多和（或）在排尿时有痛感或者针刺感，您可能患有尿路感染，需要即时就医。

关注营养

准备丰富的食物

将碳水化合物作为平衡饮食的一部分，但要保证选择正确的食物。精炼碳水化合物，比如白面包和白大米会很快被分解，释放大量的葡萄糖进入血流，然后被很快消耗完，这时血糖水平就会迅速下降。血糖的波动与多种疾病有关，包括糖尿病、肥胖症以及心脏病，最新的数据表明这对成人和胎儿都不是最好的选择。

粗粮碳水化合物，例如全麦面包和棕色大米，分解更为缓慢，会稳定地释放葡萄糖并带给你更明显的饱胀感。这可以预防食物被迅速消化之后的饥饿，有助于控制体重。胎儿持续地从您的血流中摄取葡萄糖，所以葡萄糖的稳定释放可以保证母体和胎儿都有持续的原料来提供充足的能量。新近的研究发现食用粗粮碳水化合物的母亲，其胎儿拥有较轻的体重以及较少的脂肪含量，而出生体重还在健康范围内，这会让孩子在今后的生活中发生肥胖的概率减小。

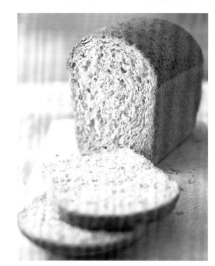

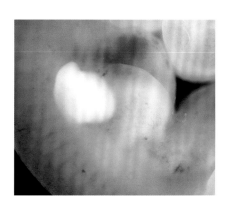

这是您生理周期的6个星期04天

离预产期还有 *234* 天

宝宝今天的样子

未来会发育成胎儿手臂的早期肢芽可以在图中看见（白色区域）。上肢的肢芽要比下肢出现得早。在这时期，胎儿的手和手指都还未形成。

胎儿的肺直到孕程的晚期才会完全发育，但其基本机构已经开始形成。

异位妊娠

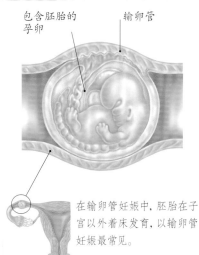

包含胚胎的孕卵　　　　输卵管

在输卵管妊娠中，胚胎在子宫以外着床发育，以输卵管妊娠最常见。

输卵管妊娠可以导致单侧腹痛和不规则的阴道流血。有的女性会出现体痛，一般认为由内出血所造成。异位妊娠可以导致输卵管破裂从而引起剧烈疼痛。紧急的医疗救护非常关键。

如果怀疑存在异位妊娠，医生会进行超声检查。某些情况下，孕卵会自然消退，如果不能，则需要药物或者手术治疗。

在怀孕的第7周，胎儿的肺已经开始发育。这个过程开始于胎儿嘴和胃之间的管道（食管）的上半部分所发出的肺芽。肺芽形成主要的气道或者叫"气管"，气管分出两个主要的分支（支气管）最终会发育成胎儿的左右两肺。支气管继续分支成为更细小的管道，这一过程会重复很多次。

胎儿的肠道也开始发育，最先从嘴开始，然后依次向下。在这一周开始的时候，胎儿未来的消化系统由一条贯穿胚胎的管道组成，这条管道的两头都是关闭的。管道仍然保持关闭，但食管已经从气管中分离出来，并与胃相连接。在其身体的中心周围会形成一团肿大的组织，经过90度的旋转后会偏向左侧，未来会发育成胎儿的胃。

由十二指肠（离开胃之后，肠道的第一部分）发出的芽会形成胰腺以及通向胆囊的胆道。

只需要几周的时间，胎儿将会拥有所有重要的器官和身体循环系统。

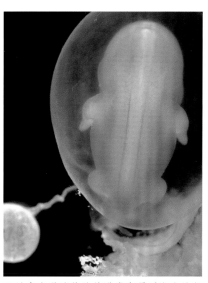

胚胎在充满液体的羊膜囊中得到安全的保护。图中的左下角可以看见卵黄囊，由一条很细的线状物与羊膜囊相连，它的功能将逐渐被胎盘所取代。

事实

音乐疗法对减轻压力非常有效。

一项研究表明，在怀孕期间聆听模拟心跳的音乐的女性与没有接受这项治疗的女性相比，压力水平较低。

流产

流产是在胎儿发育到可以离开子宫生存的成熟度之前所发生的妊娠自发性终止。流产很常见，会影响到15%~20%的妊娠，大多数发生在妊娠的头12周。晚期的流产，发生在头3个月之后，发生的概率只有1%左右。

诊断

流产的类型

根据超声检查和妇科检查的结果，可以将流产分为几种不同的类型。

先兆流产 是指妊娠早期的阴道出血，宫颈口未开。在这种情况下，出血一般都会在几天内停止，妊娠通常可以继续。

难免流产 是指有阴道出血同时宫颈口已开，意味着胚胎可能被排出。如果妊娠不足8周，出血情况相当于一回量多并伴有疼痛的月经。妊娠8周之后，出血可能会明显加重。

不完全流产 是指阴道有出血同时宫颈口已开，但子宫并未排出所有的妊娠产物，一部分妊娠组织滞留在宫腔内。

完全流产 是指有阴道出血同时宫颈口已开，而且子宫已经排出所有的妊娠产物。

稽留流产 并不常见，可能没有流产的症状，但是胚胎已经停止发育并死亡，这种流产一般都在12周左右的常规超声扫描中被发现。

为什么会发生流产

早期的流产通常是由胎儿的染色体异常或者结构性异常等问题所造成的。子宫肌瘤（子宫组织良性的增生）、感染和免疫系统的失调也可能导致流产。流产更容易发生在高龄产妇、吸烟女性以及多胎妊娠等情况。

应对措施

如果您在妊娠早期发生出血，联系医生或者助产士，他们会安排您做一项胎儿活力检查。大多数医院都有早期妊娠监护室，在那里您可以得到及时的帮助。如果检查提示胎儿的心脏很健康，发生流产的可能性就比较小。如果没有心跳或者没有发育中的胎儿，医生会评估您是否已经发生了完全流产或者不完全流产（参照左边的说明）。完全流产不需要治疗。

如果流产是不完全的，您需要药物来促进妊娠物排空，或者接受刮宫治疗。药物治疗可以避免全身麻醉，以及感染或者子宫损伤等危险，其中子宫损伤非常少见。其不利因素是可能会导致出血的量更大，时间更长。与您的医生探讨治疗的选择。

如果你有连续3次或者更多次数的流产，就叫习惯性流产，医生会进行一些检查来寻找原因。通常都是原因不明，但某些凝血系统少见的异常可能会与流产有关。

流产之后

月经可能会推迟6~12周。一旦出血停止，从医学上讲就可以试着再次怀孕。尽管如此，一般建议至少隔3个月再考虑下次怀孕，以便您有身体上以及心理上的充分准备，同时需要您的配偶也认为时机成熟。与亲密的朋友、家人或者顾问交流，可以帮助您面对损失。

晚期流产

流产发生在3个月之后

相比早期流产，发生在头3个月之后的流产更为少见。妊娠24周后所发生的流产通常被称为死产。晚期流产的发生通常包括以下原因：感染、子宫畸形、胎儿畸形、宫颈薄弱。如果您发生晚期流产，医生会与您讨论可能的原因，如果原因被确定，会进一步讨论在未来的妊娠中是否采取一些措施。

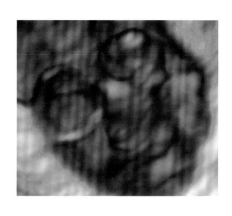

离预产期还有 *233* 天

宝宝今天的样子

这幅三维超声扫描显示了固定在子宫壁上的胚胎和卵黄囊。卵黄囊为胚胎提供营养，直到胎盘的功能完备，并在肝脏进行造血之前负责造血。

在这个时期，您可能会经历几次头晕的发作，这是身体和大脑适应妊娠过程的正常反应。

真相

做个滴酒不沾的人

胎儿的健康是第一位的，所以在宣布怀孕之前需要采取谨慎的措施避免接触酒精。

· 在第一轮给自己买一杯泡沫丰富的混合饮料，加冰，加一片柠檬，但不加烈酒。一旦每个人都喝过一轮，他们就不太会注意到您在戒酒。对于下一轮，告诉他们自己在调整节奏，然后要一杯混合饮料。

· 宣布您正在戒酒或者余酒未醒，点一杯果汁或者一杯新玛丽。

· 注意不要用您的满杯去交换伙伴的空杯。

事实

规律的锻炼可以帮助您获得更深的睡眠。

在孕期中，失眠很常见，由于焦虑或者姿势不舒服。锻炼可以帮您减压，在筋疲力尽之后更有可能睡个好觉。

如果您感觉头晕，尤其是从卧位刚刚坐起的时候，要更加留心。头晕的现象很常见，尤其当妊娠不断发展、体重不断增加时，心脏需要更努力地工作才能对抗重力将血流送至大脑。

试着经常做站立动作，从卧位到坐位，再到立位，依次进行。当然您站立过久也会导致头晕，因为血液会积聚在腿部。保持活动来帮助血液回流到心脏。

另外，低血糖也会导致头晕。低血糖导致的症状还包括无力感、发抖和饥饿。即使您感到恶心，也要试着少量进食，时刻保证血糖水平的稳定。

如果头晕的情况经常出现，通知医生，他会做一些基本的健康检查。

保持运动

您最不想做的事情就是锻炼，但锻炼在减轻和预防妊娠不良反应方面具有重要作用。在公园里的慢跑或者步行到商店都不如在沙发上舒服地打个盹听起来更诱人。但锻炼会使您精力充沛，并且有持续的效果。试着把它当做保持活力，而不是锻炼。

如果在完成一项身体运动后您感觉更加疲惫，那么降低运动的时间和强度。永远要注意身体的反应。随着您变得更加健康以及妊娠的发展，这些疲劳的感觉通常会在第12～14周消失。

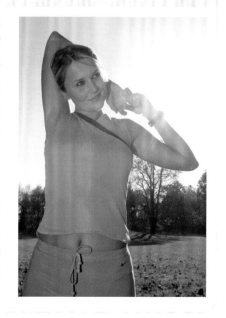

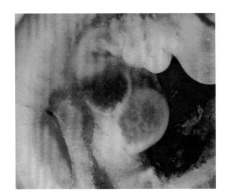

离预产期还有 *232* 天

宝宝今天的样子

在胎儿发育的这个时期，心脏是一个管道结构，在图的中央可以看到。尽管如此，它已经开始为胎儿提供简单的循环。

在怀孕的第7周，未来将形成婴儿的手臂和腿的雏形开始发育。

您的孩子目前仍被称为胚胎，还需要几周的时间才会呈现人类胎儿的特征。尽管如此，在第7周快结束时，会有四个简单的肢芽，每个肢芽在末端都稍稍变平，这些将会发育成手和脚。

除了肌肉紧张度这个发生在妊娠晚期的例外，胎儿上肢的发育在每个时期都领先于下肢。

眼睛是面部最先出现的可辨认标志。在这个时期，眼睛由两条简单的表面切迹组成，在第一条切迹的内部再形成第二条里面的切迹会成为水晶体，外面的切迹会成为眼球。胎儿的眼睛间距很宽，耳朵和鼻子还未形成。

在胎儿发育的这个时期，循环系统处在一个早期的阶段。上方深色的凸起所显示的是心脏，在其下方是肝脏，此时肝脏已经开始造血。

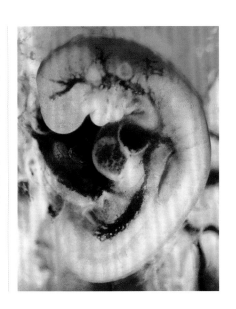

咨询医生

锻炼会增加流产的危险吗？

只要您保持健康，并得到医生的许可，没有证据表明锻炼会增加流产的危险。事实，妊娠期适当的锻炼利大于弊。

这一阶段最重要的是锻炼的级别要保持与怀孕前一致，不要尝试新的高难度级别或更费力的运动项目。可参考本书18页列出的指导。

关注营养

了解鱼类

鱼类含有许多对胎儿发育有益的营养成分（见169页），所以目标是一周至少吃两份鱼，其中一份要富含鱼油。

尽管如此，您需要小心不要摄入过量的汞，因为某些鱼类含汞量很高，而汞会对胎儿的神经系统造成伤害。

不要吃位于食物链顶端的鱼，这些鱼类的含汞量最高，包括鲨鱼、枪鱼和旗鱼。一周内最多吃两个金枪鱼排（大约140克熟鱼肉，或者170克生鱼肉），相当于4个中等大小的金枪鱼罐头（脱水后大约140克）。

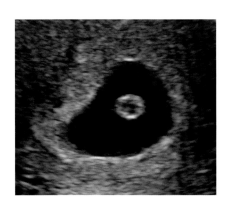

离预产期还有 *231* 天

宝宝今天的样子

这幅早期的阴道超声图显示妊娠的最早征象：黑色的中央区域是一个充满液体的腔，胎儿（肉眼无法辨认）就在其中发育，在腔的中央有个圆形结构，是卵黄囊。

随着胎儿身体的不断发育，很快就可以在超声扫描中发现肉眼可见的微小胎动。

当您在应对早期妊娠反应时，极小的胚胎紧紧地固定于子宫中。在脊柱的尾端会有很小的一部分将发育成尾骨。这个结构会随着胎儿人类特征的越发明显而消失。

胎儿肢芽的末端会变平，像球拍一样，下一周就会开始形成很短的手指和足趾的雏形，并慢慢发育成形。

咨询助产士

救命！我有个12个月大的男孩，但是我又怀孕了。我该怎么办？

妊娠会让人筋疲力尽，尤其是头3个月，您的身体正努力适应新的需求。此时还要照顾一个刚学步的婴儿让情况变得更糟了。寻找一些安静的活动来与您的孩子分享时光，把吵吵闹闹赶走。抽空放松自己，当孩子打盹时不妨小睡一会儿，也可以趁孩子看DVD时舒服地坐在沙发上休息。不要为闲下来而感到内疚，在这个时期适当的妥协是很重要的，记住这时您最重要的任务是"养育"腹内的胎儿。

起初，指（趾）都并在一起，如同其他的骨骼一般，指（趾）沿着一个柔软的软骨网络生长并慢慢硬化为骨组织。随着上肢肢芽的伸展，肘关节开始形成。

胎儿的眼睛继续发育，但在20周左右才会完全成形，其鼻孔开始显现为两个浅浅的鼻切迹。

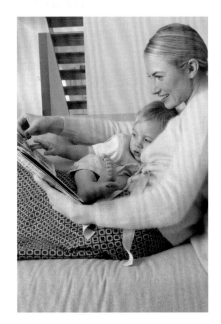

真相

亲密的朋友

在这个阶段，将您怀孕的事情保密不是件容易事。是否要告诉朋友们怀孕的消息取决于您自己。但最好在现阶段仍然保守秘密。

尽管如此，如您仍希望可以和别人交谈（除父母外），那么找一个伙伴。这个人应该可以满足您交谈的需求，话题可以是任何事情，从妊娠反应到分娩的恐惧，甚至是孩子的名字。理想的候选人应该可以让您觉得食物可口，觉得凌晨四点起床上厕所也很有趣，应该可以为您端上大碗的冰激凌或小黄瓜，并且可以随时提供建议。

胎儿的实际大小

第7周，胎儿从头部到臀部长约8毫米。

5周	6周	7周

孕期第8周

由于激素和情绪的作用，您的心情可能会起伏不定。

您大概已经开始体会到一些困难，尽管看起来您并不像孕妇。有时候会有糟糕的心情，很容易被激怒，这主要是因为体内激素水平的改变。无论多么想要一个孩子，有时候您对怀孕的感受还是会很复杂。如果有旅游休假的想法，最好是短程旅行，保证有好天气并且注意安全。

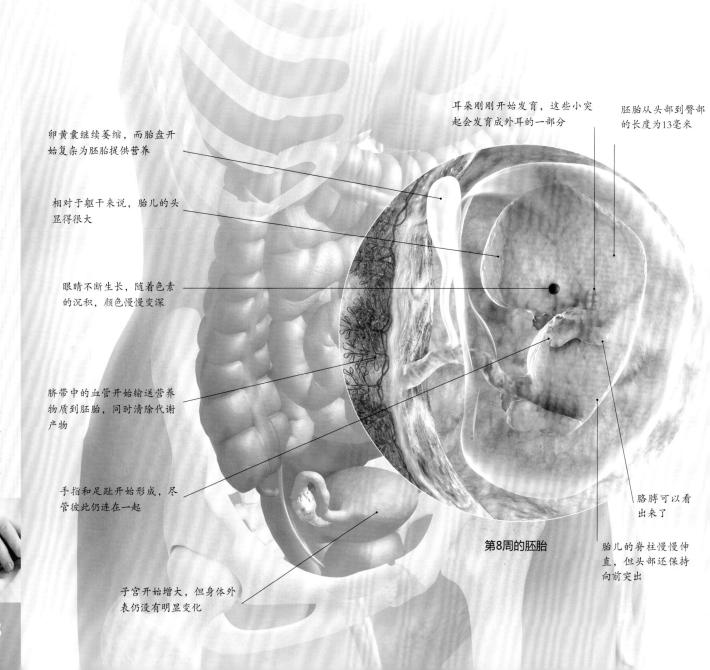

卵黄囊继续萎缩，而胎盘开始复杂为胚胎提供营养

相对于躯干来说，胎儿的头显得很大

眼睛不断生长，随着色素的沉积，颜色慢慢变深

脐带中的血管开始输送营养物质到胚胎，同时清除代谢产物

手指和足趾开始形成，尽管彼此仍连在一起

子宫开始增大，但身体外表仍没有明显变化

耳朵刚刚开始发育，这些小突起会发育成外耳的一部分

胚胎从头部到臀部的长度为13毫米

胳膊可以看出来了

胎儿的脊柱慢慢伸直，但头部还保持向前突出

第8周的胚胎

最初3个月

98

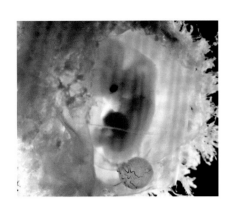

离预产期还有 *230* 天

宝宝今天的样子

将会发育成早期胎盘的胚胎叶在图中可以清楚地看到。在底部和胚胎分离的部分是卵黄囊，卵黄囊不断萎缩，其功能渐渐被胎盘所取代。

随着胎儿外形的改变，您可能会开始担心体重超标。

在怀孕期间，体重增加是正常现象，但不要暴饮暴食，也不要节食减肥。通过合理的饮食和适当的锻炼，可以在怀孕期间保持健康的体重。

根据您的初始体重的不同，孕期体重的增加也会有所不同。如果您原本较瘦，那么怀孕后应该比其他人增加更多的体重，如果原本较胖则反之。

初始体重可以根据体重指数（见17页）来计算，这种方法是基于身高和体重的相关性。对于您在妊娠期间应该增重多少，这是个有用的计算工具。

如果体重指数在正常范围内，那么推荐您在妊娠期增重11~14.5千克。如果在正常范围以下，您需要增重12.5~18千克，如果超过正常范围，则增重7~11千克。肥胖的女性大约需增重7千克。双胞胎孕妇需要增重16~20千克。

作为一个粗略的标准，理想的体重增加在头3个月不要超过2.2千克，在接下来的3个月不要超过5.5~9千克，再后面的3个月不要超过3.5~5千克。注意体重增加的并不全是脂肪（参照下面的表格）。

您需要增重多少

在40周的妊娠期中，前3个月体重的增加会很有限，在接下来的一周内会稳定增长至0.75~1千克。

在妊娠的最后几周，通常会再增加1~2千克的体重。注意这些数据反映的是平均水平，您体重的增加要根据自身的具体情况来决定。

对于不同的女性，增加的体重会表现在身体的不同部位。经常咨询助产士或者医生，了解体重增加和饮食的各个方面。

在妊娠期间增加的体重包括胎儿的体重以及其支持系统，即增大的乳房、子宫、基本脂肪储备、体液量和血容量。

体重增加表

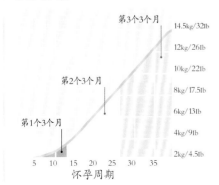

第3个3个月 — 14.5kg/32lb
— 12kg/26lb
— 10kg/22lb
第2个3个月 — 8kg/17.5lb
— 6kg/13lb
第1个3个月 — 4kg/9lb
— 2kg/4.5lb

5 10 15 20 25 30 35
怀孕周期

体重增加成分表

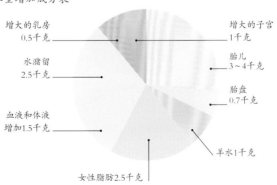

增大的乳房 0.5千克
水潴留 2.5千克
血液和体液增加 1.5千克
女性脂肪 2.5千克

增大的子宫 1千克
胎儿 3~4千克
胎盘 0.7千克
羊水 1千克

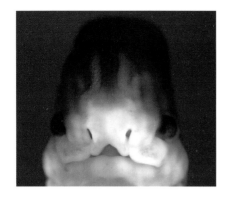

离预产期还有 229 天

离预产期还有 229 天

您的孩子看起来还不具备人类的外形，正如图中所显示的，下唇和下颌已经形成，上唇还没发育完全，嘴显得很宽，外耳长在下颌的下部，两眼间距很宽。

尽管胎儿的大脑结构还很简单，但却正发生明显的变化。

这是胎儿发育的重要阶段，这时他的脑是一个中空结构，与脊柱相连接，但已经开始出现皱褶并形成五个不同的区域。

最下面的部分，即后脑，是最先生长的地方，会发育成脑桥、延髓和小脑。这些结构是脑的最初构造，负责许多潜意识的动作，例如呼吸和保持平衡。

后脑的上方是中脑，负责将来自后脑、外周神经和脊髓的信息传递到前脑。后脑的组成部分包括丘脑和两个大脑半球，其中丘脑与情绪和感觉功能有关。两个大脑半球起初都是平滑的。每个半球都有一个充满液体的脑室，负责产生脑脊液。

事实

鱼类为大脑补充营养！

某项通过对6个月大的胎儿进行检测，发现那些妊娠期食用了大量鱼类的孕妇，她们的胎儿的大脑发育更令人满意。尽管如此，也要避免食物中的汞含量过高。

在11～14周的超声扫描（见139页）中，要对大脑的发育进行检查以确定胎儿早期的脑发育是否正常。

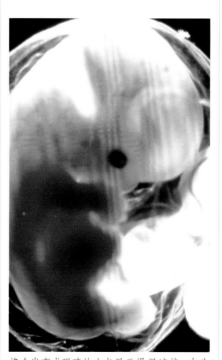

将会发育成眼睛的小点显示得很清楚。在头的一侧可以看到脑的前后部之间存在明显的裂隙，这是此阶段的正常现象。

咨询医生

我怀孕8周，但是有少量阴道出血，我应该感到担心吗？

在妊娠早期，出血很常见。如果出血很轻微，不伴有腹部痉挛和腹痛，那么一般就没必要担心。尽管如此，在妊娠期间各个时期的出血，都要咨询助产士或者医生，以防止并发症。

导致妊娠早期出血的原因有时候是宫颈外翻。这时宫颈的表面变得粗糙，这是由激素水平的改变所造成的，对胎儿不会有影响。性生活可以诱发宫颈外翻，造成出血。

妊娠晚期的出血可能意味着问题比较严重，原因可能是出现了胎盘与子宫部分分离或者完全分离，即胎盘早剥，也可能是由于胎盘前置。如果您在妊娠晚期有血性黏液渗出，这可能是一个预兆（见391、411页）。

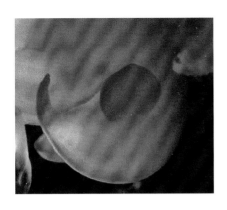

离预产期还有 *228* 天

宝宝今天的样子

在这个时期，胎盘的"尾巴"即图中左侧弯曲的部分，开始慢慢消失。这一部分骨骼肌肉系统的椎节会最终变成四块融合在一起的尾骨，这是脊柱的尾端。

您可能为将要有孩子而感到激动和兴奋，但不时出现复杂的情感也很正常。

您的情绪可能会不太稳定，前一分钟还在欢笑，下一分钟就可能变得焦躁，还可能大喊大叫，甚至哭泣。对此您也许会困惑，为什么在本应开心的时候却莫名地感到紧张和害怕。再次提醒您，这是妊娠过程中的正常现象，同时也是暂时的。

不要因为不稳定的情绪而对自己要求太苛刻，那都是激素的错，您自己也无能为力。这和造成经期前紧张症状的激素是同一种物质，这对您来说应该不会陌生，比如快速变化的心情、哭泣和易怒。

事实

多达70%的孕妇在某些时候会出现抑郁的症状。

有的女性基本没有出现明显的情绪波动，而另一些女性则会持续几周的时间，尤其是在头3个月中的情况会更糟糕。

关注安全

保护自己

弓形虫病是由一种寄生虫所造成的疾患，会对发育中的胎儿造成伤害。其症状与传染性单核细胞增多症相似，会出现体温升高和颈部淋巴结肿大。

这种病可以通过猫的粪便传播，而且还可以通过未煮熟的肉类传播。因此，除了要避免更换猫砂以外，还要在厨房采取一定的措施。牛肉、猪肉和羊肉要充分煮熟。在切肉的时候要避免交叉感染。

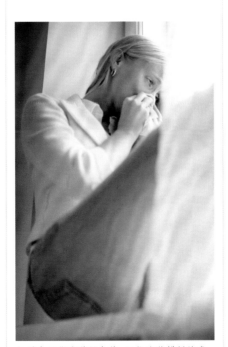

如果今天您感觉很失落，记住这些糟糕的感觉都会过去，情绪波动是妊娠的正常反应。

咨询助产士

我正在艰难地面对妻子的情绪波动。这都是正常现象吗？

是的，您的配偶会变得情绪化。在这个妊娠的早期阶段，她体内激素水平的变化会造成情绪的波动和一些突然的情绪反应。有时候只是一些小事，比如听到某段音乐，就会让她止不住泪水，她也会因为一些琐碎的事情向您大发雷霆。由于无法控制情绪，她可能会像您一样对自己的表现感到失望和困惑。在这一切过去之前，请耐心等待，保持冷静，给她一个拥抱。

产前护理的选择

在整个孕期中，会有助产士、医生或者专门的产科大夫中的一个或几个来照顾您。产前护理的目的是监护您和胎儿，以便于及时发现问题并妥善解决。

妊娠期间的护理

在妊娠早期，您需要考虑谁会在妊娠期间、分娩以及产后的一段时期内照顾您。您还需要考虑自己是否想分娩，这会关系到如何选择护理者。下面列出了主要的选项，但根据您所在地区的不同会有些差别。当您在6~8周第一次与护理人员接触，以及在10~12周做预约登记时，您会得到关于本地区产前服务的很多信息。在预约登记时医生将会对您进行产前检查和风险评估，以便于您选择最佳的产前护理。

您的选择

明智的决定

对产前护理的类型进行选择，是妊娠和分娩过程里重要的一步。确保您获得最新、最可靠的相关信息，以便作出正确的决定。选择产前护理需要考虑您的特殊需要，比如残疾，或者文化、宗教等方面的因素。您需要和助产士以及医生讨论您的愿望，你需要大胆地将自己的想法表达出来，因为您的喜好是作出选择的最重要因素。

产前护理的类别

大多数的护理工作都是由助产士来完成的。在登记预约时，她会向您介绍本地区的产前护理服务。

传统助产士护理　在这种模式下，在初次接触和登记预约时，助产士会提供大多数产前和产后护理，而不会参与到分娩的事宜中，除非你打算在家中分娩。

共享护理　对您的护理工作是由全科医生和助产士来共同完成的。所以产前预约访问在这两者间轮换。一些孕妇的部分护理工作会由医院内的产科大夫来完成。

助产士组护理　您可以选择一个或者两个，甚至一组助产士来照顾您度过妊娠期、分娩和产后恢复。地点可以是在家、在诊所、在助产士护理站，也可以在医院内。在妊娠期间您会见到护理组中所有的助产士。

独立助产士护理　不依赖于英国国家医疗服务系统的独立工作助产士提供整套的付费服务，包括产前、分娩以及产后护理工作。主要地点是在您的家中。如果在妊娠或者分娩时出现问题，您可能需要看产科医生，护理工作将会移交给医院。独立助产士可以在医院内陪护，但护理工作移交后，她将不能提供直接的服务，更多的是提

供精神上的支持。如果选择独立助产士，您可能会希望了解她的工作经验等级，是否可以应对分娩时可能出现的并发症，哪些服务是付费的，她是否独立工作，如何保证在分娩时陪在您身边，如果出现问题谁会提供额外的帮助。

医院内护理　如果您的妊娠存在高风险因素，比如有既往疾病史、妊娠期疾病史或者是双胞胎甚至多胞胎的情况，大多数的护理工作将会在医院内并在产科医生的指导下完成。

分娩地点　您不需要在预约登记时就作出这个重要的决定，但届时助产士和医生会同您讨论可能的选择。了解不同选择的利弊是明智的。如果您有基础疾病，或者有妊娠期疾患，做决定时要将这些因素都考虑在内。

家中分娩

希望在家庭环境中分娩的孕妇可以选择。如果您决定在家中分娩，在产前访问时您会了解到哪位助产士会在分娩时照顾您。有证据表明，在家中分娩的产妇发生分娩困难的可能性较小。

您可以在孕期的任何时候决定在家中分娩。尽管如此，我们只推荐低风险孕妇，即没有基础疾病的孕妇在家中分娩。您需要考虑一旦出现问题，多长

时间内可以被转到医院内。

助产士工作站 工作站内提供类似家庭的环境。工作站由助产士管理，没有产科方面的投入，拥有诸如分娩盆等设备。目标是使分娩时的时间安排更自由更轻松。同家中分娩一样，产妇不会受到太多的干扰。有些工作站临近产科监护室，甚至就是监护室的一部分，如果出现问题，以便于迅速转到医院内。同样，此项只推荐低风险孕妇选择。

医院内分娩 一些产妇更倾向于在医院内有医生和医学设备在身边的情况下分娩。还有那些有基础疾病或者分娩期疾患的孕妇需要专科医师的照顾和来自妇产科医师的护理。在这种情况下，产科医师和助产士密切合作。其他的相关专科医师也会参与其中，比如患有糖尿病或者心脏病的产妇。

您的护理提供者

在妊娠、分娩和产后恢复期，将会有一系列的专业人员照顾您。

助产士为孕妇在妊娠期、分娩期和产后恢复期提供最广泛的服务。她们在照顾低风险孕妇和胎儿方面接受了专业的教育和培训。培训的内容还包括如何识别异常情况，如何和妇产科专业医师密切合作。一些助产士会接受额外的培训，比如操作超声扫描、反射检查和芳香疗法。助产士可以从健康中心或者产院工作人员那里得到帮助，比如血液检测、常规检查和母乳喂养以及任务的管理和安排方面。

全科医师可能会和助产士轮流主持工作。

妇产科医师为那些有基础疾病或者孕期疾患的高风险孕妇提供专业护理。一个妇产科医师团队包括一个负责领导的顾问医师和若干不同资历的医师。

儿科医师具有关于养育胎儿和儿童的相关专业知识。所有在医院出生的婴儿必须接受由儿科医师或者专门的助产士进行的出生检查。

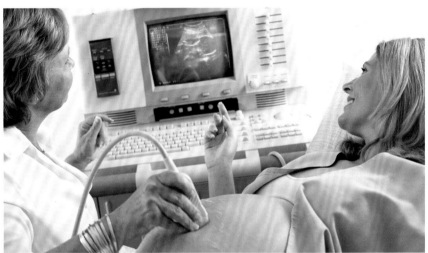

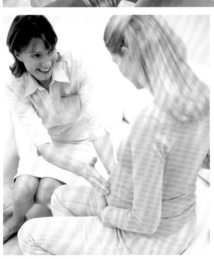
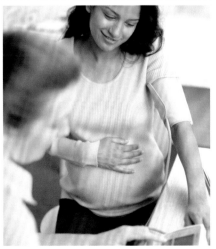

常规检查在医院中进行，高危孕妇的产前护理大多数在这里完成。助产士可以在您家中或者医生的诊所中提供产前护理。开设产前护理诊所的产科医师可能会同助产士一同完成产前护理。

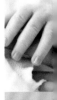

产前护理的选择

103

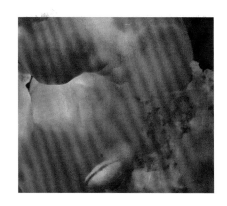

离预产期还有 227 天

宝宝今天的样子

未来会发育成手臂和腿的肢芽现在已经清晰可见。胎儿的头仍向胸前弯曲，此时耳朵的雏形刚刚可见，位于头颅下部的突起区域。

胎儿的面部特征开始发育，在接下来的几周内会更加清晰。

事实

一项研究表明，多吃苹果可以减少孩子将来罹患哮喘的机会。

遵循一个来自地中海的食谱可以起到相同的效果。研究人员发现，多量进食鱼类、橄榄油、水果和蔬菜的母亲，其孩子罹患哮喘的概率降低30%，罹患皮肤病的概率降低50%左右。

你的孩子长出耳朵了。耳朵形成于头的下部，接近下颌的位置，每侧有六个融合在一起的小突起，它们将会决定孩子耳朵的独特形状。随着面庞和下颌的形成，孩子的颈部开始伸展，渐渐从胸腔分离，耳朵也会慢慢上移，大约在12～13周就会和眼睛位于同一水平。

嘴唇和鼻开始成形。两部分彼此分离的组织从各自的一侧开始生长，直至与面部中间的一小片组织融合，形成上唇，中间的小片组织还会向下延伸（成为上唇上被称作人中的部分）。

大约在这个时期，胎儿的大小肠开始伸长。因为在弯曲的胚胎内空间有限，肠道会向腹壁隆起。这个隆起被一层膜所覆盖，这层膜同时也是脐带固定的地方。肠道会继续在胚胎腔内生长直到11～22周，那时将会重新被纳入腹腔内，只有脐带的固定结构被留在表面。

关注健康

烹饪需谨慎

保证食物的安全很重要。首先，您的免疫系统在妊娠期间面临额外的压力，使您对毒素的耐受力下降。其次，食物引起的疾病可能会影响胎儿的健康。所以，您需要加倍小心，并做到以下几条：

·勤洗手，要用热水和肥皂认真清洗。在接触食物之前保证手已经完全晾干，因为细菌更容易在潮湿的皮肤上繁殖。

·把食物放在冰箱里，直到你开始准备烹饪取出来。

·一定要吃煮熟的食物，因为细菌都是在温馨环境下繁殖。

·吃剩下的食物要冷冻起来，而且只能再加热一次食用。

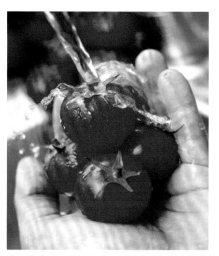

烹饪的准备工作要多花时间，洗干净所有的蔬菜和水果。将生食和熟食分开存放。

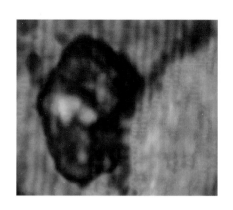

离预产期还有 *226* 天

宝宝今天的样子

胎儿的超声扫描侧位像显示头部（图中上方）相对于身体的其他部分来说显得很大，在胎儿暗色的身体中部的浅色、狭长部位是上肢肢芽。

即使您怀孕了，生活还是一样继续，但如果您感觉极度疲劳，一定要寻求适当的帮助。

咨询医生

我打算去热带旅行，这是之前预约好的。我可以在妊娠期间接种疫苗吗？

原则上讲，到那些有高致病因素的地区旅行不是个好主意，除非您必须这么做。当地的医疗服务可能有所欠缺，水源和食物可能存在污染，这都会增加危险。

如果无法改变目的地或者推迟行程，那么请注意以下几点：

口服疫苗可以预防黄热病、伤寒、小儿麻痹和炭疽病。拿炭疽来说吧，这种病在妊娠期间不宜治疗，尽管您的医生会建议您是否应该旅行，接种疫苗的危害要低于罹患疾病带来的危害。

某些疫苗（伤寒和炭疽）通过肌肉注射是安全的。在妊娠16周以后，服用甲氟喹来预防疟疾是安全的。

有时您会感到工作是一项负担。如果您有疲劳等症状，而且还未告诉同事或者老板自己怀孕的消息，并且您认为这样的做法比较妥当，就得保证和以往相当的工作效率。

旅行可能会很劳累，不妨尝试一些更轻松的事情，以便有空时可以回家。务必记住，即使您感觉不在最佳状态，孩子也不可能受到影响。同时，要照顾好自己。

如果您感觉完成工作任务有些困难，考虑和老板谈谈（可以要求老板在公开之前替您保密怀孕的消息），也可以和人力资源部的人谈谈，为您提供一些私人空间。如果同事中有您的亲密朋友，在最初的几周向他们寻求帮助。

您已经开始装修了吗？

对多数女性来讲，装修的烦恼一般会在妊娠的最后几周到来，但如果您希望在那之前就将房子收拾妥当，那么有几点需要引起您的注意。

避免自己和胎儿处在危险的情况中，不要攀登高梯，不要长时间弯腰或者蹲着，因为这会影响血液循环。避免接触油性漆、聚氨基甲酸酯（用于地面）、挥发性染料、挥发油以及其他染料清除剂，避免吸入塑料粉尘。

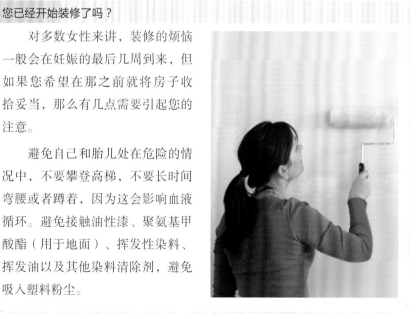

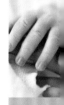

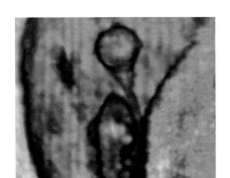

这是您生理周期的7个星期06天

离预产期还有 225 天

宝宝今天的样子

卵黄囊像一个气球一样在羊膜腔中漂浮，只有一根细细的柄固定。由于胚胎已经不再从卵黄囊中摄取营养，其重要性和体积都开始慢慢在减小。与此同时，胎盘（图中右侧）趋近成熟。

如果您在筹划休假旅行，要考虑到您可能不太适应长途旅行。

轻松呼吸

锻炼可以有效防止呼吸困难的发生，提高心肺功能（心血管系统）的效率，帮助您应对目前妊娠和随后几个月的身体需求。

心肺功能的锻炼要求至少将心率提高20~30次。尽管如此，这并不是尝试训练马拉松的好时机，坚持中等强度的锻炼。通过一条途径测试锻炼的强度是否合适，即试图在锻炼的同时交谈，如果做不到，那么就降低锻炼的强度。

试着进行间断训练，即5分钟的心肺功能锻炼和5分钟的上肢力量锻炼交替进行（见161页）。做动作时呼气，放松时吸气。

深呼吸可以增加生命器官的氧供，帮助心血管系统更有效地工作。在怀孕期间要避免浅表呼吸，注意胸廓的扩张，将足够的气体充入双肺。

您可能在意识到怀孕之前就预约了休假旅行，或者您就是想离开这个地方，无论如何，如果您感到疲倦，有恶心、呕吐的症状，最好不要到太远的地方去。

旅行的好处之一是可以和配偶享受两人世界的美好时光，并且真正地接受将要成为父母这一事实。

无论旅行的目的地在哪儿，保证旅游保险公司知晓您怀孕的情况，并且考察当地的医疗设施。如果您有产前日记，要随身带着。航空公司一般不允许34周以后的孕妇登机，当然，不同的航线有不同的规定（见28页）。

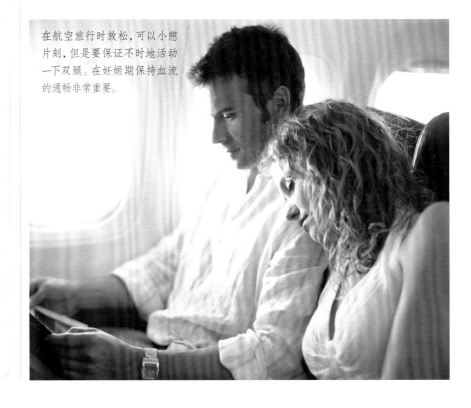

在航空旅行时放松，可以小憩片刻，但是要保证不时地活动一下双腿。在妊娠期保持血流的通畅非常重要。

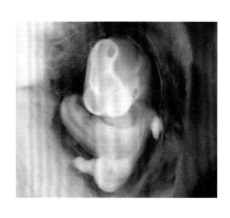

这是您生理周期的8个星期

离预产期还有 *224* 天

宝宝今天的样子

在这一阶段，胎儿的头部大得不成比例，脑内部的结构可以看见，前脑分成两个部分，这两个部分会分别发育成胎儿大脑的两个半球。

毫无疑问，您已经开始猜想怀的是男孩还是女孩，但是胎儿的性别体征还不明显。

尽管孩子的性别在受精时就已经确定，通过胚胎还不能清楚地分辨是男是女。

在发育的这一阶段，外生殖器在超声扫描上（几乎无法辨认）看起来都一模一样。对女孩来讲，子宫和输卵管还未形成。女性的卵巢和男性的睾丸目前只是一小片组织，不具备男性或者女性生殖器官的任何特征。

令人难以置信的是，胎儿的心脏已经开始发育，拥有4个心腔，心率大概每分钟160次。从心脏发出的管道分成两条主要的血管，主动脉将胎儿的动脉血送往全身，肺动脉将血液送往肺脏。心脏瓣膜保证血流的单向运行，主要的大血管目前都已形成。

胎儿看起来似乎睁着眼睛，因为眼睑才刚刚形成，还未对合。事实上，眼睛在26周前不会睁开。色素开始不断在视网膜上沉积，发育中的晶状体由视神经内的一条单独血管供血，这条血管在后期会消失。

在这一阶段，胎儿的头部显得很大，由于其内部脑组织的快速成长，于是造成了明显突出的前额。胎儿的头部向前屈，下颌压在胸壁上。

咨询医生

我已经怀孕八周，但是罹患了耳朵和喉咙感染。我可以服用抗生素吗？

可能您已经从医生那里得到处方，某些抗生素可以在妊娠期间服用。通常会开一些青霉素类的抗生素，如果您对青霉素过敏，医生会提供安全的替代药物。

不要擅自服用给其他人开的抗生素。下列抗生素在妊娠期间不宜服用：

· 四环素　在妊娠期间服用可能危害胎儿的骨骼发育，并且在牙釉质上留下斑点，即四环素牙。

· 链霉素　可以危害胎儿耳的发育，可能导致失聪。

· 磺胺类药　可以导致胎儿黄疸。

胎儿的实际大小

在第8周，胎儿从头部到臀部的长度为13毫米。

6周

7周

8周

孕期第8周

107

孕期第9周

胎儿已经有手和脚，他的骨骼也在不断发育中。

在这一周，胎儿开始做一些小动作。您不会有所察觉，但只是想想也让人兴奋。坏消息是，您可能正面对恶心和呕吐。尽管如此，一部分女性发现从现在开始呕吐已有所减轻。有很多自助的方法可以减轻恶心，如果恶心让您感觉生活很糟糕，和助产士或者医生谈谈。

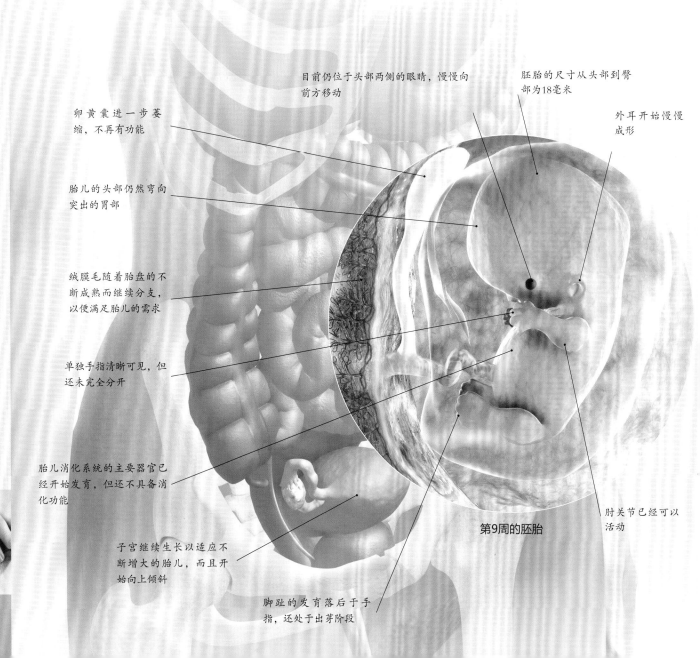

卵黄囊进一步萎缩，不再有功能

胎儿的头部仍然弯向突出的胃部

绒膜毛随着胎盘的不断成熟而继续分支，以便满足胎儿的需求

单独手指清晰可见，但还未完全分开

胎儿消化系统的主要器官已经开始发育，但还不具备消化功能

子宫继续生长以适应不断增大的胎儿，而且开始向上倾斜

脚趾的发育落后于手指，还处于出芽阶段

目前仍位于头部两侧的眼睛，慢慢向前方移动

胚胎的尺寸从头部到臀部为18毫米

外耳开始慢慢成形

第9周的胚胎

肘关节已经可以活动

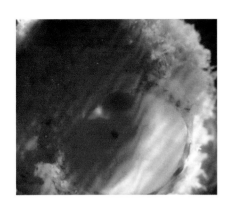

离预产期还有 *223* 天

宝宝今天的样子

在妊娠的这一阶段，胎盘的大小已经超过了胎儿。在羊膜腔内可以看到胎儿，腔表面的绒毛（图中白色区域）组成了胎盘，这一时期，胎盘包围着整个羊膜腔。

不是所有的女性都有这种倾向，但许多女性对食物的偏好改变了。

在妊娠期，您的身体似乎清楚地知道您希望吃什么。专家对此并没有确切的解释，但似乎身体内存在某种保护机制，身体会告诉您远离那些对胎儿有害的食品，还会告诉您多进食富含体内所缺乏的营养物质的食品。

突然间，您会讨厌那些曾经很喜欢的食物和饮料，并开始爱上自己从未喜欢过的食品，或者您会对古怪的食物组合感兴趣。

厌恶和喜好常常与恶心有关。仅仅是脂肪味道就让您觉得恶心，于是就离它远远的，这种情况很常见。您可能会开始讨厌咖啡、茶叶、香烟和酒精的味道。

通常您会中意味道很浓的食物，比如泡菜，可能是由于妊娠期间味蕾的变化引起的。"异食癖"这个词是指对某些有害健康的奇怪东西的偏好（见121页）。

您需要吃得更健康，有一些食物应当避免接触（见17页）。除此之外，尽管享受任何您所喜欢的食品，不要担心那些食品店里的异样眼光。

咨询营养师

我应该在食物中停止加盐吗？

没有必要限制盐的摄入，但不要超过一天的推荐量——6克。

在怀孕期间您的血容量和身体其他部分的体液量会增加50%，为此会需要更多的水分和盐分。食谱中大多数的盐分来自深加工的食品，而不是烹饪时您所加的盐。为了保证摄入量，吃掉所有您自己做的食物，根据自己的口味调试。

关注父亲

满足她的食欲

让胎儿住在自己体内九个月是母亲的责任，那么，保证您的配偶及时得到所有她想要的东西就是做父亲的责任了。提醒一下：食欲通常会在商店刚刚关门时，或者晚上休息时出现。忘掉您原本所期待的泡菜和大桶冰激凌的要求吧。相反，要时刻做好准备，在最后关头冲进商店抢购咸鸡蛋，长途跋涉来到24小时便利店为了买牛肉味的有机炸薯条、甜菜根或者巧克力甜甜圈。不时地预备一些饭菜和零食会有帮助：如果您的配偶能享受到您所准备的充满爱心的食物，她就不太会对不健康的食物感兴趣了。

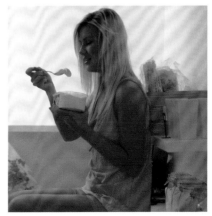

如果您想吃冰激凌，试着只吃满满的一勺，而不是一整杯。用新鲜蔬菜来替代它，以保证健康的搭配。

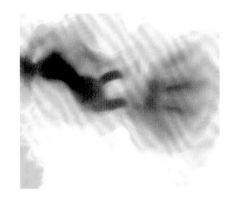

离预产期还有 *222* 天

宝宝今天的样子

胎儿的手（图中显示了其中的一只）和脚在慢慢发育，目前它们由软骨构成，而不是骨。在右侧，几条连在一起的阴影就是掌片，会发育成手指。

您的胎儿看起来会像谁呢？这一周，他独特的面部特征开始成形了。

如果您在这一周做超声扫描，应该可以辨认出一些胎儿的面部特征。

他的眼睑闭合，并且在26周之前都不会睁开。嘴唇已经形成，其周围的神经分布最为密集。由肌肉构成的舌头从口腔的底部开始生长，但还需要两周的时间才会长出第一个味蕾。形成口腔顶部的硬腭开始从两块"隔板"上生长，位于舌的下方，一侧各一块，这两块隔板会向上延伸、水平相接，使舌头下降到口腔中。一旦他们相接，鼻的下缘会向下生长与其汇合。

胎儿的小牙蕾已经就位，这对下颌骨的发育至关重要。一支牙蕾会发育成最初的乳牙，而一支独立的牙蕾会最终发育成恒牙。乳牙生长缓慢，直到妊娠的第六个月才形成表面坚硬的釉质。

胚胎仍然是弯曲的，头贴在胸壁上。接下来的两周，随着下颌骨和颈部的生长，头会慢慢抬起。

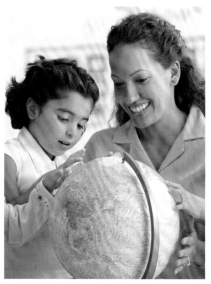

如果您在怀孕期间经常接触幼龄儿童，更需要关注您自身对儿童疾病的免疫力。

咨询医生

我在干洗店工作，我接触的化学物质会伤害到胎儿吗？

一项关于干洗工所接触的化学物质的研究表明，从事干洗工作的女性发生流产的可能性更高。如果接触或者吸入了干洗机中的某些有机（含碳的）溶剂，由于一些溶剂可以通过胎盘，所以会增加流产和胎儿畸形的可能性。

儿童疾病

接种常见的感染性疾病的疫苗可以保护未出生的胎儿。您可能因为在儿时患过某些疾病而拥有天然免疫力，比如水痘和击掌脸综合征。您应该已经接种过腮腺炎和麻疹疫苗，所以您的胎儿不会罹患此类疾病。

如果您不清楚自己的免疫接种史，或者认为自己接触到了某些上述的传染源，即刻联系您的助产士或者医生寻求建议（见22页）。他（她）会进行一些检查并提供保障。

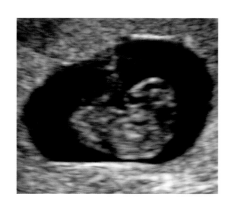

离预产期还有 *221* 天

宝宝今天的样子

在几天的时间内，胎儿的眼睛由两条简单的切迹发育成了面部两侧明显的凹陷。在这一时期，面庞的发育迅速，胎儿的心跳可以在超声扫描中见到。

激素反应所造成的恶心、呕吐现象还会持续几周的时间，但终将会过去。

您可能在想，哪一天早晨起床的时候就再也没有恶心的感觉了。HCG（人类绒毛膜促性腺素）的水平导致了恶心，它在三周的时间内就会开始下降，那时多数女性都会感觉有明显改善。对一部分女性来说，恶心的症状会持续更长的一段时间。

几周前您可能刚刚开始感觉到恶心，那么现在情况会变得更糟，但在第12周以后就会有所好转。恶心每天都会发生，尤其是疲劳的时候会更严重，这让人很沮丧。请记住恶心只是暂时的。

尽管晨吐的现象很常见，您应该能够吃下一些食物和饮料。尽管如此，对于1%的小部分孕妇来说，呕吐会很严重，不断地发作同时持续长达几周的时间。这种较严重的晨吐现象被称作剧吐，甚至会导致脱水。住院治疗进行静脉输液和止吐药物会帮助您恢复体液平衡。

如果您对呕吐的次数和量存有疑虑，或者无法咽下食物和水，那么向医生寻求帮助。

能量手环

简单的减轻呕吐的方法是佩戴能量手环，这种器械在治疗妊娠呕吐方面已经得到临床证实。不同于止吐药物，它的副作用很小，而且使用方便。

这种弹性的手环可以每侧手臂各戴一个，它通过按压内关穴来起作用。手环可以用水洗并重复使用。

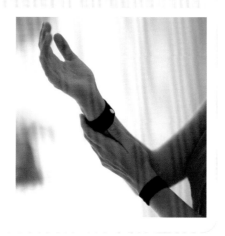

关注健康

要健康不要疾病

如果您感觉恶心非常严重，试着出去走走，呼吸新鲜空气，把注意力集中在呼吸和身体的姿势上。有时候，经常小口地喝水会让您感觉好点，同时还能让您锻炼的时间更长。定期锻炼的人能发现运动时恶心的感觉会消失，但运动之后恶心又开始了。极度的恶心和呕吐也可能是对过度锻炼的反应。在进行体力活动之前、之中、之后都要喝些水。

事实

70%～80%的孕妇会遭遇恶心和呕吐。

如果您是那幸运的20%～30%，则没有恶心的现象。您可能由于没有恶心的感觉而感到焦虑，因为恶心是最常见的症状。请不用担心，这只能说明您足够幸运。

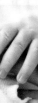

胎儿的生命支持系统

胎盘将胎儿和您的血液循环联系在一起，并承担胎儿自身还不具备的一些生理功能。胎盘生长在子宫壁上，通过脐带与胎儿相连。

物质在胎盘是如何被交换的

胎盘内部

胎盘包括一个巨大的由微突起构成的网络，这些突起叫作绒膜绒毛，来自一层薄膜的不断分支，胎盘还包括绒毛膜和胎儿的血管。绒膜绒毛在绒毛间隙中扎根于母体的血流。每根绒毛都只有一层或两层细胞的厚度，这就使母体和胎儿之间的气体以及营养物质的交换成为可能，同时还保证两者的血流不会直接接触。通过渗透的过程，氧气和葡萄糖之类的营养物质离开母体进入胎儿循环，而葡萄糖是胎儿主要的能量来源，同时，胎儿的代谢产物被母体的血流所回收并带走。绒膜绒毛发挥保护屏障的作用，阻止有害物质和感染伤害到胎儿。

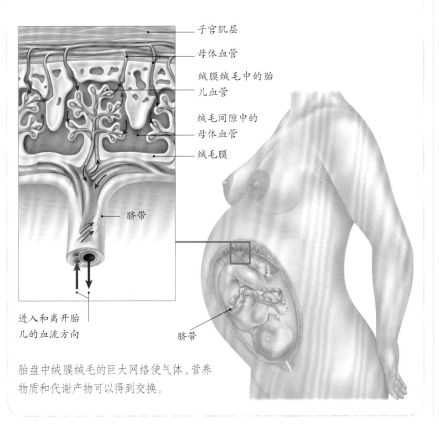

- 子宫肌层
- 母体血管
- 绒膜绒毛中的胎儿血管
- 绒毛间隙中的母体血管
- 绒毛膜
- 脐带
- 进入和离开胎儿的血流方向
- 脐带

胎盘中绒膜绒毛的巨大网络使气体、营养物质和代谢产物可以得到交换。

胎盘是如何生长的

在受精卵植入子宫壁不久后，胎盘就从胚胎的细胞中开始分化。早期的胎盘生长很迅速，在前3个月，胎盘的大小甚至超过了胎儿。尽管如此，在16周左右，胎儿的发育就赶了上来，而在妊娠的晚期，胎儿的重量要超过胎盘六倍之多。胎盘的最终重量在350~600克。一旦其结构在头3个月的末期趋近完善，则会在随后的孕期中发挥重要的作用。

头3个月之后的生长：胎盘在接下来的3个月中继续生长，但速度变慢，同时，其效率不断提升，由于不断增加的绒膜绒毛增大了交换面积，此时胎盘甚至会呈现四层结构。细胞会变得更薄以提高交换速度。

胎盘的血流量很大，您的循环系统会发生相应改变以适应胎盘的需要。具体地说，如果胎盘的血流增加十倍，会导致您1/5的血流供应胎盘，大约是0.5升血液每分钟。

成熟胎盘：胎盘在妊娠末期开始老化，尤其在40周之后更为迅速。尽管如此，在脐带的血流出现问题之前，胎盘60%~80%就会消失。

胎盘的作用

胎盘在妊娠的维持中扮演重要角色，帮助胎儿生长发育。

物质交换：胎盘将物质运进以及

运出胎儿的体内，替代了胎儿肺、肾和消化系统的作用。

为了获得氧气，胎儿的血细胞从您的血红蛋白（血液中运输氧气的一种物质）中摄取氧分子。胎儿的血红蛋白分子结构与您的不同，它更容易和氧结合。单位体重下，胎儿的需氧量是您的两倍，所以氧气的运输需要高效率。胎盘的充足血供、足够的交换面积和胎儿血红蛋白的特性共同保证了氧气从母体输送到胎儿的高效率。

当您的血红蛋白与氧分子分离时，会结合产生二氧化碳分子。当您呼气时，富含来自您的身体以及胎儿身体产生的二氧化碳的气体被排出体外，然后继续下一个循环。

胎儿的生长发育还需要氨基酸作为身体结构蛋白的原料，同时氨基酸也是钙和铁的重要来源，这些都通过胎盘从您的血流中得到并输送至胎儿体内。

保护胎儿：胎盘可以保护胎儿免受感染和有害物质的侵犯。由于胎儿还未接触外环境，所以其体内不存在保护性抗体，即免疫球蛋白，但它可以识别细菌、病毒等有害物质。相反，胎儿依赖于来自母体循环中的免疫球蛋白。这意味着您可以保护子宫中的胎儿免受水痘等疾病的侵害。胎儿出生后则无法从母体获得免疫球蛋白，这就是说，在儿童期孩子具有水痘等疾病的易感性。

激素的产生

胎盘会分泌激素，比如雌激素和孕激素，这对胎儿的健康很重要，同时也会给您的身体带来一些变化。

脐带

脐带将胎儿与胎盘相连接，其中有三根血管，两条脐动脉负责将血液从胎儿运输到胎盘，一条脐静脉负责将新鲜血液输送至胎儿体内。动脉内的血液含有来自胎儿的代谢产物，比如二氧化碳。二氧化碳通过胎盘进入您的血液，再被运输到肺脏，从而被排出体外。氧气从您血液中的红细胞中通过胎盘进入脐静脉，一同进入脐静脉的还有营养物质。

脐带血管的外周有一层保护结构，叫作脐带胶质。脐带像弹簧一样盘绕，以保证胎儿可以自由活动，脐带的盘绕现象通常在第九周出现，通常是逆时针方向。尽管如此，脐带的盘绕可能会延迟到第20周。胎儿的活动可以促进脐带盘绕。

脐带通常与胎盘的中部相连，有时候也会连接在胎盘边缘。在极少见的情况下，脐带血管在进入胎盘之前就发出分支。脐带的直径通常是1～2厘米，长约60厘米，是必

要长度的两倍，以保证分娩时不会发生危险。

分娩后脐血管自行闭合，动脉在较厚的肌层的帮助下首先闭合。脐静脉随后（开始于15秒，需要3～4分钟才能完成）也慢慢闭合，这可以保证出生后的几分钟内，血液继续回流到婴儿体内。一些人主张，稍微延迟结扎脐带的时间更有利于婴儿的健康。由于脐带中没有神经，所以出生时剪断脐带对婴儿来说是无痛的。

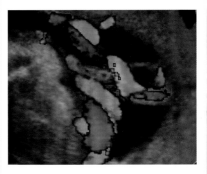

这幅多普勒超声扫描显示了脐带的血管。血液流过一条脐静脉（蓝色）和两条脐动脉（红色）。

传递热量

胎儿的高代谢状态会产生很多的热量。胎盘巨大的表面积和丰富的血供可以起到散热的作用，以便维持胎儿的体温。

一些有害物质可以通过胎盘。

由于上述原因，在服用任何药物之前，都要寻求医生的建议。

离预产期还有 *220* 天

宝宝今天的样子

上肢的肢芽末端呈现扁平的扩张，这将来会发育成胎儿的手。手指会慢慢变得明显，同时会有肘关节的第一次活动。

胎儿的骨骼开始发育，不断生长，直到青春期。

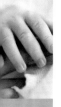

关注营养
让人有好心情的食物

如果怀孕让您有时候感觉很失落，试着改善饮食。人在开心、放松的状态下会产生更多的五羟色胺，当您进食富含蛋白的食物时，大脑就会产生这种物质。所以多吃肉类（尤其是火鸡）、鱼类、豆类和美味的鸡蛋。多吃富含维生素B的食物，比如香蕉和油梨，这些可以帮助您提高五羟色胺的水平。

多吃奶酪

最讨厌听见不能吃这不能吃那

吃奶酪会伤害胎儿是大众的误解。只有蓝色的奶酪以及含有发酵成分，比如法国白乳酪、羊奶酪和法国软质乳酪才会有潜在的危险，因为会增加李斯特菌（一种可以伤害胎儿的罕见细菌）感染的可能。

其他种类的奶酪都是安全的，

您在几个月内都不会察觉到胎儿在子宫中的活动，但事实，胎儿的肘关节已经可以做一些小的动作，不过手腕还不能活动。

胎儿的人类特征看起来更加明显。椎骨和肋骨已经成形，手指慢慢延长，身体也不再像几周之前那样蜷曲。

骨骼会慢慢钙化、变硬。除颅骨以外，所有胎儿的骨骼都有由软骨构成的中心，随后软骨会被吸收，硬化成骨。这个硬化的过程称为骨化，在接下来的五周内，开始

而且是很好的钙源。

所以除了那些您应当远离的奶酪，下面的几样您都可以尽情享受：硬奶酪，如切达干酪和帕尔马干酪；希腊白软干酪；意大利乳清干酪；马斯卡普尼干酪；奶油干酪；莫泽雷勒干酪；乡村干酪；深加工的干酪片。

在原发骨化中心进行。在骨化中心内，特殊分化的细胞形成海绵状结构，随着钙质的沉积硬化成骨。在骨骼的中央有红色的骨髓质，在随后的几周内将负责造血。

继发的骨化过程开始于第2个、第3个月，发生在骨骼的末端。

在原发和继发的骨化中心之间有一个叫作骺板的结构，它负责体内胎儿骨骼的进一步生长。

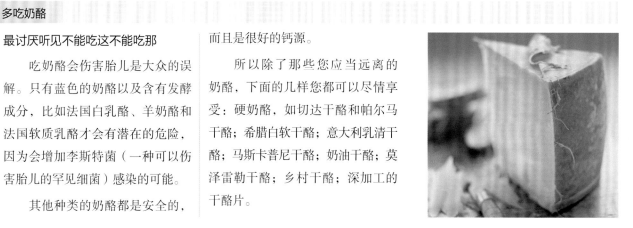

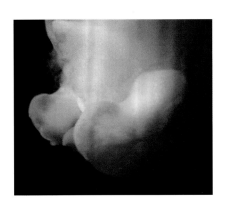

离预产期还有 *219* 天

宝宝今天的样子

胎儿下肢肢芽的发育总是稍稍落后于上肢。在这一时期，脚趾还不明显，膝盖还不能弯曲。

您总是在想怀孕的事情，这可以理解。试着和您的配偶谈谈。

有些时候您希望和配偶保持亲密，但却发现你们之间的关系有些变化，并且存在很多问题。男性经常抱怨，怀孕之后她变得很敏感，或者很冷漠，这些让他感到很棘手。

你们的关系会不可避免地产生变化，因为妊娠会带来深刻的影响，但是只要保持交流，就可以给对方以支持。此时保持团结会让成为父母后的第一年过得更顺利。

在妊娠早期，您的配偶还没能完全意识到等待孩子降生这一事实，您身体的变化还不是很明显，在超声扫描中还不能观察到胎儿。相反，您对怀孕的情况很了解，因为身体和情绪都经历着一系列变化。

您的配偶会需要更多的时间来接受即将成为父亲这一事实。他会担心一些实际问题，比如生活习惯的改变和经济方面的压力。彼此开诚布公地交谈可以减轻两个人的焦虑。记住，尽管很多变化只发生在您的身体上，您的配偶同样可以感受到生活的明显变化。如果您已经

告知家人和朋友怀孕的消息，您将成为大家关注的焦点。您的配偶会感到自己被冷落，这种情况在孩子出生后会更明显。

花点时间体会一下配偶的烦恼，想办法让他更多地参与到与妊娠相关的事物中来。如果您有一个很好的朋友圈子，鼓励他和那些有过等待成为父亲的经历的男性朋友交流。

互相支持，因为你们将共同经历即将成为父母带来的复杂感受。不要忽略。

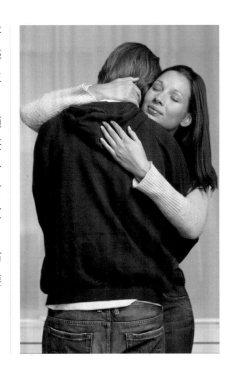

询问母亲

我担心公寓的地方太狭小，但在怀孕期间搬家合适吗？

在怀孕期间最好不要这么做。这会带来一系列的问题。直到孩子一岁时我们还住在公寓里，过得还不错。

记住婴儿的需求并不多，只要

喂饱他、爱他、及时更换尿布、哄他开心就足够了，大多数您能想到的烦琐物品都是不必要的。如果有足够的空间可以放婴儿床、婴儿车和堆放玩具的角落，那么您在并不宽敞的公寓中可以过得很惬意。

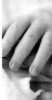

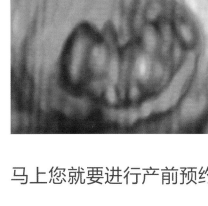

离预产期还有 *218* 天

宝宝今天的样子

这张紫外线扫描图呈现出宝宝正悠闲地躺在妈妈的子宫里，当然，这是一幅镜像，实际情形与此正好左右相反。在这一阶段，通过超声波扫描可以捕捉到宝宝的四肢开始出现发育生长的图像。

马上您就要进行产前预约登记，然后就会见到一位助产士了。

在几周的时间内，您会进行产前预约登记（见122、123页）与助产士见面。如果还没确定具体日期，联系您的医生并进行安排。会有几所医院供您选择。在做决定之前，和在那些医院中住过的女性朋友谈谈她们的经历。比如，某些医院拥有附属分娩中心，对胎儿出生有较少的医学干预。

开始思考需要咨询助产士哪些问题。有必要记录下来。把重要的既往史和怀孕症状提前记在便条上。

罹患感冒

感冒药含有多种成分，包括抗组胺药物，这类药物最好避免在妊娠期服用。在服药之前，查看标签，并咨询医生或者药剂师。

在求助于药物之前，尝试天然疗法，比如蒸汽吸入，或者尽可能短期地服用最低有效剂量的扑热息痛。

咨询家中分娩的专业委员会

我是首次怀孕，可以在家中分娩吗？

助产士：如果你的身体状况良好，没有并发症，可以选择在家中分娩。许多女性偏好于在家中分娩的经历，有时候多余的医疗干预也会导致并发症，家中分娩则不存在这方面的问题。没有送往医院途中的颠簸，分娩的过程会更迅速、更平稳。

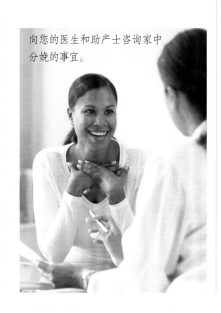

向您的医生和助产士咨询家中分娩的事宜。

妇产科医师：一般来说，家中分娩是安全的，但是要遵循医师和助产士的建议，要避免冒险。家族中有分娩困难或者并发症的病史，胎儿是臀位或者胎儿很小，胎盘或者脐带的位置存在异常，您的体重过高或者过低，或者您有糖尿病之类的基础疾病，若存在以上某种情况，选择稳妥的做法是明智的。如果在医院分娩，必要的医学干预可以尽快尽早得以进行。您有权力选择家中分娩，尽管如此，您应该听取专家的建议。

母亲：我的第一胎是在家中分娩的，感觉很棒。我曾很担心会出问题，但助产士告诉我她会监测我的情况，必要时会将我送往医院。她还解释说，如果我觉得事情不顺利，随时可以改变主意，转到医院内分娩（这时孩子的头已出来了）。

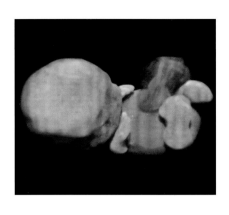

离预产期还有 *217* 天

宝宝今天的样子

在这一阶段，可以清楚地看到胎儿的手，但手指仍融合在一起。在一周之内手指间就会完全分离，马上手腕就可以活动了。

在第9周的最后，胎儿的消化系统迅速发育，但在一段时间内不会有正常生理功能。

胎儿正在子宫内飞速成长。未来会发育成肠道的细管，其上端正经历最明显的变化。细管的下部慢慢扩张，其后半部分发育成直肠，前半部分发育成膀胱和尿道。尽管口腔开放于羊水中，还存在一层薄膜隔开，这层膜将在一两周的时间内消失。下消化道还没有成熟，也没有输送任何物质。

大肠和小肠仍在不断生长中，十二指肠是小肠的第一段，目前还是实心的细管。随着出芽离开上段小肠，肝脏、胰腺和胆囊开始形成，但都不具备消化功能。

咨询医生

自从怀孕以来，一直有严重的头痛。是由于在电脑前做工的原因吗？

紧张性头痛和偏头痛在孕期很常见。可能是由于激素水平的波动引起的，长时间使用计算机引起的严重头痛也并不少见。这可能是由眼睛疲劳和长时间不动引起的身体紧张所造成的。

既然您怀孕了，就多离开电脑休息一下。您可能会发现上厕所的次数增多。如果休息不起作用，试着短期内从事不需要计算机的工作。头痛一般在前3个月更严重。

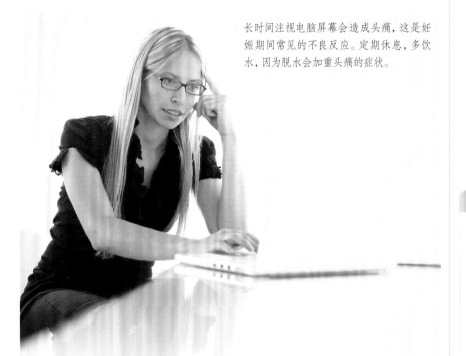

长时间注视电脑屏幕会造成头痛，这是妊娠期间常见的不良反应。定期休息，多饮水，因为脱水会加重头痛的症状。

胎儿的实际大小

在第9周，胎儿从头部到臀部长18毫米。

| 7 周 | 8 周 | 9 周 |

孕期第10周

胎儿的主要生命器官都已成形，但还不具备功能。

这是胎儿被称作胚胎的最后一周，下一周他就正式被称作胎儿了。主要生命器官都已成形，但还未完全发挥作用，还有很长的路要走，胎儿的各个身体系统会在随后的孕期和之后的更长一段时间中继续成熟。您身体最明显的变化出现在乳房，尺寸可能会增大一个罩杯，或者更多。

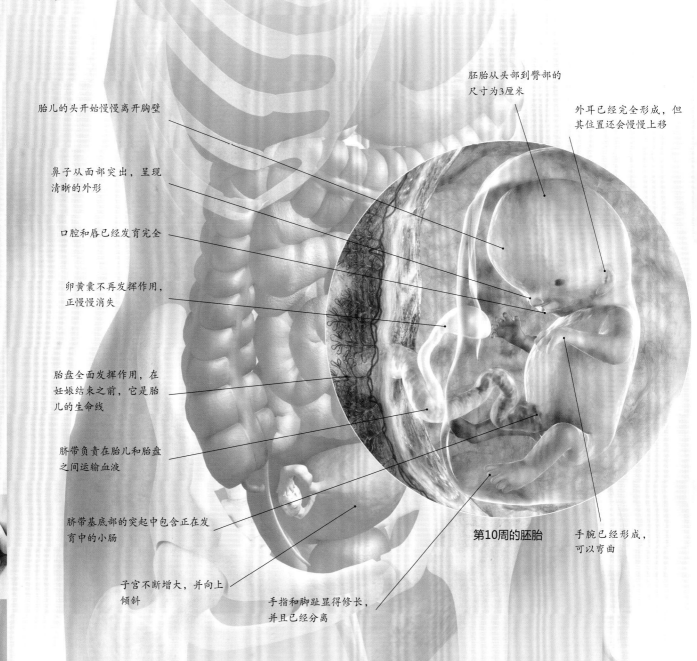

胚胎从头部到臀部的尺寸为3厘米

外耳已经完全形成，但其位置还会慢慢上移

胎儿的头开始慢慢离开胸壁

鼻子从面部突出，呈现清晰的外形

口腔和唇已经发育完全

卵黄囊不再发挥作用，正慢慢消失

胎盘全面发挥作用，在妊娠结束之前，它是胎儿的生命线

脐带负责在胎儿和胎盘之间运输血液

脐带基底部的突起中包含正在发育中的小肠

第10周的胚胎

手腕已经形成，可以弯曲

子宫不断增大，并向上倾斜

手指和脚趾显得修长，并且已经分离

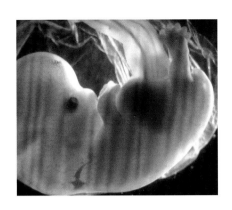

离预产期还有 *216* 天

宝宝今天的样子

大多数胎儿的重要器官和系统已经就绪。手臂和腿已经形成，并且拥有了肘关节和腕关节和细小的手指、脚趾。可以看见眼睛的视网膜和鼻。图中较大的深色团块是增大的肝脏。

孩子的健康是您首要考虑的问题，请记住，不管您感觉如何，他都会得到必需的营养。

在这一阶段，您可能十分关注自己的健康问题，请记住，尽管您可能感觉这头3个月中状态不好，胎儿还是会从您的身体中获得自己所需要的东西。您体内储存着一定量的营养和微量元素，比如铁，而且还会不断地从食物中得到补充。如果您担心食谱中缺乏维生素和微量元素，为了自己的健康可以服用一些维生素补充剂。记住，您仍需要补充叶酸并且进食富含叶酸的食品（见35页）。

如果前3个月体重没有增加，甚至有所下降，不必担心。体重增加主要发生在接下来的6个月里（见99页）。尽管如此，如果您大量呕吐，并且很难咽下食物，请及时就医。

关注您的身体

乳房的变化

您已经注意到了乳房的明显变化，这是由于血液供应和孕激素增加引起的，尤其是在前12周。

在确认怀孕之前，您大概就已经有一种发麻的感觉（乳头区尤为明显），这是血流增加造成的。

早在第6～8周，您的乳房就已经开始增大，并变得敏感，表面看起来会有些异样，可见一些细丝样的血管。

在第8～12周左右，乳头色沉加深，突起更明显。

在第16周左右，乳房可能会分泌初乳。

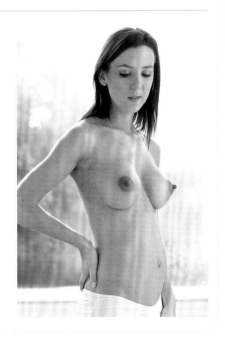

真相

他也"怀孕"了

您的配偶真的了解正在发生的变化吗？根据英国最近的一项研究，许多父亲并不需要假装同情。这被称作代孕症状，期待成为父亲的男性会遭遇晨吐、头痛、情绪波动和食欲增加等一系列变化。有趣的是，尽管如此，通常是女性们抱怨她们的配偶有这些症状。

代孕症状的发生说明男性密切地参与到了妊娠的事件中，尽管有人认为是嫉妒导致（怀孕让她成为焦点），或者是认为他应对您的各种遭遇负责的内疚感导致了代孕症状。

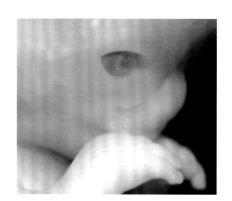

离预产期还有 *215* 天

宝宝今天的样子

胎儿开始弯曲手腕。自然姿势是指所有的关节都轻微弯曲，尤其在早期的阶段。随着胎儿的头部离胸壁越来越远，胎儿的颈部开始慢慢显现。

膈肌正在慢慢发育，而且胎儿开始打嗝，这是将来孩子产生呼吸的保证。

随着肺脏在胸腔中不断发育，腹腔也会慢慢形成，其中的器官有胃、肝脏、肠道，此时它们和肺脏之间还没有间隔。

对成人来说，胸腔和腹腔由膈肌分开。当我们吸气时，膈肌向下，同时肋骨向外扩张。这个过程会促使空气进入肺。

胎儿的膈肌形成于一个四层对折的组织。第一次可以在超声中看到这些对折慢慢向内扩展，融合在一起，并在这周结束时关闭。

关注双胞胎

双胞胎试验

如果您怀有双胎或者多胎，基于血液检测的唐氏综合征筛查试验可能会出错，因为此项检查依赖于测量血液循环中甲胎蛋白的含量以及其他一些指标。而双胎或者多胎妊娠会造成这些指标的升高。在11～14周时要进行颈部半透明扫描。

在膈肌的中央有几个裂孔，食管经此与胃相连，主动脉（身体最主要的动脉）和下腔静脉（下肢血液回流的主要静脉）也从中穿过。随着妊娠的进行，肌纤维慢慢增加膈肌的强度，以便于未来可以进行呼吸运动。

颈部半透明扫描是一项筛查检查（见143页），用以测量胎儿颈部后方皮肤下的液体厚度，来估计液体的含量。过多的液体提示唐氏综合征的可能性。此项检查是唐氏综合征最准确的筛查试验。

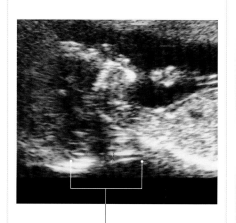

红色的区域显示了颈部后方的液体厚度

思考

筛查和诊断试验

了解接下来的几周内要进行的筛查试验（见142、143页）和诊断试验（见152、153页）很有帮助。助产士或者医生会和您讨论这些检查的来龙去脉。在第18～22周的检查中可能会发现某些异常

筛查试验：这些试验检测某些疾病的"危险因素"，但不意味着孩子就一定会罹患相应疾病。比如，唐氏综合征的筛查试验阳性意味着孩子患有唐氏综合征的概率为0.5%左右，并不意味着孩子一定患有唐氏综合征。

诊断试验：如果筛查试验提示孩子有染色体异常的高风险因素，将会进行诊断试验，比如羊水穿刺或者绒膜绒毛活检，可以确定是否存在某种疾病。

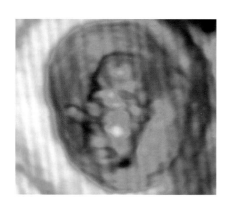

离预产期还有 *214* 天

宝宝今天的样子

肩、肘和腕都处于弯曲状态，于是胎儿的手会放在脸前。还需要很长的时间您才会对这些动作有所察觉，但在这一时期，超声扫描已经可以清楚地看到胎儿的动作。

您还不需要马上采购孕妇装，但是可以购买较大尺寸的文胸。

如果您平常的文胸已经感觉不舒服，是换掉它们的时候了。如果您还没有购买，那么做一次专业的测量。在妊娠期间佩戴合适的文胸可以防止背痛和乳房下垂。

无论您是否感觉需要新的文胸，仔细测量以保证您使用最合适的尺寸。尽管这一时期乳房的增大会非常迅速。在前3个月的末尾它们会停止生长，然后在第3个3月之前和分娩以后一般不会继续增大。

并不推荐在妊娠期间穿普通内衣，因为它可能会伤害正在发育的乳房组织，甚至会对泌乳造成影响，肩带可能会勒入皮肤，也会造成不适。有较宽的肩带不含金属丝的运动型文胸更适合妊娠期间使用。

最好购买孕妇文胸，其前方没有扣上，分娩后可使用哺乳胸罩。现在有很多好看、适合的款式供选择。

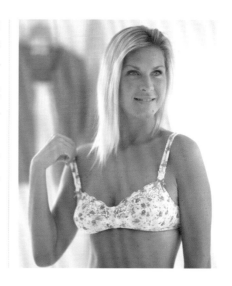

孕期第10周

事实

异食癖是指对特殊物品产生食欲，这个词来自拉丁语，原意指一种到处进行清洁的鸟类。

如果您喜欢嚼煤块，或者闻热水杯，那么你可能患上了异食癖。虽然舔牙膏并没有什么坏处，但您需要避免进食有害物质，比如粉笔、香皂和胶水。异食癖可能意味着食谱中缺乏某种营养。服用铁或者维生素补充剂可能会有帮助。

关注营养

素食主义者的需要

如果您是个素食主义者，并且怀孕了，您可能需要付出更多的努力来得到充足的营养。您需要摄取足够的维生素B$_{12}$，因为它没有其他天然来源，需要从富含叶酸的食物中获取：

酵母提取物、蔬菜根、植物蛋白饼、粗植物蛋白。

您还需要锌。这是妊娠期间重要的营养素，对胎儿的发育、能量和免疫系统都有重要作用。锌可以在下列食物中获取：

豆类、荚果、坚果、种子，南瓜种子中的含量尤为丰富。

像大多数素食主义者一样，您可能已经食用了很多的上述食物。

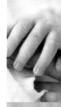

您的登记预约

产前登记预约通常是在8~12周。在这次会面中，助产士会整理您的产前记录，您可有机会和助产士讨论您的任何疑虑。

在预约登记会面中，您会见到一位助产士，并将由她照顾您。她会询问一些您既往的和目前的健康状况，以及家族病史。您会接受血液和尿液检测。预产期会根据末次月经来计算（见35页）。

既往史

助产士会详细了解既往病史，用以评估您妊娠的风险高低。如果发现问题，她会解释其对妊娠的影响。如果您目前患有疾病，她会解释妊娠对您健康状况的影响，以及是否需要调整目前的治疗。告诉助产士目前您正在服用的药物，某些药物，例如降压药，可能需要调整（见疾病和治疗部分20页）。

她还会询问关于性传播疾病、毒品和流产的问题，这些也很重要。您需要如实陈述疾病史，以便助产士可以发现和预防潜在的问题。如果您的配偶对病史不知情，同时您对此比较敏感，那么当配偶不在场时谈论这些，并要求助产士不要在病例上写相关记录。

家族史

助产士会询问关于您和您的父母的家庭的疾病史。某些疾病具有遗传性，可以通过一些测验来了解胎儿是否受到影响。

身高和体重

基础身高和体重的测量会用来计算胎儿的体重指数（见17页）。过高或者过低的体重指数都会增加出现并发症的风险，在这种情况下，助产士会进一步监测您的体重。

血压

第一次会面时会对您的基础血压进行测量。在妊娠的初期，血压通常会下降，在26周左右升高，在32周时会回到妊娠前水平。所以，如果您的基础血压处于正常值偏高位置，那说明在怀孕的第三个三月你的血压超过了正常上限，需要接受治疗。

血常规

您会被抽取一份血样，用以检测数种疾病，检测血型，以及针对某些感染的特异免疫性。

血细胞比容：这是一项筛查试验，针对贫血，原因可能是多种的，例如铁、叶酸或者维生素B$_{12}$的缺乏。如果您有贫血，会建议您多吃富含铁的食物，或者需要服用含铁补充剂。

血型：检测血型（A、B、AB、O）以及Rh是阳性或者阴性（见127

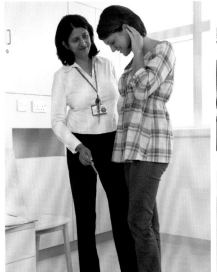
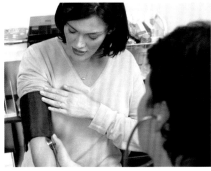
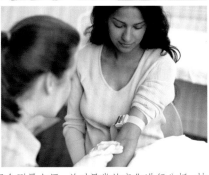

登记预约时会测量您的基础体重。每次会面还会测量血压，并对异常的变化进行分析。抽血化验可以了解您的血型以及其他的身体信息。

122

页）。如果您是Rh阴性，而您的胎儿是Rh阳性，那么您会产生针对胎儿血细胞的抗体，从而造成胎儿的贫血。您的免疫系统在分娩之前和胎儿是隔绝的，所以第一胎通常不会有问题。为了防止以后怀孕的胎儿发生贫血，Rh阴性的需要在28周和34周接受D抗体的治疗来阻止抗体的形成。另外，在羊水穿刺等操作后也要给予D抗体，以防止阴道出血。

风疹

这项检查测试针对风疹的特异性免疫。妊娠期间感染风疹会对胎儿造成严重的影响。如果您没有特异性免疫，在妊娠期间也不可以接种疫苗，但在分娩之后可以接种疫苗，用以保障以后的妊娠。

乙型肝炎

这项检查用以发现患有活动性乙型肝炎的孕妇，这种肝炎病毒会在妊娠和分娩时传染给胎儿。

梅毒

这项检查明确您是否患过梅毒。活动性的梅毒病毒会透过胎盘，对胎儿造成严重影响。

艾滋病病毒

您会接受一项人类免疫缺陷病毒检测（HIV）。如果您携带HIV，您可以通过接受抗病毒治疗和禁止哺乳的方法减少胎儿患病的可能性。

镰刀细胞性贫血、地中海贫血

您会被检测是否有镰刀血细胞或者地中海贫血基因缺陷，这些问题会影响红细胞的携氧能力。这种情况在非洲、西班牙和地中海的原住民中最常见。如果您是携带者，那么您的配偶也需要接受检测，如果他也是携带者，您的胎儿就可能会患病。在这种情况下，您会得到产前诊断和相关资讯的帮助。

尿常规

检测您的尿液中的蛋白含量，提示有感染和肾病的可能性，其中肾病不太常见。如果检测到蛋白，尿样会在实验室中进行细菌培养。大约15%的女性会有菌尿，但没有尿路感染的症状。如果发现细菌，您可能需要抗生素来防止肾脏感染，肾脏感染是造成妊娠并发症的常见原因。如果没有发现细菌，医生会进一步检查肾功能。在妊娠晚期的蛋白尿会提示存在先兆子痫。

得到检测结果

如果一切顺利，下一次会面时会得到结果。如果有任何问题，助产士或者医生会提前通知您，并做相关的讲解。

额外的筛查

根据临床和您个人的具体情况，可能还会进行一些额外的检查。

宫颈细胞培养：由于衣原体和淋病可能会没有症状，而这些疾病会传染给胎儿，所以如果您存在疑虑，那么做一些检查是值得的。

丙型肝炎：如果您的病史提示存在高风险因素，那么医生会进行这项检查。

水痘：如果您不确定自己是否患过水痘，这项检测可以证实。如果您没有相关免疫力，并且在妊娠期间暴露于感染源，接受治疗可以防止妊娠期发生严重水痘。

弓形虫病：这是为了确定您是否存在弓形虫感染（见17、101页）。既往的感染史会保护您在妊娠期间不会被感染，而妊娠期间的感染会影响到胎儿。

需要面对什么

如果您的妊娠属于低风险组，那么，初产妇会有10次会面，经产妇会有7次会面。在首次会面和登记预约后，下一次的会面大概在16周。

每次会面时，助产士或者医生都会进行一些常规检查以确定您和胎儿的健康状况。检查包括测量血压和尿蛋白检测，后者可能提示尿路感染，在妊娠后期则提示先兆子痫（见474页）。一般不会称体重，除非您感觉体重的增加过多或者过少。

大概在16周以后，助产士会通过辅助设备听诊胎儿的心跳。从25周开始，她会通过测量您的腹围来检测胎儿的生长。

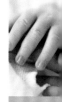

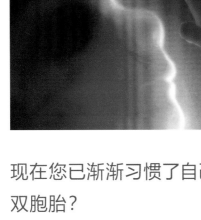

离预产期还有 *213* 天

宝宝今天的样子

在这一时期，孩子的面部特征越来越明显。非常薄的眼睑已经将正在发育的眼球完全覆盖，大约在妊娠26周前会一直保持闭合。

现在您已渐渐习惯了自己已处于怀孕状态这一现实，您是否有直觉自己怀的是双胞胎？

有些女性在怀孕的早期就怀疑自己怀的是双胎或者多胎，仅仅因为她们有这种"感觉"。多胎妊娠的体征包括高度敏感的乳房、极度的恶心和疲劳。在多胎妊娠中，您子宫会更大。助产士或者医生在这一周将会发现子宫升入了下腹腔，而单胎妊娠一般会在12周左右才会发现这种情况。

不管怎样，第一次超声波扫描的结果将确信无疑地显示出您所怀的是一胞胎还是多胞胎。

关注双胞胎

令人兴奋的消息

您怀有不止一个胎儿的消息并不一定准确。比如，超声技师会看着扫描结果，然后说："一些地方还需要确认。"这听起来让人担心，但是请记住，他只是在宣布这个重要消息之前保持谨慎。超声技师还会测量双胎的尺寸，以排除主要的隐患。这些都确定之后，您会得到衷心的祝福。

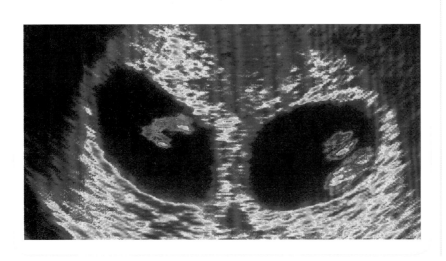

询问母亲

怀上双胞胎让我很高兴，但是我应该怎么做呢？

在我怀孕的时候，我也有相同的感受，也有很多的担心——"我可以哺乳两个孩子吗？我会需要多少尿布？"起初，您会被这些想法搞得晕头转向，慢慢地您会对此感到习惯。给自己一些时间来接受这个事实，您会希望将这个消息保密几周的时间。您会发现朋友和家人的反应大不相同。反应可以是单纯的高兴，也可以是嫉妒和大惊小怪。您若怀有双胞胎，可以找有这方面经验的女性谈谈，会很有帮助。联系当地的双胞胎互助小组，或者在线和别人聊聊。

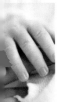

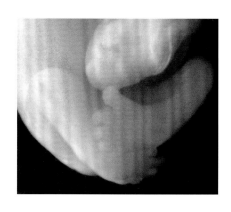

这是您生理周期的9个星期05天

离预产期还有 *212* 天

宝宝今天的样子

孩子下肢的臀部和膝部都保持弯曲，双腿可能交叉。可以分辨出单独的脚趾。大腿和小腿骨骼的进一步发育，会使脚和腿的长度达到合适的比例。

当您怀孕时，要保持对尿路感染症状的警惕。尽管不会很严重，并且是可以治愈的，但你可以有效地对此进行预防。

感染会导致尿频，但尿频可能只是妊娠的不良反应，所以很难发现感染。尽管如此，如果您在排尿时有痛感或者针刺感，甚至有下腹痛或者血尿，那么您很有可能存在尿路感染。这在女性很常见，因为尿道（将尿液从膀胱输送到体外的管道）离外阴很近，细菌很容易进入尿路，产生感染。

妊娠期间，孕激素的水平很高，这会松弛尿路平滑肌，从而使细菌更容易进入并感染膀胱，甚至肾脏。如果您有尿路感染的症状，务必让医生做相关的检查。一般来说，孕期的尿路感染很容易治疗。如果您有尿路感染，医生会为您开一些安全的抗生素（见23页）。这类感染必须治疗，因为可能会对肾脏造成感染。

保持体形

坚持适量的运动很重要。只是因为怀孕了就停止所有的运动会影响您的身体机能。有一些情况是禁止运动的，但只要您获得了医生的许可，就可以按照下面的步骤进行有效和安全的运动，享受运动带来的好处而不影响胎儿的健康。

· 继续保持运动，跑步、骑车、游泳是不错的选择。只要让自己觉得舒服就好。

· 倾听宝宝的"意见"，当需要的时候，可以减慢速度，或者休息一会儿。

· 运动间歇要充分休息，在运动前饮水，在运动时和运动后也要饮水。

· 以"温和"的节奏锻炼，能边运动边交谈说明节奏比较适中（见161页）。

· 坚持低风险运动，避免会产生身体接触和坠落风险的活动。

· 着装适当，棉质衣服利于散热，有支撑性的运动胸衣对你日渐丰满的双乳而言是必要之选，特别是在跑步时。

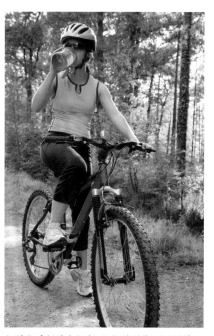

如果您爱好骑自行车，妊娠的早期可以继续。但在妊娠的晚期，由于身体重心的改变，骑车会不易保持平衡。

离预产期还有 *211* 天

宝宝今天的样子

脐带进入胎儿腹部的时候会膨大。这个膨大容纳有这一时期正在发育的消化道。头颅的骨骼还没有形成。

孩子的主要器官和系统已经完成了一个重要的发育阶段。

胚胎时期的发育明天就结束了，胎儿时期的发育即将开始。胚胎时期发育的特点是有三个叶，每叶都会发育成独特的组织和器官，从扁平的细胞团发育成人类的外形。很多变化都是同时发生的，但心脏、循环系统和神经系统的发育要领先于肠道、四肢和脸的发育。

在下一周（第11周），胎儿的肾脏和生殖系统进入发育最迅速的时期。所有的器官都需要进一步成熟，其中的一些，比如脑、肺、肾等将会在妊娠期以及分娩后进一步成熟。

同时，下一周胎儿的面部特征会更加明显。耳朵会最终成形，但还未到达最终的位置。

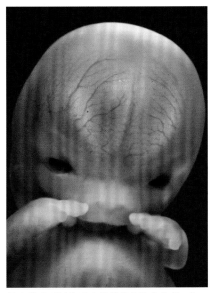

原本位于两侧的眼睛慢慢移向脸的中部。鼻变得可见。头颅呈现出更圆滑的外形。

关注营养

关于素食者母亲

妊娠期的素食食谱是安全和健康的。蛋类素食主义者，会进食奶制品，通常不会缺乏营养。尽管如此，他们应当保持多样的食谱，包括全麦、豆类、荚果、水果和蔬菜，以得到合理比例的氨基酸、维生素和微量元素。

素食者需要摄取足量的蛋白质，因为他们的食物比肉类中蛋白质的含量低。妊娠期间需要每天摄入60克的蛋白质，这意味着素食者三餐都需要有蛋白源，还要吃富含蛋白质的零食。

另外，素食者需要所有的23种氨基酸，因为素蛋白源通常不含有全部的氨基酸种类。为了摄取所有的23种，每餐进食不同的素蛋白源可以达到目的。并不需要每餐都含有所有的23种，因为身体可以将氨基酸储存几餐的时间。如果您是素食者，请参照121页。

事实

一项新的非侵入性检查，可以发现染色体的异常。

这项检查只需要孕妇的一滴血液，而目前的检查需要将一根细针插入子宫。

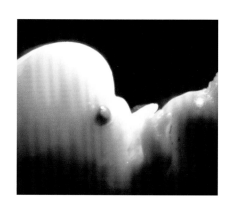

这是您生理周期的10个星期

离预产期还有 *210* 天

宝宝今天的样子

头颅前部的骨骼开始在胎儿的额头部生长并慢慢由软骨硬化成骨。前额还是很突出，头颅的顶部仍具有弹性以适应迅速发育的脑。

胎盘已经完全形成，已经足够成熟以满足胎儿的各种需求，但它仍在生长之中。

关注营养

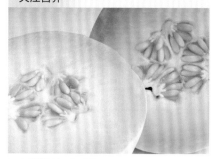

新鲜的南瓜

　　妊娠期间保持水分充足很重要。多吃富含水分的水果是个好主意。蔬果中所含的水分更容易被身体吸收，因为水果含有天然糖分可以帮水分进入血液。南瓜、水南瓜、甜瓜和蜜瓜都富含水分。另外，多汁和不太酸的性质可以使孕妇更好地耐受。进食南瓜，不但可以补充水分，还可以获得更多的叶酸和多种维生素和营养物质。可以试试把南瓜和农家奶酪或者酸奶用燕麦搅拌在一起，作为一顿快餐，或者将其混入营养丰富的水果露中。

　　这是胎儿发育的里程碑，因为胎盘取代了卵黄囊来为胎儿提供营养。和胎儿一样，胎盘也需要生长和发展循环系统，来满足其所负担的各种需求。

　　受精后一周，胎盘就形成了明显的内外两层细胞，并通过手指样的绒

咨询医生

Rh阴性的含义是什么？

　　红细胞携带有Rh阳性或阴性的因子。如果Rh阴性的女性的胎儿是Rh阳性（阳性的Rh因子来自胎儿的父亲），一旦母体的血液和胎儿的血液在分娩时接触，这时母体会产生Rh抗体。

　　这可能会造成母亲血液中的抗体对胎儿血液中的红细胞的攻击，从而导致产后严重的溶血和心衰。您需要接受注射治疗来预防这种情况的发生。

膜毛渐渐植入子宫壁中。您可能会注意到在植入期（见67页）会有微小的出血。越来越多的绒膜毛扩散进入子宫壁中，而子宫自身也在经历变化，使每根绒膜毛的周围都有血管包绕，从而可以交换气体和营养物质。

　　直到现在，血流仍被一些栓子组织所限制，但从这一时期开始，这些组织会慢慢消失。这意味着胎盘已经能承受母体血流的压力，保证每根绒膜毛的血供。绒膜毛会继续分支，直到第30周。

胎儿的实际大小

　　经过10周，胎儿从头部到臀部为3厘米。

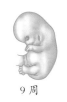

9 周

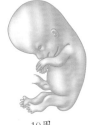

10周

孕期第11周

您需要建立有效的健康护理来帮您度过接下来的几个月。

　　胎儿的人类特征更加确定无疑,并且会经历一些复杂的变化,比如感觉器官的发育。现在可用"胎儿"这个词来描述孩子的新阶段。如果怀孕对您来说一直感觉不太真实,那么从现在起就会了。是该完成首次产前检查这些事情的时候了。超声扫描和抽血化验将会成为妊娠期间的常规程序。

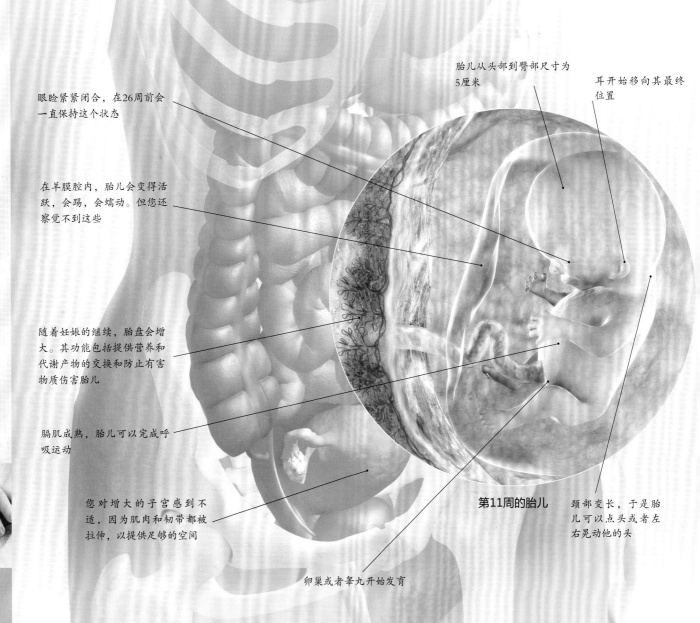

胎儿从头部到臀部尺寸为5厘米

耳开始移向其最终位置

眼睑紧紧闭合,在26周前会一直保持这个状态

在羊膜腔内,胎儿会变得活跃,会踢,会蠕动。但您还察觉不到这些

随着妊娠的继续,胎盘会增大。其功能包括提供营养和代谢产物的交换和防止有害物质伤害胎儿

膈肌成熟,胎儿可以完成呼吸运动

您对增大的子宫感到不适,因为肌肉和韧带都被拉伸,以提供足够的空间

第11周的胎儿

颈部变长,于是胎儿可以点头或者左右晃动他的头

卵巢或者睾丸开始发育

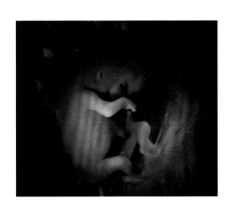

这是您生理周期的10个星期01天

离预产期还有 *209* 天

宝宝今天的样子

在这张胎儿的侧位像上，可以看到右耳和右眼，以及呈现典型弯曲姿势的右臂和右腿。图中微红、管样的结构是胎盘。

在登记预约会面时，助产士会整理您的妊娠日志，这是最重要、最烦琐的一次会面。

最近您需要进行预约登记会面（见122、123页）。具体的时间会根据您产前护理的地点不同而有所差别。您已经在6～8周的"初次"会面中见过助产士了。除非您选择了独立助产士（见91、102页），一般来说，您的产前护理小组由几名助产士和医生组成，他们会陪你度过整个妊娠期。

助产士这次会面的目的是得到您的疾病史，提供信息，在饮食和锻炼方面提供建议，并为护理制订计划。您也可以利用这个机会提出问题，讨论各种话题，比如会面的时间表、血液检测、超声扫描和产前课程。您会领到一本手册和信息册以及重要的电

事实

助产士这个词语来自于盎格鲁－撒克逊语，意思是"和女性一起"。

助产士的职责是尊重女性独立分娩的能力，在必要的时候才会进行干预。

话簿。

助产士会询问您的既往史、家族史、配偶的疾病史以及配偶的家族史，是否有过怀孕的经历，这次怀孕的情况。

您的答复会帮助助产士确定影响您妊娠的因素，比如是否有先兆子痫的家族病史（见474页）。在这次以及随后的会面中，助产士会对您进行一些检查，比如尿样的检测。

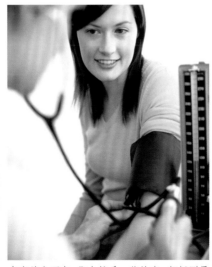

在产前会面中，您会接受一些检查，包括测量血压。在整个孕期关注您的健康是助产士的职责。

咨询助产士

我应该怎么选择接受哪些检查？

助产士会提供关于各项检查的大量信息，而是否做这些检查则取决于您。检查分为两种：筛查（见142、143页）和诊断检查（见152、153页）。筛查的目的是找出患病的危险因素，根据结果，可能会建议继续下一步的诊断检查。

多数女性会选择筛查试验，但要考虑您是否能坚持完成这个过程。比如，筛查试验提示您存在高风险因素，您是否会接着接受诊断检查？如果接受，假设结果是阳性的，那么您会继续这次妊娠吗？

这些考虑会很艰难，但却很重要。比如，无论是什么结果，如您的配偶希望可以继续妊娠，您可以选择不接受检查，或者接受检查，同时做好迎接一个可能存在先天缺陷的孩子。

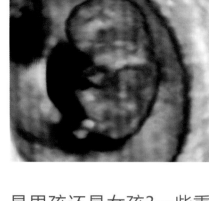

离预产期还有 *208* 天

宝宝今天的样子

胎儿的头几乎占到身长的一半。四肢相对短小，手和脚看起来却很大。早期躯干和四肢的活动已经开始，但您还无法察觉。

是男孩还是女孩？一些重要的变化正在发生，这些变化会促使胎儿的生殖器官发育。

激素正在影响胎儿的发育，同时卵巢和睾丸正在形成。睾丸开始下降，但其结构在青春期之前不会完成发育。卵巢开始产生卵子（见226页），但只会停留在发育的早期阶段。

一个极小的生殖管会形成外生殖器，但男女在此阶段并没有差别。这非常令人惊讶，因为外生殖器只有2.5毫米长。

胎儿的膀胱和直肠已经分离。肾脏还需要一段时间成熟，两条组织芽从膀胱发出，分别向两肾延伸。这些被称为输尿管芽的组织会发育成输尿管，负责将尿液从肾脏输送至膀胱。输尿管芽必须在骨盆处和肾脏完全连接。随着输尿管芽向上生长，早期在盆腔中发育的肾脏会向上进入腹腔。

咨询医生

我发烧了，可以服用抗组胺药吗？

如果对妊娠期服用抗组胺药物的潜在作用还不明了，最好保持警惕，尽量不要服用。尽管如此，如果症状很严重，可以咨询医生，是否可以开一些妊娠期间服用的抗组胺药物。

关注双胞胎

共享支持系统

异卵双胞胎通常位于独立的羊膜腔中，拥有独立的胎盘。同卵双胞胎（来自同一个受精卵）通常共享胎盘和/或羊膜腔，由一层绒毛膜包绕。他们被称作单绒膜双胎，需要更仔细地监测。胎盘和羊膜腔的情况可以在超声扫描中分析。

如果双胞胎共享胎盘，一条血管会直接将他们连接，这会造成其中的一个接受过多的血液，从而引起心脏异常，另一个由于血液不足而不能保证正常的发育速度。这叫作双胞胎间分流，会发生在10%～15%的单绒膜双胎妊娠中。这种不平衡可以通过引流血供较多的那一方的羊水，或者通过激光分离一部分胎盘的血管，从而得到纠正。这是早期分娩时必要的。

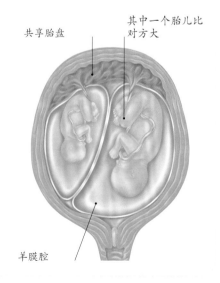

共享胎盘　　其中一个胎儿比对方大

羊膜腔

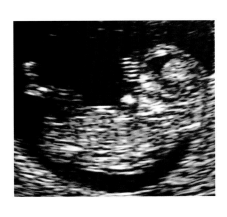

这是您生理周期的10个星期03天

离预产期还有 *207* 天

宝宝今天的样子

彩色超声显示胎儿处于平卧位，头在图中的右侧。这是测量胎儿身长的最佳位置，可以计算妊娠周数，一般采用直线测量。

您可能会觉得骨盆区稍有不适，这是您的身体适应增大的子宫的正常反应。

咨询营养师

我对奶制品过敏。我应该如何调整饮食来保证营养？

奶制品是极佳的蛋白源、钙源（对胎儿骨骼的发育至关重要），同时还含有一些维生素B和少量的铁。全脂牛奶含有丰富的维生素A、维生素D、维生素E。可以食用同样含有这些营养物质的食物：

·含钙：多叶的绿色蔬菜，尤其是甘蓝，含有软刺的鱼类，比如大马哈鱼（灌装的也可以）、银鱼和沙丁鱼，加钙的豆奶粉。

·含维生素A：色泽鲜艳的蔬菜，肉类，鸡蛋，动物肝脏。尽管多数营养师推荐在妊娠期食用动物肝脏，如果您的食谱中缺乏维生素A，少量的动物肝脏是有益的。

·含维生素D：鸡蛋、鱼类中也含有维生素D（见96页）。

·含维生素E：大豆，植物油，多叶的绿色蔬菜和鸡蛋。

只有您食用足够的这些关键营养食品，那么胎儿的健康就有保障。

在妊娠期间，时常有轻度的疼痛是正常现象，不必担心。其发生是由于骨盆的肌肉和韧带受到牵拉，以适应增大的子宫，也许会造成一些不适，但都是可控制的。

关注安全

远航旅行

如果您休假旅行，或者出差，要注意以下几点（参照28、29页）：

·健康状况允许旅行：和您的助产士进行交谈。

·确定是否需要接种疫苗：和医生进行协商（见105页）。如果可能的话，在怀孕期间避免到有高风险致病因素的地区旅游。

·旅游保险：确保可以在妊娠期间提供保障。

·带上产前日志：随身携带，住在可以随时得到医疗救助的地方。

·在旅途中不要蹲或者坐太久：

如果疼痛是痉挛性的，即周期性的，或者伴有出血，甚至变得持续并越来越严重，那么您应该到医院或者医生那里进行检查。您将会接受一些检查以排除流产（见94页）和宫外孕（见93页）的情况。

穿运动袜，以防止深静脉血栓。

·注意防晒：去的地方气候炎热。

·注意饮食安全：喝瓶装水。

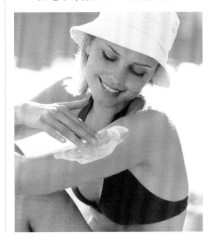

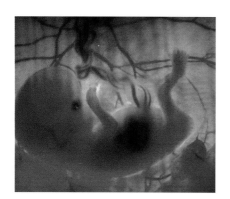

离预产期还有 *206* 天

宝宝今天的样子

图中左侧显示，随着妊娠的继续，脐带不断缠绕。缠绕的发生被认为是由胎儿的运动引起的。

孩子的四肢不断发育，并具备活动能力，手和脚都可以在照片上清楚地看见。

胎儿的人类特征更加明显，颈部延长使头和躯干保持了一定距离。头部仍占到整个身长的一半。胎儿的身长可以通过超声波图中的头部到臀部的距离来测量。这称为臀顶径测量。头围也要测量，称为双顶径，表示头部两侧顶骨间的距离。

颈部继续发育，同时四肢的所有关节都已形成，胎儿可以做一些简单的动作。成熟的膈肌可以完成呼吸动作。消化道的情况，十二指肠纵向张开，同时小肠开始旋转并重新进入腹腔。胎儿口腔的硬腭已经形成，相对较大的舌头可以使羊水在呼吸的过程中通过鼻腔而不是口腔。

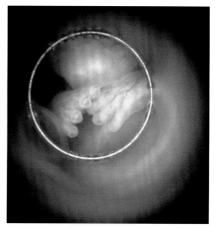

内镜图像由一根进入子宫的细管拍摄，显示胎儿的手挡在脸前。

思考

颈部扫描

在妊娠的11～14周，您会接受一项颈部扫描（见143页）。这是唐氏综合征的评估试验，通过颈部后方皮褶的厚度来确定是否有液体的积聚。

颈部扫描的准确度是80%，如果同时进行血液检测（见142页），准确度提高到85%～90%，如果测量鼻骨，准确度会达到95%。

若结果提示存在高风险因素，会进行下一步的检查（见152、153页）。

关注双胞胎

双份的麻烦

如果您怀有不止一胎，体征会有所不同。好消息是：如果症状很严重通常提示胎儿的状况良好。

在妊娠的头3个月，您的心脏需要更努力地工作，以提供全身的血液，这会导致疲劳感。

恶心和呕吐会比单胎孕妇更严重。

如果您感到不适，向医生描述您的症状，但要记住，这些并不说明存在任何严重的问题。怀有双胎意味着您需要更早并且更多地进行产前会面和扫描。您会被介绍给一位妇产科医师或者多胎妊娠门诊。

最初3个月

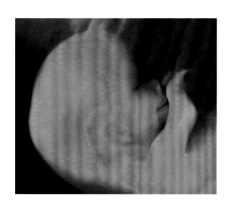

离预产期还有 *205* 天

宝宝今天的样子

外耳在移向其最终位置时更加清晰可见。眼睛也更加接近于其在面部的正常位置，同时颈部继续伸长。胎儿的手经常接触嘴，这会促进重要的反射机制的形成。

牙龈和牙齿的健康在妊娠期很关键，所以刷牙要彻底，并且定期看口腔门诊。

关注牙齿和牙龈的情况。孕激素的升高会使牙龈变软，所以更容易出血和发生感染。不幸的是，早产和牙龈疾病存在某种联系。引起牙周炎的细菌会释放毒素进入母体血液，到达胎盘后会影响胎儿的发育。感染还会引起炎性介质的释放，从而导致宫颈扩张和引发宫缩。

在整个妊娠期以及婴儿一岁之前，国家健康服务系统（NHS）会保证您免费接受口腔治疗。妊娠期间，局部麻醉是安全的。如果需要服用抗生素控制感染，提醒医生您是孕妇，从而保证处方上的药物在妊娠期是安全的。

如果牙医需要您拍摄口腔平片，会有铅袍来保护胎儿。

保证经常清洁牙齿，要比平时更加注意这一点。正确使用牙线，这可以减少肠道感染的机会。

咨询医生

自从怀孕后，为什么白带增加了？

妊娠期，阴道的肌层增厚，上皮细胞增生，这是对雌激素的反应。这些变化有利于阴道为分娩做好准备。作为负效应，细胞的增生会导致阴道渗液增多，成为白带增多。

如果您在阴道部位有痒或者烧灼感，同时渗出液不是奶油色或者白色，而且有异味，那么医生会做一个阴道拭子检查来排除感染。

有些感染会产生异样排出物，这很常见，且易于处理。这些不会影响正常的怀孕进程，但不要服用口服药物。

事实

根据一项美国的研究，平均来说，有一个孩子的母亲会掉落2~3颗牙齿，而有四个甚至更多孩子的母亲会掉落4~8颗牙。

所以常言道"一个孩子一颗牙"，这是有一定科学根据的。毫无疑问，激素水平的变化会导致牙龈疾病更容易发生（见上文）。

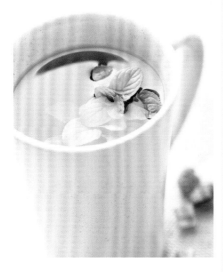

这是您生理周期的10个星期06天

离预产期还有 *204* 天

宝宝今天的样子

这幅胎儿脐带的特写显示了两根缠绕在一起的动脉将静脉血从胎儿送往胎盘，同时，胎盘发出一条静脉将动脉血送至胎儿。

您是否不愿意进行性生活，或者注意到性欲的变化了吗？不同女性之间有很大差别。

咨询营养师

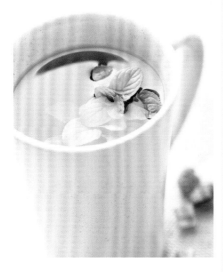

饮用中药茶安全吗？

中药茶不含咖啡因，但仅限于水果茶，以及生姜、桂皮和菊花茶。不要饮用山梅叶茶和成分复杂的中药，比如马鞭草等，因高剂量时会刺激尿道，最好在妊娠后几周和分娩时饮用。有些茶含有对妊娠影响不明的成分。红茶和绿茶通常含有咖啡因，除非包装上有特殊说明。

将为人父母会让夫妻关系变得更亲密，但并不是指身体方面。一部分女性在妊娠期间会性欲高涨，这会让她的丈夫感到惊讶，但大多数女性会发现妊娠初期的几周根本没有性欲。

在头3个月，女性被疲劳和恶心所困扰，不愿进行性生活。若是这种情况，要向您的配偶解释，以免他感到被拒绝。

试着发现其他保持彼此身体接触的方法：虽然没有性生活，也许还可以享受前戏的乐趣。如果这也行不通，那么至少保持互相关爱。

也许您的配偶是对性生活存有疑虑的一方。许多男性会担心伤害到胎儿，其实这种情况不太可能发生。

记住，妊娠期间如果您想，那么继续性生活是安全的，除非医生曾建议您避免进行。

关注您的身体

蜘蛛痣

蜘蛛痣（蜘蛛状静脉）是指皮下呈发射状分布的细小红色血管。这是由妊娠期间升高的雌激素导致的。通常会出现在面部、上胸部、颈部和四肢。一般在分娩后消失。蜘蛛痣不必引起您的担心，化妆掩饰一下即可。

下列方法可以缓解蜘蛛痣：

· 提高维生素C的摄入量，它可以保护静脉和毛细血管。

· 不要跷腿，这会使其加重。

· 经常锻炼，保持循环通畅。

· 不要久站或者久坐，坐下时可以抬高脚。

· 不吃辛辣食物，一些女性发现这可以减轻蜘蛛痣。

如果您突然发现多量的血管破损出现在皮肤上，联系助产士或者医生。

最初3个月

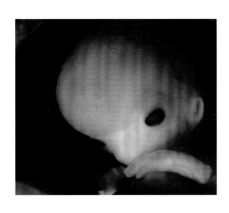

离预产期还有 *203* 天

宝宝今天的样子

胎儿的手经常离面部很近，同时颈部继续伸长，这会使手远离面部，还使头部的左右运动成为可能。胎儿的耳朵和眼睛可以在这幅照片上清楚地看到。

胎儿的视觉、听觉和味觉器官迅速发育，而且他开始来回活动了。

富含营养的冰沙

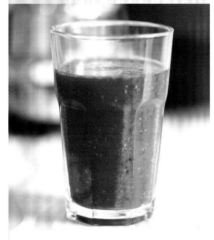

冰沙是保持水分同时获得营养的好方法。制作冰沙的基本原料包括冷冻的水果，比如一个香蕉、冰激凌或者酸奶，加入果汁搅拌。

下面是一些不错的选择：

草莓和香蕉，将草莓、香蕉冷冻，加入香草冰激凌和橙汁。覆盆子和橙子，冷冻的覆盆子和橙子丁，脱脂香草冰激凌和橙汁。蓝莓和香蕉，冰冻的蓝莓、香蕉，脱脂香草酸奶和橙汁。

胎儿会非常依赖于他对子宫环境（出生之前）的感知，目前是感觉发育的关键阶段。

耳继续向上移动到最终的位置，但目前胎儿还听不到声音。听觉需要中耳和内耳的成熟以及内耳与脑之间神经的联通。尽管如此，听觉是最早发育的感觉，可以通过胎儿是否对子宫中的声波有所反应来测试。判断味觉是否成熟就比较困难，但味蕾已经

咨询医生

我在锻炼之后会有出血的现象，我该为此而担心吗？

如果你在锻炼时出现阴道出血的现象，不管是否伴随有痉挛，都应立即停止，并向医生寻求专业建议。因为一般情况下，运动并非是出血的主要原因。在继续进行运动之前，你的身体需要被好好检查一番。

出现在舌头上。

胎儿拥有晶状体和早期的视网膜，尽管眼睑睁开，但仍无法看到任何光线。晶状体仍是固态，而且视神经对来自视网膜的信号未产生反应。

胎儿的活动更加频繁，虽然胎儿很活跃，但由于其体重尚轻，所以您对他的脚踢还没有感觉。但在两个月之内就可以察觉到脚踢了。

胎儿的实际大小

在11周时，胎儿从头部到臀部的尺寸为5厘米。

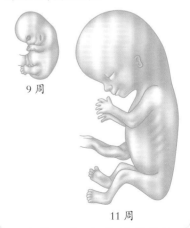

9 周

11 周

孕期第12周

头3个月要结束了，这是个重要的里程碑。

打哈欠，手舞足蹈，胎儿在不停地活动，在扫描中您可以清楚地看到这些现象。大多数女性在这一周进行第一次扫描，这是头3个月里让人激动的事件之一。直到现在，您可能一直将怀孕的消息保密。但在完成扫描之后，您会非常确定，然后自豪地宣布怀孕的消息，尤其是拿着扫描图像来证明，这是真的!

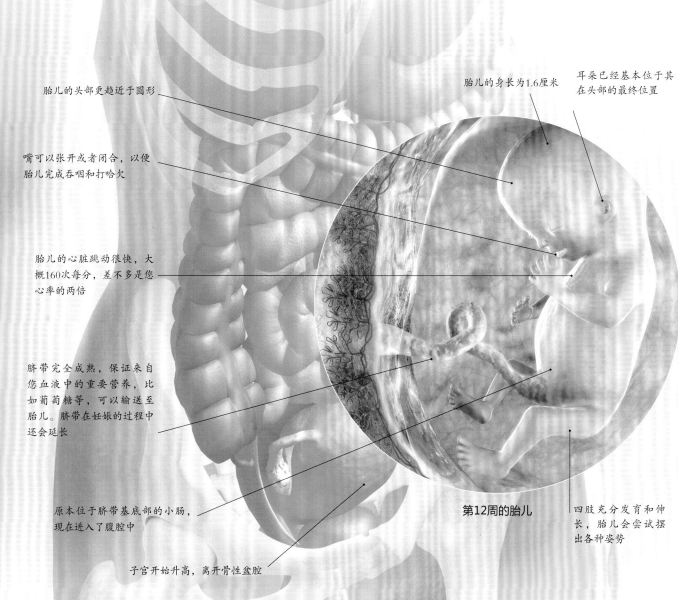

胎儿的头部更趋近于圆形

嘴可以张开或者闭合，以便胎儿完成吞咽和打哈欠

胎儿的心脏跳动很快，大概160次每分，差不多是您心率的两倍

脐带完全成熟，保证来自您血液中的重要营养，比如葡萄糖等，可以输送至胎儿。脐带在妊娠的过程中还会延长

原本位于脐带基底部的小肠，现在进入了腹腔中

子宫开始升高，离开骨性盆腔

胎儿的身长为1.6厘米

耳朵已经基本位于其在头部的最终位置

第12周的胎儿

四肢充分发育和伸长，胎儿会尝试摆出各种姿势

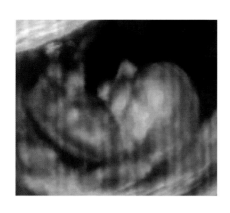

离预产期还有 *202* 天

宝宝今天的样子

虽然扫描上显示胎儿靠背部躺着，但由于羊膜腔中液体的存在，他处于漂浮的状态，可以自由地在子宫中活动。

在这头3个月的最后一周，您将会进行第一次扫描，并且第一次看到您的孩子。

这是您和配偶的一个里程碑。您将预约进行扫描，并第一次见到胎儿，这会让您感觉和孩子很亲近。对女性来讲，在超声中看到孩子的样子的时候，才认识到自己真的怀孕了。

在这次扫描中，助产士将会测量胎儿的身长，用以计算妊娠周数。在过去的12周内，大多数胎儿的生长速度是相同的，所以无关您和配偶的身高，您的胎儿和这一阶段的其他胎儿的大小都一样。

根据末次月经来计算预产期通常不太准确，尤其当您的月经周期较长而且不规律时。预约扫描可以更准确地计算预产期，但也并不是完全准确，很少有女性正好在预产期那天分娩。

关注父亲

这是真的!

作为未来的父亲，第一次扫描会让您感到兴奋，但也会有担心。通常，您和配偶都会担心胎儿的情况，并希望被单独告知胎儿一切正常。

第一次扫描有很多专业问题，比如测量心跳和身长，也会带来心情的变化。扫描让您第一次真实地看到了这个新生命，看到他手舞足蹈，尽管您的配偶还无法察觉这一切。

也许，对男性来讲，第一次扫描的震撼来自胎儿真实存在的确切证据。您的配偶会更加接受妊娠的事实，因为胎儿已在她的体内，而对您来讲，扫描会让您感到特别真切，您甚至会被自己的情绪反应吓到。

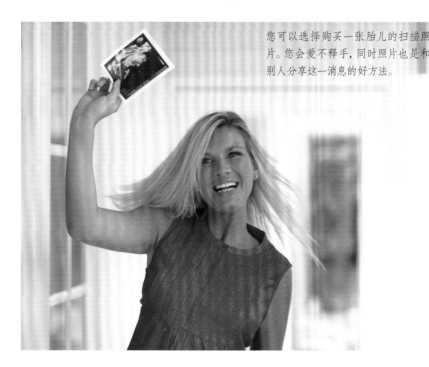

您可以选择购买一张胎儿的扫描照片。您会爱不释手，同时照片也是和别人分享这一消息的好方法。

超声扫描

超声扫描可以估算妊娠的周数，大概有5～7天的误差。精确地估算预产期可以帮助合理安排之后的产前检查。

扫描图

超声扫描可以帮助确定胎龄。由于月经周期不规律，或者刚刚停止避孕，比如口服避孕药等，您可能对末次月经的日期不是很清楚，这时扫描的益处就更多。在这一时期，可以通过扫描来测量胎儿的臀顶径，同时可以确定预产期和筛查试验以及诊断试验的日期，这可以避免胎儿发育不良的误诊。如果扫描所确定的预产期和根据末次月经计算的结果有5～7天以上的误差，那么以扫描结果为准。

如果您存在出血或者疼痛，在10周以前可能就会进行扫描，以排除流产和宫外孕的可能性。

扫描的过程

在超声扫描中，高频声波通过一个叫变频器的探头穿过您的腹部。当声波遇到组织，就产生电脑图像，并呈现在超声屏幕上。

在扫描前，您可能需要喝很多水，从而使子宫升高，以便获得清晰的图像。扫描技师会在您的腹壁上涂抹一些冷凝胶，以增加接触面积，然后来回移动探头。

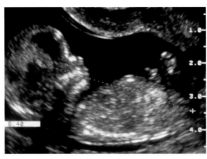

在12周时，胎儿已经具备了人类的外形。前额、眼窝和鼻子的外形都可以看到。

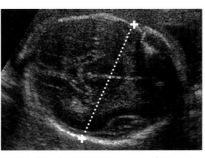

测量头部的直径（双顶径），可以有助于估计孕周数和胎儿的发育情况。

扫描的作用

通过扫描可以看到什么

除了确定孕周，扫描还可以提供其他一些信息。

扫描可以确定是单胎还是多胎。发现子宫畸形，比如双子宫，但这很少见，还可以发现子宫肌瘤（良性肿瘤）。

扫描可以发现卵巢囊（妊娠黄体），这是产生卵子的地方。这在前三周是正常现象。

胎儿畸形　一般在20周左右被诊断，这时可以清楚地看到胎儿的器官。

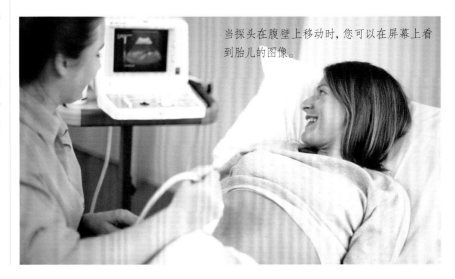

当探头在腹壁上移动时，您可以在屏幕上看到胎儿的图像。

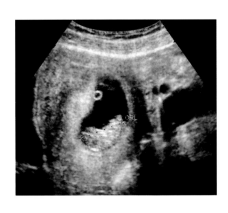

离预产期还有 *201* 天

宝宝今天的样子

在图像的十二点钟方向是卵黄囊，左侧子宫壁上增厚的地方是胎盘。胎儿位于子宫的下部，并呈卧位。

超声扫描是了解胎儿发育状况和对其进行全面检查的好机会。

在扫描中，孕周可以通过胎儿的身长来计算，因为他正处于并将保持弯曲的状态。这个长度叫作臀顶径（CRL）。

由于胎儿可以伸背、仰头，在特定的姿势下才可以测量身长，这会花您一段时间。这个测量会估算分娩的日期，其结果可能与您自己所计算的预产期有所出入。

第一次扫描可以看到胎儿全部的四肢，胎儿的手和脚、脊柱、大脑的侧面像、充满液体的胃和膀胱。这时胎儿的肾脏开始产生少量稀薄的尿液，将膀胱慢慢充盈。

事实

超声扫描只是一种推算。正好在预产期那天分娩的概率只有5%左右。

所以将预产期记在心里，但别指望胎儿会严格遵守时间。

咨询助产士

我的妊娠反应很少，感觉如同胎儿不像是自己的一样，我应该怎么放松并且享受怀孕的过程呢？

不是所有的女性都能很好地适应妊娠，一些人困扰于妊娠反应，并担心体重的增加会使情况失去控制。最佳的应对方法是接受这些变化，加强锻炼，关注身体的变化，尤其是身体内部正发生的改变。我们在生活中总是花大量的时间来了解周围的环境，却常常忽视了自己身体的情况。

每天花几分钟练习深呼吸，放松身体，可以学习妊娠瑜伽和一些调节方法（右图）。

妊娠期间身体发生的急剧变化可以体现为您的情绪波动。某些日子，您可能会对即将为人父母的情况感到兴奋和骄傲，另一些日子会感到压力很大，很焦虑。

也许九个月的妊娠是为了让我们接受即将成为父母这一事实，给我们时间调整情绪，准备孩子的降生。所以请尽量放松，如果您的焦虑很严重，可以和助产士或者医生谈谈。

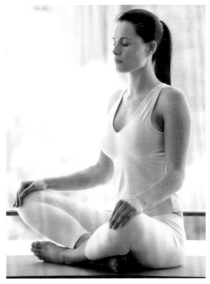

简单的瑜伽姿势可以让您的身心完全放松。可以考虑加入一个妊娠瑜伽学习班，从中您可以有很多收获，还能认识其他的准妈妈。

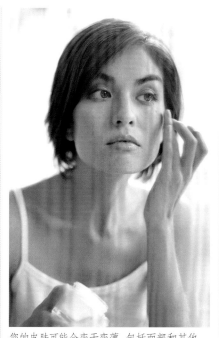

离预产期还有 *200* 天

宝宝今天的样子

胎儿漂浮在羊水中，四肢发育更加健全，可以完成所有的动作。上下唇和手指都已经独立，以便形成刺激触觉。

您的皮肤是否又回到青春期那种经常起痘的状态？不要担心，这还是激素的作用，都会过去。

妊娠期间皮肤的状况会发生改变。一些女性发现她们出现了色斑和痘痘，这是高水平的雌激素导致的。还有，您的皮肤也许会干燥，这也是由于激素的作用。腹部皮肤的干燥会更加严重，由于腹壁的膨出会拉伸皮肤。

雀斑和痣的颜色会加深。您可能会注意到在胸部和腿部出现了细小的血丝，这称为蜘蛛痣，是由于皮肤增加的血供造成了皮肤血管扩张，从而变得明显。

其他女性会发现高水平的孕激素让她们的皮肤比怀孕前变得更好。孕期的"光泽"是由于增多的血供让你的脸色看起来红润健康。

您的皮肤可能会变干变薄，包括面部和其他部位的皮肤。使用合适的润肤霜会有帮助。

咨询助产士

自从第一次扫描后，我的配偶就表现出过度的关心，这正常吗？

您的配偶已经意识到自己对胎儿的责任和感情，并通过关心您来表现。如果您认为这种宠爱有些过度，您可以和他谈谈如何采取其他的方式让他参与到妊娠的事务中来。包容他的参与和激情，这是加深彼此关系的好机会，同时也为日后成为父母做准备。

思考

告诉您的老板

一旦老板知晓怀孕的消息，劳动法对您的保护就会生效，所以尽早地告诉老板是个好主意。大多数准父母会等到12周再宣布，因为此时流产的可能性大大降低了。

建议您以书面的形式通知老板，包括预产期等详细信息在内。

老板会对您工作环境的危险因素进行评估。任何危险都应该避免，如果无法避免，则需要调整您的工作岗位。

您可以协商何时开始休产假、何时有带薪假期，以及其他的要求。如果由于疾病等因素而发生早产，所有的计划需要提前，您可以临时通知老板行程的改变。

您的雇主应当尊重您的隐私权。如果您希望将消息保密，告诉雇主您的想法。

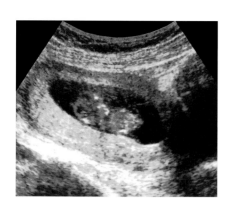

这是您生理周期的11个星期04天

离预产期还有 *199* 天

宝宝今天的样子

在这幅彩色超声图中可以看到胎儿位于子宫中。在这一阶段，胎儿的大小约为6厘米，重约10克。

在12周左右，助产士可以通过听诊器听到胎儿的心跳。

这一时期，胎儿的心率为每分钟120～160次，大概是您心率的两倍。心脏以及其内部的电传导系统已经完备，但外部的神经支配还未成熟。神经支配对心率的影响会随着妊娠的继续发展而慢慢显现。

胎儿的心脏太小，不能输出足够的血液，由于脉搏输出量不能提高（我们可以），所以只能加快心率。

腹腔已经有足够的空间来容纳小肠。之前，他们突出在胎儿的身体之外，而现在都回到了腹腔中。由于在体外时就已经开始旋转，肠道在腹腔内完成了最后的旋转过程。

一旦进入腹腔，肠道的位置就固定下来，随着管道成为空心，直径有所增加。

关注双胞胎

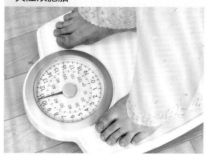

养育两个孩子？

如果您怀有双胎，您的体重现在就可能开始增加了大约5千克。早期的体重增加是个好消息，尤其对您来说，因为现在是胎儿器官发育的关键阶段。作为一个粗略的指导，推荐的体重增加是：

双胞胎，增重总量为16～20千克，在24周时为11千克，然后逐周增加直到分娩。

三胞胎，增重总量为23～27千克，在24周时为16千克，然后逐周增加直到分娩。

四胞胎，增重总量为16～20千克，最好在24周前完成增重。

吸烟的真相

如果您是刚刚戒烟，最好彻底戒掉，不要继续吸烟。许多吸烟并不多的人，吸气时很深，这会造成更多的危害。以下是吸烟对胎儿的危害：

·二氧化碳、尼古丁和其他被吸入的物质会通过肺进入血液，从而通过胎盘。

·尼古丁可以加快胎儿缺氧时的心率，从而影响其发育。

·吸烟增加流产、早产和低体重胎儿的概率，暴露于烟草化学物质

会让您的胎儿在出生后更容易罹患哮喘和胸腔感染，甚至会严重到必须住院治疗。

·吸烟还会增加婴儿猝死的概率，若您的父母也吸烟，劝他们也戒掉。

·如果您和吸烟者住在一起，您会通过周围的空气吸入上千种有害的致癌物质。

·几项研究表明，被动吸烟可以危害胎儿的健康，增加流产和早产的发生率。

筛查试验

前3个月的选择性常规筛查试验可以评估胎儿染色体异常的风险，比如唐氏综合征。如果风险很高，会对您进行诊断试验（见152、153页），以得到确定结果。

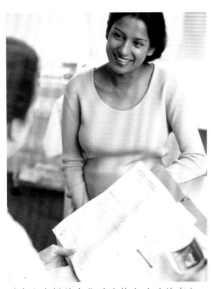

助产士会提前和您讨论筛查试验的事宜，以便您对此知情。

筛查哪些疾病

除了唐氏综合征以外，还评估染色体畸形，例如13三体综合征和18三体综合征。患有这些疾病的孩子会有严重的身体和智力缺陷，甚至比唐氏综合征更为严重，一般不会活过一岁。这些疾病很少见，大约万分之一的出生婴儿会患13三体综合征，六千分之一的出生婴儿会患18三体综合征，而唐氏综合征在800例出生婴儿中就有一例。

组合检查

推荐对唐氏综合征进行组合检查，在11～14周进行。推荐组合检查的原因是它具有很高的准确性，而且结果很快就能看到。

检查包括母亲血液的检测和胎儿的超声扫描。扫描测量胎儿头部后方的皮褶厚度（下方的表格）。血液检测两种化学物质的水平：包括妊娠相关血清蛋白A（PAPP-A）和人类绒毛膜促性腺素（HCG）。血液检测的结果结合您的年龄和颈部的扫描，将会得出胎儿患病的概率。

如果在扫描之前就做了血液检测，那么在完成扫描时您就会得到相关结果。如果在扫描时抽血化验，几天后才会得到结果。结合您的年龄，胎儿患病的概率可能会增加、减小，或者不变。

复合检查

这项检查分为两个阶段，利用您在头3个月和随后的3个月内一系列的检查结果来进行。您的年龄也会被考虑进去。在头3个月，12周的时候检查PAPP-A，同时进行颈部扫描。在15～20周时，再检测血液中HCG、甲胎蛋白（AFP）、抑素A和雌三醇的含量。这是最精确的复合检查，但弊端是必须等到第2个3个月的末尾才能得到结果，并不作为常规检查。

了解你所做的检查

筛查试验的准确性

随着筛查试验被广泛应用，对唐氏综合征的探测准确率也大为提高，而在过去的很长一段时间里，对这一疾病的判断仅以母体的年龄作为唯一的根据。筛查试验的目的是提高唐氏综合征的探测准确率，降低"假阳性"概率。所谓假阳性，是指筛查试验显示很可能患有唐氏综合征，但接下来的诊断试验却排除了这一可能性。降低假阳性概率，可以使孕妇避免一些不必要的检查。

检查	时间（周）	探测准确率	假阳性概率
组合检查	11~14	85%	5%
综合检查	11~13/15~22	85%	1%
四联筛查	15~22	76%	5%
三联筛查	16~18	69%	5%

三重检查和四重检查

如果您的医院不提供颈部扫描，可以用三重检查和四重检查来代替。这些检查在第2个3个月进行，通过血液检测的结果评估患唐氏综合征的危险。三重检查在13～22周进行，检测项目包括：HCG、甲胎蛋白、雌三醇。四重检查在第15～22周进行，检测项目比三重检查增加了抑素A一项。

筛查结果阳性

重要的是记住，阳性并不代表胎儿一定患有唐氏综合征。比如有1%的概率患病，那么结果就会显示阳性。所以有99%的可能性，您的胎儿没有患病。咨询助产士、医生或者遗传学顾问会帮您理解实际的危险性，并决定是否做诊断检查，比如羊水穿刺。诊断试验有造成流产的可能性，实施之前您需要考虑风险。

一些专家建议女性享受自然妊娠和分娩的过程，如果确定胎儿患有唐氏综合征，再试着接受现实。所以建议别做诊断试验来决定是否继续妊娠。

如果您的阳性筛查结果是关于其他更严重的一些疾病，比如13或者18三体综合征，医生会和您讨论患有这些疾病的孩子的未来的情况，通常生存期不超过一年，有时甚至死于出生后第一周，了解这些会有助于您做决定。某些情况下，这类疾病会和超声检查所见（见138页）的异常存在联系，这些异常再加上阳性的结果就基

颈项透明层检查

颈项透明层检查是超声检查的一种，一般在11~14周之间进行。用以检测您的宝宝是否可能患有唐氏综合征。在这项检测中，声谱仪会测量到胎儿脖子后部（通常称之为颈褶）所积聚液体的深度，若测量到的指数较高，说明积聚液体较多，这是可能患有唐氏综合征的表征。而后这一检测结果会与血液检测结果结合，并加入关于孕妇年龄的综合考量，最后显示出胎儿患有唐氏综合征的可能性。如果综合考量比高于1/250，那么您需要接受诊断检查，如羊膜穿刺、绒毛膜活检，以得出确切结果（见152页）。

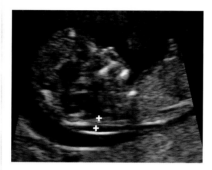 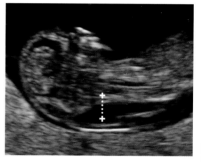

这张扫描图显示，颈褶处液体层较浅，患有唐氏综合征的可能性较低。

这张图中，液体层较深，患有唐氏综合征的可能性较高。

本可以确定诊断。然而，许多女性在决定是否终止妊娠之前会选择进行诊断试验。

进一步筛查

另一种选择是接受更专门的超声扫描，大约在第17～22周进行，来发现唐氏综合征。如果超声没有提示唐氏综合征，胎儿患病的概率会下降。尽管如此，这项检查并不比其他超声扫描更加准确，所以只有在您十分反对诊断试验，并且不愿接受确诊的情况下才有必要进行这次扫描。

我应该做诊断检查吗?

决定是否进行遗传学，或者诊断性检查（见152、153页）取决于您自己。可能影响您做决定的因素有下列几项：

焦虑的程度 不知道确定的结果，这会对您妊娠期的生活造成多大的影响。

恐惧 您会对流产存有恐惧。

检查之后的决定 如果您确定了胎儿患有唐氏综合征，或者其他疾病，例如18三体综合征等，您会作出怎样的决定。

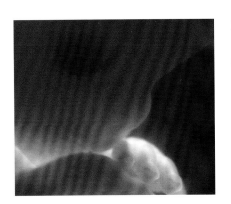

离预产期还有 *198* 天

宝宝今天的样子

在这一时期，眼睛还不处于其最终位置，它仍是面部最重要的器官。眼睛在眼睑的保护下，目前对光线还没有反应。

这一周将进行第一次超声扫描，并且流产的可能性已经大大下降，这意味着您可以松一口气了。

这对您来说是个好消息，尤其是从怀孕第一天就开始担心的女性。随着妊娠的继续，流产的可能性开始下降，在12周结束的时候，其概率已经低于1%。

进入第二个三月后，您会感觉好一些，在过去那些糟糕时光中，您学到了很多知识，这也有助于您的放松。如果您曾对怀孕的消息保密，那么现在可以大胆地宣布了。

关注安全

安全扫描

超声扫描的应用已经有很多年，而且被证实是安全的。产前接受超声检查的胎儿并未发现存在语言、听力、视觉障碍，在学校的表现和罹患癌症的危险也没有增加。尽管如此，超声检查也只在必要时进行。

事实

医学超声从1960年就开始使用了。

超声的基本原理，即高频超声发生器在1880年的法国就已经被发明。20世纪的早期，超声是一种治疗手段，而在1940年以后才成为诊断工具。

咨询营养师

我很爱吃甜食。怀孕以后可以继续吗？

偶尔享用一些甜饼和巧克力是可以的，深加工的食品常常含有很多脂肪和糖类，却没什么营养，所以应该吃一些健康的甜食而不是零食，比如新鲜水果。

一定要查看食物的标签，选用那些含有较少糖分和脂肪的食物。就像精心考虑如何喂养您的孩子一样，您也要在孕期照顾好自己的健康。

改善爱吃甜食的习惯的一个好方法是定时进餐。这会帮助您稳定血糖水平，减少对甜食的依赖。不要持续三个小时以上不吃东西，而且，如果您感到饥饿，在两餐间吃一些健康的零食，比如鸡肉汉堡、低脂奶酪、麦芽面包，这些可以是新鲜的，可以是罐装的，或者干燥的，比如葡萄干和杏仁。

一天尽量喝两升水，因为有时候饥饿感来源于脱水。喝一两杯水，然后您就不会想吃零食了。

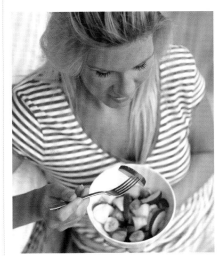

用水果来满足吃甜食的欲望是可行的。您会发现，吃水果比吃甜食的感觉好多了。

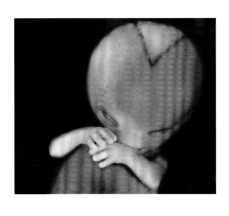

这是您生理周期的11个星期06天

离预产期还有 *197* 天

宝宝今天的样子

头颅前部的骨骼继续扩张，开始包绕头部、保护里面柔软的脑组织。颅骨之间柔软的部分（位于中央）将在妊娠后期，以及分娩之后仍存在一段时间。

如果您在爬楼梯时感觉呼吸困难，记住这是妊娠的正常反应。

在头3个月的末尾，您感觉有些憋气是正常现象。这是因为心脏和肺需要更努力地工作以满足身体变化的需要，从而保障胎儿的发育。

妊娠期间您的需氧量会提高20%，一部分送往胎盘和胎儿，其他的送往身体的各个器官。为了得到足够的氧气，您的呼吸会加快加深，于是会有气短的感觉，尤其在运动后甚至会出现过度气急。

随着妊娠的继续，气短和感觉氧气不够的情况还会存在，甚至会加重。由于胎儿的生长，子宫会上升，腹部的器官会移位从而腾出空间。这会压迫膈肌，从而使深呼吸变得困难，为了获取足够的氧气，您会加快呼吸频率。雌激素也会对呼吸的频率造成影响。如果您对呼吸困难还有任何疑虑，马上求助于助产士或者医生。

关注健康

感觉好些了吗？

在头3个月的末尾，许多早期的妊娠症状会消失。

恶心会开始减轻，没有晨起时的恶心感，您会轻松许多。食欲有所恢复，您不再担心胎儿的营养是否充足，这些都是经常呕吐的孕妇所一直担心的。如果还是恶心，不要担心，一部分女性的恶心会持续比较长的时间（见159页）。

您不再那么频繁地排尿了，如果您曾在卫生间中度过了很多糟糕的时光，这可是个好消息。这是由于子宫进入腹腔后对膀胱的压迫减轻了。

前几个月中的疲劳感也有所减轻，妊娠期间的放松会改善您的睡眠。

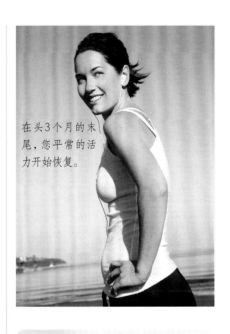

在头3个月的末尾，您平常的活力开始恢复。

咨询助产士

我从A罩杯变为了D罩杯，这种变化是永久性的吗？

大多数女性都会有罩杯提升的经历，但一般不会有如此大的变化。雌激素造成了脂肪在胸部的沉积，在分娩后泌乳时还会继续增大，但停止哺乳后会有缩小。

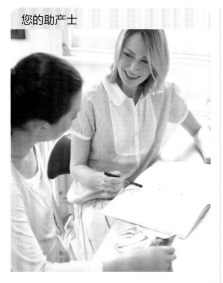

这是您生理周期的12个星期

离预产期还有 *196* 天

宝宝今天的样子

这幅图显示双腿交叉，手臂伸展。在这一阶段，脐带又短又粗，但是随着胎儿的发育，脐带会变细，并且开始缠绕。

您已经到了头3个月的末尾，孩子从一团细胞发育成了胎儿。

您的助产士

大多数女性会和助产士相处得很愉快，这会是个令人振奋的消息，会给您带来很多安慰和支持。

对助产士保持真诚很重要。像许多女性一样，您可能不愿意表现出担心，也不愿承认一些不良习惯，一般是因为不好意思。很可能助产士曾听说过类似的情况，所以她可以提供帮助和一些建议。

您肚子里神奇的小生命已经可以完成很多动作，包括张嘴、打哈欠、打嗝以及吞咽。吞咽动作要比吮吸动作出现得早。胎儿已经开始吞咽羊水，但是更加复杂的吮吸反射要在第18～20周才开始形成。吞咽可以促进胎儿肠道的发育。羊水会进入胃而不是肺，这是由于声带的保护以及肺内较高的压力所致。当胎儿的肾脏开始成熟后，羊水会以尿素的形式排出体外。

在流经胃之后，羊水会进入小肠。小肠壁的肌肉层已经开始形成，但还未开始节律的收缩来将液体沿消化道推进。消化道的基本结构在20周左右大致形成，多种消化酶将进入消化道，但目前其作用主要是帮助消化道的发育，而不是对营养的分解消化。

胎儿需要稳定的血糖供应，然后以糖原的形式储存在肝脏。在出生时，相对来说，胎儿肝脏储存的糖原量要远远超过成人。

母体的血糖水平由胰腺分泌的胰岛素来调控。胎盘对血糖的通过缺少有效的限制。这意味着，如果您的血糖过高，比如患有糖尿病，胎儿的血糖也会升高。为了维持正常血糖水平，胎儿将分泌胰岛素，这会导致脂肪的沉积和胎重的增加。

胎儿的实际大小

12周时您的宝宝的头部到臀部的长度是6.1厘米。

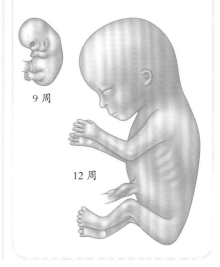

9 周

12 周

146

胎儿的所有器官，四肢，面部特征都已成形，但头部还是很大。他的嘴可以自由张闭，眼睛在闭合的眼睑后面继续发育。

欢迎您进入怀孕的第2个3个月

| 周 | 13 | 14 | 15 | 16 | 17 | 18 |

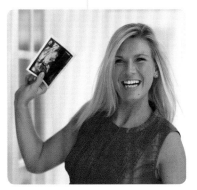

在最初的3个月内保密，现在您可能希望告诉人们这个好消息。

可以看到妊娠膨出的腹部，您的腰围消失，除了感觉怀孕外，您看起来也像个孕妇了。

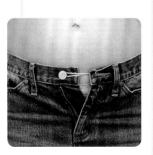

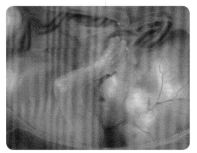

在第16周，您的胎儿有了明确的人类外形。身体和四肢继续生长，半透明的皮肤下可以看到红色的血管。

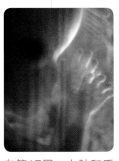

在第17周，上肢和手都发育良好，手指可以自由活动，并且可以抓紧。

在第3个月的时候，妊娠的体形开始显现，在第5个月的时候，就非常明显了。

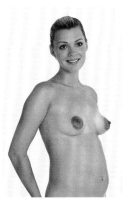

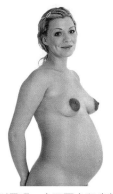

孕中期　由于您的妊娠体形显现，由于恶心和疲劳感的改善，您的体力会有所恢复。

看起来不错　在这3个月的末尾，由于胎儿的持续生长，您具有了明显的孕妇体态。

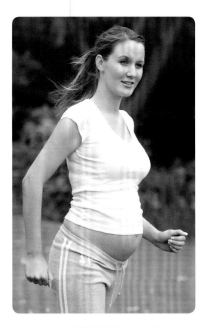

充满活力　妊娠期间坚持锻炼会给您和胎儿带来益处，并为以后的几个月以及分娩做好准备。

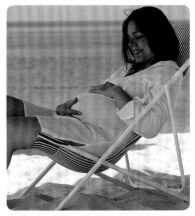

休假时间　孕中期您的激素水平稳定，体力恢复，而离分娩还有很长的时间，这时是度假的好时机。

事实和数据　有节律的运动，比如走路，可以让子宫中的胎儿入睡。

由于身体发生的明显变化和对胎儿活动的感知，妊娠显得更加"真实"。

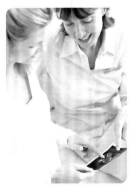

第20周时的扫描　胎儿的主要生命器官已经看见，扫描会对其进行仔细检查以确保它们都发育正常。

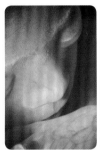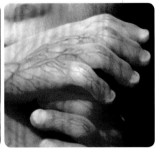

在第23周　胎儿的面部特征变得明显，包括睫毛和眉毛。同时，指甲也开始生长。

事实和数据　在第21周，胎儿身长约25厘米。

声音洪亮而清晰　在第24周，胎儿已经可以感受到外部的声音，并且熟悉您的嗓音。

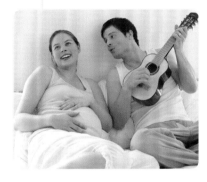

锻炼课程　产前训练班会根据您的需要而调整，这也是结识其他准妈妈的好机会。

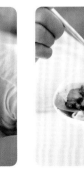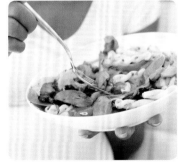

第一次紧张和兴奋　随着胎儿的运动不断增多增强，您的配偶也开始感受怀孕的经历。

营养餐　丰富的蔬菜会给您和胎儿的健康带来益处。

活跃的胎儿　有着羊水的包围和缓冲，胎儿可以自由地在子宫中活动，而不会受伤。

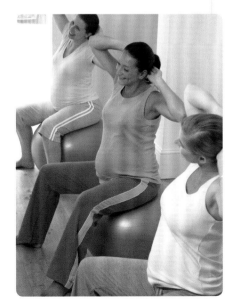

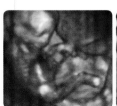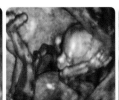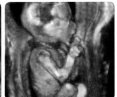

孕期第13周

当您进入第2个3月，您的身体会趋于稳定。

　　对多数女性来讲，所有妊娠早期的不适会在这3个月消失。造成恶心症状的高水平妊娠激素正在下降，疲劳感也会慢慢消失。这时，您的胎儿在羊水中悠闲地漂浮。随着他的生长，羊膜腔也会增大，以提供胎儿踢腿和伸展的空间。胎儿的大脑正迅速发育。

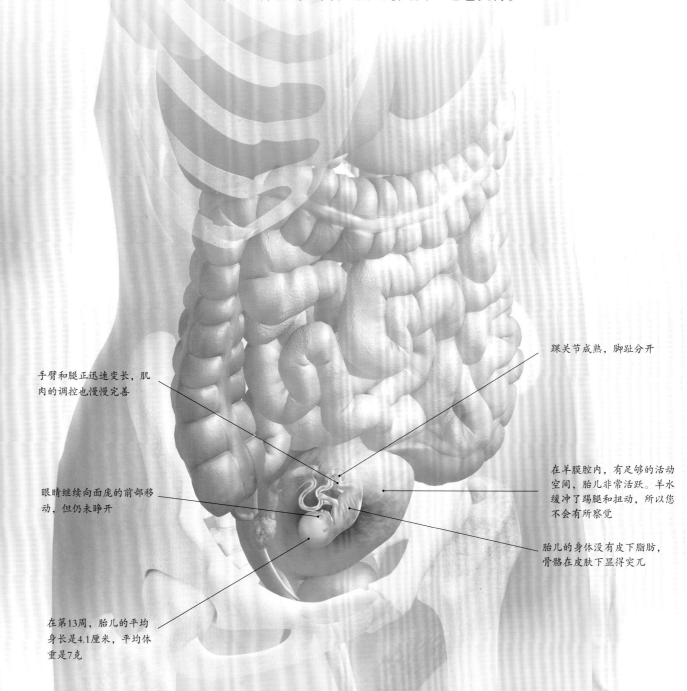

踝关节成熟，脚趾分开

手臂和腿正迅速变长，肌肉的调控也慢慢完善

在羊膜腔内，有足够的活动空间，胎儿非常活跃。羊水缓冲了踢腿和扭动，所以您不会有所察觉

眼睛继续向面庞的前部移动，但仍未睁开

胎儿的身体没有皮下脂肪，骨骼在皮肤下显得突兀

在第13周，胎儿的平均身长是4.1厘米，平均体重是7克

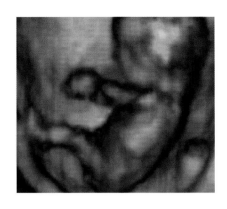

离预产期还有 *195* 天

宝宝今天的样子

这幅三维超声显示手臂和腿已经完全形成，大小和躯干相适应。所有的关节都已形成，可以完成所有的动作。

您已经到了头3个月的末尾，孩子从一团细胞发育成了胎儿。

既然您已经进入第2个3月，而且做了超声扫描，您会希望告诉更多的人您已怀孕的消息。您会对此充满信心，因为12周之后，流产发生的概率已经下降到1%以下。另外，您的肚子开始显现，掩饰妊娠将不再那么容易。

如果您和配偶在过去的3个月内一直保密，此时宣布将会让您感觉轻松，通过分享获得支持。尽管如此，要有心理准备应对人们滔滔不绝地谈论她们怀孕和分娩的经历和各种故事。

有时候，告诉别人您怀孕的消息会很难。对于同样希望怀孕但却未能如愿的朋友，您会对此保持敏感，直接分享喜悦会不太容易实现。这种情况下，当面告诉他们要好于让他们间接得到消息。尽管他们的反应不太尽如人意，而且不想和您讨论有关怀孕的事情，最好给他们一些空间，以便他们能理智面对。记住，他们为您高兴的同时，也许会为自己的遭遇而感到伤心。

思考

第2个3月中的检查

如果您没有做颈部扫描（见143页），这时候会对您进行血液检测以便筛查唐氏综合征。

三重检查会在16～18周进行，项目包括：hCG，甲胎蛋白，雌三醇。

四重检查会在15～22周进行，与三重检查相比较，会增加抑素A的项目。

关注身体

用衣服来掩饰

这一时期，尽管您的衣服已经显得有些紧，您还没有做好穿肥大孕妇装的准备，是发挥创造力的时候了。将扣子与扣眼用橡皮筋绑住，或者直接将塑料条缝在上面。如果配偶比您高大，试着穿上他的衣服：背心、T恤、套衫可以用带子固定后穿着。

看看衣柜里有哪些选择：在妊娠期间会经常穿到那些宽松的衣服，宽大的工作服可以叠在紧身T恤的上面，低腰裤可以正好跨在肚子下面，再配上大号的衬衫。您可能想购买一条孕妇裤，腰围有松紧带的那种。

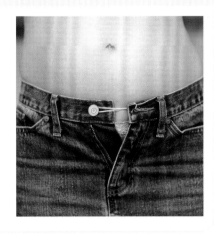

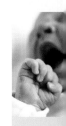

诊断试验

如果唐氏综合征或者其他疾病的筛查试验结果呈阳性，医生会提供您一项诊断试验，可以明确胎儿是否患有某种疾病。

什么是诊断试验?

诊断试验包括胎盘取样，可以是羊水或者胎血。样本会在实验室进行染色体和遗传学检查。两种主要的诊断试验是羊水穿刺和绒毛膜活检。两者都有导致流产的危险。您需要仔细斟酌利弊，然后再做决定。

绒毛膜活检（CVS）

绒毛膜是胎盘的部分组织。由于胎盘发育自受精卵，胎盘细胞的染色体和胎儿的染色体是相同的。在CVS中，胎盘的少量组织被取出，送往实验室以对染色体进行检查唐氏综合征或者其他诸如13、18三体综合征等疾病。CVS通常在10~12.5周进行，得到结果需要7~10天的时间。如果您希望，这项检查还可以确定胎儿的性别。如果您不想知道，那么在检查前请明确声明。对于2%~3%的孕妇来说，由于胎盘的位置的原因，会无法进行CVS，医生会建议您在第16周进行羊水穿刺。

检查是如何进行的

绒毛膜活检

有两种活检方法。经腹穿刺是用一根细针穿过腹膜来收集胎盘组织。经宫颈是指用一根细管插入宫颈。方法的选择取决于胎盘的位置和医生的经验。在操作时，超声的引导可以显示胎盘的位置。

CVS还可以在多胎妊娠中使用，这时候，上述两种方法可能会同时使用。

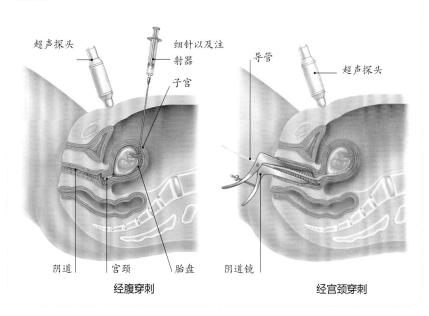

经腹穿刺

超声探头　细针以及注射器　子宫
阴道　宫颈　胎盘

经宫颈穿刺

导管　超声探头
阴道镜

羊膜穿刺

这是最常见的诊断试验，大概在15~19周进行。羊水中含有胎儿的尿液和表皮细胞以及尿道上皮细胞。羊水穿刺会收集其中的细胞成分，然后送往试验室进行培养，以获得足够的细胞来检测胎儿的染色体，从而确定是否存在唐氏综合征。羊水穿刺还可以测到高水平的甲胎蛋白，这意味着胎儿可能患有脊柱裂等疾病。有时，羊膜穿刺会检查出是否存在细菌或者病毒感染，这些感染可能会造成早产（见431页）。

您的感觉

对于细针穿过腹部或者导管进入宫颈的情况，您可能存在恐惧心理。尽管如此，多数女性都不会在操作中感到明显的疼痛。如果是经腹穿刺，

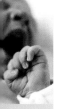

如果在操作中，您出现腹痛、体温超过38℃、阴道出血或者阴道排出大量液体，您应该马上联系助产士或者医生。

细针造成的伤害不会超过一次血液检测。一些医生会使用局部麻醉，而麻醉操作会在进针的时候感到一些疼痛。总的来说，发生子宫疼痛是正常情况，程度不会超过月经痛，单独的子宫痛并不意味着您流产的风险会增加。

如果您的血液是Rh阴性（见127页），您需要注射D抗体来防止今后的妊娠发生并发症。

操作之后

一般认为，操作后适量活动不会增加流产的危险。尽管如此，您可能不愿意马上做剧烈的运动，但卧床是不必要的。一般情况下，一天左右的休息后，您就可以回到工作中了，不过一些女性在情感上有些脆弱，不愿意回到工作中去。

得到结果

通常，在1～2个星期后就会得到结果，某些单位会花费三个星期的时间。如果您同时测了甲胎蛋白，这项结果通常很快，在1～3天内即可得到。如果您做了感染检查，得到结果的时间通常取决于感染的类型。细菌培养大概需要24～48小时，而病毒培养则需要更长的时间。

羊膜穿刺

在羊膜穿刺时，医生会通过超声定位穿刺点。在超声引导下，一根细针穿过腹壁皮肤和腹膜以及子宫，最终到达羊水，然后用注射器抽取少量的液体。操作之前会进行局部麻醉来减轻不适。

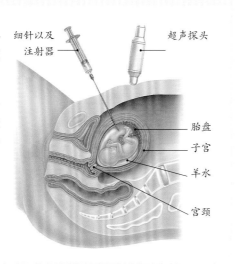

细针以及注射器　超声探头

胎盘
子宫
羊水
宫颈

CVS（绒毛膜活检）和羊膜穿刺的比较

在决定做诊断试验之前，您希望权衡利弊。有经验的医生进行操作，可以降低危险。

CVS的优势

CVS可以比羊膜穿刺早5个星期进行，如果发现异常，并且您希望终止妊娠，那么这时终止妊娠会更安全。

可以获得更多的组织，得到结果会更快，避免焦虑的等待。

如果您害怕细针穿入腹腔，那么可以选择CVS来避免。

CVS的劣势

发生流产的危险更高，大概是1/200 到1/300，两种方法的流产危险基本相同。

在过去，接受CVS的孕妇的胎儿有四肢畸形。目前认为这是由于在第10周之前进行了CVS，而那时四肢正开始发育。未做CVS而患四肢畸形的概率是1/1700，做了CVS而患畸形的概率是1/1000。

羊膜穿刺的优势

更为准确，流产率更低，大约1/400。

羊膜穿刺的劣势

进行的时间较晚，如果打算终止妊娠，则需要人工阴道流产。

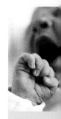

诊断试验

153

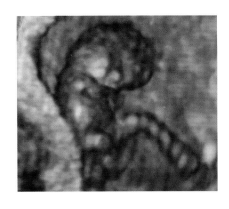

离预产期还有 *194* 天

宝宝今天的样子

在超声图像中，胎儿漂浮于羊水中，可以保证有足够的活动空间。妊娠后期，胎儿会将粪便排入羊水，但膀胱还很小，肾脏也不具备功能。

羊膜腔是胎儿的家，在出生前，这儿会保护他的安全，并免受感染的威胁。

胎儿在羊水中得到安全的缓冲，并且有足够的空间自由活动和生长，维持恒定的体温。

羊水在第7周时只有1毫升，但目前已经有25毫升。再过6周会达到60毫升，它提供了足够的空间以便胎儿自由翻滚。

在妊娠32周前，羊水会稳定地增加，在37周之前保持一定的量，然后每周就会减少大概8%的量。

在之后的孕期中，由胎儿排出到羊水中的尿液会被重新吸收，再进入您的血液循环。胎儿每天会产生相当于其体重1/4或者1/3的尿液，这让人惊奇。而您每天产生的尿液只相当于体重的2%~3%。

您的体温会直接影响胎儿的体温。控制体温并不必要，直到妊娠的后期，胎儿的高代谢产生的热量需要传递给您，以防止其体温升高。

咨询营养师

我的食欲恢复了，这一时期我应该摄入多少热量呢？

像多数女性一样，这时的您比头3个月的时候感觉轻松多了。于是会发现自己不再恶心，食欲也开始增加。

根据您体力活动的强度，每日约需要2100~2500卡的热量。您不应该吃太多的零食，如果想吃，请选择富含营养的食品。比如一根香蕉含200卡热量，一把坚果（30克）含180卡热量，您可以吃两片烤肉土司，配上少量的黄油和果酱，一小杯谷类的脱脂牛奶，或者一碗汤配上一片黄油面包。

如果你坚持规律性锻炼的话，可以适当增加卡路里摄入，这些卡路里会随着运动向消耗掉，不会引起过度肥胖。

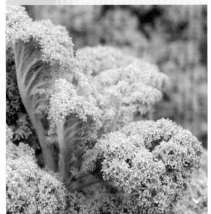

关注营养

富含铁的食物

如果您有妊娠期的疲劳感，多进食富含铁的食物：

深绿色多叶蔬菜、红肉、全麦麦片、豆类、李子果汁。

维生素C可以帮助您吸收更多的铁，所以多喝新鲜橙汁配合肉类，限制咖啡和其他含有咖啡因的饮料，因为咖啡因会阻碍铁的吸收。

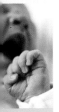

孕中期

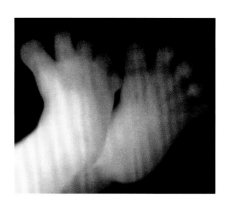

离预产期还有 *193* 天

宝宝今天的样子

脚趾已经分离，而且都是相同的长度。踝关节已经可以活动，尽管还需要几周的时间您才会感觉到胎儿在踢脚。

为了适应胎儿的生长，子宫不断增大，为此，您骨盆处会有些疼痛。

骨盆有强韧的结缔组织来固定子宫。这就是圆韧带，随着子宫的增大，它会拉紧，于是您会有些不舒服。疼痛通常局限于腹股沟或者下腹部，可以是任何一侧。疼痛从骨盆开始，会放射到臀部。您会感到短暂的锐痛或者时间较长的钝痛。

您很快会发现躺着、坐着会减轻不适。扑热息痛在孕期是安全的，但您只能服用最低有效剂量，并且尽可能地短期服用。也可试试天然的止痛方法，比如洗个热水澡。

圆韧带疼痛在妊娠期很常见，不必担心。如果出现腹部的剧烈疼痛，或者骨盆的疼痛不能很快缓解并且呈现阵发绞痛，或者伴有出血，或者排尿时有烧灼感，或者发烧，即刻联系医生。如果还有疑虑，可以进行医学咨询。

圆韧带帮助固定子宫，随着子宫的增大而被拉伸，同时牵拉周围的神经和敏感结构，于是会造成疼痛。

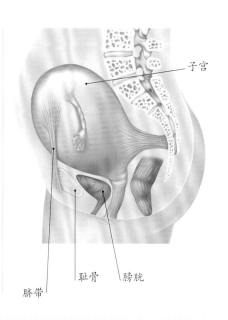

子宫

脐带　　耻骨　膀胱

事实

促排卵治疗会影响多胎妊娠的发生。

在进行促排卵治疗之前，多胎妊娠的发生率为：双胞胎 1/90，三胞胎1/8100，四胞胎1/729000，五胞胎1/65610000。

随着促排卵治疗的应用，约有1/45的妊娠是多胎的，其中大多数是双胞胎。

关注双胞胎

怀有双胎

如果您怀有双胎，或者更多，好消息是大部分多胎妊娠是安全、没有并发症的。尽管如此，多胎孕妇会面临更大的挑战。

应该了解，某些危险发生的概率会有轻微的升高，包括：

胎盘前置（见212页）

羊水过多（见471页）

一个或多个胎儿发育不良，由于胎间分流综合征引起（见130页）。

早产（见429页）

上述任何一种情况都可能发生，所以您需要更多的产前检查，来预防并发症，降低风险。

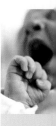

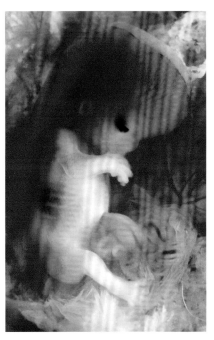

离预产期还有 *192* 天

宝宝今天的样子

目前，胎儿的额头很高，而且突出，并且可以看到颅骨板块之间的链接。眼睛已经离开了头部的侧面。

脑部的全面发育会让胎儿可以有更多的反应和更多的活动。

胎儿的大脑正迅速发育。大脑左右半球开始连接。每个半球都控制着对侧身体，即左脑控制右半身，右脑控制左半身。

运动神经纤维（控制运动）最先成熟，所以胎儿会不断进行更复杂的四肢活动。感觉神经（负责感觉）纤维晚些成熟，而且最先成熟于口腔和手。大脑在接下来的3周内迅速成熟，经过10周的时间完成这一过程，因为四肢主干的感觉和运动能力已经达到成人水平。胎儿的神经还未成熟，还不具备位置觉、痛温觉和触觉。

随着胎儿大脑的发育，他可以通过四肢做一些较大的运动，但目前动作还不协调。

关注营养

美味酸奶

找富含钙的零食，酸奶是最佳选择。其中所含的"益生菌"可以在妊娠期食用，还有助于消化。要确定酸奶经过了消毒，不含李斯特菌（见17页）。

咨询助产士

我被诊断出糖尿病，这会影响妊娠吗？

无论您是在妊娠期发生的糖尿病（称为妊娠糖尿病），还是之前就患有此病，您会需要糖尿病中心小组和妇产科医师的共同帮助。这是因为糖尿病会增加妊娠风险，尤其是血糖控制不佳的时候。

通过完善的产前护理可以解决问题：由于妊娠期胰岛素的需求量会增加，您需要更好地控制血糖，并且需要调整饮食或者注射胰岛素。

患有糖尿病的孕妇更有可能罹患高血压、血栓和先兆子痫（见474页）。如果您有糖尿病肾病，或者糖尿病视网膜病变，在妊娠期间病情可能会恶化；胎儿患先天性畸形的危险增加，同时，发育可能会过快或者过缓。

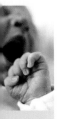

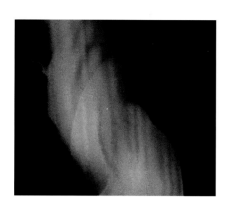

离预产期还有 *191* 天

宝宝今天的样子

这幅图是脐带的特写。可以看到将血液从胎儿输送至胎盘的脐动脉。脐带没有神经分布，胎儿对脐带的情况没有概念，甚至不知道有脐带的存在。

您和配偶都会发展各自独特的和胎儿的关系。

目前，您还是无法察觉胎儿的活动，但仍可以和他进行互动。有些女性喜欢和胎儿交谈，有些则不，您自己根据喜好来决定，把想法说出来或者藏在心里。

很快，胎儿就有听觉了（见171页），会辨认出您和配偶的声音，还会听到其他的声响，比如音乐。

您可能希望给孩子起个小名。

可能是"大肚子"或者"小豆子"，也许是您和配偶之间的暗语。这会给胎儿带来一种认同感。由于不知道性别，目前还不知道应该用他还是她来称呼。

如果在某些场合，您仍会对怀孕保密，使用一些暗语可以避免泄露秘密。

事实

如果压迫腹部，胎儿会扭动。

他会拥有更多反射，触碰眼睑会使眼肌收缩，触碰脚底脚趾会弯曲，触碰手掌手指会弯曲。

在第二个三月中要避免的活动

这3个月中，疲劳感渐渐消失，您感觉精力旺盛。这是继续锻炼的好时机，在变得过胖不宜活动之前，这段时间要好好利用。

虽然推荐您在这3个月中进行锻炼，但仍有一些高风险的活动需要避免。那些对平衡和敏捷度要求很高的运动，需要时间平卧的特殊运动，弯曲上半身的运动，都要避免。重心的改变会让您容易摔倒，从而可能会伤害到您和胎儿。

目前的阶段，以下运动最好

避免：

· 高海拔的剧烈运动（如爬山等，除非您习惯于此）。

· 跳水和潜水。

· 公路和山地自行车运动。

· 攀岩。

· 滑雪、滑水。

· 滑冰，冰球。

· 骑马。

· 撑竿跳。

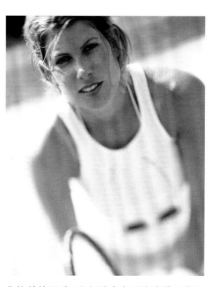

非接触性运动，比如网球和羽毛球是目前理想的运动，因为受伤的概率很小。和同级别的选手比赛，而不是更强的选手，避免身体负担过重。

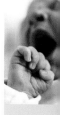

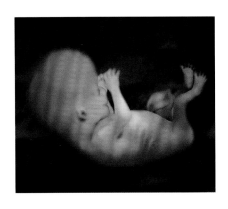

离预产期还有 *190* 天

宝宝今天的样子

发育中的眼睛面向前方，图中还能看到胎儿的右耳。多数时间里，胎儿蜷缩着身体，常常双腿交叉，手放在脸前。

尽早考虑需要给胎儿购买哪些物品，即使目前还不想去商店。

目前您处于相对安全的第2个3月，您可能想去购买一些婴儿用品，除非您坚持再等一段时间。购物是个好主意，因为目前是妊娠期中体力最佳的时候。随后的几个月，您会发现挺着大肚子拎着购物袋在商店里仔细挑选会很累。

即使您还没有购物，开始计划吧。问问朋友们推荐什么婴儿车，哪种婴儿床、背带和汽车婴儿座椅。查看价格以平衡开支。您还会发现亲戚朋友中有很多不错的二手物品可以利用或者购买。

如果您购买新的婴儿服装，留着商标，留心商店的退货原则，以防您发现衣服太大或者与已购买的东西不相称。

关注身体

毛发烦恼

变化的激素水平会给毛发生长带来巨大变化。为了应对新长出的毛发：

- 刮掉较大面积的部分。
- 去毛膏和去毛贴对于不太容易触及的区域是可行的。它们可以通过皮肤被吸收。
- 如果您打蜡或者使用乳液，注意皮肤可能会变得敏感。
- 激光和电解疗法是安全的，不会对皮肤造成伤害。

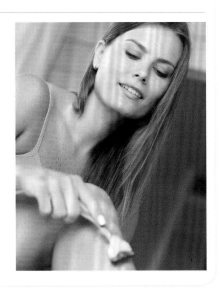

咨询助产士

刚刚告诉父母我怀孕的消息，他们不支持，因为不接受我的配偶。我该怎么办？

首先，给他们一些时间来面对。和一个人生孩子是永久的约定，是生命中的一件大事。对您的父母来说，这意味着无论他们多讨厌，您的配偶都不会离开了。

当事情平息，告诉父母这会是个和您的配偶建立良好关系的契机，可以既往不咎。您可以宣布非常欢迎他们参与到孩子的生活中来，您最好现在搞好关系，防止胎儿出生时的负面感受和压力。

记住，当可爱的孙辈躺在他们的臂弯中时，一切都会过去的。因为孩子的一部分来自于您的父母，这会让他们对孩子倍感亲切。

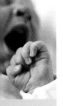

孕中期

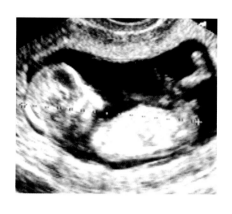

离预产期还有 *189* 天

宝宝今天的样子

这幅黑白二维超声扫描图和您所实际见到的或者得到的会很相似。胎儿是白色的，羊水是黑色的。这种扫描是测量胎儿身长的最佳扫描方式。

您的激素为妊娠立下了汗马功劳，当它们稳定下来的时候，您的恶心也会消失。

事实

您的免疫系统在妊娠期间弱化，以防止对胎儿形成排斥反应。

不幸的是，这会让您更容易得些小病或者感冒。作为额外的负担，妊娠激素会加重鼻塞和恶心的症状。

在第2个3月的初期，晨吐的现象慢慢消失。激素的变化是为了建立和维持早期的妊娠，同时也会造成恶心。这一时期，妊娠已经稳定，胎儿的主要器官和系统也已形成，所以妊娠激素的水平就下降了。这也是恶心消失的原因。甚至，有人认为，早期的呕吐是一种天然防御机制，可防止您进食有害物质，比如垃圾食品和酒精等。

如果您的恶心、呕吐还没消失，不要担心，因为部分女性的恶心会延续到第2个3月。如果您对恶心的程度有担心，联系助产士或者医生。

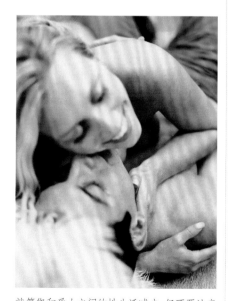

就算您和爱人之间的性生活减少，但不要让亲密感减弱。增加身体接触和情感的交流。

咨询母亲

我的配偶自从怀孕后就拒绝性生活，他还会对我着迷吗？

是的。请不要从个人的角度思考他的不情愿，尽管这么做并不容易。当我怀孕时，我的丈夫不想有性生活，他的担心主要来自可能会伤害到我或者胎儿。尤其当我花了很长时间才怀孕，并且怀孕经历了很多困难，比如恶心等时，情况就变得更糟了。

我们跟助产士谈过，她告诉我与配偶性生活不会伤害到胎儿。她还说，在怀孕期间由于各种原因减少性生活的情况并不少见。尽管很多女性在妊娠期间性欲增强，她们的配偶却不是这样。和他交谈很重要，找出他担心的原因，解释您的感受和想法。不要因为这件事而争吵。每对夫妻的情况都不一样，您需要通过交流找到合适的解决方法。

您可能会发现跟一些不太亲密的人交流也会感觉好些，比如助产士、医生或者朋友。

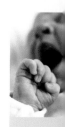

孕期第14周

您的体形发生了微妙的变化，这只有您自己能察觉。

　　胎儿的大小还不足以让您的腹部明显突出，但您一定会发现腰围变粗了。在这一阶段，很多孕妇恢复了体力，有很强的健康意识。健康的饮食很重要，坚持最佳的食物搭配。特别是您的身体需要大量的蛋白质，胎儿也同样需要蛋白质来保障快速的发育。

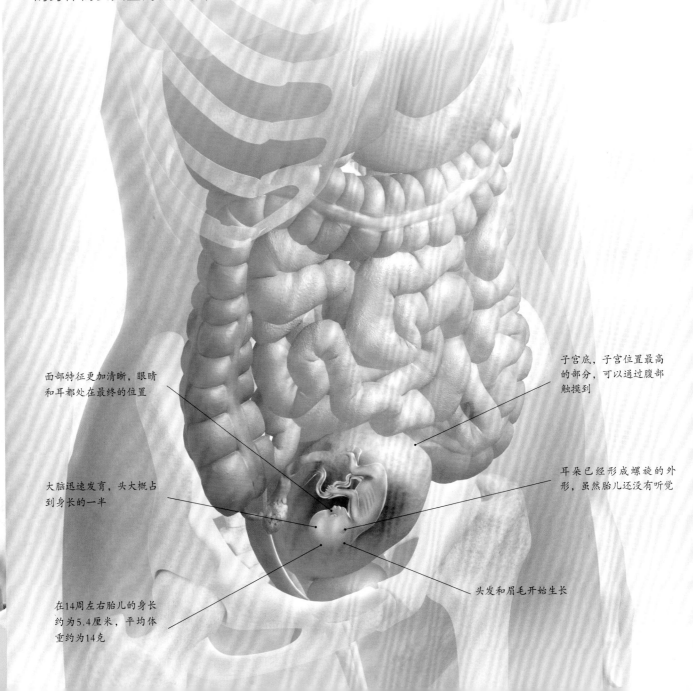

面部特征更加清晰，眼睛和耳都处在最终的位置

子宫底，子宫位置最高的部分，可以通过腹部触摸到

大脑迅速发育，头大概占到身长的一半

耳朵已经形成螺旋的外形，虽然胎儿还没有听觉

头发和眉毛开始生长

在14周左右胎儿的身长约为5.4厘米，平均体重约为14克

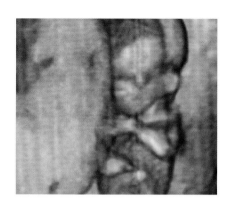

离预产期还有 *188* 天

宝宝今天的样子

很容易分辨胎儿的骨骼，图中显示为较亮的区域。其他的特征就不太容易发现了。如果您做了扫描，但对于自己所看到的图像不太明白，询问医生，他会向您解释。

轻松、兴奋和担忧，您可能同时会拥有这几种感受，在这一时期，这属于正常现象。

尽管身体状况不错，精力充沛，但您的情绪可能仍然不稳定。这是完全正常的。孕期的这个阶段会很情绪化：进入第2个3月是妊娠的里程碑，而且您是第一次在扫描图中看到了胎儿（见138页）。您了解到，弄错的概率很小，您是真的怀孕了。像很多孕妇一样，您可能发现除了伴随这一阶段的轻松，还会有其他的担心存在。

锻炼是发泄情绪的好方法，由于头3个月的疲劳已经消失，锻炼实施起来会更加容易了。

锻炼释放多巴胺，即快乐激素，锻炼可以提高您的心理和生理状态，但是要注意安全。

事实

锻炼可以缩短分娩的过程

研究表明进行一定强度锻炼的产妇的分娩时间可以减少最多三个小时，相比较而言，分娩并发症的发生率更低。

关注身体

和助产士或者医生进行确认，您是否不适合运动。有一些妊娠期的疾病（见212页）或发生早产的危险会让你不适合运动。

在妊娠期运动时，多运用您的常识，看看是否有情况表明您运动过度。有氧运动通常需要测量心率，但在妊娠期不太可行，因为妊娠本身就会造成心率增加，甚至在休息的时候也是。最有效的运动强度试验是运动的同时您应该可以进行交谈。这意味着您没有过度运动，不会限制输送至胎儿的血流。

一些症状提示您运动过度，或者不适宜运动：

- 阴道出血。
- 头晕头痛。
- 胸痛。
- 严重的突发性肌无力。
- 下肢疼痛和水肿。
- 羊水渗漏。

如果您有上述症状，即便是暂时的，也要马上寻求医生帮助。

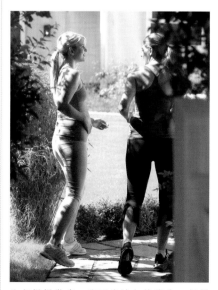

比起慢慢散步，您更应该加快脚步，但保证您还可以交谈。这可以保证您有氧运动的水平适中。

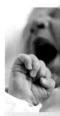

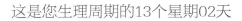

离预产期还有 *187* 天

宝宝今天的样子

这幅扫描显示胎儿的双顶径，可以清楚地看到大脑的两个半球。这一时期，在耳朵上方测量头颅的直径可以很好地反映胎儿的生长和发育。

即使在这个发育的早期阶段，胎儿已经开始产生尿液，虽然量会很小。

胎儿的膀胱每半个小时充盈并排空一次，他吞入羊水，经肾脏排出，变成尿液。目前膀胱的容量很小，甚至在第32周时才有10毫升，在第40周时有40毫升。胎儿排出稀释的尿液，肾脏的吸收和浓缩功能还不完善。尽管如此，胎盘在出生前已起到了代替肾脏的作用。

胎儿的血液系统可以产生并溶解血栓。胎盘有时候也会形成血栓，从而减少出血的危险。

少量的白细胞在胎儿体内生成，但还依赖您的白细胞来对抗感染。胎儿的红细胞含有血红蛋白将氧气送至全身。在出生之前，他含有几种与您不同的血红蛋白。这些种类在弱酸性条件下更稳定，氧的亲和力更强。这可以保障胎儿从您的血流中摄取氧气并加以利用。

脚趾完全形成并分离，其独立的骨骼可以在图中清晰地看到。

咨询医生

我怀有三胞胎，产前护理会有什么不同？

对多胎孕妇来说，妊娠的各种危险都增加了。部分原因是激素的水平会更高，对您来讲，怀着三个孩子，并给他们提供营养很不容易。

您应该咨询妇产科医师，她会帮你制订产前护理计划。您会有更多的检查和扫描来了解胎儿的发育和健康状况。尽管许多因素都是不可控的，如果您按时参加会面，很有可能您会有三个健康的宝宝。

怀有三胞胎，您可能需要剖宫产，平均孕期一般为34周。

为了获得剖宫产和当地支持系统的更多信息，联系医院或街道居委会（见481页）。

思考

羊膜穿刺

这会对羊水进行检测，一般在第16～18周进行（见152、153页）适用于下列人：

有基因异常的妊娠史或者家族史。高龄产妇，她们的胎儿有较高的染色体异常危险。

筛查试验（见142、143页）提示阳性的女性。

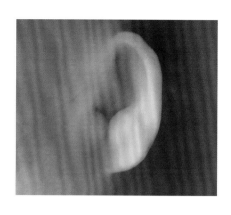

离预产期还有 *186* 天

宝宝今天的样子

您会惊奇地发现已经可以看到如此多的细节。这幅耳朵的特写显示了螺旋状的皱褶形成于胎儿期，但目前他还没有听力。

您的腰围会增加，体形开始改变，但在几周之内还不会出现明显的腹部膨出。

在第14周，如果穿内衣照镜子您会发现体形的变化，但出门在外的时候就不明显了。经产妇的体形变化会比初产妇出现得更早，因为她们胃部的肌肉已经被拉伸过一次，于是可以更快地被再次拉伸。

这一时期，女性常常抱怨感到体重增加，感觉变胖了，而不是怀孕了。但您突出的肚子很快就能被别人看出来了。

如果您感觉不适，或者臃肿，请选择合适的衣物。参照151页，看看如何改造衣柜中的现有库存，而不用花更多钱去购买新的。

使用精油

用植物来源的精油进行香料按摩。这可以有效地缓解某些症状，但在妊娠期，这种做法并不总是安全（见下文）。精油需要稀释后使用，妊娠期推荐10滴精油混合2滴溶剂油。使用方法包括加入浴盆，制成熏香或者涂在皮肤上。

您可以使用的精油类型：

熏衣草、罗马甘菊、玫瑰、橙子、香柠檬、葡萄柚、柠檬、橙花油、广藿香、檀香、绿薄荷、茶树、香根草。

精油还没在孕妇身上进行明确的试验，但根据其成分，要避免使用那些可以造成痉挛和收缩的类型，以及可以稀释血液的类型。

不要使用：

罗勒、杉木、肉桂、香紫苏、柏树、丁香、茴香、海索草、茉莉、杜松、柠檬草、没药、欧芹、薄荷、迷迭香、马郁兰、麝香、胡椒薄荷等。

咨询助产士

使用辅助治疗安全吗？

辅助治疗可以缓解孕期的不适。如果您预约了按摩师，保证他有执照和服务孕妇顾客的相关经验。"天然"并不代表"安全"，只接受妊娠期安全的治疗。

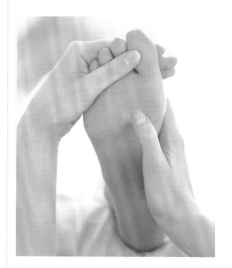

反射疗法是一种按压手和脚的辅助疗法，被认为具有缓解晨吐、背痛、水潴留和浮肿的作用。

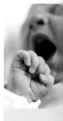

孕期第14周

163

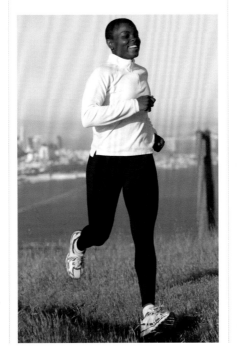

离预产期还有 *185* 天

宝宝今天的样子

无论胎儿的双腿是否交叉，这一时期的扫描很难分辨性别，男孩和女孩几乎没有差别。

胎儿的中枢神经系统，包括大脑和脊髓，都已经具有了基本结构。

胎儿中枢神经系统的关键发育期开始了，并包括四个相互交叉的阶段。神经细胞的数量不断增加，同时发生转移到最终的位置，从而具有特定的功能。神经元之间的连接更加复杂，纤维彼此绝缘。

神经系统的发育进入活跃期。与此相应，头部占到胎儿身长的一半。

咨询助产士

我可以慢跑吗？

如果您经常锻炼，没有理由不继续，但是要适度，这可不是跑马拉松的好时机。您要避免中暑，所以不要在炎热的天气跑步，记住在任何天气都要多饮水。穿着合适的运动内衣来保护胸部。运动最好在柔软的地面上进行，比如草地，以便减轻关节压力，尤其是膝关节。

慢跑是妊娠早期非常好的一项室外运动，但需要您之前就有跑步的习惯。不要在妊娠期尝试新的运动。

神经细胞和支持细胞都增加了。尽管神经细胞大多数发生于妊娠期，支持细胞在出生后的第一年内还会继续增加。支持细胞帮助细胞移位的发生，这个过程大概在22周完成。

关注营养

完美的猪肉

猪肉是极佳的蛋白源，含丰富的维生素B$_6$和锌，这些都是关键的营养素。人们都说猪肉比较肥，但事实并非如此。这可能是因为某些产品会比较肥，如排骨肉、培根、汉堡，但许多产品会比牛肉的脂肪更少。

健康饮食的关键是吃精瘦肉，通常指"里脊肉"和肌腱肉。猪肉的肌腱肉比去皮鸡胸肉的脂肪含量还要低。一份猪肉大概需要85克。

猪肉很美味、很健康，而且容易烹饪。撒些盐在肉片上，烧烤，然后备好果汁，这样的搭配很健康。要保证切猪肉的菜板和切其他食物的菜板分开（见104页）。

孕中期

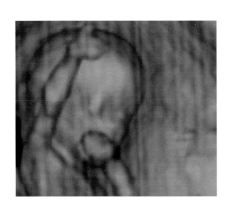

离预产期还有 *184* 天

宝宝今天的样子

这一时期，胎儿的头还是很大，但形状更圆了，这是由于下颌和颈部的延伸，从而使下巴离开颈部。超声显示了拇指和其他手指有明显的差别。

虽然只是轻微的妊娠反应，但您可能整夜都鼻塞，这会持续几天的时间。

夜间您的配偶是否会轻推您，因为您让他睡不着？

孕妇打鼾很正常。这是由于鼻腔的肿胀，这也可能因为您的体重增加从而要在晚上仰着睡。不通气的鼻子是由于妊娠期血容量的增加造成的。这会造成鼻塞并让您感觉憋气。

流鼻血也很常见，有的孕妇发现每次擤鼻涕都会有血。这是由于血容量增加后，鼻腔的血管变得脆弱，更易出血。尽管如此，出血一般很轻微。

为了对付流鼻血，您可以仰起头，用力按压鼻梁（柔软的部分），就会很快止住出血。用冰块可以促进鼻血管的收缩。如果出血经常发生并且变得严重，就要求助于医生。

关注父亲

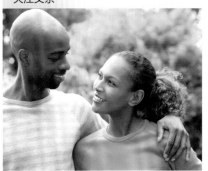

展望

在前三个月中，您可能一直在焦急地等待妊娠的发展，并给配偶以支持。但是现在，早期的妊娠症状，比如恶心、疲劳等渐渐消失，流产的概率也大大下降。您会对妊娠和未来的看法有所改变。

由于您的配偶增加了体重和活力，您会注意到她突起的小腹。您会对现状产生新的看法，乐观代替了不安，两个人都开始展望未来。

咨询营养师

吃花生或者含花生的食品安全吗？

一些专家认为，那些对花生过敏的孩子，其问题在出生前就已经出现了。由于母亲的饮食，胎儿接触了子宫中的花生物质，会产生过敏现象。

尽管如此，一些研究表明，在妊娠期间不吃花生会导致过敏的发生率更高，并指出常吃花生的国度中，人们过敏的概率相对较低。如果您或者配偶，或者胎儿的兄弟姐妹中有哮喘、湿疹、花粉热等过敏性疾病，胎儿就有可能发生花生过敏。如果您存在以上状况，避免在妊娠期和哺乳期中食用花生或者含花生的食品。如果您的胎儿没有过敏危险因素，吃花生就是安全的。

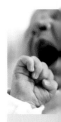

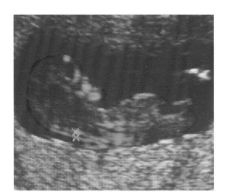

离预产期还有 *183* 天

宝宝今天的样子

这幅彩色扫描中的红色部分是胎儿，绿色部分是胎盘。您可以看到测量颈后皮褶厚度（见143页）的两个标记。这是准确测量的最后机会。

胎儿每天都在生长、变强，这要归功于他的支持系统，即胎盘。

胎儿继续快速生长，在随后的3周内，身长会增长一倍，从5.5厘米增长到10厘米。肌肉和骨骼进一步发育，尽管关节已经形成，但骨骼还没开始硬化。

胎儿的营养完全依赖于胎盘。环境因素对这一时期胎儿的尺寸基本没有影响，第20周左右的胎儿大小都差不多。

胎盘比胎儿要大，并且能提供各种营养。为了促进胎儿的生长，胎盘从您的血液中摄取氨基酸，以保证胎儿获得充足的供应。氨基酸是构成肌肉和器官的蛋白质的基础。

关注营养

增加蛋白

胎盘和胎儿的生长都需要蛋白来满足发育的需求（见14页）。妊娠期蛋白质的需要量是每天50克（2盎司），主要来自三餐。蛋白源包括肉类、家禽、鱼类、牛奶、奶酪、大豆、坚果和种子。

最佳的蛋白源脂肪和胆固醇含量要低。去掉肥肉的部分，每天吃一到两份鱼或者海鲜。选择低脂或者脱脂牛奶和奶酪。它们的营养价值和全脂的没有差别。坚果和种子含有健康脂肪酸。素食者需要进食很多的植物蛋白来满足自体对氨基酸的需求（见126页）。

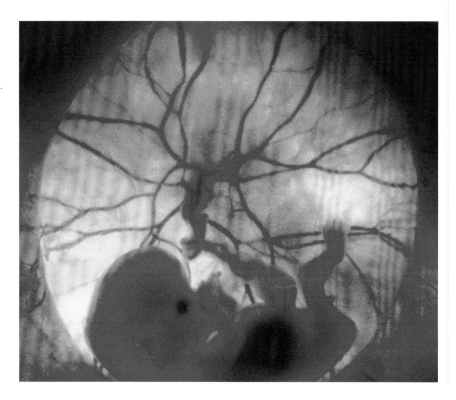

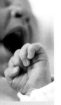

可以看到13周的胎儿通过脐带和胎盘连接，胎盘为他提供营养。这种奇妙的胎盘血管可以在此背景下清楚地看到。

孕中期

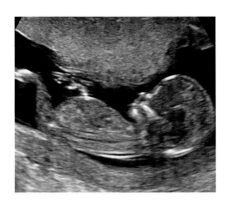

离预产期还有 *182* 天

宝宝今天的样子

二维超声可以很好地显示胎儿的轮廓。鼻骨可以在鼻梁处看到，即上下颌之间的强回声。脐带从腹部的中央发出。

想必您会信息过量，因为每个人都有想要与您分享的经验。

咨询医生

为什么妊娠期间静脉曲张很常见，我应该怎么办？

您的血容量增加了30%，用以满足胎儿的需要。另外激素的释放（为了软化关节和韧带而产生的）也会软化血管。血管扩张再加上增加的血容量和增大的胎儿，您会更容易发生静脉曲张。

为了减少静脉曲张，您可以：

避免久站或者久坐，经常走动，活动手臂来促进循环。

每天锻炼 多数有氧锻炼都可以加快血流。水中有氧操可以通过水的压力促进血液循环。

睡觉时适当抬高腿部，可以在下面垫一个枕头。

孕妇必须面对的妊娠不良反应之一是：应付各种相互矛盾的信息和建议。某篇文章说应该这么做，朋友却说应该那样做。这会让您困惑和烦恼。尽管您可以不看报纸、换个电视频道，但您无法拒绝来自其他女性的唠叨。尤其是来自亲属的唠叨，母亲或者婆婆。您会需要朋友和家人的支持，所以别和他们疏远，但也不要有

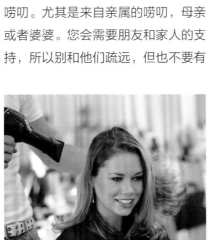

孕期第4个月到第6个月这3个月，是理发的好时机，你不妨在此期间给自己换个新发型。

太多压力。不要马上拒绝建议，因为其中的一些是正确和有用的。

如果有人不断对您唠叨，您可以说自己听了太多，目前不想再谈怀孕的话题了。或者倾听别人的建议，向他们微笑，然后根据自己的意愿行事。如果您想听建议时，可以做一些小小的暗示。

关注身体

更换风格

打理头发

没有证据表明染发剂会危害胎儿的健康，因染发时只会少量使用永久性或者暂时性染发剂，而且几个月才会染一次。

如果您担心，可以选择天然染发剂，或者只染表面的一层头发。

染发时保证周围的空气流通，记住戴上手套。

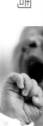

孕期第15周

和您的胎儿交谈，他会听到您的声音。

像多数女性一样，您会得到妊娠的好处，变得容光焕发，这是因为激素改善了您的皮肤和头发。享受这段时光。令人惊奇的是，胎儿耳朵的发育已经让他拥有了听觉。当他出生时就已经可以辨认出您和配偶的声音。

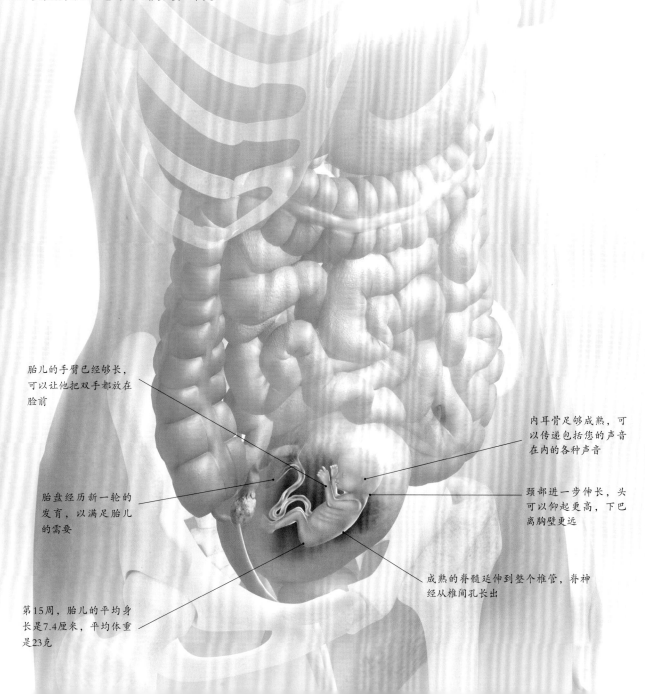

胎儿的手臂已经够长，可以让他把双手都放在脸前

内耳骨足够成熟，可以传递包括您的声音在内的各种声音

胎盘经历新一轮的发育，以满足胎儿的需要

颈部进一步伸长，头可以仰起更高，下巴离胸壁更远

成熟的脊髓延伸到整个椎管，脊神经从椎间孔长出

第15周，胎儿的平均身长是7.4厘米，平均体重是23克

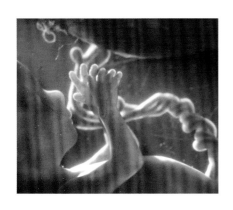

离预产期还有 *181* 天

宝宝今天的样子

在这一时期，胎儿的前臂、腕、手、手指都得到了很好的分化。眼睑后面的深色区域就是开始移向头内侧的眼睛。

在等待肚子膨出时，一些妊娠不良反应已经消失，您会感觉很"平常"。

这一刻，您会感觉到自己没有怀孕。第2个3月的早期是个有趣的过渡阶段：通过超声检查，您已经知道怀孕的事实，但外表看起来还不像，在几周内您仍不会察觉胎儿的运动（见213页）。

头3个月的身体反应很常见，比如恶心和疲劳，现在已经减轻或者基本消退了。

很多女性反应她们感到和平时没什么两样，这很奇怪。原因是她们认为"应该"有某种感觉才对。享受这段时间，如果想确定怀孕的事实，把扫描图片拿出来看看。当到了第3个3月，您会强烈地希望回到正常，因为疲劳感再次涌现。

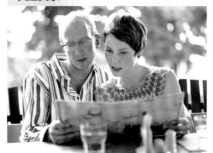

展望

在前3个月中，您可能一直在焦急地等待妊娠的发展，并给配偶以支持。但是现在，早期的妊娠症状，比如恶心、疲劳等渐渐消失，流产的概率也大大下降。您会对妊娠和未来的看法有所改变。

由于您的配偶增加了体重和活力，您会注意到她突起的小腹。您会对现状产生新的看法，乐观代替了不安，两个人都开始展望未来。

欧米茄3的作用

您的食谱会对胎儿的神经系统发育造成影响。富含欧米茄3脂肪酸的食物会促进胎儿的语言、智力和认知力的发育。在妊娠和哺乳期间进食这类脂肪酸可以减少过敏性疾病的发生，还可以减少产后抑郁。

鱼肝油富含欧米茄3脂肪酸，由于身体无法合成，所以显得尤为重要。

尽管鱼类是主要的欧米茄3来源，您要避免食用汞含量过高的类别（见96页）。大马哈鱼和凤尾鱼富含欧米茄3脂肪酸，同时汞含量较低。大马哈鱼尤其是含健康脂肪酸的最佳选择。

其他非海鲜类的欧米茄3脂肪酸来源包括油菜油（油菜籽）、胡桃、亚麻籽和富含欧米茄3的鸡蛋。这些食物只含有单种欧米茄3脂肪酸，但仍是有益的。尤其是亚麻籽，同时还是纤维素的极佳来源，要多多选用，可以拌在麦片或者酸奶中食用。

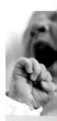

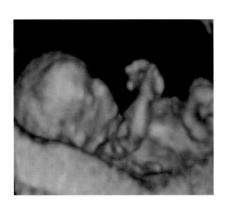

离预产期还有 *180* 天

宝宝今天的样子

在这张3D扫描中，胎儿正仰卧着。上下肢都已经成长，并可以自由地活动。胎儿的头仍然要比躯干大，而且躯干突出。

他的外形发育良好，但器官的内部正在发生负责的变化，继续成熟。

怀孕后继续工作

大多数雇主对怀孕的员工都会表示支持，希望您的情况也是如此。尽管如此，如果有问题出现，劳动法会保障孕妇的权益。

妊娠期间不能开除孕妇，除非您违反了劳动协议。

不能因您怀孕或者休假而将您列为过剩人员，如果这是由于与您是否怀孕无关的法律事务，那么是允许的。

您的雇主会承担更多的责任，包括保障您工作地点的安全性。比如，应当避免您头上悬有重物，避免久站和久坐，避免接触有毒物质，避免长时间连续工作。

您可以有带薪休息的时间以便参加产前会面。

妊娠反应可以作为请病假的理由。

胎儿的颈部正在发育，他越来越具备人类外形了。身体内部，甲状腺最初发生于舌根，然后慢慢下移到颈部，覆盖在气管前。甲状腺分泌甲状腺激素，原料碘来自胎盘的血流。

胎儿的肾脏开始工作。肾单位开始延长、成熟，慢慢具备过滤血液清除毒素的作用。

在第37周前不断有新的肾单位产生，妊娠期间肾脏每周会增大约1毫米。

咨询医生

我肚子的中央出现一条垂直的深色线，这是什么？

这叫腹黑线，是由于皮肤色沉

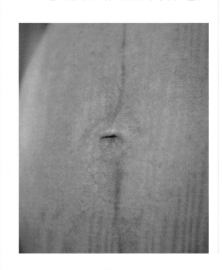

而产生的。这很常见，发生在大约90%的孕妇中，程度不同，一般深色皮肤的人更明显。

您还会注意到乳头附近的皮肤、雀斑、痣、妊娠纹的色沉也加深了。一部分女性在面部会出现褐色斑点，称为"妊娠斑"（见190、467页）。这都是由于妊娠期间过多的雌激素造成的，它可以促进黑色素细胞产生黑色素。肤色的改变很正常，分娩后会慢慢消退。

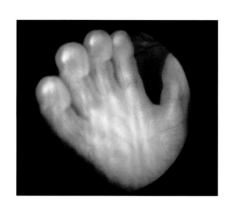

离预产期还有 *179* 天

宝宝今天的样子

手的发育已经趋近完备，但如您所见，其皮肤非常薄，而且是半透明的，这使得我们能看见血管和骨骼的发育。

和胎儿自由交谈，他已经能分辨出您的声音。

宠物奇迹

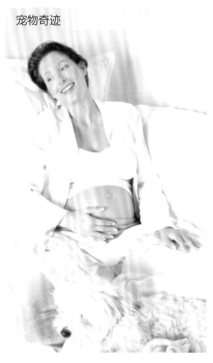

您家中有宠物吗？研究表明在幼儿时期家中养狗或者猫，会让孩子患哮喘的概率降低。和猫住在一起的孩子会产生和猫有关的与过敏相关性的抗体。不要让孩子单独和宠物在一起。

在第二个三月中的这一时期，内耳骨已经形成，胎儿拥有了听觉。之前，胎儿只能感觉到由声音产生的震动，尤其是当您说话时的震动，尽管他那时候听不到声音。研究表明，胎儿听到某种声音时，心率会变化，或者他会活动。您可以感到胎儿会随着某种声响或者音乐而活动。

您对胎儿说话，他会听到（研究表明，胎儿更容易听到较低沉的男性声音，而不是女性），当他出生时，已经对您的声音很熟悉了。

咨询助产士

如何缓解便秘？

便秘是妊娠的常见反应，由于雌激素减缓了肠道运动，使肠内的东西推进缓慢。一些女性在妊娠期间不愿活动，也会造成肠道不通畅。还有，为治疗贫血而开的铁剂，是臭名昭著的便秘原因。幸运的是，有很多缓解便秘的方法：

吃更多的纤维 保证饮食中有足够的纤维，比如新鲜蔬菜和水果、全麦面包等，并且多饮水来帮助通便。

食疗 研究表明，属于车前属卵圆叶的亚麻籽的壳是非常好的食疗剂。

反射疗法 这也是有效的方法之一，研究表明85%的女性可以从中受益，肠道蠕动得到促进。预约一位注册治疗师，他最好在治疗孕妇方面有丰富的经验，或者您可以在家中自己完成。按摩手掌、脚掌和虎口，用大拇指用力按压脚底。

按摩 用两滴香柠檬混合在一勺溶剂油中，轻轻按摩腹部。

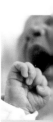

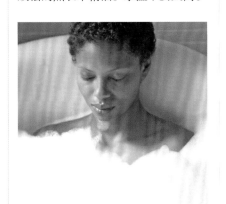

离预产期还有 *178* 天

宝宝今天的样子

图中胎盘位于胎儿的左侧。胎盘仍然比胎儿大许多，而且生长得更快，这是为了满足胎儿的需要，一段时间后，胎儿的尺寸将超过胎盘。

为了充分发挥作用，胎盘需要来自子宫动脉的充足血供。

胎盘经历第二轮生长，这将持续六周。胎盘的外层细胞深入到螺旋盘绕的子宫动脉中间，破坏肌层。这会导致动脉扩张，减少血流的阻力。只有子宫下方的血管（80~100根）才会受到胎盘的侵蚀。如果细胞侵入得很深，它们会和子宫肌层紧密结合，分娩时会造成分离困难。如果侵袭性细胞作用不足，那么，血流阻力就不会减少。这会升高母亲患先兆子痫的概率（见472页），引起胎儿发育不良。

事实

认为胎盘是胎儿的一部分，是夏威夷人的误解。

有种传统是，将胎盘和树一起种下，和孩子一同成长。

咨询助产士

我不想晒太阳，人工晒黑可以吗？

人工晒黑是安全的，但没有在孕妇身上进行过测试，所以影响还是未知的。最好怀孕期间不要这么做。记住人工晒黑不能保护您的皮肤，您需要传统的措施来晒太阳。

务必不要服用晒黑药物，这在英国是违法的。晒黑药物中含有β胡萝卜素和角黄素，它们对胎儿是有毒的，会引起肝炎和视力损害。

睡眠疗法

尽管在夜间您已经不用像头3个月一样经常上厕所了，也没有痛感，但您仍然可能会失眠。

您会发现，在这个改变人生的阶段，会做很多生动的梦，这会扰乱您的睡眠。即使您没有任何不适，还是要保障充足的睡眠，毕竟，您的身体在努力工作以支持另一个生命。

为了更好的睡眠：

睡前吃一点富含色氨酸的零食（见177页），会有助于入睡。

在枕头上撒些薰衣草精油，或者用在浴盆中，以帮助睡眠。

戒掉咖啡（见66页）睡前喝点菊花茶。

睡前洗个澡　加入一些有助于放松的薰衣草精油。水温不要太高。

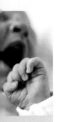

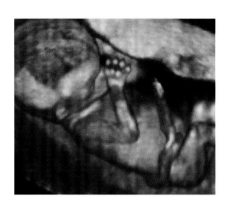

这是您生理周期的14个星期05天

离预产期还有 *177* 天

宝宝今天的样子

这幅三维超声图显示胎儿将手举起在脸前。膝盖的骨骼清晰可见，看起来皮包骨头。可以看到胎儿头顶柔软的部分，这会对迅速发育的大脑起到保护作用。

您会得到一些赞扬，因为这个阶段您看起来容光焕发，非常健康。

"光彩照人""容光焕发"经常用来形容妊娠期的女性，尤其是第2个3月中的女性。理想的画面是一个拥有亮丽的头发、完美皮肤和微红的脸颊的女性。

您皮肤状况的改善要归功于雌激素（妊娠激素也有好处）和皮下血供的增加，这会给您一个健康的脸色，至少不会使您显得苍白和疲倦。皮脂腺的分泌液增多，会赋予您更多的光泽。

还有，由于激素的作用，您的头发会更粗、生长很快，而且很少掉发。分娩后您会发现这九个月里长出的头发掉了很多，又回到了以前的状况。正常人一天会掉100~125根头发，分娩后，您一天甚至会掉500根。

如果您感觉自己不符合上述的健康标准，那准是因为您自己没有注意到而已，尤其是当您在慢慢适应妊娠时。如果您的脸色显得苍白和疲倦，联系助产士或者医生，因为您可能患有贫血，需要增加铁的摄入（见154页）。

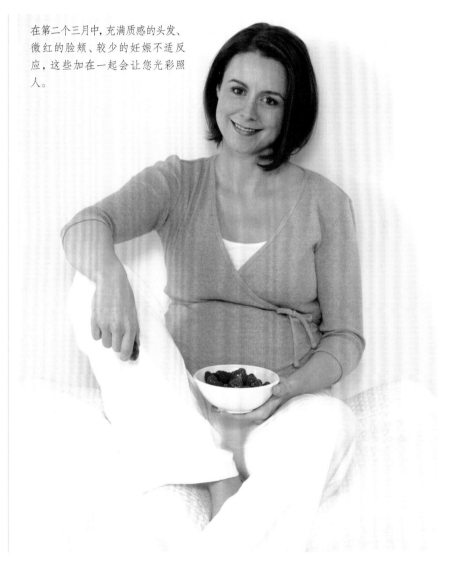

在第二个三月中，充满质感的头发、微红的脸颊、较少的妊娠不适反应，这些加在一起会让您光彩照人。

离预产期还有 *176* 天

宝宝今天的样子

胎儿会咽下更多的羊水，这会进入胃（图中位于腹部中央的黑色小圈）里。在骨盆的下方还能看见一个黑色的充满液体的结构，是很小的膀胱。

神经管是脊髓在最初几周内的初期形态，现在脊髓已经基本成熟。

来自脊髓的神经和每个椎体相对应，但是椎体发育的速度要快于脊髓，脊髓的下端结束于第三腰椎水平，位于臀部和肋下缘的中点。

在腰椎中部水平以下，离开脊髓的神经开始延长，以便可以到达最下方的椎体。在成人，脊髓的下端要高于胎儿的水平。由于脊髓不能充满椎管，下方的空隙由液体来填充。

在这周结束时，胎儿已经可以利用脂肪来供能。由于胎盘提供了足够的葡萄糖，脂肪并不是主要的能源物质。游离脂肪酸可以很容易通过胎盘进入胎儿体内，帮助器官生长，形成细胞壁，合成神经的鞘磷脂，这可以起到绝缘的作用，脂肪酸还有其他的许多作用。

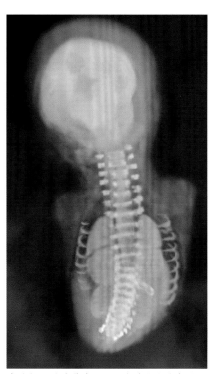

在这幅电脑成像中，可以看到胎儿的内脏器官，以及颅骨、脊髓、肋骨。肺脏（图中粉色部分）由肋骨保护，肾脏（红色）位于稍下方。

胎儿的胆固醇不但来自胎盘，还来自自身的合成。由于这个原因，胎儿的胆固醇水平相对于您来说较高，以便合成脂肪，尤其是在妊娠的前几个月。

咨询医生

什么时候胎儿会吸吮手指？

超声显示胎儿最早会在12～14周开始吸吮手指。尽管如此，大脑还不能有意识地进行控制，直到胎儿在妊娠后期得到成熟的发育。

一些研究表明，如果胎儿在出生前偏爱吸手指，比如右手拇指，那么他出生后会惯用右手，这可以帮助预测孩子未来的惯用手。

事实

胎儿可能在和您一起看您最喜欢的电视节目。

研究发现，妊娠期间看《邻居》节目的孕妇，胎儿会听到许多音乐，这些孩子在出生后会对音乐格外注意，而没看过的对照组的孩子则不会有这种现象。

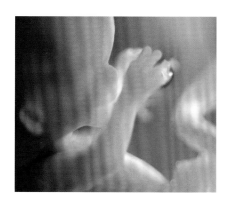

这是您生理周期的15个星期

离预产期还有 *175* 天

宝宝今天的样子

这张轮廓图显示鼻梁还很小，眼睛仍旧是面部最主要的器官。下颌延长，同时离开胸壁。手（手指伸展）在最常见的位置，即脸前方。

找到舒服的睡眠姿势很有益，会在整个妊娠期给您带来好处。

关注胎儿

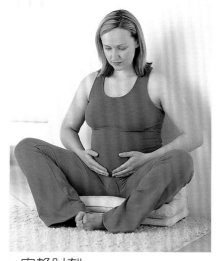

安静时刻

您可以安静地把注意力集中在胎儿身上的时间是非常宝贵的，也是休息的好方法。您可以想象胎儿在羊水中漂浮的情景。

试试这种"蝴蝶姿势"，脚心相对。将手放在腹部，用不同的方式轻轻拍打，向胎儿传达信息。想着孩子，每次呼吸都将其他的事情抛在脑后。

您的肚子会每天变大，最终，您会发现躺下的时候会不舒服，尤其是在晚上。在妊娠的第2个3月您要避免仰卧睡，所以试试其他姿势吧。这是因为仰卧时，子宫会压迫下腔静脉，造成血液回流不畅，从而引起头晕、低血压，甚至子宫缺血。

最佳的姿势是左侧卧（右侧也可以），这对您和胎儿都有益。这会增加胎盘的血流，帮助肾脏清除代谢产物。如果您醒来时发现自己平躺着，不要担心，只要转过身去就行，可以用个枕头来固定。

趴着睡也可以（胎儿有羊水的缓冲保护），如果您喜欢的话，但是当您变得很臃肿的时候，维持这种姿势就很困难了。

咨询助产士

我的助产士很不错，但她总是很忙，怎么样才能让她认真回答我的问题呢？

这是个常见问题。产前门诊通常很繁忙，有很多等待会面的孕妇。所以，每个孕妇只有10～15分钟的会面时间，甚至不够完成体格检查。尽管如此，您提前想好要问的问题很重要，有必要写下来。如果助产士没时间和您讨论，那么约定一个双方都方便的时间进一步交流。可以采用电话的形式，或者再次到门诊会面。或者她会推荐给您一些信息来源，比如书、宣传册、网站或者其他的健康护理专业人员。

您对护理提供者的满意度，提问并且与他们讨论的机会，这些都是产前护理的重要部分。这些在国家颁布的产前护理临床指南中都有提到。

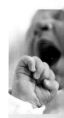

孕期第16周

小腹开始突出，它在向这个世界宣布：您怀孕了。

有时候，您对突起的腹部会非常的骄傲，另一些时候，您可能会因为没有了苗条的身材而唉声叹气。享受您体形的改变，您会发现配偶对此也非常的喜爱。对很多夫妇来说，这会增加性生活的乐趣。如果您有任何心理上或是生理上的担心，您可与助产士好好谈谈。另一次产前检查会在这一周进行。

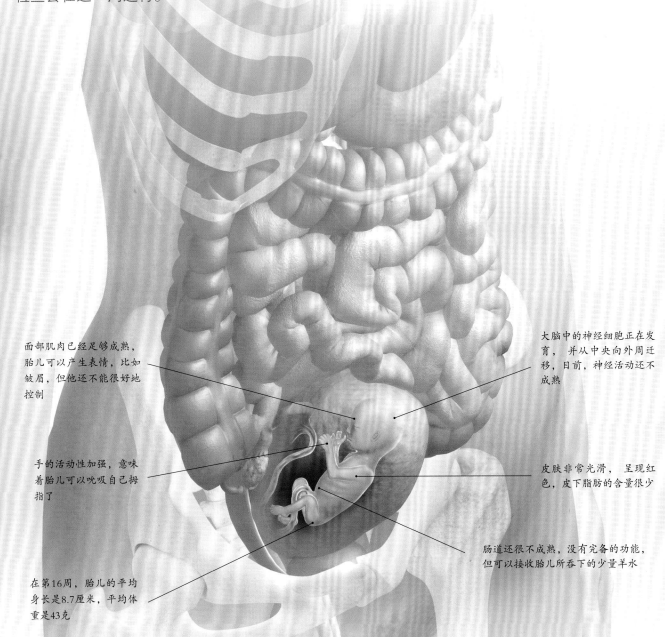

面部肌肉已经足够成熟，胎儿可以产生表情，比如皱眉，但他还不能很好地控制

大脑中的神经细胞正在发育，并从中央向外周迁移，目前，神经活动还不成熟

手的活动性加强，意味着胎儿可以吮吸自己拇指了

皮肤非常光滑，呈现红色，皮下脂肪的含量很少

肠道还很不成熟，没有完备的功能，但可以接收胎儿所吞下的少量羊水

在第16周，胎儿的平均身长是8.7厘米，平均体重是43克

孕中期

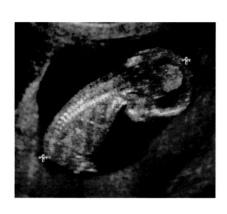

离预产期还有 *174* 天

宝宝今天的样子

在这幅人工彩色扫描图中，子宫里胎儿的脊髓显示得尤为清楚。在头部和臀部的两个蓝色标记，提示了胎儿的身长是如何测量的。

在第16周，小腹已经很明显，您会为它快速的变化感到惊奇。

在这一阶段，您开始出现"肚子"，这不是稍微增粗的腰围，而是明显突出的小腹，您看起来像个孕妇了。您会注意到人们的目光都会落在您腹部。如果您希望在一些场合保密怀孕的消息，比如工作时，那么穿宽松的衣服。

一些女性的腹部向前突出会明显一点，而另一些会向周围突出。尺寸和形状对每个人都不一样，所以没必要比较。关于孕妇的一个说法是，向前突出意味着怀的是男孩，向周围突出则怀的是女孩，这并没有证据。

如果您还没有买孕妇装，您可能想要去购买一些，或者对现有的衣服进行改造（见179页）。

事实

在出生之前，双胞胎可以融洽地共处。

先进的仪器捕捉到了子宫内双胞胎的一些特殊关系。他们存在互动，甚至会抓住彼此的手。

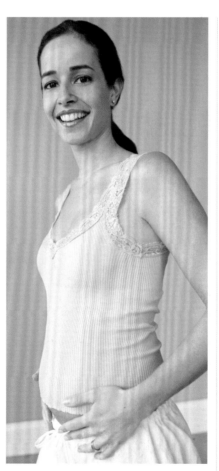

穿着宽松衣服时您的小腹可能仍不明显，但穿紧身衣可以看出突出的小腹。您的体形在逐渐变化，某些孕妇会发现小腹的突出比其他人要快一些。

咨询营养师

晚上我经常饿醒，我该怎么办？

这种妊娠期夜间想吃东西的情况很常见，但是对已经存在睡眠困难的您来说，这很烦人。在睡前吃一些适宜的食物，可以防止夜间饥饿的发生。

鸡蛋、牛奶（以及奶酪、酸奶）、金枪鱼、火鸡都是很好的色氨酸来源，这会帮助身体产生维生素B_6，使大脑生成五羟色胺，其一直是可以帮助睡眠、有镇定作用的物质。

食用缓慢释放的碳水化合物，比如全麦面包和意大利面。所以，半份金枪鱼、奶酪、火鸡汉堡、全麦面酱和奶酪，或者一碗全麦面包早餐粥、热牛奶和蜂蜜等食物，不但会让您吃饱，还有助于睡眠。少量坚果和种子，或者原味牛奶，加入蜂蜜和水果，含有丰富的蛋白质，会让您远离饥饿感。

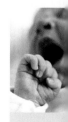

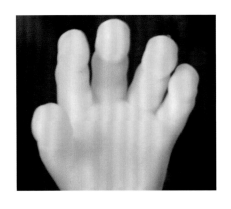

离预产期还有 *173* 天

宝宝今天的样子

指尖开始突出，但指头仍然很短。每根手指都是独立的，可以单独活动。这是手最舒服的姿势，指头都伸展，而不是弯曲成拳头。

您还不能感觉到胎儿在动，但胎儿在子宫中变得越来越活跃了。

目前，胎儿大概每5分钟活动一次。在接下来的几周，您会开始感觉到轻微的内部运动，尤其是对于经产妇来说（见193页）。只有胎儿的活动触碰到了子宫壁时，您才会有所察觉。

胎盘可以很好地吸收胎儿的撞击，除了一些最强的动作。所以，有前位胎盘（胎盘位于子宫前壁，更靠近腹部皮肤）的孕妇会在更晚些时候才能察觉到胎儿的活动，这是与后位胎盘（胎盘更靠近后背）的情况相比较而言的。

胎儿的大脑继续发育。形成灰质的神经细胞集中在大脑中央，需要向外迁移到达最终的位置。这个过程在8～16周分几个阶段进行。移动的过程在25周前不会完成，在29周前测不到任何电生理活动。在这之后，神经元还会在整个妊娠期中继续成熟，建立连接。胎儿躯干的长度首次超过了头部。

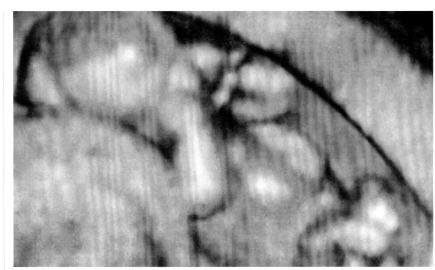

三维超声使用计算机技术来得到比二维超声更多的细节图像。这幅图显示了子宫中15周大的胎儿。这一阶段所有的器官都已形成，包括声带。

咨询医生

使用日光浴和浴缸会伤害到胎儿吗？

没有证据显示日光浴和浴缸会伤害胎儿，但是研究表明日光浴或者桑拿会造成孕妇体温的升高，可能会升高胎儿的体温。超过39℃（102℉）的温度与脊髓发育不良存在联系，长时间的高温还会损伤大脑。羊水的温度也会升高，温度的极度升高还会影响流向胎儿的血流。

所以减少日光浴和浴缸的使用，洗澡水不要过热，小心炎热的气候（见185页）。

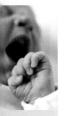

孕中期

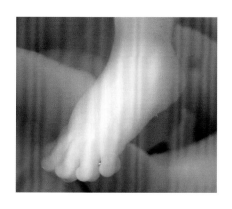

离预产期还有 *172* 天

宝宝今天的样子

脚趾开始伸长，微小的足弓开始显现。胎儿可以随意抓住自己的脚，但是将其放入嘴中就比较困难了，这在随后的妊娠中可以做到。

该是另一次产前会面的时候了，保证您和胎儿的情况一切正常。

您可能在第16周预约产前会面，在预约登记会面后，这是第一次正式的会面（见122页）。

将会对您的尿液和血液进行检测。另外，助产士可以听到胎儿的心跳（见188页），这会让人感到安心。

没有在11～14周进行颈部扫描（见143页）的女性会被建议进行一些血液检测，即三重检查和四重检查（见143页），这都属于唐氏综合征的筛查试验。

这次会面您还有机会提出自己的疑问，助产士还会提供上次会面的检查结果（见122～123页），或者迟几天提供。

如果检查结果提示您的血红蛋白较低，可能会给您开一些铁剂。

事实

孕妇装最早出现于19世纪中期。

在那个穿着保守的年代，人们认为妊娠应该掩饰起来。由于相同的原因，也为了母亲和胎儿的健康，人们鼓励女性在分娩前呆在床上。

关注身体

我穿这个显得肚子大吗？

您需要选择一些和突出的腹部相称的衣物，这并不是说要完全拥有一个孕妇装的衣柜。

下面的创意会让您的衣服穿着舒服，而且延长平日衣服的寿命。

孕妇裤 可以适应您的腰围，减轻您腰部的压力，同时线条很柔和。

改造裤子 一个松紧带可以让您继续穿牛仔裤，而不用担心腰围过宽。或者，也可以用发带固定在扣子和扣眼上，以获得更好的弹性。

马腹带 弹性的宽大腰带，可以减少腹部的突出，缩小腰围。

内衣增大带 绑在后背的钩子上，可以使内衣增大8厘米。

混穿 您可以穿配偶的或者朋友的大号衣服。

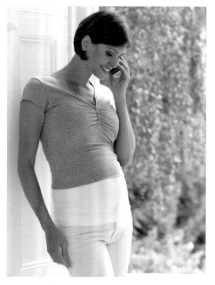

马腹带 可以掩饰腹部突出的弹性腰带，让您继续穿您最中意的款式。

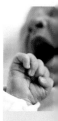

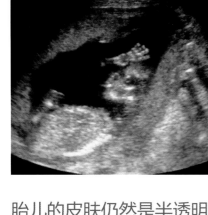

离预产期还有 *171* 天

宝宝今天的样子

这幅二维扫描中，头部没有显示，但可以看到脸前的双手。这一阶段，骨骼不断生长和成熟。

胎儿的皮肤仍然是半透明的，这一时期，皮下脂肪很少。

胎儿的皮肤有三层结构。最外层是表皮，下面是真皮层，然后是皮下层。表皮是由单层细胞开始，目前有3~4层。最外层的表皮细胞很扁平，但还没有角化。

真皮是由胶原蛋白（90%）、弹性蛋白等结缔组织构成的，弹性纤维可以被拉伸和回缩。真皮层有支持表皮的神经和血管，同时提供反馈信息。最初，真皮和表皮的连接是平整的，后来会出现真皮乳头，于是变得不平整。

同时，胎儿的毛囊开始发育。由于目前没有足够的皮下脂肪，皮肤基本是半透明的。脂肪可以保温、隔水。由于目前这些屏障还不完善，皮肤还具有渗透性。

事实

对于有先兆子痫高风险因素的女性，可以在孕期服用低剂量的阿司匹林。

先兆子痫（见472页）可以造成凝血亢进，低剂量的阿司匹林可以缓解这种情况。在孕期服用任何药物之前，请寻求医生建议。

关注父亲

女神

您的配偶对其自身体形变化的感觉很复杂。她有时候表现为一个"怀孕的女神"，很享受这一过程。毕竟，没有比怀孕和分娩更女性化的事情了。如果她的反应很积极，她看起来会显得坚强和满足。

尽管如此，另一些时候，她会对体重的增加，体形的改变感到沮丧。当时装杂志标榜那些极瘦的模特时，毫无疑问，这会使她产生一系列的负面情绪，作为一个孕妇，她有时会怀疑自己的模样，降低自我评价。

您可以帮助配偶向正面的"女神"方面靠拢，肯定她的美丽。有必要告诉她，她所做的事情非常伟大，而且她看起来漂亮极了。

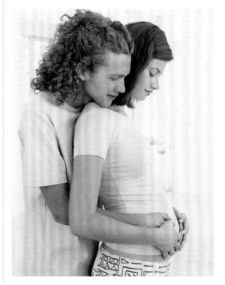

提升她的自信，当她的体形不断变化，让她感觉到自己仍然很漂亮，仍然被人需要。

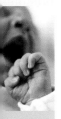

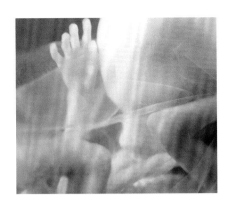

离预产期还有 *170* 天

宝宝今天的样子

可以看到羊膜腔中的胎儿。他的躯干大小首次超过了头部，这是另一个里程碑。在子宫感受不到重量的环境中，又大又笨的头部并不是个问题。

助产士会建议您写一个分娩计划，以便她了解您关于分娩方式的一些想法。

分娩计划的制订是为了让照顾您的人员对此知情。写一个计划会帮助您有个全面的认识，比如镇痛方法，谁会陪在身边。这也是您提出问题的机会，比如关于引产术等医学干预手段。书面计划还可以帮助配偶了解您的想法，在分娩时能够及时和医生或者助产士进行沟通。

请记住，不是所有您的要求都可以得到满足，但是深思熟虑，并书面记录，实现您需求的可能性就会更大。对分娩和自己的选择保持知情，会帮助您提前做好准备。

咨询医生

我的眼睛干燥，不能佩戴隐形眼镜，我该怎么办？

妊娠期间，激素的变化可能会导致眼干，甚至有烧灼感，或者很痒，或者有异物感。这在妊娠期很正常。眼睛干燥也会在停经后出现，那时也会出现相似的激素波动。

这种情况主要是由于眼泪的成分和量的改变引起的，会造成眼睛的润滑不足。这种不适感可以用"眼药水"来解决，从眼科医生或者药剂师那儿能得到，症状一般都会在分娩后消失。同时，减少佩戴隐形眼镜和普通眼镜的时间，尤其是长时间面对电脑屏幕。

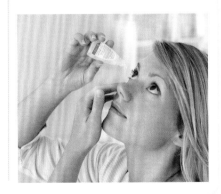

思考

分娩计划

芳香蜡烛，分娩音乐，布袋玩具或者从第一次宫缩就开始镇痛？制订一个分娩计划可以帮助您了解自己期待一个怎样的分娩过程。在这一周，尽早和助产士或者分娩陪同者讨论相关事宜，以便您明确目标（见302、303页）。

写下每个细节：分娩陪伴者，镇痛方法，是否希望有个活跃的分娩过程，分娩时周围的环境。您需要决定在医院还是在家中，或者在分娩中心进行，分娩中心提供家庭的氛围和医学技术的支持。

详细：比如您可能希望在分娩盆中进行，或者希望保持直立的姿势，或者希望有最小的医学干预。

有一定弹性：分娩不一定完全按照计划进行，保证胎儿的安全是最重要的。

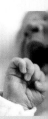

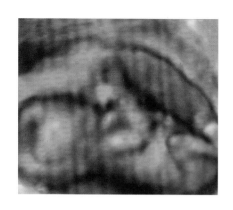

离预产期还有 *169* 天

宝宝今天的样子

上肢很好地分化出前臂、腕、手和手指，这比下肢的发育要早一些，而且在分娩后还将继续。

为了帮助胎儿的肺扩张和发育，以及做好呼吸的准备，需要保证胸腔完全浸润在羊水中。

关注夫妻关系

非常性感

您会遭遇性欲的突然提高。通常，在第2个3月中，女性感觉更有活力、更性感。从理论上讲，骨盆中增加的血流和阴道的良好润滑意味着这是做爱的最佳时期。

高水平的孕激素和雌激素会让您的乳房和阴道特别敏感，在前戏中更容易被唤醒。您会发现高潮会更快地到来。高潮时子宫会收缩，对此，您要有准备。

您的配偶会对您的主动感到高兴，同时会喜欢探索您美丽丰满的身体，但如果他的反应不积极，和他谈谈他的想法。

胎儿的肺继续分支。气道表皮分泌的液体会随着呼吸动作排出肺脏，然后由咽喉部的声带控制其释放。

除了液体，肺脏还会产生黏液。有毛发样结构的细胞被称为纤毛细胞，会出现并且辅助黏液的排出。黏液的存在可以防止出生后气道的干燥，因为气道中会持续存在气流，还可以黏附灰尘，起到屏障作用。

由于消化道还未成熟，羊水的增加是由于胎儿吞咽羊水的频率相对较低。到37周时，胎儿会每天吞入1升羊水，占到总量的一半。

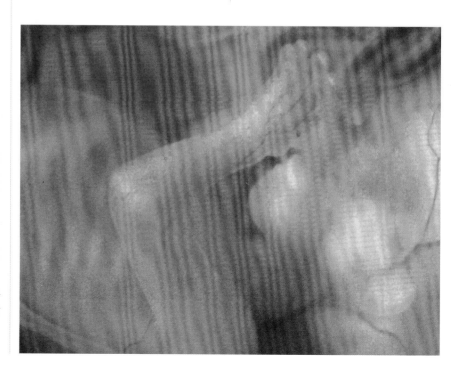

这是胎儿左臂和胸壁的特写。由于皮肤是半透明的，可以清楚地看到肋骨。它们目前非常柔软，主要由软骨构成。

孕中期

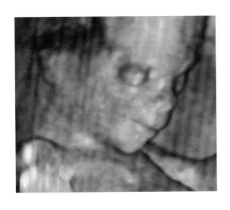

离预产期还有 *168* 天

宝宝今天的样子

胎儿的皮肤开始隔绝水分，增加的羊水主要来自胎儿的肾脏和膀胱中的尿液。尿液中不含代谢废物，因为它们都被转移到了胎盘。

您的配偶想要保护您和胎儿，这很自然，但是您要帮他保持热情适中。

事实

准爸爸们比平常有更丰富多彩的梦。

等待成为父亲，会让一个男人思考他的过去和背景，做一些关于他父母和祖父母的梦。由于他更愿意保护、照顾您和胎儿，他还会梦到自己当了父亲。

您的配偶是否担心您喝酒，吃太多巧克力？他是否总是想确定您得到了足够的休息？您会发现他非常愿意保护您和胎儿，一些女性对此很享受，而另一些则觉得很烦。如果您觉得很烦，和他谈谈，是否应该适度一些。如果您理解他的感受和担心，情况会比较容易。

好好和他谈谈您的感受，是否一切锻炼正常，您是否感觉幸福，都要让他知道。向他解释妊娠不是疾病，而是正常的生理过程，让他放心，助产士对您的照顾很细心，您可以让他读一些材料，邀请他去产前会面，他会有自己的一些疑问需要向助产士咨询。

锻炼双腿

结实、稳定的下肢可以通过这些锻炼达到。加强这些肌肉锻炼会使每日的工作，比如走路、爬楼梯等这些事情变得容易。锻炼这些肌肉还能帮助您维持分娩姿势，比如蹲坐姿势。

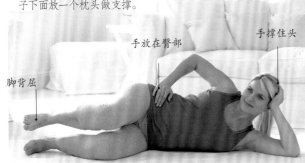

侧躺，将双腿放于身前，弯曲膝盖到90度，慢慢抬起上方的腿，同时将它伸直，再慢慢放下。如果可以，重复30次。您可以在肚子下面放一个枕头做支撑。

脚背屈　手放在臀部　手撑住头

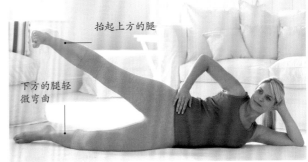

侧躺，下腿轻微弯曲，膝盖向前，上腿保持45度角，继续慢慢抬高（10厘米/4分钟），维持10秒钟，再慢慢恢复45度。如果可以，重复30次。

抬起上方的腿　下方的腿轻微弯曲

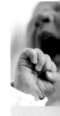

孕期第16周

孕期第17周

胎儿的活动正在不断增加，甚至还会翻跟头。

　　子宫中的情况变得很活跃。胎儿有足够的空间活动，他正在尝试各种动作，伸展、翻转，所有的活动都对他将来的身心发育有益。您可能感觉到轻松一点了，不妨花时间好好休息。第二个三月，是妊娠中旅行和出去逛逛的最好时间。

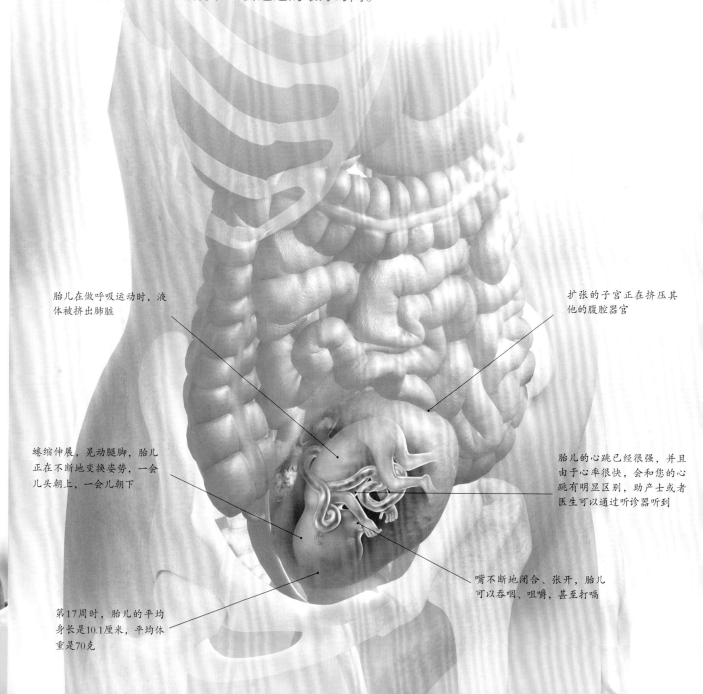

胎儿在做呼吸运动时，液体被挤出肺脏

扩张的子宫正在挤压其他的腹腔器官

蜷缩伸展，晃动腿脚，胎儿正在不断地变换姿势，一会儿头朝上，一会儿朝下

胎儿的心跳已经很强，并且由于心率很快，会和您的心跳有明显区别，助产士或者医生可以通过听诊器听到

嘴不断地闭合、张开，胎儿可以吞咽、咀嚼，甚至打嗝

第17周时，胎儿的平均身长是10.1厘米，平均体重是70克

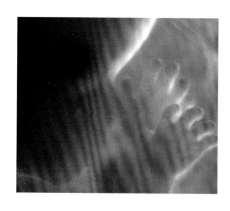

这是您生理周期的16个星期01天

离预产期还有 *167* 天

宝宝今天的样子

在发育的这一阶段，胎儿的口腔和嘴唇已经成形，可以张嘴闭嘴、以及吞咽。在口腔内，味蕾正在成熟，但他还没有味觉，因为神经连接尚未完成。

由于这一阶段是妊娠的安全时期，您没有，或者有少量的妊娠症状，所以是个旅游的好机会。

这一时期，您已经度过了恶心、疲劳的阶段，而且体形未现臃肿。

胎儿正在健康发育，流产的概率大大降低，这都会让您感到安心。去旅游，花些时间享受您和配偶的二人世界。

您也许享受较热的气候，但在阴凉处您可能会感觉更好。由于妊娠期间您的皮肤可能会对阳光更加敏感，所以暴露在阳光下的日子里，您需要高系数的防晒用品。

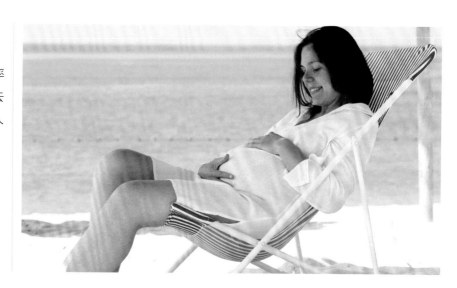

关注安全

享受安全的假期

如果在妊娠期度假，您需要考虑额外的因素，包括您可能会体力不支。

多花些时间来处理度假前家里和工作上的琐事，确保假期顺利。为旅行选择适量的行李，不要带太重的箱子。

汽车旅行要精心计划，您需要经常停下来上厕所或者吃东西。

记住，观光可能会比平常更累，不妨在咖啡店里坐坐，静静地观察周围的世界。

如果在国外，喝瓶装水，很多的瓶装水，尤其是气候炎热的地区。避免在水里加冰块，因为冰块可能是用自来水做的。

削果皮，或者把蔬菜和水果用瓶装水洗干净。

如果发生腹泻，更需要大量的瓶装水来补充身体丢失的水分。不要吃止泻药，不过口服一些平衡液是安全的，比如Dioralyte ®，一种浓度适当的口服补盐液。如果您的尿液很浓，并且无法饮水，请及时就医。

孕期第17周

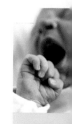

185

离预产期还有 *166* 天

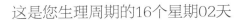

宝宝今天的样子

扫描图显示胎儿面部朝上。颅骨成像清晰，即图中发亮的部分。弯曲的额骨就在鼻骨的上方，而鼻骨正在形成鼻梁。

这是胎儿最活跃的时期，他甚至会在子宫中翻跟头。

咨询医生

什么是DVT，如何在乘飞机时避免？

DVT是指下肢深静脉血栓，腿部的深静脉发生了阻塞，会造成疼痛和不适。最严重的DVT会发生肺栓塞，这是指部分血栓脱落，阻塞了肺动脉。这会导致胸痛、气短和咯血。某些情况下，肺栓塞可以致命。

妊娠会导致血液的高凝状态，意味着血栓会更容易形成，所以乘飞机时，您发生DVT的风险较高。有DVT病史或者肥胖的女性，发病的概率更高。

穿弹力袜（见225页），多饮水，在航班上来回走动，都可以帮助预防DVT。如果您有过凝血异常的病史，在妊娠期避免乘坐飞机。

胎儿的运动有多种形式，他可以蜷缩和伸展躯干，仰头和低头，弯向一侧，独立地活动手臂和腿。会有规律的胸壁呼吸运动，伴随偶尔的打嗝。嘴可以张开或者闭上，胎儿可以吞入并咽下羊水。他会把手放在脸前，他喜欢侧躺而不是平躺。他活动的空间很充足。

关注双胞胎

双胞胎的互动

现在，您可能已经感觉到双胞胎在活动。在几周之前，您还没有察觉的时间，他们就已经开始互相接触

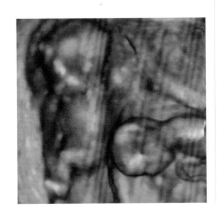

了，随着脑功能的发育，接触会更加多样。现阶段，胎儿已经有基本的大脑回路来指挥部分身体的运动，并感受肢体的位置，所以毫无疑问，双胞胎已经有了基本的互动。

胎儿大约每小时活动50次，他们可以触及彼此，他们若分隔在两个独立的羊膜腔中，会有一层膜将他们隔开，当然，这种情况很少见。扫描显示，双胞胎会有身体接触，而且会对另一方的接触产生反应。

胎儿的味蕾产生于第10周，目前已经和成熟味蕾的形状相仿。其支配神经和面神经相连。由于神经连接没有完全成熟，胎儿还没有任何味觉。

孕中期

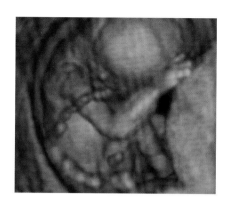

离预产期还有 *165* 天

宝宝今天的样子

这是从胎儿头部上方进行的扫描，俯视肩膀。由于胎儿蜷缩着，所以看不到脸部。右边是胎盘，而脐带跨在胎儿的手臂上。

当您怀孕时，要学会减轻压力，正确看待困难。

减轻压力

识别压力的征兆：您的心跳可能会加快，体温升高。如果您处在压力中，要想办法解决。

找出原因，乐观面对。通过深呼吸来放松肌肉，忘掉烦恼。想象着压力都在呼气时被排出了体外。

保持忙碌，如果有太多的空闲进行思考，您的压力会增加。

游泳是减轻压力的好办法，还可以保持身材。

花点时间放松，尤其当有很多琐事压在您心头时。把脚跷起来，看看电视，读一本小说，或者想象生长中的胎儿。

向配偶和亲密的朋友倾诉。如果您有健康或者关于胎儿发育方面的担心，和助产士或者医生谈谈。

如果工作出现了问题，和上司以及人力资源部门谈谈，保持坦诚，他们会帮助您。您目前最重要的工作是照顾胎儿。

如果您怀孕之后很开心，但生活还是老样子，工作全勤，奔波于公司和家庭之间。有时候您会有压力过多的时候，感觉无法面对。其实，激素水平仍对您的情绪波动有一定的影响。

像很多女性一样，您可能对生活发生的急剧变化而感到压力很大，尤其经济方面的因素，还有是否能做个好母亲和配偶的关系会如何变化。在面对压力时，保持乐观和情绪稳定很重要，这对您和胎儿的健康都有好处。

找些释放压力的方法（左图），再和朋友、配偶、助产士谈谈。

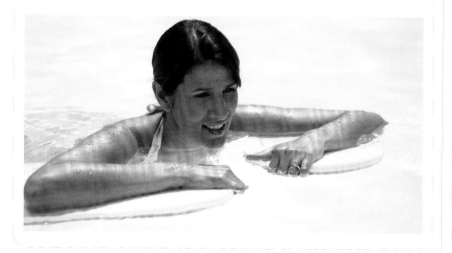

事实

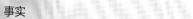

母亲的压力会影响到胎儿。

羊水中的压力激素水平和母亲血液有一致性。皮质激素会对胎儿发育造成负面影响。

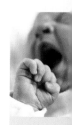

孕期第17周

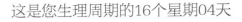

离预产期还有 *164* 天

宝宝今天的样子

图的左方是胎儿的头部，同时还能看见膝盖和下方的腿，但看不到手臂。目前，胎儿的大脑正在发育细节部分，而颅骨也变得越来越清晰。

在能感受到胎儿的活动之前，听胎儿心跳是和他保持亲近的好方法。

咨询专业小组 是否可以在家中监测胎儿的心跳。

我的丈夫坚持租一台便携多普勒仪，可以经常听听胎儿的心跳，您觉得这是个好主意吗？

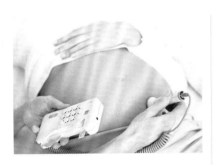

医生： 便携超声仪可以让准父母们在家中听胎心，在美国很流行，目前在英国也有销售和租赁。说明上描述，"在第10周后，任何时间，听胎心都是安全的"，这没有对超声的进行时间作任何限制。

尽管如此，超过常规产前检查的超声扫描，其相关研究还是空白。多普勒仪不是玩具，应当谨慎使用。

助产士： 使用自己的多普勒仪可以帮助您确认胎儿一切正常，但如果您用它没有听到胎心，就会起到相反的作用。辨别不同的声音需要接受训练，您可能在识别心跳方面有困难（甚至助产士有时也会），这会给您带来压力。如果您对胎儿的健康存在担心，不妨进行电话咨询。

母亲： 我曾使用过多普勒仪，因为我总是担心，而它给了我很多帮助。我不是经常而是在必要时才使用它。在妊娠中，我曾有段时间有出血和血凝块。之后，我就一直担心胎儿的健康，听到胎心让我平静了许多，这样一来，对胎儿也有好处。我不认为多普勒仪可以代替医学建议，但它是个很好的补充。

在妊娠的这一阶段，助产士可以通过一个便携多普勒仪监测胎儿的心跳。由于空气会造成干扰，所以要在探头上涂一些凝胶以便和腹壁紧贴。这可以探测到胎心，再通过喇叭传出。

辨别您和胎儿的心跳并不困难，因为胎儿的心率是您的两倍左右。尽管如此，胎儿的心率在五个星期之前到达了高峰，然后会有所下降，这是由于神经支配开始成熟的原因。

在妊娠的后半段，胎心大概在每分钟120~160次，会随着很多因素而变化，比如胎儿的活动。

> **事实**
>
> 胎儿的心率跟性别没有联系。
>
> 在20世纪90年代中期，通过对一万个胎儿的测量，证实了通过胎儿的心率无法预测其性别。

孕中期

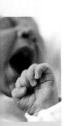

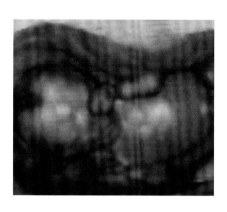

离预产期还有 *163* 天

宝宝今天的样子

图中，胎儿的面庞的一部分被手遮挡了。目前，胎儿的尺寸还很有限，可以在扫描图上看到胎儿的全貌，但在20周以后，每次就只能看到胎儿的一部分了。

妊娠期间保证足够的饮水对胎儿的健康很重要，所以请随身携带水瓶。

在妊娠期间保持水分的充足是个挑战。由于激素的影响，一部分喝下的水分会进入到组织间隙，而不是留在血液中。

很难推荐您一天需要的饮水量，因为这受很多因素的影响，比如您的食谱（很多食物富含水分），您的体形，锻炼的强度，以及环境的温度和湿度。所以您需要注意身体的反应来确定水分是否充足。最好的方法是观察尿液的情况。如果是清亮的浅黄色，水分就比较充足，如果是深黄色或是橙色，您可能存在脱水的迹象。

喝足够的水很重要。有时候，您会对饮水感到恶心或者厌烦，您可能需要其他的办法来获得水分，比如喝果汁或者多吃水果（见下文），记住，含咖啡因的饮料，比如咖啡，不会帮您补充水分。咖啡因有利尿作用，您可能会更频繁地上厕所。

在第2个和第3个3月中，妊娠脱水会导致宫缩。这是因为抗利尿激素会帮您保持水分，同时这种激素会和催产素的作用相似，会促进分娩、导致宫缩。保持身体的水分充足可以避免这种情况。

关注营养

美妙的水果

保持水分的方法之一是多吃水果。很多水果含水丰富，尤其是南瓜、葡萄和草莓。水果中的水分很容易被吸收，因为它们和糖分结合在一起，这有助于水分留在血液中。

另外，水果营养丰富，含多种维生素和电解质，可帮助您的身体保持健康状态。

咨询助产士

怀孕后，我还可以抱起正在学步的小孩吗？

由于激素软化了韧带，您可能会有背痛和不适感。这意味着关节不是很稳定，容易受伤。

抱起您学步的小孩，不会对胎儿造成伤害，但会引起不适，或者让您失去平衡。让孩子爬到凳子上，那么您就不必弯腰抱起他了。如果从地上抱起他，可以蹲下，上身保持直立，让腿来支撑重量，避免弯腰拉伸背部，鼓励您的小孩站在您的大腿上以便将他抱起。

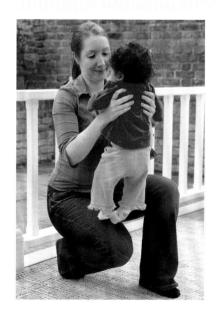

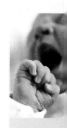

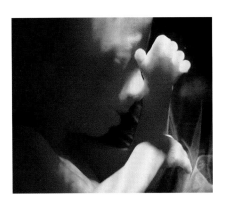

离预产期还有 *162* 天

宝宝今天的样子

这一时期，胎儿经常把手放在脸前，有时候还会吮吸拇指，尽管如此，吮吸的动作并不协调，拇指一般都是碰巧进入嘴里，而不是有意识的行为。手臂和身体其他部位比例适当。

胎儿正在练习呼吸动作，这有助于胸腔肌肉的发育，帮助肺脏的成熟。

在子宫中时，胎儿就已经开始锻炼呼吸动作，帮助肺的发育。当他吸气时，膈肌向下运动，胸腔缩小。每次"呼吸"的时间不超过一秒。呼吸动作可能只在这一阶段偶尔出现，可以是规则的动作，也可以不规则。

进行呼吸动作时，胎儿还可能同时张嘴吞咽。膈肌在一次呼吸运动中会大幅度摆动，类似于叹气。

为了使胸腔的运动更有效，必须有足够的羊水（见182页）。这对肺脏发育的关键时期来说，尤其重要，大概在第16～22周。

妊娠的第24周，胎儿每天花3个小时左右的时间来进行呼吸，在过去的8周内，每天花费将近8个小时。

事实

当孕妇吸烟时，胎儿练习呼吸运动的时间会减少。

根据英国医学杂志的研究，在孕妇开始吸烟的5分钟内，胎儿练习呼吸运动的时间比例就会下降。

关注双胞胎

发育速度

之前，大多数胎儿的发育速度相似，从现在开始就有所差别了。

胎儿基本总是在适当的时间发育适当的器官。如果超声发现双胞胎的发育存在差别，您需要更多次的扫描来监测他们的发育。速度较慢通常没有影响，差别在15%以下的情况，医生一般不会感到担心。

咨询助产士

为什么我的脸上开始长斑？

大约70%的孕妇会发现肤色的变化。您可能会发现褐色的斑点出现在额头、脸颊和颈部，称为黄褐斑或者"妊娠面容"。深色皮肤的女性可能会出现浅色的斑点。

黄褐斑是由于黑色素的增加造成的，黑色素是皮肤和毛发自然颜色的来源。分娩后斑点会慢慢消失。为了减少斑点，避免日晒，用高系数的防晒霜，在户外戴帽子。

用浅色的润肤霜或者粉底来遮盖。

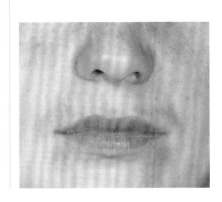

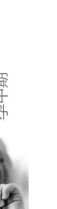

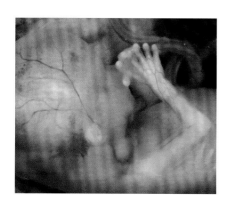

离预产期还有 *161* 天

宝宝今天的样子

胎儿身体各个部分的血供都有增强，以便提供发育所需的营养。由于皮肤是半透明的，扫描可以清楚地看到血管，这时，少量的皮下脂肪开始出现。

您的体力处在高峰，多出去吃饭，保证种类丰富。

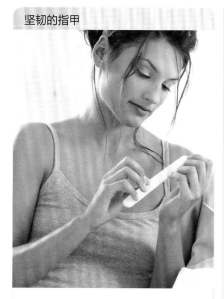

坚韧的指甲

您的指甲比以往更坚韧更健康，这是由于妊娠期的激素水平造成的。由于指甲的状况很好，您可以留指甲，不用抛光也很漂亮。如果您打算美甲，要保证房间的通风良好。不要使用含酞酸二丁酯（DBP）的染料，这种成分可以造成胎儿的畸形。

在妊娠期间，您不需要限制自己的生活方式，出去吃也是不错的主意。尽管如此，您需要询问菜肴中所含的原料，以避免食用妊娠期间不被推荐的食物，比如软奶酪、贝壳类和生鸡蛋等（见17页）。

不要害怕询问菜肴中的确切成分，并且要求肉类和鱼类做熟，以防止可能的感染。检查所有的奶制品，包括酸奶、奶酪等，确保经过了消毒。

您会发现油腻的食物会造成腹胀和烧心（见194页），如果有这种情况，选择烘烤或者清蒸的食物，而不是油炸的。记住辣酱和榨菜等小菜可能不是新鲜的。可长期存放的肉酱和砂锅食品要避免食用。

咨询营养师

我是素食者，但总是想吃肉，这正常吗？

妊娠期间，您会对食谱中缺少的食物产生食欲，这很正常。想吃肉可能是由于体内缺铁或者蛋白质，而这些在妊娠期间的需要量很大。

妊娠期间保证营养非常重要。如果不吃肉，铁的摄取可以来自全麦面包、面粉、多叶绿色蔬菜、糖浆、豆类，比如小扁豆、腰果等，还有干果，比如葡萄干、提子干和杏肉。

喝一杯橙汁，或者其他富含维生素C的饮料，比如柿子；柑橘汁会更有益，因为维生素C会帮助铁的吸收。

蛋白质对胎儿的发育也很重要。豆类、全麦面包、坚果、种子、鸡蛋和奶制品都含有丰富的蛋白质。可以加一些藜麦，一种含蛋白的谷类。藜麦是大米非常好的替代品，是极少数含有全部必需氨基酸的农作物。它还含有丰富的欧米茄脂肪酸，这会帮助胎儿的神经系统和大脑的发育。

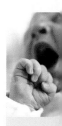

孕期第18周

您会发现每周体重都有所增加，这是个好现象。

　　体重增加的部分并不都是胎儿。事实上，增重的主要部分来自您的身体，比如乳房等，尺寸的增加，以及血容量的增加。您可能希望预约产前课程，因为这很方便。您会得到很多的信息，结识很多朋友，和其他孕妇交流日志。

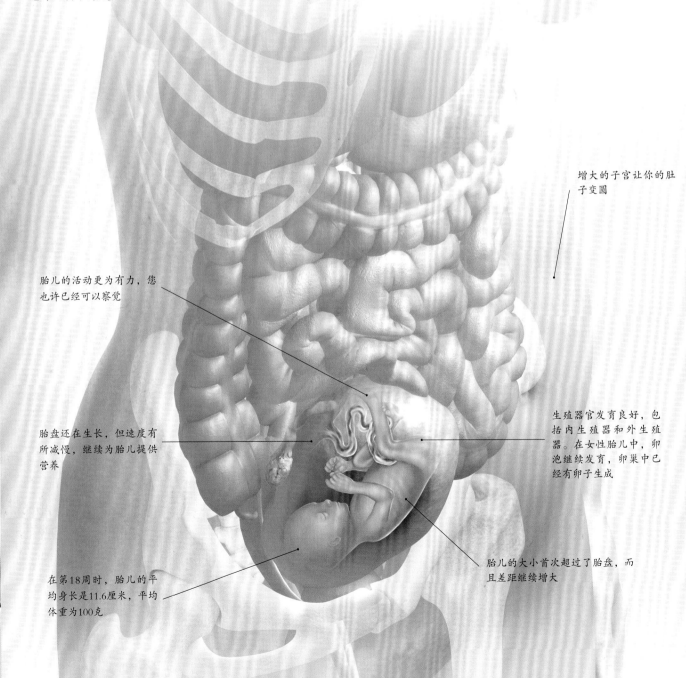

增大的子宫让你的肚子变圆

胎儿的活动更为有力，您也许已经可以察觉

生殖器官发育良好，包括内生殖器和外生殖器。在女性胎儿中，卵泡继续发育，卵巢中已经有卵子生成

胎盘还在生长，但速度有所减慢，继续为胎儿提供营养

胎儿的大小首次超过了胎盘，而且差距继续增大

在第18周时，胎儿的平均身长是11.6厘米，平均体重为100克

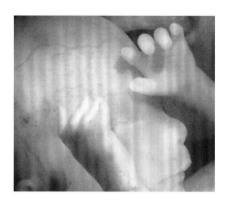

离预产期还有 *160* 天

宝宝今天的样子

妊娠期间，胎儿的下颌继续生长，但目前看起来仍很小、很短。早期的牙蕾和下颌骨都开始硬化，和其他骨骼一样，钙质开始沉积。

这一时期，您可能会察觉到胎儿的活动，不过部分孕妇可能会更晚一些才能察觉到。

尽管胎儿很活跃，但由于太小，所以只有最用力地踢在子宫壁上时，您才有所感觉。"胎动初觉"就是指您首次在下腹部感到有小的波动或者气泡在其中，这是胎儿在活动。您可能不知道这是由于胎儿造成的，因为感觉起来像肠道正在排气。

如果您是经产妇，您会对这种感觉更熟悉，很容易分辨。初产妇通常过一段时间才会察觉，大概在18~20周（见213页），所以不要担心您没有察觉任何迹象。随着时间的推移，波动的感觉越来越持续和清晰，最终您会确定是胎儿在踢腿或者翻身。

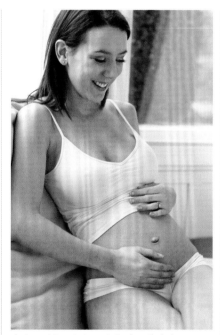

在这一时期，胎儿活动时，您可能会有一些轻微的感觉。

真相

美妙的感觉

那是肠道排气还是胎儿的活动？第一次察觉到胎儿的活动标志着妊娠的一个新阶段，在古时候就已经是这样了。

在很多文化中，在妊娠测试出现之前，"胎动初觉"是确认怀孕的最初证据，并意味着一个新的生命诞生了。

古代的埃及、希腊、美洲和印度有一种传统，"胎动初觉"意味着灵魂进入了胎儿体内。原著居民认为胎动初觉是胎儿一件非常重要的大事。

关注父亲

保持耐心

当您的配偶告诉您已经可以感觉到胎儿的活动时，您会非常的兴奋，这是妊娠的一个里程碑，但如果您触摸她的腹部，却不会有任何感觉。请保持耐心，在妊娠期间还有很多机会去感受胎儿的活动。在此期间，和胎儿谈话吧，他能听到您的声音。

事实

您活动时，胎儿会在母亲的摇晃中入睡。

这就是为什么在活动时很少感觉到胎儿的运动，同时您也会因为注意力的转移而没有感觉到。

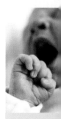

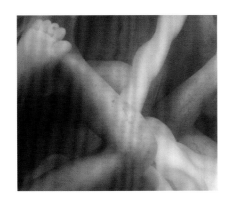

离预产期还有 *159* 天

宝宝今天的样子

胎儿的双腿呈现典型的交叉。图中的右侧是右手臂。肢体和脐带形成一个三角，但脐带中有一种果酱样的物质，保证脐带不会受压。

曾经比胎盘还小的胚胎如今已经大大超过胎盘的尺寸，而且差别会继续增加。

妊娠的早期，胎盘的生长速度快于胎儿。您的胎儿已经跟上了，而且超过了胎盘的大小。

胎盘的结构会在接下来的几周中改变，胎盘的第二阶段发育在螺旋动脉处开始了（见172页）。胎盘目前处在其厚度的高峰，随着生长速度的减慢，胎盘会慢慢变薄。

胎儿较快的发育速度使他的体重达到了70克，目前已经超过了胎盘，而当胎儿成熟时，重量会是现在的6~7倍。营养物质通过胎盘来支持胎儿的发育，但其发育速度部分取决于胎儿自身的胰岛素和胰岛素样生长因子的水平。

关注健康

改善烧心

如果您感觉烧心，或者有痛感，试试如下方法。

·吃小块的食物，充分咀嚼。

·避免吃那些会恶化症状的食品，如辛辣、重口味、油腻的菜品。

·不要吸烟或者酗酒。

·多喝奶。

·喝薄荷茶、姜茶或者菊花茶。

·吃生大蒜。

·饭后嚼口香糖。

·饭后保持直立，弯腰会加重不适感。

·不要深夜进食。

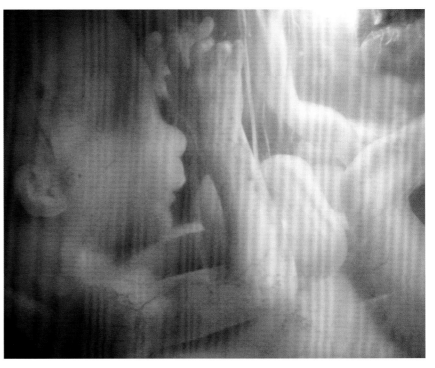

胎儿的典型姿势，身体蜷缩、四肢弯曲。皮肤仍旧透明，血管还能看见。此时，耳朵发育良好。

孕中期

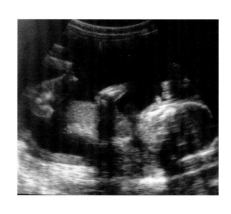

离预产期还有 *158* 天

宝宝今天的样子

尽管胎儿侧躺着，无法看见其面部，图中四肢却显示得很清楚。因为二维超声显示的是胎儿的一个"层面"，有部分图像会缺失，比如手臂的后半段消失了。

在第2个3月，比之前增加更多的体重是正常的，也是健康的。

您在头3个月中的增重可能很少，进入第3个3月后，每周您的体重都会增加。在分娩之前，每周大概增加1~2磅（大约0.5~1千克），然而，在最后的几周中，增长的速度可能会减慢。

合理的体重增加量受很多因素影响，包括您的体重指数（BMI）（见17页），下面有详细的推荐体重。

不是所有的增重都来自胎儿，事实上，胎儿的重量只占体重增加的一小部分。大部分的重量来自增大的子宫、羊水、乳房，以及增加的血容量和脂肪。

如果您对体重有任何疑虑，咨询您的助产士。产前会面不会常规测量体重，如果助产士对您体重的增加有担心，她会监测您的体重。

咨询医生

我经常脸红，这正常吗？

许多女性在妊娠期间有过脸红，这是由于激素水平的增加造成的。激素会促使血管扩张，带来更多的血流和热量。而且，妊娠期间您的代谢会增加，会产生更多的热量。更不用提的是，胎儿体温要高于您的体温。

穿容易脱掉的衣服，避免吃辛辣的食物，不要饮酒和咖啡，这些会加重脸红。锻炼可以促进循环，瑜伽和其他放松锻炼会帮助您保持安静和凉爽。

体重增加

在第2个3月中，您目标体重的增加不要超过5.5~9千克，这大概是头3个月的两倍。您如果由于妊娠反应，如呕吐等，在头3个月中过得很艰难，体重增加很有限，那么现在您需要多摄入热量，增加体

重了。如果您在头3个月中增重很明显，那么把注意力集中在锻炼上，增加那些低热量、高营养的食物，比如水果和蔬菜。

将增重目标记在心上。推荐的女性增重总量是11~14.5千克，这是对于体重指数在正常范围的女性的数据，即指数在20~25。

如果妊娠开始时您是超重的，总体重增加应该是7~11千克。如果您开始时体重过轻，那么推荐值为12.5~18千克。如果您怀的是双胞胎，那么增重在16~20千克。

体重增加表

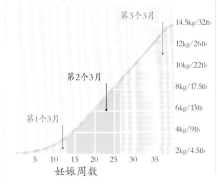

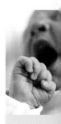

安全地锻炼

交替地进行上下肢锻炼，加快心率。在实施训练计划之前要得到医生的允许。

下列的训练动作在第2个3月中是安全的，每周进行3~4次来保持身体的良好状态。可以使用2千克的哑铃。

热身 保持直立，一条腿向同侧跨出一步，另一条腿跟上。重复这个步伐一分钟。加入手臂的动作：每次跨步，将手臂平举到肩膀的高度，再放下，重复一分钟。下一个动作，手放在臀部，上提左膝至腹部，交替双腿，重复一分钟。最后，垂直站立，将左臂绕身体做圆周运动，两臂交替进行，重复一分钟。

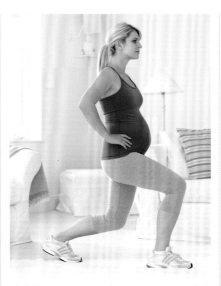

前跨步 站立，双手放于臀部，左腿向前跨出一步，右脚后跟离地，弯曲右膝指向地面，膝关节成90度。双腿重复，共进行30次。（在第2个3月之后，您可能需要手扶椅子来完成）。做这个动作时，收腹、背伸直、抬头、肩膀放松。

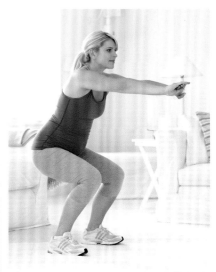

蹲坐 站立，双脚与肩同宽，手臂向前水平伸直，半蹲、收腹、双脚站稳。将臀部靠近地面再回到初始位置。下蹲时呼气，起立时吸气。膝盖向前不要超过脚趾，重复20次。

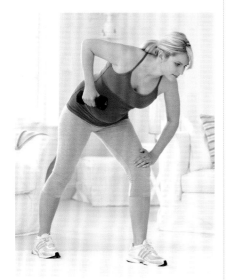

前上提 右手拿2千克哑铃，左脚在前站立，双腿微屈，身体前倾，左手支撑在左膝上，右臂下垂，然后将右臂提起，肘关节靠近躯干，一直上提至肘关节指向天花板。双臂共重复40次。

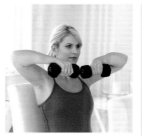

竖直上提 坐在椅子上，身体保持直立，双腿弯曲，双脚分开，双手握紧哑铃，自然垂于身体前方，呼气时慢慢将哑铃上提至颈部水平，吸气时慢慢放下，重复20次。

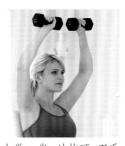

肩上举 坐、站均可，双手均紧握哑铃，弯曲肘关节，手位于肩膀两侧。呼气时，将手臂上举，直到伸直，重复20次。

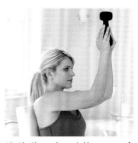

胸前举 坐、站均可，双手同握一个哑铃，放于胸前，与肩同高，弯曲肘关节至直角，前臂保持与地面水平，吸气时，弯曲肘关节使前臂与地面垂直，重复20次。

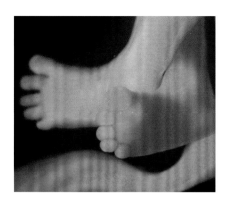

离预产期还有 *157* 天

宝宝今天的样子

胎儿的皮肤非常柔软和光滑，图中显示了脚底和脚趾，可以发现，皮肤没有任何皱褶，下一周，指纹和趾纹将会出现。

尽管在发育中，胎儿的肺仍未成熟，这种情况会持续到第35周。

胎儿的肺正在发育中。为了描述肺的结构，把肺组织想象成一棵大树，主干（气管）已经形成，然后不断地分支出更细小的分支（支气管），但是支持叶子（肺泡）的叶梗（细支气管）还未形成。肺泡的壁非常薄，但已可以允许气体交换。

从现在起直到28周，"叶梗"在不断地发育，分娩后肺泡内才会充满气体。叶梗也存在一定的气体交换能力，但肺功能的成熟主要依赖于肺泡。肺血管的发育和肺组织的发育保持同步。胎儿出生后的气体交换同样依赖于肺血管的存在。

分娩后，右心室的血液进入肺，但在出生前，由于肺内充满液体，尚不具备呼吸功能，只有少量的血液会进入肺（大约10%～15%）。

安全地锻炼

松弛肽是一种重要的妊娠相关激素。正如它的名字，松弛肽可以放松结缔组织、韧带，从而使膈肌扩张，以便为胎儿的生长提供足够的空间。在分娩时，它还可以通过松弛韧带来帮助产道扩张。

松弛肽作用于全身，于是您的脊柱和骨盆会变得不稳定，所以在锻炼时要注意自己的姿势。

站立时，保持臀部在自然位置，而不是偏向一侧。

腰部和肩部的伸展运动要小心进行。

所有的动作都要缓慢、可控，不要过度伸展。韧带和肌肉柔韧度的增加可能会导致正进行瑜伽或者普拉提运动时的肢体被过度牵拉。

松弛肽还对循环系统起作用：静脉血管壁扩张，有时会造成静脉曲张（见167页）。有氧运动可以帮助血流通畅，防止静脉曲张的发生。

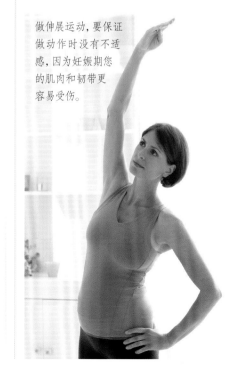

做伸展运动，要保证做动作时没有不适感，因为妊娠期您的肌肉和韧带更容易受伤。

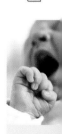

孕期第18周

离预产期还有 *156* 天

宝宝今天的样子

头颅上方柔软的地方变得不明显了。图中可以看见手指，随着胎儿的尺寸不断增长，可以观察到的细节也越来越多。

您的肚子已经出现，而且日益明显，您的肚子将成为他人话题的焦点。

您受到的关注是否比期望的更多？一旦肚子变得明显，您会发现自己变成了社会的财产。朋友、家人，甚至陌生人都可能关注您的肚子，或者亲自抚摸，甚至亲吻。这会让您感觉很奇怪，因为常识告诉我们，人们通常不会去摸别人的肚子。

如果您对身体接触感到不适，可以礼貌地拒绝别人，或者直接走开。尽管如此，被人们注意到自己怀孕了也有好处：您的肚子会提醒大家在人群中不要挤到您，或者在公车上给您让座。

还有一种意料之外的打扰是，人们总认为自己有资格询问您的病史和胎儿的现状。如果您是个内向的人，这会让您感到不舒服。从未谋面的人会打量您的身形，讨论着会是个男孩还是女孩。

有些孕妇喜欢被关注，而另一些则感觉隐私被侵犯了。如果您感觉不高兴，含糊地回答问题，试着转移话题，转而询问对方的情况。另一种避免烦恼的办法是穿上宽大的衣服，让肚子不那么明显。

事实

在妊娠期并不禁止食用盐分。

人们曾经认为盐分会增加水肿，增加高血压的危险。但是机体需要盐分来扩充血容量。尽量食用海盐（含钠较少），每天不要超过6克。

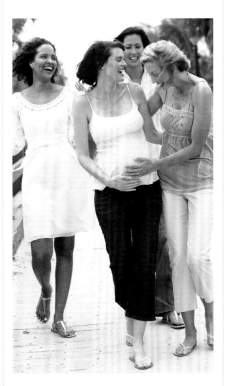

要做好被人关注和评价的准备，因为您的腹部突出会越来越明显。天生善于交际的人更容易应对这类情况。

咨询医生

我感到很痒，皮肤被抓出了血，我该怎么办？

妊娠期的瘙痒主要发生在腹部，原因是皮肤的牵拉、激素的改变和体温的上升，用一些润肤霜会有所帮助。

如果您的瘙痒很严重，咨询您的助产士或者医生以排除您是否患了妊娠黄疸，这是一种严重但少见的疾病，会影响肝脏的功能，发病率大概1%左右。

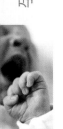

孕中期

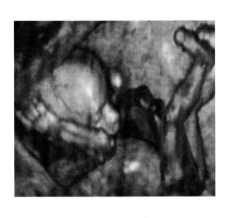

这是您生理周期的17个星期06天

离预产期还有 *155* 天

宝宝今天的样子

这幅扫描图可以看到整个胎儿。腿保持伸直，会更用力地踢母亲，尤其是对经产妇来说，会更容易感觉到胎儿的运动。

现在您可能希望报名参加产前训练，因为在很多地区产前训练都需要提前预约。

产前训练会帮助您为分娩做好准备。课程通常在第6个月或者第7个月开始。您会了解分娩前的征兆，呼吸和放松的方法，镇痛方法和医疗干预的选择。您还会学到关于照顾新生儿的实用建议，对初产妇来说，这都是非常宝贵的。

根据您所在的区域，课程的种类可能会有所不同，包括由国家提供的免费课程，医院和诊所以及私人初产妇开设的课程。法律规定您可以带薪请假去上课。上课是结识其他准父母的好机会，并通过他们得到来自其他医疗机构的支持。

通过参加产前课程，您的配偶可以学习如何辅助您分娩，以及最初几周如何护理新生儿，同时也是结识其他准爸爸的好机会。人们公认，在分娩和孩子出生的最初几周内，父亲可以起到很关键的支持作用，所以产前课程日益受到准爸爸的欢迎。

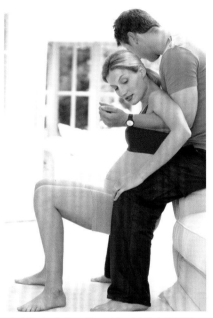

通过学习，您和配偶可以练习分娩中需要的技能，并增加信心。

联系同学

如果您单身，不要一个人去上课。您可以让朋友或者家人陪您一起上课，最好这个人在分娩时能陪在身边。如果您不想找别人，那么咨询一下本地区是否有针对单身母亲的课程。这样的环境会让您放松，结识和您境遇相似的准妈妈。不要旷课，您是单身，课程会提供关于妊娠、分娩和照顾婴儿的宝贵知识。

关注双胞胎

双胞胎课程

由于双胞胎的预产期通常要早一些，您需要仔细安排产前课程的计划，尽早参加。另外，您的肚子会更大，在最后的几周可能会行动不便，不愿意走动。由于有时候双胞胎需要特殊护理，您应该提前参观一下新生儿监护室。

在一些地区，会为双胞胎或者多胞胎孕妇提供专门的课程，通常是在晚上。如果您的医院没有，别的医院也许会有，咨询一下助产士。

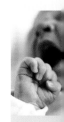

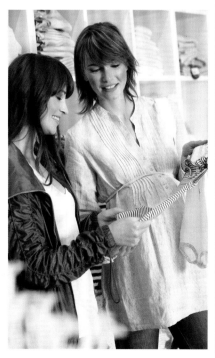

离预产期还有 *154* 天

宝宝今天的样子

如同您的耳朵一样，胎儿的耳朵也是由弹性很好的软骨构成的。尽管外耳已经成形，但内耳的结构还未完全成熟，5个星期以后胎儿才能听到声音。

是男孩还是女孩，您和配偶可能正在思考要不要了解胎儿的性别。

胎儿的性别目前已经非常明显地在扫描中被分辨，但是几周后您才会需要做扫描。

胎儿的性别取决于Y染色体。男性的基因型是XY，其中Y染色体使生殖腺（性腺）发育成睾丸，从而产生睾丸激素，它可抑制体内女性生殖器官的发育，反过来促进男性外生殖器的发育。

如果没有Y染色体，性腺会发育成卵巢，并且具备相应的女性外生殖器，促使女性外生殖器发育的不是卵巢，而是睾酮的缺乏。对女性胎儿来说，子宫最先形成，阴道向上生长与之连接。

有的孕妇希望在知道了胎儿的性别后再去购买婴儿装，但不是每个人都只买一种颜色的婴儿装，比如蓝色或者粉色。

医院守则

记住，在第20周做扫描时，可能会无法确定胎儿的性别。所以多数单位规定，除父母要求以外，医院会对胎儿的性别保密，有些机构规定扫描时不可泄露关于性别的任何信息，因为扫描并不是100%准确的。

如果您想了解医院或者诊所的规定，咨询医生或者助产士。

咨询母亲

第20周的扫描很快就要到了，我想知道胎儿的性别，但我的配偶不想知道，怎么办？

如果一方想要某些东西，而另一方非常反对，通常会造成关系紧张。

比如您希望知道胎儿的性别，而您的配偶不想知道。两个人都有自己的道理：我觉得早点知道比较好，可以做好分娩时身体上和心理上的准备。我的配偶说他想留着分娩时得到这个消息时的喜悦。

彼此开诚布公地交谈，希望可以达成一致。不要让事情变得不可收拾，或许应该退让，这个特殊时期，保持团结才是重要的。

您会发现，只要互相交谈，其中一个人就不那么固执己见。您可以同意，只有您自己知道性别，而不告诉其他人。如果您知道了性别，记住那不是100%准确的。

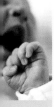

孕中期

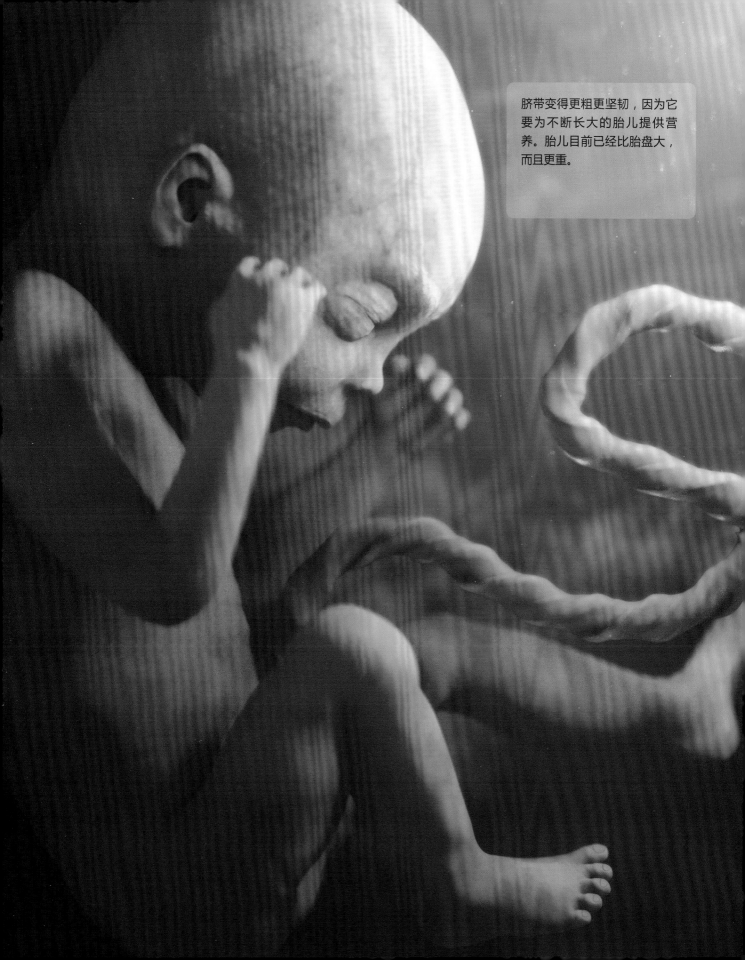

脐带变得更粗更坚韧，因为它要为不断长大的胎儿提供营养。胎儿目前已经比胎盘大，而且更重。

孕期第19周

您可能会发现自己变得对胎儿越来越依赖。

现在，把胎儿想象成一个真实的人很容易，尤其是这回在扫描图上再次见到他。胎儿已经基本长成，器官的功能也慢慢完备。您会认真对待自己作为母亲的责任，但不要产生焦虑。如果您有任何担心，跟助产士或者配偶谈谈，许多孕妇还会向自己的母亲寻求帮助。

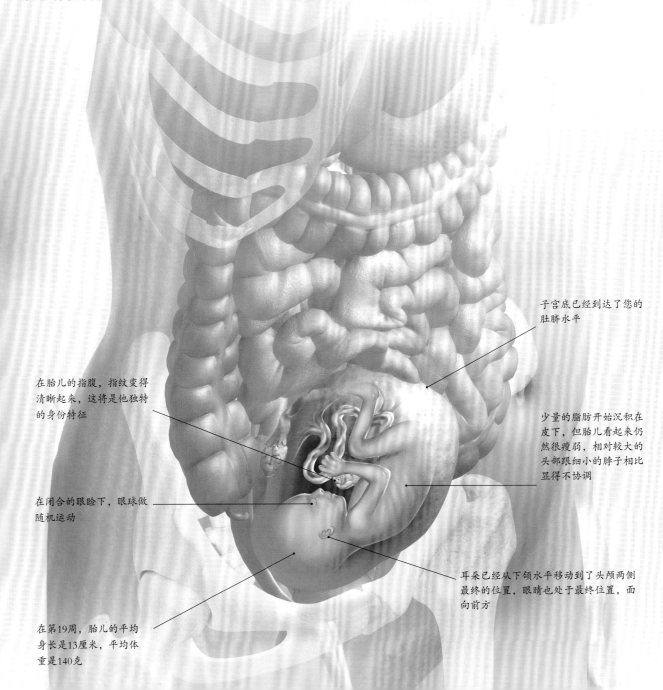

子宫底已经到达了您的肚脐水平

在胎儿的指腹，指纹变得清晰起来，这将是他独特的身份特征

少量的脂肪开始沉积在皮下，但胎儿看起来仍然很瘦弱，相对较大的头部跟细小的脖子相比显得不协调

在闭合的眼睑下，眼球做随机运动

耳朵已经从下颌水平移动到了头颅两侧最终的位置，眼睛也处于最终位置，面向前方

在第19周，胎儿的平均身长是13厘米，平均体重是140克

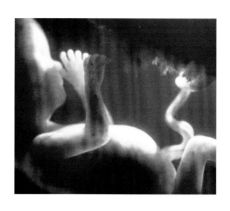

离预产期还有 *153* 天

宝宝今天的样子

胎儿通过脐带与胎盘相连，漂浮在羊水中。子宫为胎儿提供一个温暖安全的环境，胎儿有足够的空间，并且几乎感受不到重力。

随着您接近了妊娠的中点，您仍会对自己怀着一个孩子而感到不可思议。

妊娠的时间慢慢继续，您会对胎儿产生日益强烈的依赖感和保护欲，您会感到和胎儿无比亲近。原本是一团细胞，而现在已经变为基本成熟的胎儿，您会对自己和配偶拥有这么一个孩子而感到惊奇。

在接下来的几周内，一旦您能感觉到胎儿的活动（见213页），您和胎儿的联系就更为紧密。如果您产生了焦虑感，试着放松，并且享受妊娠的过程，因为时间其实过得很快。

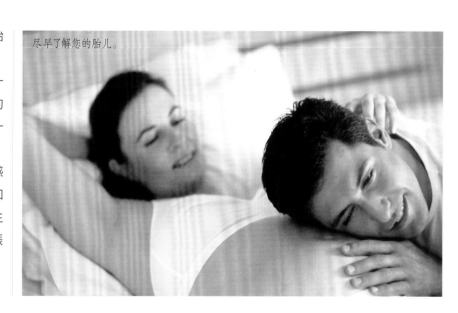

尽早了解您的胎儿。

咨询助产士

我的工作很忙，怀孕后几乎没有时间关注我的胎儿，这会让我们之间生疏吗？

即使您在妊娠期间出全勤，这对您和胎儿之间的关系不会有负面影响。随着胎儿的生长，您会发现您和自己的"大肚子"有种特殊的联系，您会期待胎儿的活动，可能还会同他交谈。保证在分娩前有足够的产假，以便您可以为分娩做好身体和心理上的准备，同时还能得到充分的休息。

有数据显示母亲如果感到压力过大的话，这种压力会影响到未降生的胎儿的脑部发育（见187页）。在孕期保持轻松愉悦的心情非常重要。如果您的工作压力太大，您该好好考虑一下对您的人生而言究竟什么是该着重优先的。

关注健康

只是模糊而已

妊娠期间的水潴留会影响眼睛。晶状体和角膜都会增厚，眼球中的水分也会增加，造成眼压升高，视觉模糊。这些在分娩后都会自愈。锻炼会保证液体流通，避免戴隐形眼镜也会有帮助。如果您还有视觉问题，通知医生。

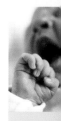

离预产期还有 *152* 天

宝宝今天的样子

胎儿快速跳动的心脏发出的声音可以通过便携式的听诊设备听到，这种设备可以将声音的频率调整，以便您、助产士或者医生更容易听到。

尽管您感觉不到，但您的胎儿已经开始打嗝了。

关注营养

有的脂肪是健康的

有些脂肪是健康的，可以放心加入您的食谱中，选择正确的类别是关键。比如不饱和脂肪酸，包括橄榄油、芥菜籽油（油菜籽）、花生油、鳄梨油，这些都是对健康有益的。

饱和脂肪酸，主要指全脂牛奶、黄油、氢化脂肪（主要包含于各种加工食谱中），需要限制食用。多选择不饱和脂肪酸：

当您制作沙拉时，选择橄榄油或者芥菜籽油。成品沙拉酱中含有较多的饱和脂肪酸。

多吃坚果和鳄梨，它们含有较多的健康脂肪。

食用白肉，它比红肉的饱和脂肪酸含量低。

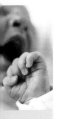

您的胎儿每天都更接近婴儿的形象，不断发育。胎儿的面部特征和四肢趋近完善，甚至会打嗝。

在这一时期，胎儿开始打嗝。不同于您，胎儿打嗝时是短暂、有利、迅速的膈肌收缩，时间不超过一秒。

打嗝经常快速、连续地出现，同时伴有四肢轻微的伸展。没人知道胎儿为何打嗝。可能是由于膈神经的不成熟，或者由于胎儿的胃发生迅速、过度扩张引起的胎儿的眼睛和耳朵都位于其最终的位置。耳朵从下颌骨水平上移，眼睛从两侧向中间聚拢，到达了现在的位置。眼球在眼睑后活动，但还不协调。在第26周左右胎儿会睁开眼睛。

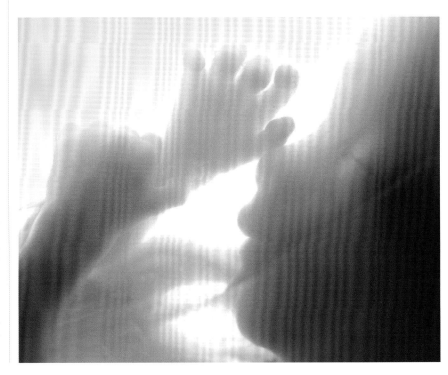

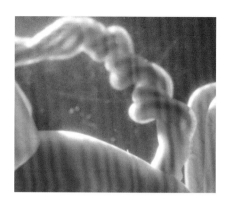

离预产期还有 *151* 天

宝宝今天的样子

脐带高度螺旋。这种螺旋可以防止脐带打结和脐血管受压。脐带的螺旋可以保证胎儿和胎盘之间的血流通畅。

保护胎儿是母亲的天性，您已经在不知不觉中开始显示这一天性了。

可以理解，您特别希望胎儿的生命拥有一个完美的开始，但这有时会导致您产生焦虑。

您会发现自己会对一些很平常的事感到焦虑。比如使用电脑时，您会十分担心它可能会产生辐射。

试着放手，保持乐观，记住胎儿在子宫中得到了很好的保护，很安全。如果您对自己的生活方式或者胎儿的发育情况担心，咨询助产士。

同时，您需要注意饮食，经常锻炼，坚持参加产前课程，这些都有益于您放松。

事实

电脑产生的辐射基本不会影响到胎儿。

法律对电脑辐射量和辐射类型有严格的规定，所以不会对胎儿造成影响。

咨询助产士

如果我增重太多,会有什么危险?

食量较大的孕妇的胎儿通常尺寸也会较大，这可能会对分娩造成困难（可能会发生难产），从而增加剖宫产的可能性。

体重超标的女性可能会经历更多的妊娠并发症，比如妊娠糖尿病（见471页），先兆子痫（见472页）。他们的孩子将来罹患糖尿病和肥胖的概率也会增加。

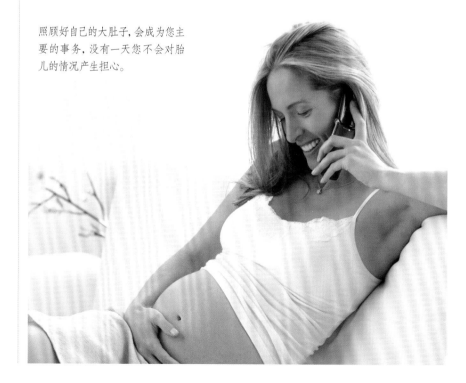

照顾好自己的大肚子,会成为您主要的事务,没有一天您不会对胎儿的情况产生担心。

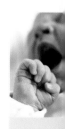

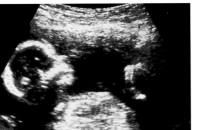

离预产期还有 *150* 天

宝宝今天的样子

这幅胎儿侧位像，头部在左上方。胎儿具有了几乎所有的人类特征，手指、脚趾发育成熟。皮肤表面出现具有保护作用的胎毛。

胎儿增加活动，您会更多地感到他在扭动，这没有坏处。

如果您在期待胎动初觉，请保持耐心。您会担心胎儿的情况，感到他的活动能让您放心。记住，许多孕妇，尤其是初产妇，通常在第18～20周才会察觉到胎儿的活动。还有，在您醒着的时候，胎儿多半在睡觉。

有一些方法能促进胎儿的活动，帮助您察觉。首先，停下脚步，休息。如果您整天都在忙碌，您的注意力会被转移，于是察觉不到胎儿的活动。同时，保持不动可以唤醒您的胎儿，因为他不会被"晃"如梦乡。

可以大声播放音乐，不但会叫醒胎儿，还有助于他产生反应。有些孕妇曾说，胎儿的踢脚是有节奏的。

如果您侧躺着，也会有帮助。这会增加胎儿的活动，因为他需要适应您的姿势。如果上述都不起作用，喝一杯甜凉水，可能会有用。

咨询助产士

当有大声的噪声时，胎儿似乎会"跳起来"，这是可能的吗？

或者只是我的臆想？嗯，这是可能的。研究表明，胎儿最早在第9周就会对声音产生反应。未成熟的胎儿会对声音产生"惊吓反应"，这是胎儿可以听到声音，并且产生反应的重要证据，这种反应可以是突然的动作。

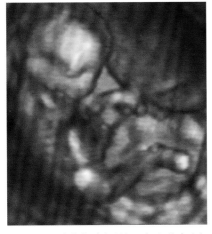

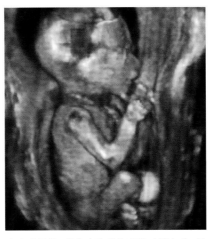

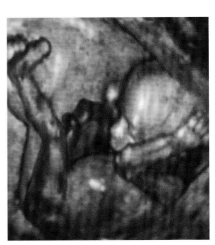

您可能还没有感觉到胎儿的运动，但他在子宫中异常活跃，翻转和伸展是每天的必修课，还有吮吸拇指。胎儿在清醒和睡眠时都会动，因为目前他还不能控制自己的活动。这是几幅胎儿活动的图像。

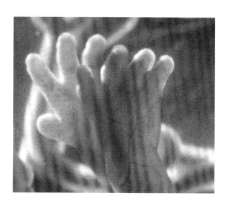

离预产期还有 *149* 天

宝宝今天的样子

这一时期，胎儿的手和脚看起来很大，看起来胎儿需要快点长大来适应它们。在过去的几周内，胎儿的手和脚迅速发育，现在是四肢迎头赶上的时候了。

胎儿的手指和脚趾发育良好，已经出现了指纹。

您的胎儿会是独一无二的，他的指纹可以证明。真皮层的突起会在这一时期最终形成指纹（趾纹）。指纹的图案是由基因决定的，手指的指纹会比脚趾早出现一周左右。

第8周的时候，胎儿的皮肤出现了汗腺，在28周前数量不断增加，但出生后才会分泌汗液。胎儿的肤色决定于黑色素，是由黑色素细胞产生的，这种特殊分化的细胞现在定植在皮肤中。肤色的深浅取决于黑色素细胞的数量，而不是每个细胞分泌黑色素的量。黑色素可以保护皮肤免受破坏基因的紫外线的伤害。

虽然未出生的婴儿已经产生黑色素，但直到他们幼年达到最终数量。因此，刚出生的婴儿容易被晒伤。深肤色的婴儿在出生时皮肤颜色看上去可能较浅。

事实

多吃富含维生素E的食品，可以减少孩子产生过敏的概率，包括哮喘。

研究人员发现，妊娠期维生素E的缺乏会对胎儿的肺脏和免疫系统的发育造成负面影响。为了增加摄入，应该改善食谱，而不是吃维生素E补充剂，如果摄入过多，身体会将其储存，以备后用。

针灸

针灸是用一根细针来刺激身体的某些穴位，可以达到治疗疾病和调理身体平衡的作用。

针灸在妊娠期以及日常生活中得到广泛应用，可以改善某些健康问题。

· 疼痛和恶心　研究表明针灸可以有效减轻恶心和呕吐的症状或危害，尤其是剧吐。（见111页）

· 烧心。（见194页）

· 痔疮。（见466页）

· 紧张。（见187页）

· 腕管综合征。（见469页）

针灸曾经成功扭转臀位的胎儿，可以帮助分娩，减轻疼痛。

注意应保证您的治疗师是正式注册的，并且在妊娠期治疗方面有一定经验。

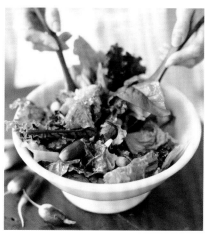

增加维生素E的摄入，多食用菜叶、绿色蔬菜、坚果、梨和小麦胚芽油。

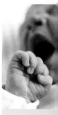

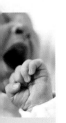

离预产期还有 *148* 天

宝宝今天的样子

早期的扫描中，胎儿都很瘦。皮下脂肪的存储很有限，所以皮肤很薄，呈半透明状态。扫描可以明显地显示骨骼，于是胎儿显得更瘦了。

最近一段时间，您还可以有一次扫描，同时，对胎儿进行全面的健康检查。

第18～20周，多数医院都会提供一次细节扫描，被称为"解剖扫描"。这次扫描将会评估胎儿全身的发育，检查各个器官和系统（见214、215页），以发现存在的问题。这次扫描会帮助孕妇和配偶再次确认妊娠和胎儿的情况一切正常。

这次扫描的时间会较长，因为要进行细节测量和探查。只有当胎儿处于合适的位置时，超声才可以进行探查，由于胎儿可能一直在活动，所以检查可能会比较困难。如果胎儿的位置一直不理想，您可以出去走一圈，回来再重新试一次。

水中锻炼

水中锻炼是妊娠期的极佳选择，可以支撑腹部，保持体形。站立时，水面应该到您的腰部，太深可能站不稳，太浅可能浮力不够。

您可能会在当地的休闲中心找到水中训练课程，现在提供一些您可以自己学习的简单动作。

原地踏步：抬起膝盖，同时前后摆臂。如果可以，踏步2～4分钟，如果感觉累就马上停下来。这个动作可以增强心肺，增加腿和手臂的力量。

踩单车：站立于水中，两臂下各放一个浮板，保持平衡，向后靠，将腿提到身体前方，进行脚踏动作，如果可以，进行3～4分钟，如果累就马上停下来，这可以帮助您保持体形，增强腿部，还可以加强您的背部和手臂的肌肉力量。

双臂训练：双脚开立，膝盖微屈、下蹲，将肩膀浸入水中，将手臂向前平举，然后放回身体两侧，动作过程中尽量发力，这个动作可以加强您的手臂、后背和腹部肌肉力量。

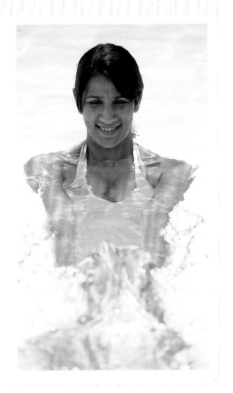

孕中期

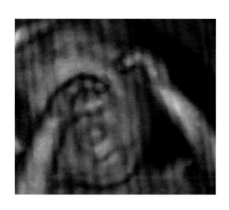

离预产期还有 *147* 天

宝宝今天的样子

胎儿的关节非常柔韧，手臂可以举高。这是因为胎儿的骨骼目前是由软骨构成的，所以弹性较大。软骨会渐渐被含钙的骨组织代替。

父辈的人可能都会给您提供建议，但您也许只想听母亲的话。

关注身体

承担压力

妊娠期间身体会产生很多变化，会影响您的活动和锻炼。

由于胎儿、胎盘、更多的血液，更大的子宫和乳房而增加的体重会给您的身体增加压力，尤其是骨骼系统。

由于身体重心的变化，您的姿势会相应变化，这肯定会造成臀部、背部和膝盖的损伤。

松弛肽，这种妊娠激素会软化韧带，造成脊柱和骨盆的不稳定。

有效和安全的锻炼是保持体态和减少压力的最佳方法（见196页）。

经常锻炼（尤其散步、哑铃操等）可以提高骨骼的密度。

无论您和母亲相处得如何，怀孕会改变彼此的关系。很多孕妇在这个生命中的重要时刻自然地和母亲变得亲近，希望从她那儿得到建议，希望母亲可以在分娩前的一段时间内一直陪在身边。

而孕妇的母亲也会自然地希望去保护她的女儿，会经常打电话。您的母亲会提供很多建议，不管是否会照做，请认真聆听，您会发现很多有益的东西。

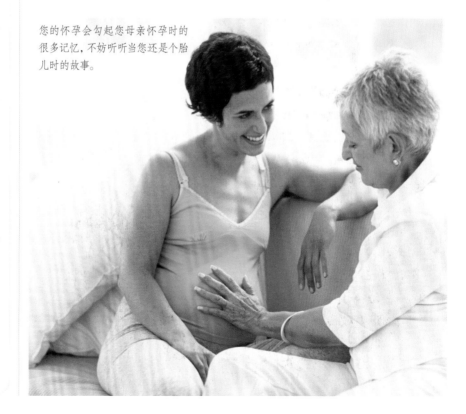

您的怀孕会勾起您母亲怀孕时的很多记忆，不妨听听当您还是个胎儿时的故事。

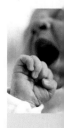

孕期第20周

您肚子的波动可能不是肠道排气！

在接下来的几天，您很有可能第一次感觉到胎儿的活动。但活动的感觉很轻微，很多女性认为是肠道排气。如果您认识到真相，一定会很兴奋。如果您希望了解胎儿的性别，在这周的扫描中可以知道。

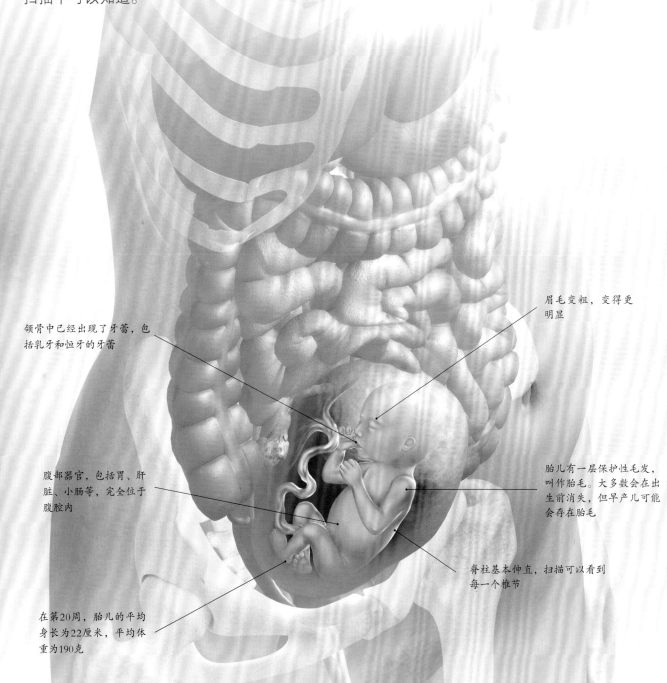

颌骨中已经出现了牙蕾，包括乳牙和恒牙的牙蕾

眉毛变粗，变得更明显

腹部器官，包括胃、肝脏、小肠等，完全位于腹腔内

胎儿有一层保护性毛发，叫作胎毛。大多数会在出生前消失，但早产儿可能会存在胎毛

脊柱基本伸直，扫描可以看到每一个椎节

在第20周，胎儿的平均身长为22厘米，平均体重为190克

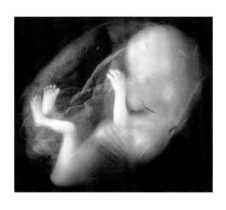

离预产期还有 *146* 天

宝宝今天的样子

这幅扫描显示了羊水中胎儿的全貌。手指和脚趾，甚至胸腔下部的肋骨都可以看见。虽然头还是很大，但四肢的尺寸也增加了不少。

这一周您就可以知道胎儿的性别了，如果您想的话。

这一周您会进行一次扫描，并且有得知胎儿性别的机会。确定性别受很多因素的影响：超声机器的质量、操作者的经验、胎儿的姿势，尤其是腿的位置，因为腿可能会遮挡住性器官。即使以上所有的因素都有利，也可看到性器官，但仍有出错的机会，永远不会100%正确。如果您看扫描图的话，可能会注意到性器官，如果您不希望了解胎儿的性别，建议您不要看屏幕。

如果您进行了羊膜穿刺（见152、153页），那么预测性别的准确率是100%，如果您希望知道的话。

这幅2D图像是胎儿轮廓的特写，发亮的部分是额骨、鼻子、嘴唇和下颌。鼻骨在鼻子上方发亮的部位。

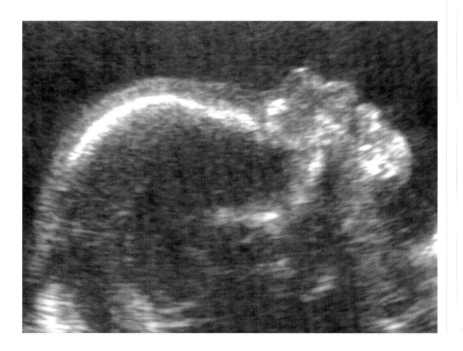

思考

了解胎儿的性别

在出生前了解胎儿的性别是好事吗？

是的……

知道其性别可以增加和胎儿的亲密度。知道性别可以提前给孩子起名字，尽管这个名字并不一定合适。有助于装饰婴儿房，购买婴儿服。

不是……

不知道性别可以帮助孕妇在分娩时集中注意力，还会增加胎儿出生时的喜悦感。

记住，除非您做了羊水穿刺，否则性别的预测就可能是错的，所以不要太依赖于超声扫描结果来给孩子起名字。

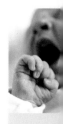

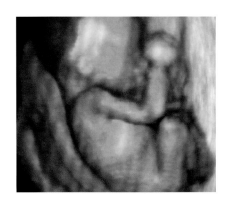

离预产期还有 *145* 天

宝宝今天的样子

胎儿开始增加用手和脚来了解周围的环境。四肢可以进行自由的各个角度的活动，胎儿指尖的感觉最为敏锐。这一时期，多数的活动都是反射性的。

在羊水中自由漂浮的胎儿，他的身体的大部分成分都是水。

事实

孕妇们曾经认为，喝水不够的话，胎儿会很脏。

尽管喝足够的水很重要，但这不会影响羊水的成分。

由于胎儿在羊水中，而且他的皮肤是透水的，他身体的含水量非常高，大概90%，而随着胎儿皮肤的增厚和透过性变差，以及肾脏调节水平衡能力的增强，在出生时胎儿体内的水含量只有约70%了。随着肾功能的继续强化，在10岁他体内的水含量只有60%了。

水可以传导声音，但由于内耳发育不全，还需要3周的时间胎儿才会对声音作出明显的反应。随着子宫壁的增厚，耳膜的增厚，胎儿会渐渐对低频率和低强度的声音作出反应。

关注胎儿

前置胎盘

前置胎盘是指胎盘部分或者全部覆盖宫颈。在完全性胎盘前置中，胎儿无法从阴道分娩，而且会造成增加妊娠后期和分娩时出血的危险，这需要急症抢救。

如果前置胎盘在20周的扫描时发现，那么在34周时，您需要再做一次扫描，因为随着子宫的增大，胎盘的位置可能相对上移。如果仍显示完全前置胎盘，您需要在妊娠后期住院治疗。

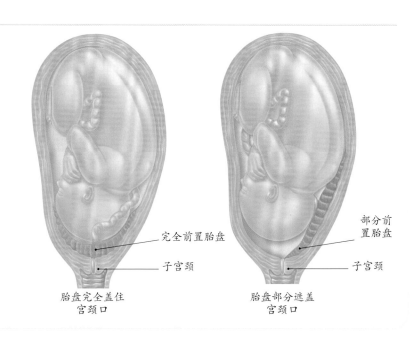

完全前置胎盘
子宫颈

部分前置胎盘
子宫颈

胎盘完全盖住
宫颈口

胎盘部分遮盖
宫颈口

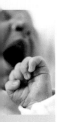

孕中期

212

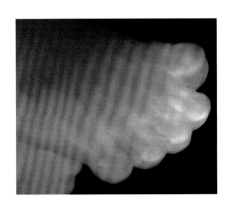

离预产期还有 *144* 天

宝宝今天的样子

胎儿的脚趾会扭动或者伸展，就如同手和手指一样。胎儿的柔韧性非常好，他甚至会把脚抬起放入嘴中，以便用感觉更敏锐的嘴唇和手指来触摸自己的脚。

您能感觉到胎儿在踢脚吗？他是在提醒您他的存在，这是个奇妙的里程碑一样的时刻。

大概就在这个时候会感觉到那令人激动的第一次胎儿的踢脚了，虽然在妊娠6周的时候胎儿就已经开始在子宫中活动，直到现在他的活动才能清晰得被您感觉到。具体何时您会感觉到胎儿的活动会受您的体重、胎儿的位置、胎盘的位置，以及是否是首次怀孕的影响。

首次感觉到胎儿的活动，无论是气泡感、波动感、扭动感，甚至是清晰的踢脚感，都会让你非常兴奋。毕竟，这是胎儿和您的第一次交流，尽管胎儿并不知道自己在做什么。

一旦您感觉到胎儿的活动，您会马上希望再次体验，以确定刚才不是自己的想象。尽管如此，在几天内您可能都不会再次感觉到。在胎儿最活跃的时候，您的配偶会把手放在您的肚子上（尤其当你保持不动时，这时胎儿一般不会睡着），来感觉这个激动人心的时刻。和胎儿一起玩不会有危险，所以当他动时，可轻轻地按压您的腹部。

孕妇泳装

妊娠期间，游泳是奇妙的经历，您可能需要新的泳装，因为肚子和胸部都增大了。

舒服、合身：孕妇泳装提供额外的身体支持，后背更高，胸部更稳定，孕妇泳装的材料是弹性织物，很舒服、很合身。

比基尼：这是非连体的款式，不会限制您的腹部。

如果您不愿暴露腹部，穿一个泳裙，如果您不希望在有异性的场合暴露腹部，可以选择只限女士的泳池。

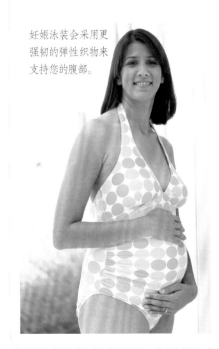

妊娠泳装会采用更强韧的弹性织物来支持您的腹部。

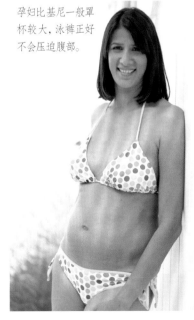

孕妇比基尼一般罩杯较大，泳裤正好不会压迫腹部。

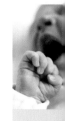

第20周的扫描

孕中期进行的扫描，通常称为解剖扫描，从中可仔细观察胎儿的细节、主要生命器官和系统，同时检查胎盘和羊水量。

检查胎儿

现在扫描的是哪个部分？

在扫描中，将对胎儿的器官进行仔细检查，所以可能会比平常花更多的时间。多数时候，扫描都可以确认胎儿一切正常，下面是将要检查的部位。

头部，包括头颅内充满液体的部分，和胎儿大脑的形状。

脊髓，排除脊柱裂和其他疾病。

上唇，排除唇腭裂。

心脏，排除各种先天性畸形，还会检查心率。

胃和膈肌。

肾脏和膀胱，确保双肾发育正常，没有尿路梗阻。

腹壁，排除腹壁缺陷，即腹裂。

四肢，没有手或者脚的畸形，比如畸形足。

脐带，确保脐血管数量正常。

扫描能发现什么？

在第20周，可以看到胎儿发育良好的主要器官和身体系统。超声探头会对每个部分进行仔细的检查，排除可能存在的疾病，胎儿一切正常的话会让孕妇感到安心。

如果发现胎儿存在疾病，扫描师会通知胎儿医学专家来帮助确诊，同时会对您进行后续的扫描。他们还会联系医院的儿科医师，确保可以在分娩时应对各种情况。

预产期

如果您在头3个月中进行了预约扫描，这次扫描一般会调整预产期。

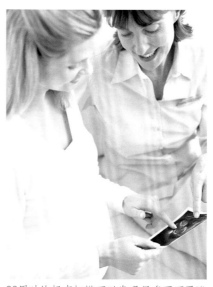

20周时的超声扫描可以发现很多不可思议的细节。

因为早期的扫描对日期的估计更为准确，那时候胎儿的发育速度基本没有差别。随后，个体的差别就会显现，那么，确定胎儿的发育阶段就会有困难了。

尽管如此，如果您没有接受预约扫描，这次扫描可能会发现胎儿的发育滞后或者提前了10～14天，从而您得调整预产期。而如果您在第一个3月中进行了扫描，那么这种情况将意味着胎儿存在发育问题，一般很少见。

测量胎儿

由于扫描无法显示胎儿的全貌，将不直接进行身长测量，相反，将对各个部分进行分别测量，然后相加。扫描会测量胎儿的头颅直径和周长，还有腹围、大腿长度。这些测量会帮助估计胎儿的尺寸，确保其在相应阶段的正常范围内。

胎盘和羊水

扫描会检查胎盘的形态以及是否遮挡了宫颈口，妊娠早期，胎盘的位置可能较低（见212页）。

这在经产妇中更常见，因为胎盘无法附着在子宫的同一个位置两次。

如何解读扫描图

扫描时，当高频声波被胎儿反射，信号被转化成肉眼看得见的图像。图中，坚韧的组织，如骨头，是白色的，而软组织是灰色的。含液体部分，比如血管和胃，还有羊水，不会反射声波，所以是黑色的暗区。扫描师会观察这些细节，评估胎儿的发育情况。

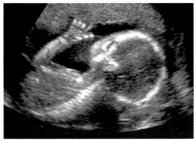
颅骨发育良好，可以看到耳朵等器官。

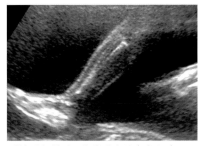
测量腿部骨骼，估计胎儿的发育程度。

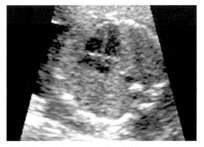
分辨心脏的四个腔，寻找缺损。

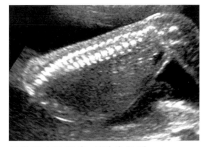
计数所有的椎节，排除脊柱裂。

大多数情况下，胎盘会慢慢上移，在第三个三月中离开宫颈口。如果随后的扫描提示胎盘没有上移，则称为胎盘前置，医生在分娩前的一段时间要对您进行监护。

唐氏综合征的标志

这个阶段的扫描并不是发现唐氏综合征的最佳时机，但仍然可以发现某些"软证据"来表明胎儿存在唐氏综合征的危险。尽管如此，很多征象都是非常常见的，并不提示患病风险的增加，只有同时存在多种征象时才会有意义。比如，您怀孕时已经35岁以上，或者之前的扫描提示有高风险。常见的征象包括胎儿心脏存在一个过亮点（1%~2%的正常胎儿会有），肾脏积水过多，四肢长骨较短，颈部皮肤较厚，胎儿小肠有亮回声等。

一些特殊的畸形和唐氏综合征或者其他基因疾病存在联系，这包括某些心脏缺陷，主要是器官发育不良，比如肠道畸形。

如果发现上述异常，扫描师会和您协商，可能会推荐诊断试验（见152页），尤其对已经存在唐氏综合征的高风险的孕妇，诊断试验如果证明胎儿没有患病，那么您可以确定胎儿的染色体没有问题。如果发现明显的异常，将会强烈建议您进行诊断试验。扫描提供的信息会帮助您决定是否进行诊断试验，无论您的决定是什么，都需要在随后的妊娠期对胎儿存在的异常进行监测。

测量羊水量是否正常，如果过多，可能需要进行羊膜穿刺排出一些羊水，以减少早产等并发症的概率。羊水过少则意味着胎儿可能存在发育障碍，或者胎儿泌尿系统存在异常，医生会对您的胎儿进行监护。

男孩还是女孩

除非胎儿总是蜷缩着腿，一般都可以从扫描中清楚地分辨性别。有些医院规定不许透露胎儿性别，您可以提前进行性别检测。如果您已经了解胎儿的性别，不要着急按照性别来购买婴儿用品，因为结果可能是错的。如果您不希望了解胎儿的性别，在扫描前就告诉扫描师。

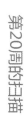
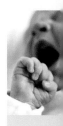

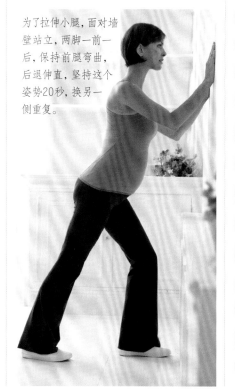

离预产期还有 *143* 天

宝宝今天的样子

头部最明显的部分仍然是向前突出的前额，因为它生长的速度最快。目前下颌还很小，但随着下颌骨和牙蕾的发育，下颌的比例会增加。

牙齿的基础已经形成，无论是乳牙，还是随后会出现的恒牙。

出生前就出牙的情况很少见（1/3000），但下颌骨中的牙蕾已经就绪。

当胎儿在子宫中发育时，所有牙齿的基础，包括乳牙和恒牙的，都已经开始在牙龈下形成。乳牙的牙蕾在妊娠第8周就开始形成，目前所有的乳牙牙蕾都已就绪。

中央的乳门牙最早开始硬化，钙发生沉积，最后发育的是后磨牙，大概在第19周左右。乳牙的牙冠在出生后才完成发育，孩子3岁的时候牙根才完全长成。

恒牙牙蕾形成于14~20周，它们处在乳牙的下方，更接近下颌骨的内缘和牙龈。它们在乳牙脱落之前处于休眠状态。

在胎儿第6~8个月时，乳牙会萌出，幼儿在两岁半的时候会拥有全部的乳牙。

事实
胎儿酒精效应会导致孩子产生严重的口腔问题。

牙齿较小，牙釉质薄弱是这种疾病的表现之一。

为了拉伸小腿，面对墙壁站立，两脚一前一后，保持前腿弯曲，后退伸直，坚持这个姿势20秒，换另一侧重复。

柔韧性

拉伸和柔韧性训练是形体训练的重要组成部分，尤其是妊娠期间。保持柔韧性可以让肌肉的工作更有效率，缓解紧张，防止痉挛，改善身体平衡和体态。拉伸训练还能帮助您增加信息，保持平和，尤其是配合深呼吸的训练。

妊娠期间您可以继续保持，甚至提高身体的柔韧性，您需要在安全和有效的方法下进行训练。

不要拉伸到身体出现不舒服的程度，您可能会损伤韧带或者关节。

要保证热身运动的有效。

在后两个三月中，避免任何需要平躺的运动，无论是否是柔韧性训练。

孕中期

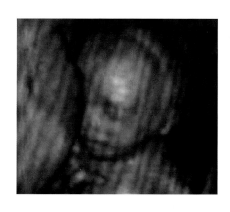

离预产期还有 *142* 天

宝宝今天的样子

胎儿经常靠着胎盘休息。这不会对胎盘造成影响，因为有羊水的保护，胎盘的结构和血流都不受影响，所以胎儿可以对周围的环境进行自由探索。

再过几个星期，您会发现自己需要更多的休息，减少站立的时间。

在这一时期，长时间站立会让您感到非常疲劳。一方面，胎儿和子宫重量的增加会造成不适和肌肉疲劳。另一方面，中心的改变也会导致站立困难。同时，由于激素的变化，韧带软化。而且，长时间的站立会造成血液淤积在下肢，会造成疼痛和眩晕。

如果可能，经常进行短暂的休息，您可以将腿跷起。如果您必须站着，不时地把一条腿放在凳子或者箱子上，会有所帮助。保证您的鞋可以提供足够的支持（见257页），可以考虑穿孕妇袜（见225页）。

一次站立不要超过3个小时，这很重要，所以如果您的工作要求站立，请保证过一段时间可以休息片刻。

咨询助产士

我变得更重了，性生活有些困难，我该怎么办？

随着妊娠继续，您不得不需要尝试新的体位，以适应您的大肚子。

您可以继续使用仰面体位，但配偶需要用他的手来支撑体重，而不是压在您的身上，以确保不会压迫腹部。事实上，您在上位是个更好的选择，您可以骑跨在他的上方。侧身体位和后入位也可以很舒适。享受找到最适合您的体位的过程。

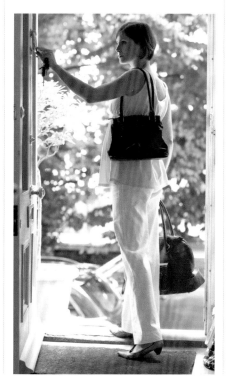

关注胎儿

真好吃

您所吃的食物的味道会传递到羊水中，会被胎儿吞下。您对食品的喜好会在胎儿吃到真实的食物之前对他造成影响。

研究表明，在妊娠和哺乳期间，接触到某种味道可以使孩子也喜欢上这种味道。这些早期的对味道的体验会影响孩子对健康食品的判断，这同时也解释了不同文化和种族在烹饪方面的差别。所以，多吃些健康食品，让您的孩子早些养成好的饮食习惯吧。

出门在外会让您疲劳。如果您需要出去，注意多坐下来休息。

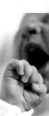

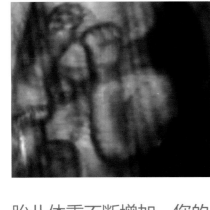

这是您生理周期的19个星期06天

离预产期还有 *141* 天

宝宝今天的样子

随着胎儿尺寸和力量的增加，您会越来越明显地感觉到他的活动。那些更轻微的活动，没有碰到子宫壁的活动，您都将感觉到。

胎儿体重不断增加，您的身体也在不断地适应，这时您可能会感觉到背部疼痛。

胎儿体重的增加，您的韧带的软化，这些都将导致背痛，幸运的是您不必担心。有很多简易的方法可以缓解甚至预防背痛。

去看医生，以确定背痛的问题和部位。这会有助于您更好地缓解背痛、防止其恶化。妊娠后期另一种常见病是坐骨神经痛（见468页），痛感从背部向下放射至腿部。

（见468页）

关注健康

妊娠期子宫肌瘤

在第2个3月中，子宫肌瘤，即子宫肌层的良性增生，可能会进一步发展。高水平的雌激素和孕激素会促进其在子宫内的生长。

有时候，由于肌瘤的快速生长，其中央可能发生变性，会导致剧烈的腹痛。这时，应该卧床休息，服用止痛药，一般可以缓解症状。没有症状的子宫肌瘤不需要治疗。

子宫肌瘤通常不会影响胎儿的发育，如果较大的肌瘤堵塞了宫颈口，会阻碍胎儿下降到骨盆中，这时需要进行剖宫产。

一旦分娩完成，子宫肌瘤通常会缩小到怀孕之前的大小。

减轻背痛

将背痛扼杀在摇篮中：

·洗热水澡，或者在痛的部位用热水敷。

·让您的配偶帮您进行背部按摩，或者请专业人士进行。

·参加瑜伽或者普拉提课程，加强背部的肌肉。

·注意姿势，在坐着时抬起您的脚。保证汽车的座位可以很好地支持您的背部。

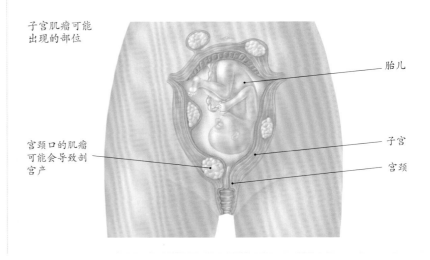

子宫肌瘤可能出现的部位

宫颈口的肌瘤可能会导致剖宫产

胎儿

子宫

宫颈

孕中期

218

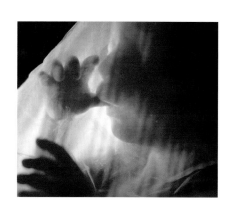

这是您生理周期的20个星期

离预产期还有 *140* 天

宝宝今天的样子

尽管胎儿会吮吸拇指，但与其相关的复杂反射还没有完全成熟。所以，胎儿目前可能同样会将其他手指甚至脚趾放入嘴中。

恭喜您，您的妊娠已经过半了，再需要20周，您就当妈妈了。

感觉度日如年，还是感觉时光飞逝呢？至少，从现在开始，您会每天数日子了。但愿您目前感觉身体状况还不错。您还没有夸张的大肚子，您的精力可能还相当充沛。而您的心理可能会非常情绪化，尽管目前您已经习惯了情绪的波动（您的配偶也会习惯的）。

在这一阶段，每4个星期会有一次产前会面。记住，助产士不但会监测您和胎儿的健康状况，而且会提供很多帮助，所以当您因体重不断增加而感到不适时，求助于助产士。

事实

大象的妊娠期长达22个月，是陆生动物中最长的。

另外，大象出生时的平均体重为120千克（260磅）。所以，如果您觉得妊娠的日子遥遥无期，胎儿的重量难以承受，请想想那些大象的遭遇吧。

咨询助产士

我仍没有感觉到胎儿的活动，我应该为此而担心吗？

您非常期待感觉到胎儿的活动，如果最近的扫描提示胎儿一切正常，那么您就完全没有必要担心。

如果您怀的是第一胎，那么可能是因为您不了解胎动的感觉而认为自己没有胎动。另外，如果您是个精力旺盛的人，您会错过一些很小的动静。如果胎盘位于子宫的前方，那么孕妇就会在更晚的时候才能察觉胎动。同样，体形较胖的孕妇也会因脂肪和肌肉的阻碍而感觉不到胎动。

如果您已经感觉到胎动，不要每次都特别关注。检测胎动在第28周左右之后才是必要的。从现在起，胎动的次数和类型以及时间之间会有所联系，因为它们都反映了胎盘对胎儿的持续支持和胎儿不断发育的过程。

如果您感觉胎动次数太少，请求助于助产士。

正确坐姿

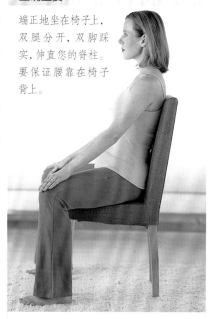

端正地坐在椅子上，双腿分开，双脚踩实，伸直您的脊柱。要保证腰靠在椅子背上。

正确的姿势可以减轻妊娠的不适感，包括背痛。坐姿时，保证您的腰部得到很好的支撑，双脚平放于地面。

瑜伽是一项对保持正确姿势很有益的运动，包括训练如何保持脊柱的直立和使腰部得到足够的支撑。

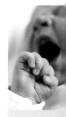

孕期第21周

您的妊娠已经过半，时间过得飞快。

不是所有的女性都乐于接受体形的改变，即使她们乐于接受怀孕。但大肚子并不意味着您不能追求时尚。您有很多理由善待自己，购买漂亮的衣服，被配偶宠爱，还可以做个舒服的按摩。保持日常的锻炼，您会感觉精力充沛，一切都好起来了。

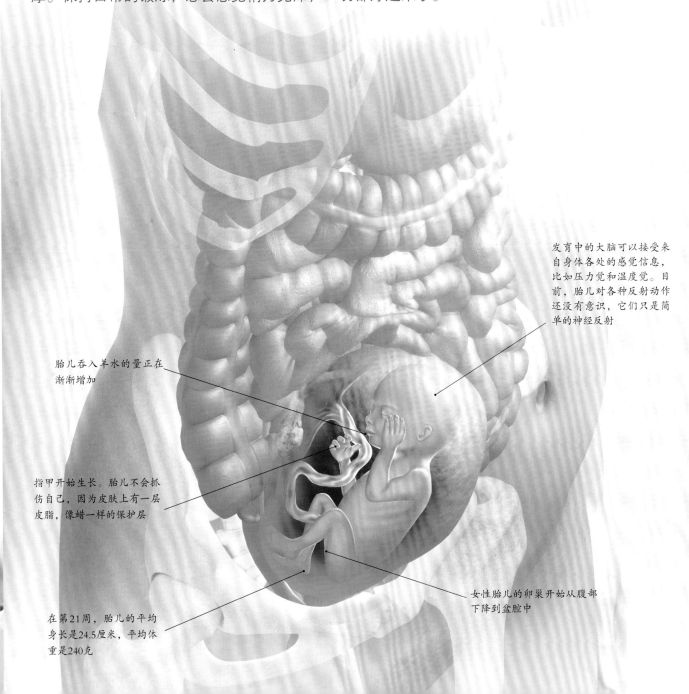

发育中的大脑可以接受来自身体各处的感觉信息，比如压力觉和温度觉。目前，胎儿对各种反射动作还没有意识，它们只是简单的神经反射

胎儿吞入羊水的量正在渐渐增加

指甲开始生长。胎儿不会抓伤自己，因为皮肤上有一层皮脂，像蜡一样的保护层

女性胎儿的卵巢开始从腹部下降到盆腔中

在第21周，胎儿的平均身长是24.5厘米，平均体重是240克

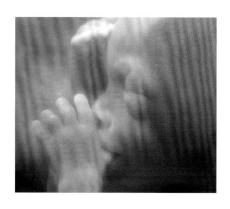

这是您生理周期的20个星期01天

离预产期还有 *139* 天

宝宝今天的样子

胎儿的运动仍然建立在一系列的反射上，但是这种情况正在慢慢改变。随着神经通路的建立、扩展和成熟，胎儿越来越可以自主控制身体的动作了。

您进入了妊娠的后半段，您将有更多的机会和助产士见面。

在妊娠的后半段时间，您的产前会面将更加频繁。即使您感觉一切正常，而且在20周的扫描时胎儿已经接受了全面的检查，您还需要定期和助产士会面，检查身体。

根据您是否是初产妇以及是否有并发症，会面的次数会有所不同。如果您是首次怀孕，大概会有10次会面，如果您是经产妇，大概只有7次会面，除非您出现了并发症。一般的规定是，于第25周、28周、31周、34周、36周、38周、40周、41周（如果您过期产）的时候和助产士会面。

如果您不是初胎，而且没有并发症，您可以不参加第25周、31周、40周的会面。尽管如此，如果您有任何疑虑，可以随时联系助产士。

如果您怀有双胎，产前会面的次数会增多，而且根据双胞胎的类型不同，次数也有差别：如果是同卵双胞胎，会根据两个胎儿是否共享支持系统而决定会面的次数。

孕妇装的款式很丰富，这意味着您可以在上班时穿得很得体。不妨挑一些分娩后可以继续穿的孕妇装。

关注身体

合理着装

由于平常的工作装已经不太合身，您需要重新考虑工作时的着装。好消息是，不像前几年一样，现在有很多漂亮、得体的孕妇服装，而且价格合理。这些衣服的设计通常是成套的，便于打理。

记住，您有几个月的时间要穿孕妇装，如果只有一个款式，您肯定会厌烦。如果可以，每个月都腾出一些预算来购买一两件孕妇装。

如果您对黑色的弹力裤、无袖连衣裙、女衬衫等感到厌倦，您可以买一件新上衣或者夹克来搭配，可以不系上衣的扣子。

不要拒绝穿别人给的旧衣服，尽管不符合办公室的着装标准，但在家里穿也很不错。别忘了鞋子，如果您在怀孕前喜欢穿高跟鞋，现在要改变了。

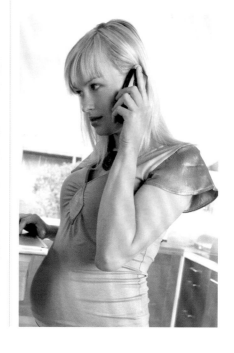

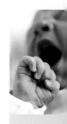

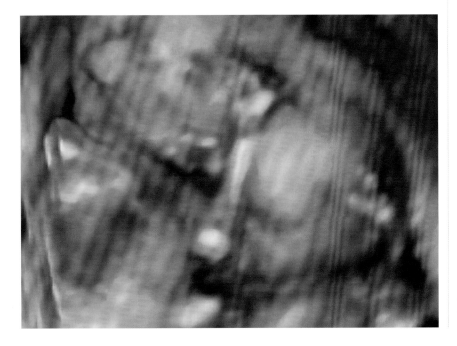

离预产期还有 *138* 天

宝宝今天的样子

这幅指尖的特写显示甲床已经成形，指甲开始生长。指甲还没有硬化，这可以防止胎儿抓伤自己，因为他还不能随意控制手的动作。

双胞胎在子宫中共享生存空间，那么他们之间会有哪些联系？

在第21周，胎儿的眼睛还是闭着的，但已经可以分辨明暗。由于这个原因，双胞胎中的一个可以察觉对方位置的改变，了解对方的存在。据说记忆力从这个时候开始产生，于是双胞胎从此紧密相连。

扫描已经证实，双胞胎之间在子宫中会有很多接触，尤其是空间相对变小以后。他们会互相踢、碰、抓。每个胎儿都会对另一方的动作产生回应。

他们的行为方式可能会不同，他们有各自中意的动作。比如，一个胎儿喜欢吮吸拇指，另一个喜欢抓自己的脐带。他们的生物钟也不太一样，所以活跃的时间会有差别。这些都证明，即使在子宫里，双胞胎之间已经开始产生差别。

咨询医生

当我进行性生活时，胎儿会有感觉吗？

他可能会察觉到一些晃动和心率的变化，但不会受伤。您会发现胎儿对您性生活会有回应，可能表现为持续的胎动，也可能表现为持续的安静。有些女性因此而不愿意进行性生活，但请记住，胎儿有反应并不意味着胎儿会感到不适，而且他不懂您在做什么。如果您的高潮来临，子宫会发紧，可能会有无痛性收缩，但这仍不会对胎儿有负面影响。

记住，胎儿有羊水的保护，同时，在孕期会有肌肉保持宫颈口闭合，没有精液可以进入子宫，这些都可以有效防止宫内感染。

随着妊娠的进行，双胞胎之间的接触会增加。由于双胎妊娠的孕妇会有更多的扫描机会，您可以看到很多他们互动的场面。

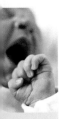

孕中期

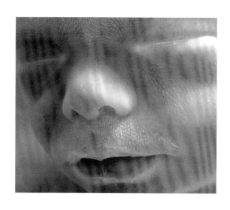

离预产期还有 *137* 天

宝宝今天的样子

眼睑仍然闭合，用以保护胎儿的眼睛不会被乱动的手指、脚趾划伤。在大脑的内部，接收各种感觉的部分开始和处理信息的中枢建立连接。

不知道胎儿性别的好处之一是，您会一直期待，但是要知道，其他人也会期待。

如果您和配偶决定在第20周的扫描时不获知胎儿的性别，那么竞猜游戏就要开始了，总会有人告诉您他的想法。

或许您自己的直觉是最准的，有一项研究是让孕妇们猜胎儿的性别，71%的孕妇给出了正确的答案。

真相

我认为肯定是

如果您喜欢听关于猜性别的传说。

让人把一个金戒指拴在细绳上，悬垂在您的肚子上方，如果戒指来回摆动，就是男孩；如果戒指做圆周运动，就是女孩。

妊娠后头发变多？噢，老人们一定都会说，您怀的是男孩。

喜欢吃糖、调味品，以及各种甜食：女孩。酸的或者咸的食物：男孩。

咨询母亲

在第20周的扫描中,我发现我第三次怀上了女孩,可我想要个男孩,我该怎么样才能怀上男孩?

胎儿的性别和您原本期待的不一样，这很让人失望。我觉得我让丈夫失望了，我知道他想要个男孩。

好消息是，当女婴出生时，我们会忘记之前的失望，而沉浸在成为父母的喜悦中。我们经常说，如果是在胎儿出生时得知的性别，那么失望和喜悦并存的感觉会很糟糕。

记住，您还没有见过您的女儿，不太容易想象自己是如何爱她的，但您一定会爱她。把注意力集中在这个事实上：她很健康并且很快乐。

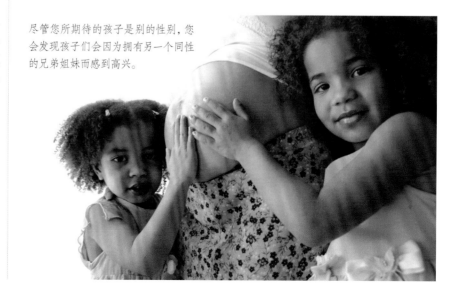

尽管您所期待的孩子是别的性别，您会发现孩子们会因为拥有另一个同性的兄弟姐妹而感到高兴。

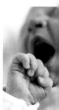

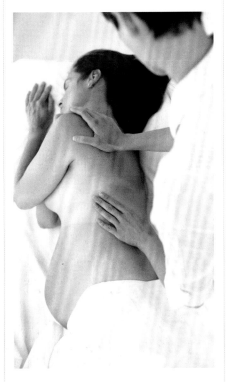

离预产期还有 *136* 天

宝宝今天的样子

这是多普勒超声图。助产士可能会用便携式的多普勒仪来监测胎儿的心跳。多普勒仪还能发现胎儿的突然动作和胎盘中迅速流过的血流。

很少有比按摩更好的方法来减轻妊娠期的疼痛感，并让您放松。

如果您预约了按摩，务必确认按摩师在产前按摩方面有足够的经验。对身体某些部位的按摩可能会导致宫缩（这在分娩时倒是很有益），尽管在妊娠的这一时期发生的可能性不大。

在预约按摩之前，先得到医生或者助产士的许可。如果您有糖尿病或者高血压等并发症，按摩是不被推荐的。

舒适是关键，按摩时一般会侧躺，头下垫一个枕头。如果您感觉不舒服，或者按摩时会疼，务必告诉按摩师。有经验的按摩师会不断地确认您是否感到舒适，如果不，他会立即停止。

如果您不想预约专业的按摩师，您可以找您的配偶，或者热心的朋友帮忙。要保证按摩的人会很小心，而且不要在腹部按摩。

改善疼痛，帮助您放松，来自您配偶的按摩会是个好主意，尤其是您不想做爱同时又想和他保持亲密时。

如果您不想做全身按摩，那么足底、手掌或者头部的按摩也可以起到放松的作用。

专业的按摩会让您非常享受。除了感觉很舒服，研究表明按摩还有助于减轻疼痛、帮助睡眠、缓解压力。

咨询助产士

我不敢照镜子，因为我对自己的体形感到失望，情况会好转吗？

不只您一个人在妊娠期间因为身材的改变而失落。在一些女性身上，体形的改变造成了负面情绪。健康饮食和适当锻炼可以减少不必要的体重增加，同时还可以振奋精神，让你重拾自信。

妊娠的情绪反应没有固定的模式，除了由于得面对生活以及身体所发生的巨大变化外，激素的影响也会增加您的负面情绪。

妊娠期间轻度的抑郁可以通过配偶、家人、朋友的安慰和支持得到缓解。把您的害怕和担心说出来会有所帮助，您会发现其他孕妇正在经历与您相似的过程。

如果您感到非常悲伤和压抑，求助于医生或者助产士。

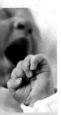

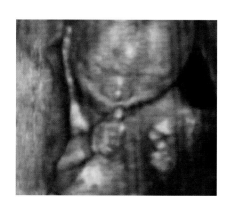

离预产期还有 *135* 天

宝宝今天的样子

胎儿皮肤的透明度下降，这是由于皮下脂肪的沉积，这将有助于胎儿在出生后保持其体温，同时还是必要时胎儿产生体热的能量库。

胎儿的意识和反应性日益增强，神经系统的工作也更有效率。

这一时期，胎儿可以感觉到光亮，同时拥有了压力觉、痛觉、温度觉。听觉是胎儿最先发育的感觉，尽管胎儿的味蕾最早在第10周就出现在了舌头上。痛觉、温度觉和轻触觉的神经纤维进入胎儿的脊髓，然后进入下丘脑，下丘脑位于脑的中部。然后信息会继续被传递到脑的另一个部分，从而产生感觉同时引起情绪反应。某些神经需要和周围环境绝缘来保证信息传输的有效性。这些绝缘细胞叫作髓鞘，它

们在晚些时候才会进行发育，脊髓髓鞘在第29周后发育，脑部的髓鞘在第37周后发育。

痛觉刺激可以导致反射动作（比如将手从灼热的物体上拿开）。简单的反射不需要大脑的参与，而那些会涉及意识层面的反射会通过下丘脑的传递到达大脑灰质。这些传递路径会在第26周后开始起作用，但是在34周后才可以在脑电图（EEG）上清楚地检测到生理电活动。

咨询母亲

这是我的第二胎，我还有必要再参加产前课程吗？

我认为是的。我的两次妊娠之间隔了3年，再次参加产前培训同样让我获益不少，我甚至发现许多医疗建议和以前有所不同了。参与课程的目的之一是认识其他的准妈妈，就像第一次怀孕一样，和别人分享经验总是一件好事，而且您可能会收获珍贵的友情。

妊娠弹力袜

您可能从没想过穿妊娠弹力袜，但它们其实很有用。它们会促进血液循环和血液向心脏的回流，还可以在一定程度上预防静脉疾病，尤其是静脉曲张（见167页）和蜘蛛痣（见134页）。

它们还可以减轻足痛，缓解下肢水肿和液体潴留。对需要长时间站立工作的人会更有帮助。

幸运的是，弹力袜也加入了时尚元素，有很多的品牌，它们有的是透明的，有的很漂亮。您的选择很丰富：有高到膝盖的，有高到大腿的，有的覆盖整个下肢，还有的款式可以同时支持到子宫和胎儿，减轻背部压力。夏天的时候容易出汗，您可以选择更轻薄的面料。

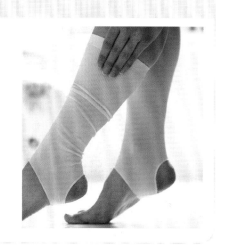

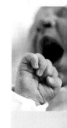

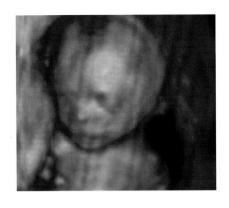

离预产期还有 *134* 天

宝宝今天的样子

您的胎儿会有一段时间的休息和安静，接着又有一段时间的活动。慢慢地这些时间会形成固定的活动周期。胎儿似乎会拥有自己的作息规律。

胎儿的生殖器官继续发育，不同性别之间的差异愈加明显。

女性胎儿没有高水平的睾酮，这会促使性腺发育成卵巢，而这一阶段会形成六百万个卵泡，在出生时只保留其中的一百万个。卵巢已经从腹部下降到盆腔中。睾丸也有类似的下降过程，但还没有到达阴囊。受雌激素的影响，不同性别的胎儿都会有乳头的发育，尽管这种现象在出生后会消失。您胎儿的性别不会对妊娠造成明显的影响。在妊娠的后期，可能会有体重的细微差别，怀男婴的孕妇通常会稍微重一点。

咨询助产士

我最近摔倒了一次，会伤害到胎儿吗？

在妊娠期摔跤非常常见，这是由于您的腹部不断增大，韧带和关节软化，还有重心的改变会让您失去平衡。好消息是胎儿在羊水中可以得到安全的保护，在您摔倒时羊水会起到缓冲作用。只有非常严重的受伤情况才会影响到胎儿。

最好的做法是在摔跤后关注一下胎动情况。如果他像平时一样活动，那应该就没有问题。如果您还不放心，可以求助于助产士。如果您感到特别不适，或者阴道有异常渗液或者出血，您需要找医生帮助。如果您排出很多水样液体，很可能是压力性尿失禁，而不是羊水。

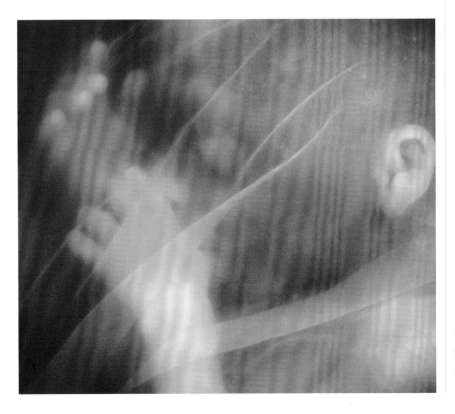

羊膜囊的形状很像一个大气泡。羊膜可能是透明的，但它很强韧，不易刺破。所以您的胎儿会受到安全的保护。

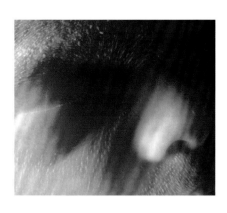

这是您生理周期的21个星期

离预产期还有 *133* 天

宝宝今天的样子

这幅图可以显示眼睛的大小，眼睑仍没有睁开。出生时，胎儿的眼睛会很大很黑。目前还没有眉毛和睫毛，但最早出现的成人型毛发就是眉毛和睫毛。

每天进行适量的恢复精力的训练，您会感觉好很多。

咨询医生

我的阴道渗液似乎很多，这正常吗？

是的，在第2个3月中，您会有比以前更多的渗液。渗液应该是清亮的浆液或者黏液，没有难闻的味道。如果渗液性质改变、显得黏稠、色白，同时伴有瘙痒，您可能有真菌感染。这在妊娠期很常见，也很容易治疗（见133页）。

如果渗液是黄色或绿色的，或者有难闻的气味，您需要马上看医生。如果您的外阴疼痛，或者排尿有烧灼感，这一般意味着您发生了感染，需要马上治疗。不要忽视任何异常的渗液，感染虽然不会直接影响胎儿的发育，但有可能造成早产。

您可能会有尿失禁，尤其是当您咳嗽、大笑，或者跑步时。这是压力性尿失禁。

在工作的同时，坚持日常锻炼可能会有些困难。工作一天之后，您最不愿做的事情就是锻炼了，尤其是妊娠后期。有很多锻炼的方式不需要您去健身房，随处可以进行。比如，偶尔尝试一下小心地走楼梯，而不是乘电梯，或者乘公交地铁时提前下车，于是您可以走一段路。如果公司附近有游泳池，在午餐

工作时也能锻炼

如果您需要一整天坐着工作，要做一些放松训练。

至少每小时都站起来活动一次。走过去和同事聊天，而不是打电话或者发邮件。主动帮别人拿饮料过去，这会让您大受欢迎。

坐着也可以锻炼：将一条腿伸直，大腿平行于地面，然后重复弯曲和伸直膝盖的动作来促进血液循环。每次伸腿都可以同时将脚尖伸直。每条腿至少重复10次。

时间享受一下游泳的乐趣，那么下午您会感觉很棒。

有机会就多散步，但是要做好准备：穿训练鞋，把工作鞋放在包里。记着锻炼时要随身带水，保持一天的水分充足。

在晚上睡前可以做一些腹部锻炼（见250页），加强这些部位的肌肉。

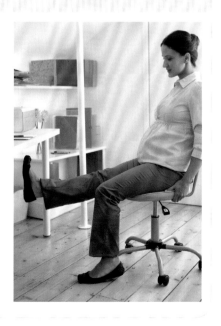

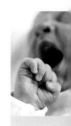

孕期第22周

给孩子起名总是很难，现在就开始吧。

　　您可能还不知道孩子的性别，但选择名字会给您和配偶带来很多欢乐。这是一个永远谈论不完的话题。有些夫妇在孩子出生时仍然没有拿定主意。一直想着起名字的事，您甚至无法安心工作。给自己订一个计划，不要降低对宝宝名字的要求。少吃食物，多喝水可以帮助您保持思维敏捷。

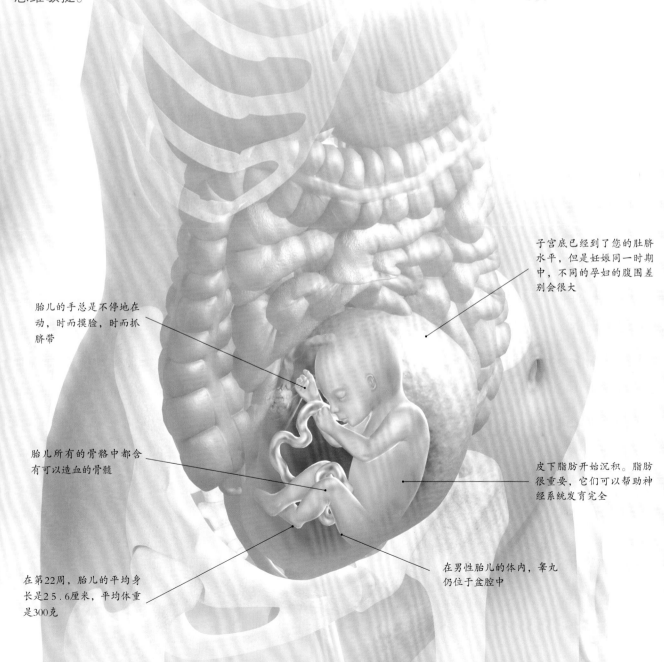

子宫底已经到了您的肚脐水平，但是妊娠同一时期中，不同的孕妇的腹围差别会很大

胎儿的手总是不停地在动，时而摸脸，时而抓脐带

胎儿所有的骨骼中都含有可以造血的骨髓

皮下脂肪开始沉积。脂肪很重要，它们可以帮助神经系统发育完全

在第22周，胎儿的平均身长是25.6厘米，平均体重是300克

在男性胎儿的体内，睾丸仍位于盆腔中

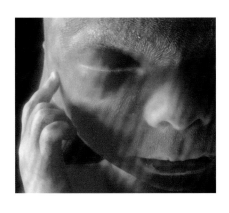

离预产期还有 *132* 天

宝宝今天的样子

皮肤下运输血液的毛细血管会让胎儿呈现桃红色。脂肪沉积还很有限，所以皮肤还是很薄。通过毛细血管，红细胞会将氧气送到胎儿全身各个部分。

如果您走进房间，却突然忘了自己是来做什么的，别担心，这只是"妊娠健忘"。

咨询助产士

我很喜欢步行，现在妊娠已经过半了，我是否应该减少步行的距离？

不，您不必这么做，但您需要更加谨慎。步行是一种很理想的低强度运动，可以在整个妊娠期间进行。事实上，在妊娠后期特别适合步行，因为它对膝盖和踝关节损伤很小。

如果您打算长距离步行，不要速度过快，您需要经常放慢脚步来休息。保证体温不要过度升高，避免引起身体不适。您需要带足够的水，并增加衣服的层次，以便于适当增减衣物。

随着肚子的增大，您会发现步行登山会给身体造成很大的负担。所以不要走有坡度的路面，选择平地。如果您感觉呼吸困难，需要停下来多休息。还有，记住穿上合适的训练鞋，不要负重太多。

这些日子您是否感觉自己大脑迟钝？许多孕妇会因为妊娠期间的大脑迟钝而感到沮丧，她们会变得健忘，甚至记不住自己前半句说的话题。您也许不能很好地集中注意力。医生对妊娠迟钝的机理还不明了，但有可能是激素水平的变化引起的。还有一个

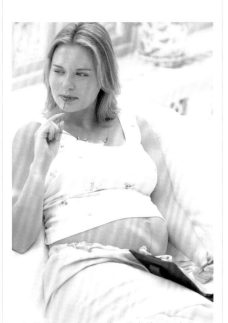

如果您最近变得健忘，把事情写下来，并且分出轻重缓急，这样您就不会感到难以应付了。

原因大概是您的注意力都在内心变化上：您正在经历人生的重大事件，身体和生活方式都产生了剧烈变化，这样一来，您就没有更多的精力关注其他的事情了。

虽然让人沮丧，但健忘只是暂时的（尽管可能会持续到孩子1岁的时候）。同时，您可以为一天的工作写一份清单，在已经完成的任务前面画钩。把过多的任务安排给别人，避免一心二用。一次只做一件事会让您事半功倍。

事实

妊娠健忘可能会持续到孩子1岁时。

这是根据世界范围内的调查得出的结论。对数据进行深入分析之后发现，产后第一年睡眠状况比较差可能是罪魁祸首。

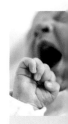

离预产期还有 *131* 天

宝宝今天的样子

接下来的三个月，胎儿的生长会非常迅速。身体各处的细胞都不断分化、扩张、成熟。胎盘也在发育和成熟中，但已经远远没有胎儿的发育重要了。

名字意味着什么？您会在为孩子挑选名字的过程中发现，名字意味着很多。

给孩子起名字很有意思，不过并不容易。您和配偶都会有自己的观点，您还会发现，每个人的观点都不一样。朋友们会告诉您他们已经替您的孩子选好了，但您最好还是自己拿主意。您的家族可能会有一些传统，比如，好几代人用同一个名字。

您和配偶分别列出自己喜欢的名字的清单，这是个好主意。看看对方写的什么，谈谈自己的喜好。幸运的话，您会发现有一个或者几个两个人都喜欢的名字。

需要考虑的因素包括：名字和姓氏是否搭配，名字的两个字之间是否通顺。另外，名字的意义对您重要吗？如果是，您需要搞清楚您所选的名字的真实意思，等孩子大一些的时候，就可以告诉他。如果您必须使用家族中的名字，可以用作中名。最好多准备几个名字，因为孩子出生后您可能发现某个名字并不适合。

您希望孩子有个独特的名字，还是希望起个常用名？记住，如果起个常用名，孩子在班上可能会遇到同名者。

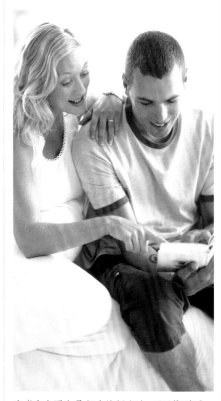

翻书和上网也是起名的好方法，可以找到不太常用的名字，并了解这些名字的含义。

常用名

你是否期待自己的孩子能有一个独一无二的名字？有时选个平易常用的名字也是个不错的选择。以下列出的是2008年所统计的在英国最受欢迎的姓名：

女孩名	男孩名
1. Olivia	1. Jack
2. Ruby	2. Oliver
3. Grace	3. Harry
4. Emily	4. Charlie
5. Jessica	5. Alfie
6. Sophie	6. Thomas
7. Chloe	7. Joshua
8. Lily	8. Daniel
9. Mia	9. James
10. Lucy	10. William
11. Amelia	11. Lewis
12. Evie	12. George
13. Ella	13. Ryan
14. Katie	14. Ethan
15. Charlotte	15. Dylan
16. Summer	16. Samuel
17. Ellie	17. Joseph
18. Megan	18. Liam
19. Ava	19. Jake
20. Hannah	20. Jacob

孕中期

离预产期还有 *130* 天

宝宝今天的样子

这幅三维扫描图显示胎儿的皮肤有很多肿块。这是假象而已，如果扫描时胎儿突然移动位置，扫描会有伪影从而导致这种现象。

您的胎儿会使用脂肪来帮助生长发育，同时也会开始储存脂肪。

在这之前，由于发育是最优先的，所以胎儿没有机会储存脂肪。但是现在，胎儿开始有皮下脂肪的沉积，同时皮肤透明度下降。胎盘负责为胎儿提供脂肪的原料。

脂肪存在于您的血液循环中，胎盘将脂肪分解为游离脂肪酸，还有胆固醇，然后输送到胎儿的循环中。然后脂肪酸再次合成脂肪，以供发育和储存的需要。

脂肪对神经和大脑的成熟很重要。一层脂质包绕每个神经细胞，使神经纤维绝缘，保持传导性。

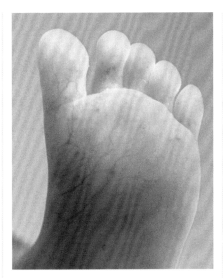

由于皮下脂肪的沉积，皮肤会增厚，透明度比起妊娠早期会下降。

关注双胞胎

双胞胎起什么名？

给一个孩子起名已经够难了，所以如果是双胞胎，您最好马上行动起来。如果您不希望别人拿您的双胞胎开玩笑，请避免使用常见的名字组合。考虑一下两个名字连在一起的发音是否有不妥。最后，两个名字的长度和复杂度应该相似。比如，其中一个孩子的名字太难写，当双胞胎中的另一个已经会写自己的名字时，这个孩子却不会，这很让人泄气。

咨询母亲

我们应告诉大家已经选好的名字吗？

我建议您不要这么做。您在宣布名字之后会失望的，因为会发现有太多的负面反应。人们会提供很多关于这个名字的负面消息，说这些我们都不想要知道！年长的亲戚会说"这听起来很怪"，然后给您提供很多替代的名字。

所以我认为您应该保密，直到胎儿出生后。那时人们一般不会质疑您的选择，因为这已经是个有名字的孩子了！

事实

夏威夷的父母经常起一些和美有关的名字。

下面是一些例子：Nohea，意思是可爱；Leia，意思是天堂的孩子；MakaNani，意思是美丽的眼睛；Hiwalani，意思是有魅力的人；Pualani，意思是天堂的花朵；Noai，意思是漂亮的人。

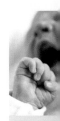

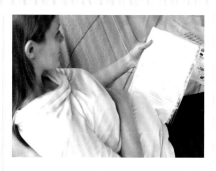

离预产期还有 *129* 天

宝宝今天的样子

俯视胎儿，鼻子会显得很宽，因为鼻梁还没有完全形成。这会让妊娠期间的胎儿有个明显的特征，即"扁鼻子"。

胎儿产生红细胞和白细胞的速率要高于您的身体。

胎儿骨髓中的干细胞会产生红细胞、白细胞、血小板。血小板的聚集可以形成血凝块。而妊娠早期，这些细胞都是在卵黄囊中产生的（见80页），然后产生于肝脏和脾脏。现在，胎儿的骨骼中都含有可以造血的红细胞。红细胞的寿命有限，80天左右就会从胎儿的循环中被清除。这种细胞代谢的速率也高于您的身体。您的红细胞寿命为120天。

胆红素是红细胞的降解产物。它产生于肝脏，通过循环到达胎盘而被清除。由于胎儿的肝脏需要花几天的时间才能完全处理胆红素，血液中胆红素水平的升高会导致新生儿患黄疸。如果黄疸在出生后继续发展，光照疗法可以将胆红素分解，使之更容易从肾脏排泄。

作为新生儿，您的孩子会从母乳中获得对抗感染的白细胞和抗体，尤其是初乳。正因为如此，母乳喂养的孩子患哮喘、牛奶不耐受、食物过敏等疾病的概率要小。

解读产前记录

现在，由于产前会面更频繁了，您可以更熟练地解读产前记录中的各种专业术语

· 初产：第一次怀孕。

· 经产：非第一次怀孕。

· Hb：血红蛋白。

· BP：血压。

· 尿常规：NAD或者nil意思是没有异常发现。P或者alb意思是含有蛋白。Tr或者+意思是含少量糖或者蛋白。G代表葡萄糖。Other表示其他的所有的。

· 心率：FHH指发现胎儿心跳。FHHR指心率正常。FMF或者FMNF分别指发现胎动和没有发现胎动。

· 胎方位：这是用来描述胎儿先露部分的指示点和母体的关系。经常用缩写来表示。枕部是指胎儿头的后部。

· LOL枕左横（左）：指胎儿背部和枕部指向子宫左侧，与您的脊

如果您有任何疑问，写在妊娠记录本上，向助产士寻求解答。

柱成直角。

· LOA 枕左前：胎儿背部和枕部位于子宫左侧，指向子宫前壁。

· LOP 枕左后：胎儿的背部和枕部于子宫左侧，并指向您的脊柱。

· ROL 枕右横（右）：胎儿的背部位和枕部的右侧指向子宫，与您的脊柱成直角。

· ROA 枕右前：胎儿的背部和枕部在左侧指向子宫前壁。

· ROP 枕右后：胎儿的背部和枕部在右侧指向您的脊柱。

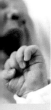

孕中期

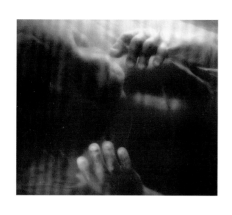

离预产期还有 *128* 天

宝宝今天的样子

胎儿活动的空间还比较充足。胎儿可以进行完全的翻转或者改变姿势，一天中会发生几次，甚至在数分钟内就有好几次。

小腹膨出的形状可能因人而异，助产士会通过这些来了解胎儿发育的情况。

在妊娠的中期，您可能会发现体重增加了很多，但这并不意味着胎儿的尺寸也很大。体重的增加并不完全来自胎儿，身体其他部分的增重也很明显，而这些部分对胎儿的大小没有影响。当然，双胞胎和三胞胎的孕妇会比单胎孕妇的肚子更大，而且显现得更早。

尽管如此，您肚子的大小可以很好地反映胎儿的生长情况，所以助产士会测量您的子宫长度（见284、285页）。她会从测量耻骨到最上方，即到子宫底的位置的距离。然后再对照您的妊娠周数，误差不超过2厘米。那么，如果您妊娠28周，子宫长度应该是26～30厘米。这个从耻骨到宫底的长度（SFH）会记录在您的产前记录中。

如果您的肚子过大，或者过小，将会进行超声检查以便更精确地测量胎儿的尺寸。

记住，您自己感觉肚子过大，这与助产士或者医生认为过大，两者的意义完全不同。您习惯用过去的眼光来衡量自己的身材，于是觉得自己的肚子太大了，而与此同时，助产士可能会认为您的情况很正常。对于那些原本苗条的女性来讲，更容易出现这种误解。

和那些与您处于同期妊娠的女性多相处，但不要过多比较。即使您的腹部比较大，但胎儿出生时的体形可能会比较小。

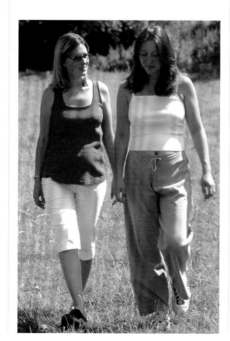

咨询营养师

有人告诉我需要多休息，那样我会不会变得太胖？

多休息是很重要的，尽管您可能会感到无聊。咨询您的医生或者助产士，您是否可以进行步行或者游泳锻炼，这些运动会帮助您保持体形，燃烧多余的脂肪。

如果您的食谱很健康，同时营养丰富，包括足够的水果和蔬菜、碳水化合物以及精瘦肉，那么您就不太可能增加过多的体重。

不要因为休息时无事可做便不断地吃东西。合理的饮食和零食很重要，关注身体的反应，如果您感到饿了，那么就吃点东西。

如果您得到了足够的休息，应付一些简单的锻炼应该不成问题。但要记住哪些锻炼是被允许的，哪些是不被允许的。

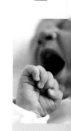

离预产期还有 *127* 天

宝宝今天的样子

这是胎儿耳后皮肤的特写。即使是一小部分的皮肤也可以用于独特的，在这一周中，胎儿的真皮开始发育，胎儿开始出现指纹。

胎儿不断地对羊水进行过滤，并储存一种叫胎便的物质。

在这周的末尾，胎儿的肛门括约肌已经可以收缩了。这会保证没有任何胎便进入羊水。胎便最早出现在第12周。有90%的婴儿在出生后24小时内会排出黑绿色的粪便，这就是胎儿时期留下的胎便。

胎便的主要成分是消化道在扩张和伸长的过程中脱落的细胞，以及胎儿吞入的羊水被吸收后留下的废物。这些物质会在第16周左右慢慢向下进入大肠。胎便是无菌的，因为胎儿的肠道中没有微生物和气体。

事实

子宫中的婴儿会将手放到嘴边，并吮吸拇指。

研究表明，胎儿可以提前张开嘴。胎儿的手会抓住任何碰到的东西，这种力量甚至可以支撑整个胎儿的体重。

结实的身体

在妊娠期间，用哑铃或者健身房中的器械进行力量训练，可以帮助您应付妊娠带来的身体负担。结实的身体可以帮助您支撑增加的体重，并且有助于产后恢复。结实的四肢会让您感觉更好，外表也会更健康。

同其他妊娠期间的锻炼一样，您需要遵循指导。

如果您经常进行力量训练，继续您的训练计划，但不要增加重量和重复次数。

如果您刚接触力量训练，先用较轻的哑铃、较少的重复次数，然后慢慢增加。务必在确认身体可以应付的情况下增加哑铃的重量。

深呼吸，然后在吸气时做动作。

在妊娠期间，哑铃比健身器械更安全。

如果您使用器械，需要有人指导您如何正确使用。如果站立状态做训练让您感觉疲劳，那么您可以坐着进行。

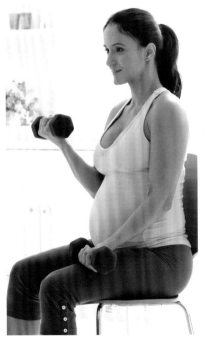

如果您坐着使用哑铃，要保持背部伸直，肩膀放松。如果站立训练，保持双脚与臀同宽，膝盖可以微屈。

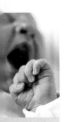

孕中期

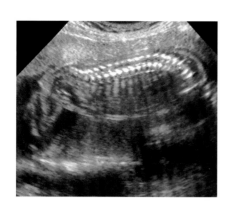

离预产期还有 *126* 天

宝宝今天的样子

组成脊柱的椎骨包绕着脊髓，并提供保护。在扫描中可以看到，椎骨排成长列，在脊髓的起始部较窄，在尾部形成一个向外的弧形。

椎体组成胎儿的脊柱，保护其中的脊髓。这幅扫描图显示椎体形成一条长链，在脊髓的起始部狭窄，并在尾部形成弯曲。

一般来说，目前办公室里所有的人都已经知道了您怀孕的消息，尽管您没有亲口告诉每一个人。好消息总是不胫而走，您妊娠时期的光彩照人以及突出的腹部，都在向大家宣布您的情况。

如果办公室里大家都在谈论您怀孕的消息，您最好亲自将这个消息通知老板。因为，再过几周，您将必须正式通知您的老板关于怀孕的消息（见348、349页）。

您可能需要调整工作时间，但要谨慎，尽量保持工作的进度和专业性。同事们会对您怀孕的消息感到兴奋，但不要指望您会得到特殊的帮助和照顾。

虽然怀孕不是一种疾病，但您还是要注意休息，保持身体的状态。如果可以，安排灵活的工作时间，以便避开上下班的高峰期。

在午餐时间可以出去走走，呼吸新鲜空气，做些简单的锻炼。多饮水，保证足够的水分。同时保持清醒，不要吃太多，这有助于保持精力旺盛。

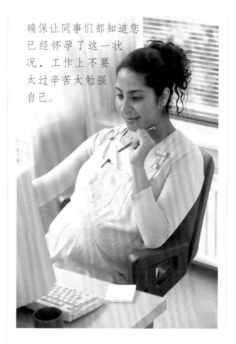

确保让同事们都知道您已经怀孕了这一状况，工作上不要太过辛苦太勉强自己。

咨询助产士

我的老板说，我不能请假去参加产前课程，我该怎么办？

法律规定，如果会面是由注册医师、助产士或者健康监察员提出的，那么您有权带薪请假去参加产前会面。您需要提供专业人员开具的怀孕证明，以及会面证明。产前会面

关注健康

阴道出血

如果您有阴道出血，请联系医生或助产士。宫颈的异物或感染，都可能导致间断性的少量出血。

在孕中期的严重出血可能意味着胎盘疾病，比如胎盘前置（见212页）。另外，胎盘从子宫壁上的剥离也会导致出血。还有更为少见的情况，即子宫破裂。子宫破裂通常发生在有剖宫产手术史的女性中。

还包括分娩训练和放松课程。

如果您的上司不同意您请假，可以通知他的上级。如果还没有用，向人力资源部或者其他高管寻求帮助，或者您可以联系当地工会。

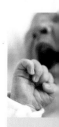

孕期第23周

一定程度上，您可能会失去平衡，无论是身体上的，还是心理上的。

怀孕会让您遇到各种意想不到的事情。某些日子里，您可能无法控制自己的情绪，当您被这种感觉笼罩时，有时会无缘无故地哭泣。或者，您的身体变得笨拙，很不协调，有时会撞到家具上。您需要和其他的准妈妈谈谈，您会发现这一切都是妊娠必经的过程。

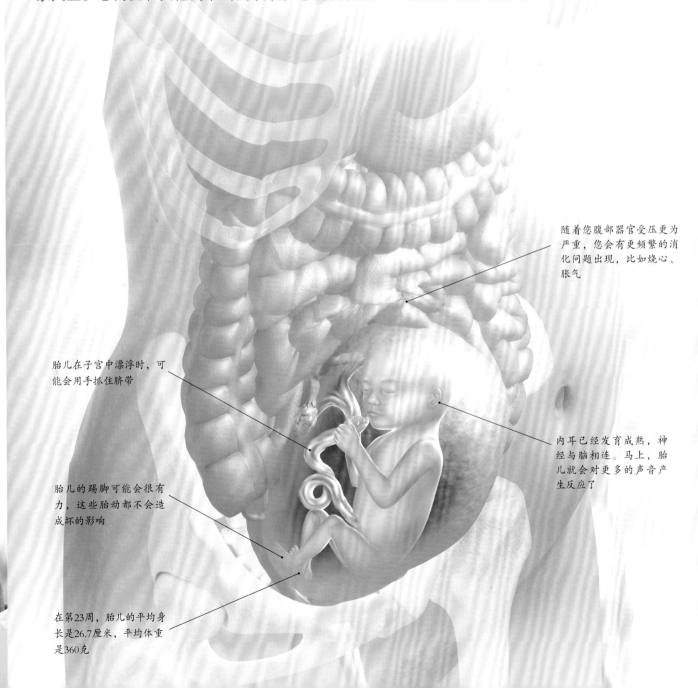

随着您腹部器官受压更为严重，您会有更频繁的消化问题出现，比如烧心、胀气

胎儿在子宫中漂浮时，可能会用手抓住脐带

内耳已经发育成熟，神经与脑相连。马上，胎儿就会对更多的声音产生反应了

胎儿的踢脚可能会很有力，这些胎动都不会造成坏的影响

在第23周，胎儿的平均身长是26.7厘米，平均体重是360克

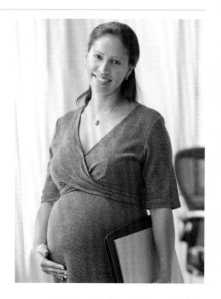

离预产期还有 *125* 天

宝宝今天的样子

这一周将是胎儿感觉发育成熟的标志性的一周，包括听觉和平衡觉。它们都是由内耳控制的。图中显示，胎儿的外耳还没有到达它应该所在的头部的最终位置。

如果您的坏情绪无所不在，试着痛快地哭一场，最好是在某人的肩膀上。哭过以后会感觉好很多。

您有情绪的起伏，这很正常。最好的方法是给自己一些时间，不去想它，低潮总会过去。如果不小心提起话题，您又开始哭泣，试着想想事情积极的方面。和别人分担悲伤是个好办法，尤其是其他怀孕的或者刚成为母亲的朋友，她们会更理解您的感受，给您更多的安慰。

好消息是，您不用担心胎儿，他不会受您偶尔的坏情绪的影响。尽管如此，如果您感觉压力太大，身体会产生更多的皮质激素，这些激素会对胎儿有不利的影响。所以，如果您感觉压力过大，为了胎儿的健康，请花一些时间进行放松。

关注双胞胎

妊娠相关事务

如果您怀有双胞胎，现在是该和您的老板谈谈产假的时候了。在英国，大多数多胎妊娠的孕妇从第29周开始休产假，除非她们希望继续工作一段时间，或者由于健康的原因被建议早点放假。

您可能在分娩后也希望多休息一段时间，同时，您的配偶也会希望尽量延长陪产期。除了来自亲朋好友的帮助，您应该考虑自己还需要购买哪些婴儿用品。

咨询医生

我想我食物中毒了，这会影响胎儿吗？

某些食物中的病原体，比如沙门菌、弯曲菌、大肠杆菌等，不会直接影响胎儿，但会影响您的健康，导致持续呕吐、腹泻，以致脱水。饮用大量的水可以帮助将病原体排出体外，同时保证身体的水平衡。如果呕吐严重到无法咽下任何液体，联系您的医生进行紧急会面。

李斯特菌的感染会非常严重，可以直接影响到胎儿，并且可能导致流产或者早产。所以，如果您认为自己吃了受污染的食品（见17页），请联系您的医生，以便做相关的检查，进行必要的治疗。

选择食品时要小心谨慎，在为烹饪做准备工作时，要遵循卫生原则。避免选择那些经常和食物中毒有关的食品。

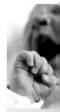

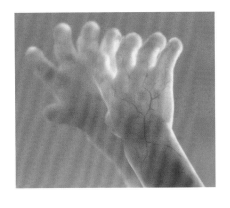

离预产期还有 *124* 天

宝宝今天的样子

胎儿的手和手指清晰可见,甲床也已经形成。如果有东西碰到胎儿的手掌,手指会马上攥紧。图中的下方可以见到前臂的两根骨骼,即尺骨和桡骨。

现在胎儿的耳朵已经足够成熟,可以识别声音了,他的听觉会越来越好。

胎儿的外耳已经成熟了一段时间了,但是想要听到声音,还需要内耳的成熟。在中耳,有三块听骨,锤骨、砧骨及镫骨,它们负责将声音传到内耳。这些听骨发育自软骨组织,由结缔组织包绕。随着骨骼逐渐硬化,结缔组织渐渐消失。这时,骨膜的震动就可以传递给锤骨,然后是砧骨,最后是镫骨。震动会到达耳蜗,耳蜗是内耳的一个腔结构,耳蜗将震动转化为神经冲动传至大脑。

在第22周,胎儿的内耳已经成熟,可以将声音转化为神经信号传至大脑。内耳中最先成熟的部分是负责处理低频率声音的。随着胎儿的发育,他会慢慢识别高频率的声音,并对其作出反应。刚开始,对声音的反应会很慢、很迟缓,但在25周的时候他就能通过各种活动来对多种频率的声音作出反应了。

除了负责听觉,内耳还是平衡器官。内耳半规管中的细小纤维可以感觉各种方向的加速度,从而产生运动和平衡觉。在羊水中漂浮类似于身处失重环境,虽然胎儿在不断地活动,但他不知道自己是在向上动或者在向下动。

事实

男性换尿布的速度比女性快。

研究表明,女性平均需要2分钟零5秒的时间更换一次尿布,而男性完成相同的动作只需要1分36秒。所以说,换尿布其实是男人的工作。

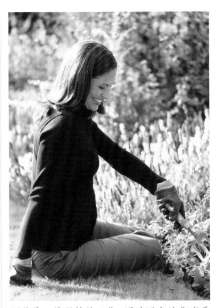

园艺是一件很棒的工作,同时还会让您享受新鲜空气。一定要戴手套,泥土中会含有弓形虫等寄生虫。

充满热情

如果您像某些孕妇一样,在这个时期感到精力充沛,要好好利用。下面是一些释放活力的方法:

· 业余爱好,包括园艺工作、文案工作,如理清目前的经济状况。

· 收拾衣服,把暂时不穿的衣服收起。

· 学习打毛衣,如果您本来就会,不妨给婴儿织几件衣服。

· 去拜访朋友,去看看那些久违的朋友,再过几个月您的社交就不那么容易了。

无论您感觉多好,请经常休息,恢复体力。

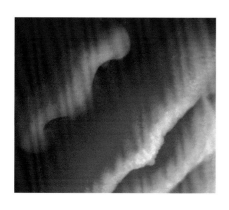

这是您生理周期的22个星期03天

离预产期还有 *123* 天

宝宝今天的样子

胎儿的嘴和鼻子都发育良好。神经和肌肉系统已经足够成熟，使胎儿可以吞咽羊水，然后通过肾脏排出。其中的废物由胎盘清除。

在妊娠期间您会结识一些新朋友，但您可能会发现有些老朋友却生疏了。

在妊娠之前您不会预料到的一件事情便是友情的变化。您会自然地对那些怀孕或者刚成为母亲的人感到亲近。这很正常，您希望周围的人正在或者曾经经历过相同的过程，这不只是因为您想向她们请教问题。您和女性亲属的关系可能会更好，比如您的母亲（见209页）。

你会发现那些没有怀孕或没有孩子的朋友会对你怀孕所经历的种种事情往往不感兴趣。你也许真的会认为让他们去理解从怀孕到生产这件复杂的事（包罗万象）是很困难的。

但实际上朋友间多谈论些与怀孕无关的话题反倒可以帮助你不要将自己百分之百的注意力都放在怀孕这件事上。

如果你发现和朋友逐渐疏远了，请不要担心。因为好的朋友总会陪伴你，无论你的生活发生什么改变。

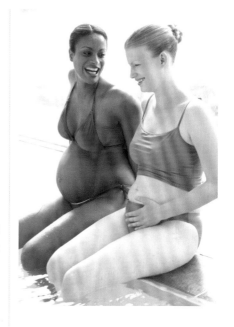

通过和其他孕妇在一起的时间，您可以分享妊娠过程中的喜悦和辛酸。一起去参加游泳和产前课程等活动也很有意思。

咨询医生

我的手指发麻，被诊断为腕管综合征，这是一种什么病？

这种病是指肿胀的组织压迫了手腕部的神经，导致手指的针刺感和麻木感。您的手会感到乏力，抓东西会有困难。在妊娠期间，这通常是由于血液和体液量的增加而引起的，尤其是在孕中期和孕晚期。

有一些方法可以减轻症状，比如手腕的环状运动和伸展运动，这可以促进循环，增加手腕的灵活性。您的助产士可以教给您这些动作。同时，佩戴护腕或者夜间把手腕抬高放在枕头上，会有帮助。

事实

大于40岁的孕妇的妊娠是最危险的。

根据英国政府统计部门的数据，在2005～2006年，40岁以上妇女怀孕的比例增加了6%，目前，平均每1000个孕妇中就有12个是40岁以上的。怀孕比例最高的年龄是25～29岁。

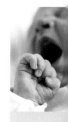

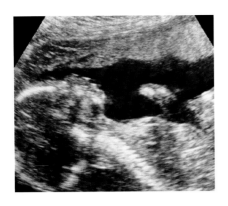

离预产期还有 *122* 天

宝宝今天的样子

三维和四维扫描可以反映胎儿更多的信息，但医生为胎儿作出健康判断的依据大部分还是二维扫描的信息，因为二维扫描中内脏器官显示得最清楚。

胎儿已经有了听觉，现在，令人惊奇的是胎儿开始发育记忆力了。

随着胎儿的神经系统的发育，尤其是听觉的介入，他可以从自身的经历中学习和记住一些东西。这个过程的机制还不完全明了，但专家预测这与妊娠中期时胎儿的听觉发展有关系。

在后几个月，由于子宫壁变薄，胎儿可以听到更多的声音。虽然发现胎儿有时会被某种声响吓到，但胎儿似乎可以学着对一直重复出现的声音不作反应，慢慢适应，最后就完全忽略这种声音。

这个简单的试验证明，胎儿可以对重复刺激产生适应。如果某种重复的声音很长时间没有出现过，当再次出现时，胎儿会由于已经忘记它，会再次被吓到。

保存记忆是一项复杂的功能，主要依靠大脑灰质。还需要几个星期的时间，胎儿才会将学习和记忆的过程联系起来。

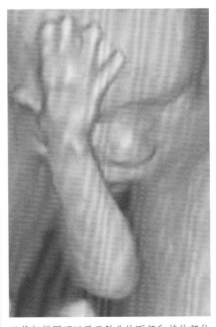

三维扫描图可以显示胎儿的面部和其他部位的特征，可以看到非常精妙的细节。由于这种扫描图像感觉很真实，于是可以增加母亲和胎儿的亲近感。

事实

胎儿愈加活跃，同时他的活动也能被更好地预测了。

最近一段时间，您会感到胎动更规律、更明显。而且您对胎动也更加习惯了。

私人扫描和精细扫描

图像重建技术可以让您在胎儿出生之前就看到他的模样。一些私人超声可以提供胎儿的三维图像和四维的动态图像。

胎儿面部特征的精细扫描在这一周基本是可行的。尽管如此，这类扫描的最佳时间是第26~34周，那时胎儿仍有足够的活动空间。您会看到普通产前检查无法显示的一些令人惊奇的胎儿细节。如果您不想了解胎儿的性别，请提前告诉扫描师。

在英国，进行超声扫描并没有严格的专业限制，所以您可以放心地到诊所里找有资质的扫描师进行检查。

记住，这些扫描可能会很昂贵，而且如果胎儿的位置不好，图像可能会很不理想。此外，胎盘的位置、羊水量和您的体形都会影响扫描的质量。

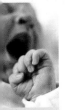

孕中期

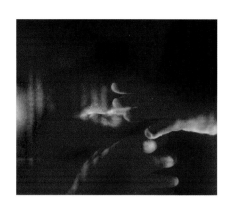

离预产期还有 *121* 天

宝宝今天的样子

有一种叫作"胎毛"的非常细的毛发覆盖在胎儿的表面。胎毛不断脱落更新，但在妊娠的最后几周，它将被更粗的、永久性的毛发所替代。胎毛有助于保护皮肤。

偶尔出现的头晕在妊娠期很正常，并不意味着任何健康问题。

由于您的身体努力工作为胎儿提供营养，您有时候会感到眩晕。这是因为虽然您的血容量在妊娠期间得到了增加，但当身体突然站起时可以造成血液大量涌向下肢，这会减少头部的血供，从而导致头晕。

头晕也可能是贫血的症状。妊娠期间红细胞虽然增多，但由于血容量也增加了，所以单位体积血液中的红细胞可能会下降，血细胞计数下降。

您还可能缺铁，如果是这样，您需要补充铁剂。除了头晕，贫血的症状还包括乏力和气短。低血糖也会造成头晕（见92页），这可以通过进食来预防。

如果您感觉头晕，尽管这可能只是妊娠期身体的变化造成的，您仍应该联系助产士，以便进行相关的血液检测。如果您出门在外时感到头晕，或者需要找个座位休息，请向别人求助，多数人会对您表示理解。

事实

不是所有的孕妇都服从健康建议。

我们被各种健康饮食的信息所包围，所以妊娠女性并不缺乏对这方面的了解。但是根据英国的调查，5%的女性在食谱中没有包含任何含钙（见16页）丰富的食品。只有4%的人试图摄入更多的欧米茄3脂肪酸类食品。

如果您不想面对人群，可以选择在家中和朋友聚聚。要尽量邀请那些对您真正重要的人，而不是泛泛之交。

咨询母亲

我不喜欢社交活动，应该强迫自己去吗？

我清楚地记得自己类似的经历。在怀孕期间，通常您会喜欢待在家里，对社交感到疲倦。但是，在孩子出生前您应该好好利用自己的闲暇时间。您可以不愿意走出家门，不过一旦您走出去了，您会对自己的努力感到高兴，同时也能获得更多的友情。

我谨慎地选择活动，一般在傍晚和周末出门，经常光顾咖啡店，而不是酒吧。我在午餐和晚餐时会和朋友聚聚，但要顺其自然。我意识到，当孩子出生后我将有很长一段时间无法去电影院或者剧场了，所以我计划了很多有意思的活动。如果晚上感觉太累，那么可以参加周末的派对。当我感觉特别累的时候，我就跟朋友们通过电话或网络聊聊。

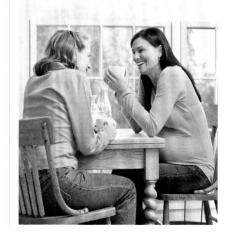
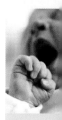

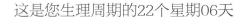

离预产期还有 *120* 天

宝宝今天的样子

胎儿的神经和肌肉系统的协调性得到了增强。他拥有了手掌抓握反射，轻触手掌，胎儿就会握紧拳头，而且他可以有意识地吮吸拇指，而不是随机的动作。

当身体变得笨拙时，走直线都很困难。

如果您经常撞到周围的物体，或者经常绊倒，您可能有妊娠笨拙症，这也是妊娠的不良反应之一。

妊娠期的笨拙有身体方面的原因：松弛肽使关节不稳，肚子增大使重心变化，增加的体重使身体不易保持平衡。同时，还有心理原因：如果您对妊娠太在意，总是担心自己会摔倒，那么您的注意力就更不容易发现前方地面上的异物了。

好消息是，妊娠结束之后，您的优雅就会回来。但在那之前，您需要注意避免一些危险的情况，以防受伤。穿平底鞋而不是高跟鞋，不要在湿滑的地面上行走，上下楼梯要小心。把地毯的边缘铺平，在楼梯和通道处不要堆放杂物。当您搬取物品时更要小心，因为斜着身子前进更容易摔倒。还有，在入浴、出浴时要小心，这都是非常容易出事的时刻。

应当注意，妊娠期的笨拙不应该伴有视觉障碍、头痛、头晕等。如果您有这些症状，请咨询医生。

思考

装修房子

如果您的配偶有装修房子的意愿，您可以利用这个机会把家好好整理一次。

装潢婴儿室，当孩子不和您一起睡的时候，会需要一个婴儿室。

利用这个机会把不用的东西卖给旧货店，或者捐给慈善机构。

装一些架子或者橱柜来增加储物空间。为婴儿车等大物件腾出地方。

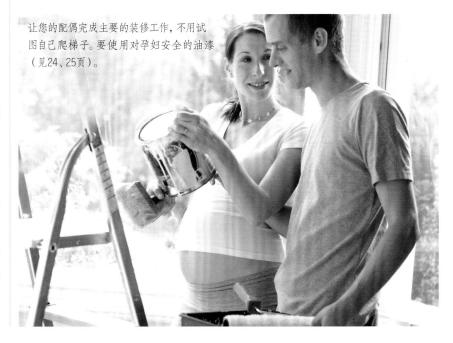

让您的配偶完成主要的装修工作，不用试图自己爬梯子。要使用对孕妇安全的油漆（见24、25页）。

孕中期

242

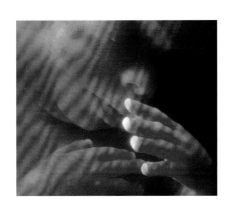

离预产期还有 *119* 天

宝宝今天的样子

外表总是具有欺骗性：尽管胎儿看起来已经非常成熟，但他仍处于妊娠早期，这时，宫颈的状态和胎盘产生的孕激素共同保证您在几个月的时间内不会发生分娩。

此时您或许开始明显感受到自己的身体里已怀有宝宝，对此不必讶异，这种身为母亲的感觉在日后会越来越强烈。

您有已经成为母亲的感觉吗？不论您是否是个母性气息很强的人，成为母亲的过程已经本能地开始了。您照顾自己的身体，注意饮食，改变生活方式，您做这些可能不是为了自己，而是为了胎儿的健康。您会发现自己非常愿意保护和照顾自己的肚子，希望孩子一切都好，任何的小问题都会让您非常担心。如果您没有这种强烈的情感，也不必担心，每个女性都不一样，也许直到把孩子抱在怀里的时候，您才会真正体会到做母亲的感觉。

您的配偶可能没有这种强烈的父母本能，但如果您让他尽可能多地参与到妊娠的事务中来，他和还未出生的孩子之间的亲近感就会更深。通过读书或者上网来了解胎儿每个阶段的发育过程，陪您参加部分或者全部的产前会面，他就能够想象出孩子的模样，并且产生亲近感。

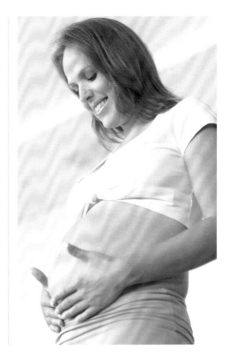

您会发现胎儿占据了您大多数的精力。妊娠会让女性为了胎儿的利益而变得更加无私。

关注孩子

那是什么，妈妈？

如果您已经有一个在学步的孩子，他可能会对您迅速变胖而感到惊奇。为孩子简单地解释："妈妈怀着另一个孩子，但是他还不会马上和我们见面。"向他解释更多关于新生儿的知识。

并不需要告诉孩子胎儿是如何产生的，也不要总提起此事，只要在他提问的时候简单回答即可。

咨询医生

我感冒了，这会影响胎儿吗？

不会，您的胎儿不会有事。但因为您的免疫系统在妊娠期间得到了弱化，所以症状可能会持续得更长。这时，您需要保证水分和食物的摄入，为机体提供足够的能量。如果24~48小时还没有起色，或者体温超过了38℃，请联系医生。

很少有女性会产生并发症，但如果您感觉很难受，尤其是有呼吸困难，请马上就医。在服用家中所备的药品之前，请咨询药剂师的意见。

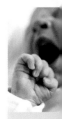

孕期第24周

胎儿身体各个系统的效率越来越高。

胎儿需要您提供各种帮助来为他将来独立生存做好准备。为了您和胎儿的健康，要养成良好的饮食习惯，保持您身体的最佳状态来支持妊娠。虽然会有一些轻微的不适，比如燥热、腿痉挛、痔疮等会困扰您，但这些问题都是暂时的，分娩后就会消失。

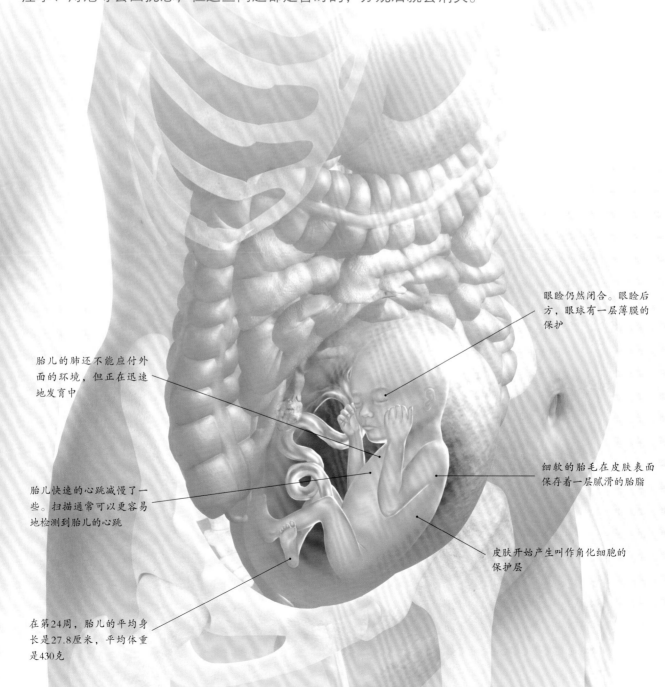

眼睑仍然闭合。眼睑后方，眼球有一层薄膜的保护

胎儿的肺还不能应付外面的环境，但正在迅速地发育中

细软的胎毛在皮肤表面保存着一层腻滑的胎脂

胎儿快速的心跳减慢了一些。扫描通常可以更容易地检测到胎儿的心跳

皮肤开始产生叫作角化细胞的保护层

在第24周，胎儿的平均身长是27.8厘米，平均体重是430克

孕中期

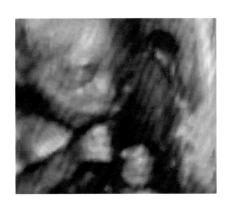

这是您生理周期的23个星期01天

离预产期还有 *118* 天

宝宝今天的样子

子宫中没有光亮，但三维超声可以产生光亮和阴影的效果，就如同用手电照入子宫一样。现在，胎儿的小手可能正紧紧握着拳头。

从现在开始，胎儿将被定义为"可存活的"，如果发生早产他将会接受生命支持治疗。

第24周是法律上胎儿生命的开始，因此也是一个妊娠中的里程碑。像多数孕妇一样，跨过这一点后您会觉得轻松一些。

如果您在24周之前临盆，并分娩出胎儿，他将不太可能存活，于是将定义为"流产"。在24周后，医生便有法律上的义务全力抢救胎儿。在第24周后出生的胎儿，如果必要，将接受特别护理和心肺复苏。您的妊娠进度越完整，胎儿早产后，患各种疾病的机会就越小。

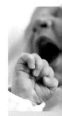

神奇的科学和技术进步极大地增加了早产儿的生存概率，将并发症降至最低。

事实

世界上存活下来的最早出生的早产儿出生于妊娠第21周零6天，于佛罗里达。

这个胎儿仅重283克，身长9.5厘米。她的脚的大小相当于成人指甲的尺寸。这是第一次有婴儿在第23周之前出生并存活下来，这将要求法律降低胎儿生命开始的周数标准。

新生儿监护室

早产儿或者患有疾病的新生儿，将在特护婴儿病房（SCBU）（见452、453页）接受24小时监护。胎儿出生得越早，发生并发症的概率就越高，比如感染等。如果您的胎儿提前几周出生，他将需要在新生儿监护室（NICU）护理，您的胎儿出生的医院可能不具备这样的条件。您的胎儿将会在恒温箱中接受检测，并通过一个特别的呼吸机吸氧。有的设备看起来非常吓人，但记住这都是为了帮助胎儿维持体温和保障健康。

工作人员会详细解释目前的情况，他们会很乐意您尽可能地参与到胎儿的护理工作中来，加强您和胎儿的联系。

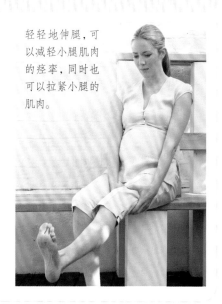

离预产期还有 *117* 天

宝宝今天的样子

目前您应该已经感觉到胎动了，胎动的次数和性质在白天和夜间可能会有变化，您可能已经注意到胎儿形成了一种固定的活动模式，或者随着您的活动而产生不同。

有了脂肪和一层坚韧的细胞的保护，胎儿皮肤的抵抗力增加了。

胎儿的皮肤仍在发育中，而且开始"角化"。角化的过程是指皮肤的最外层变为保护性的死亡细胞层。毛发和指甲也是由角质构成的。

皮肤最外面的角质层，再加上皮下的脂肪层，使得皮肤具有了防水作用。角化可以减少胎儿的体液渗出到羊水中。

在皮肤基底层形成的新生细胞，会慢慢上移到皮肤表面，最后产生角化，然后脱落。这个过程需要大概30天时间。

角化层最厚的部分是手掌和脚掌。角化的过程现在才刚刚开始。由于脂肪层还很薄，胎儿皮肤仍可以透过一部分水分，但是比前几周减少了很多。

在妊娠的这个阶段，胎儿有足够的空间在子宫中活动，您所感觉到的胎动只占其中的一小部分。因为只有胎儿踢到或者撞到子宫壁时，您才能感觉到他的活动。发生在胎儿身体附近的更为轻微的活动，不会触碰到子宫壁，所以您不会有所察觉。

应对腿抽筋

在妊娠期间，腿部肌肉发生疼痛的痉挛很常见，尤其是在夜间。您会由于腿部突发的严重疼痛而醒来。这是由于子宫压迫盆腔部位的神经造成的。

有些专家认为，缺钙或者缺盐，以及磷过多会造成痉挛。但这个理论还未得到证实。

当您痉挛时，弯曲您的脚，轻轻地按摩痉挛的部位。当您下床或者使用这块肌肉时，痉挛通常会自行缓解。尽管如此，如果痉挛不能缓解，或者腿部有发红、肿胀等现象，您需要立即请医疗救助来排除发生血栓（见186页）的可能，因为发生血栓会很危险。

为了减少和减轻痉挛，要多饮水以防脱水，经常做腿部的伸展和踝关节的训练，转一下脚跟，动一动脚趾。

做一些缓和的运动，比如步行或者游泳，也会有所帮助。经常按摩小腿肌肉也可以促进血液循环。

轻轻地伸腿，可以减轻小腿肌肉的痉挛，同时也可以拉紧小腿的肌肉。

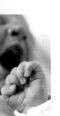

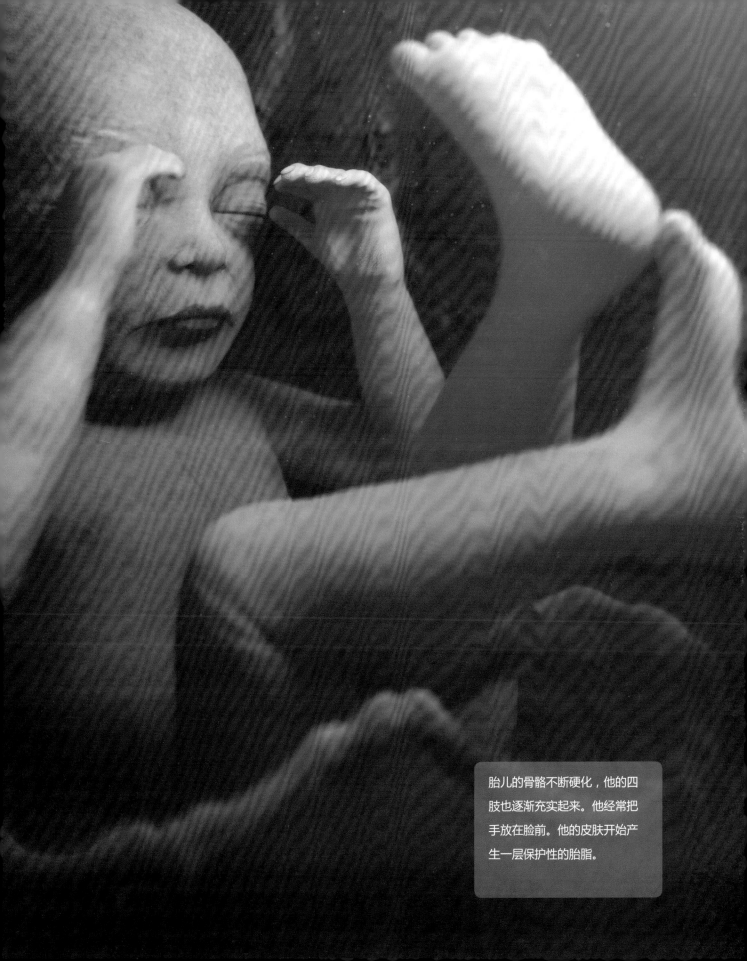

胎儿的骨骼不断硬化，他的四肢也逐渐充实起来。他经常把手放在脸前。他的皮肤开始产生一层保护性的胎脂。

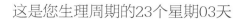

离预产期还有 *116* 天

宝宝今天的样子

超声扫描使用高频声波，远远超出人的听阈。所以用超声来检查胎儿的生长发育情况不会影响胎儿的听力。

您感觉热吗？怀孕有时候会让您感觉到自己体内带着一个"暖气片"。

您会发现，在妊娠期会比平时感到更热、更易出汗，这是由于体重和血液循环增加的缘故。

如果您在夏天怀孕，那将十分难熬，您会尽量想办法让自己凉快下来（见324页）。如果您在冬天怀孕，会发现自己穿着薄套衫在外面散步，而其他人都裹着厚厚的衣服和围巾。如果您的配偶想把暖气打开而您却想把窗户打开，这很有可能会引起一场争论。

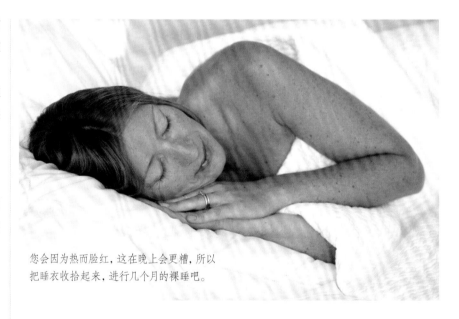

您会因为热而脸红，这在晚上会更糟，所以把睡衣收拾起来，进行几个月的裸睡吧。

事实

梦到自己生了一个大孩子，一出生就会走路、会说话，这种情况很常见。

这种情况反映了母亲对弱小、无助的孩子的关心和担忧。孩子长大后会慢慢自立。

咨询助产士

我有各种非常奇怪和生动的梦，这在妊娠期正常吗？

是的。在妊娠期梦会更多，您也会更多地记住梦中发生的情况。专家认为丰富的梦境是由于产妇在妊娠期间经历的身体和心理的变化引起的。

梦境可能反映了您对未出生的胎儿和即将到来的母亲角色的期盼和担心。

激素也会引起梦的增多，雌激素的升高可以延长快速动眼期睡眠（REM），而梦通常发生在这一时期。

如果您的梦很烦人，把它们记录下来，然后抛到脑后。

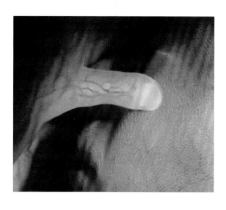

离预产期还有 *115* 天

宝宝今天的样子

胎儿手部的关节和骨骼仍非常柔软，尽管软骨正慢慢被骨组织取代。这幅图显示了为手部供血的大量毛细血管，一直延伸到手指末端。

在接下来的几周，胎儿的外形越来越像新生儿了。

这一周，胎儿的眼睑和睫毛会充分发育，但眼睑仍然闭合。未来发育成胎儿指甲的细胞出现于第10周，而脚趾甲则出现在从现象算起4周以后。

现在，即第24周，指甲刚刚在甲床的基地部形成。指甲将在一生中保持生长，但还需要几周的时间才能长到指尖，而脚趾甲会更晚。胎儿的皮肤迅速发育，并出现皱纹，就如同胎儿选择了一层过大的皮肤一样。胎儿被非常细短的毛发覆盖，称作"胎毛"。这层毛发会在出生前基本脱落。毛发帮助固定皮肤表面的胎脂，这就是您在胎儿出生时所发现的部分皮肤上覆盖的白色湿腻的物质。它们多出现于皮肤的皱褶或者弯折处，可以防止羊水和其中的废物对皮肤造成损害。

随着妊娠的进展，胎儿的肾功能提高，羊水的成分会越来越接近于尿液。

妊娠姿势

由于妊娠，您的姿势会自然发生改变，这是由于体重的增加和关节的软化造成的。

在妊娠之前您的重心正好在臀部上方，妊娠后由于腹部增大，重心前移。重心的明显变化会造成脊柱下部的弯曲更为明显，这会导致背痛（见218页）。妊娠期体重的增加也会给背部带来更多的负担。

锻炼可以帮助您保持平衡，减轻姿势改变相关的肌肉疼痛。适应妊娠期的姿势很重要。

腹部训练（见250页），可以加强核心肌肉。伸背也有类似的效果。这会帮助您保持正确的姿势，防止妊娠后期的背痛。

注意走路和站立的方式，肩膀放松向后，不要弯腰，保持骨盆在自然位置。

不要在臀部有任何负重，这会伤害臀部和背部的韧带。

不要用头和肩膀夹住电话听筒，这会导致颈痛。

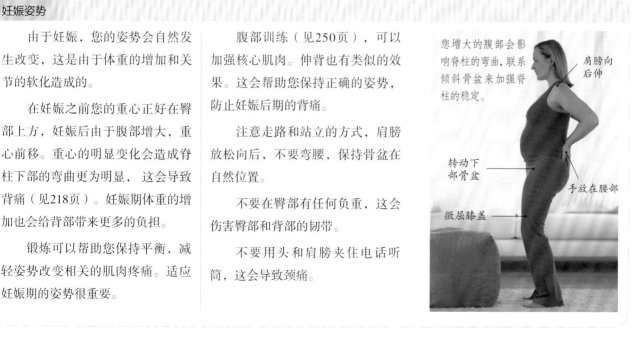

您增大的腹部会影响脊柱的弯曲，联系倾斜骨盆来加强脊柱的稳定。

肩膀向后伸

转动下部骨盆

手放在腰部

微屈膝盖

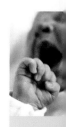

腹部训练

加强腹部的肌肉很有益，可以帮助您支撑胎儿的重量，同时也有助于分娩的顺利完成。

在头3个月之后，不推荐仰面躺着做腹部训练。原因是，仰卧时，增大的子宫会压迫下腔静脉，减少回心血量，从而导致头晕。

尽管如此，您可以不用躺着就能锻炼腹斜肌，通过重力和身体来巧妙地锻炼这些肌肉。您可以用四肢支撑自己的身体趴在地上，或者采用端正的坐姿来锻炼腹部肌肉。下面几种锻炼可以一周进行3~4次。

腹部锻炼的益处

加强腹部可以让您的身体在分娩时更有效地工作，还可以帮助您支持胎儿的重量，从而减轻脊柱的压力，减少腰痛。另外，保持腹部的强韧可以减少患腹直肌分离的概率。腹直肌分离是指腹壁的肌肉彼此分开，通常发生在产后，会导致恢复体形和身材变得更困难。

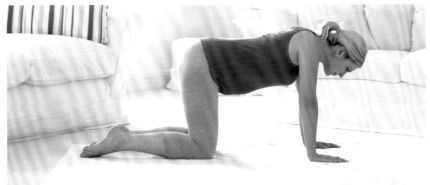

悬挂动作 四肢着地趴在地面上，双脚及膝盖分开，手臂伸直，背部保持自然姿势，注意不要弯曲背部。想象腹部肌肉将您的胎儿悬挂在空中，深呼吸，然后慢慢向后背收紧腹部。如果可以，重复20次。掌握正确的呼吸方式，以吸气开始，做动作的同时呼气。

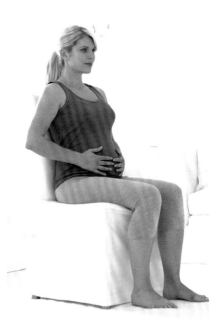

收腹 在任何时间，任何地点都可以完成。推荐您保持端正的坐姿，双肩下垂放松，背部伸直。保证您的腰部有很好的支撑，必要的话可以垫一个枕头。将双手放在肚脐下面。吸气的同时收紧腹部，保持两秒再放松，然后呼气，重复10次。休息一下，再做下一组。

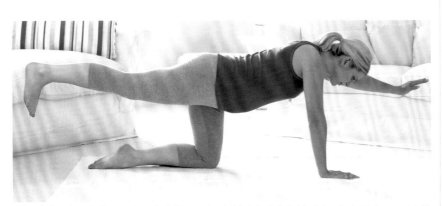

超人姿势 这项锻炼可以加强您的核心肌肉，保持腹部和背部的强度，防止腰痛，还可以锻炼四肢的肌肉。开始动作同上，抬起左臂向前伸，同时抬起右腿向后伸展，数到5再慢慢放下，注意不要弯曲背部，腿的高度不要超过臀部。换对侧重复。如果可以，每侧做10次。

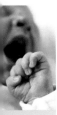

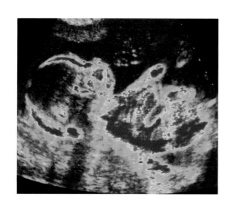

离预产期还有 *114* 天

宝宝今天的样子

这幅二维的彩色扫描图显示胎儿面朝上躺着，在这个阶段，用二维超声图显示胎儿的全貌越来越不容易，因为它一次只能显示一个侧面。这幅扫描图上只能看到胎儿的上半身。

在妊娠期锻炼瑜伽非常有益，无论是身体上还是心理上。

除了加强肌肉的强度，瑜伽会帮助您更好地控制自己的气息。这是一种非常好的放松方法，同样也是分娩前调整呼吸的宝贵经验。站立姿势的瑜伽主要是增加核心稳定性，包括加强背部、腹部的肌肉。妊娠期间重量的增加会影响平衡性和稳定性。锻炼可以改善这种情况。坐姿瑜伽是为了矫正您的脊柱，以及帮助您平静呼吸，关注自己。如果您在做瑜伽时不能保持稳定，可以靠在墙边进行。

普拉提也是妊娠期很好的运动，增加身体的机敏度，增加您对身体的控制力以及信心。普拉提还包括骨盆的地板动作（见69页）。

无论您参加哪种课程，都需要一个在孕妇锻炼方面有经验的专业人员进行指导。目前有很多专门为孕妇开设的瑜伽和普拉提课程。

事实

瑜伽在妊娠期间是安全的，可以减少并发症的发生。

最近一项研究表明，瑜伽可以减少女性在妊娠期患高血压和发生早产的概率。

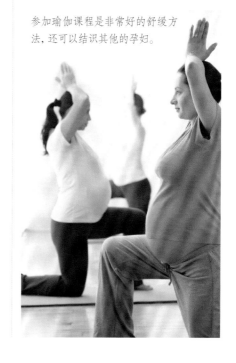

参加瑜伽课程是非常好的舒缓方法，还可以结识其他的孕妇。

咨询医生

为什么在妊娠期痔疮很常见？

痔疮同静脉曲张一样，都是静脉扩张导致的，只是通常发生在肛门周围。胎儿的重量会压迫肠道，限制血流，导致静脉曲张。

痔疮会有痒痛感，还可能会有搏动感。这种不适感可以通过凉性的含润滑成分的油或者乳剂来帮助排便，从而得到缓解，局部的麻醉也可以减轻疼痛。痔疮会出血，您可能在便后发现卫生纸上有鲜红色血液。

如果您有痔疮，要避免便秘（见468页），便秘会导致排便时压力增大，这会压迫痔疮，从而加重症状。要摄入足够的水分和纤维素。

如果痔疮给您带来很多的麻烦和不适，请寻求医生的帮助。

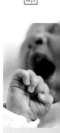

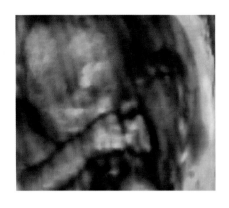

离预产期还有 *113* 天

宝宝今天的样子

胎儿正在进行深呼吸动作。这已经出现了几周的时间了，但动作还不连贯、协调。这些呼吸动作对胎儿肺脏的发育和扩张非常重要。

尽管肺脏是胎儿最晚一个发挥作用的器官，但肺正在迅速地发育。

咨询助产士

给胎儿播放音乐真的可以帮助他发育吗？

一些关于这方面的研究表明，给未出生的胎儿播放音乐可以使分娩更快、更顺利，减少新生儿哭闹，帮助放松，而且孩子更加健康。目前，还没有证据表明音乐会帮助胎儿的智力发育，或者加快发育速度。

这些发现仍悬而未决，但是有确切的证据表明，胎儿会随着音乐的节奏而活动。如果您听着舒缓的音乐休息，或者听动感的音乐来保持精神，胎儿也会有相似的反应。有些孕妇反应，在妊娠期经常播放的音乐，胎儿出生后会对此很熟悉，并会喜欢上这种音乐。

所以，无论胎儿是否在享受听音乐的乐趣，或者是否会对节奏作出反应，放点儿音乐总是个好主意。

这一时期，胎儿的肺开始成熟，血流和未来的肺泡腔之间的屏障正在变薄。这层间隔越薄，氧气和二氧化碳就越容易交换。

在妊娠期，胎儿的肺脏仍充满液体，当他呼吸时，这些液体会排出到羊水中。

在第23周，细胞开始被排列在最细的支气管，并且开始产生表面活性物质，这种物质有助于肺功能的发挥。这种物质在新生儿进行呼吸时帮助肺泡保持张开，使得气体交换可以持续进行。缺少了这种物质，每次呼吸后，肺泡都会塌陷，胎儿的呼吸就会很费力。目前，产生这种物质的细胞还没有具备完全的功能。

在这个阶段，给胎儿播放音乐没有坏处。如果音乐能让您放松，这对您和胎儿都是有益的。

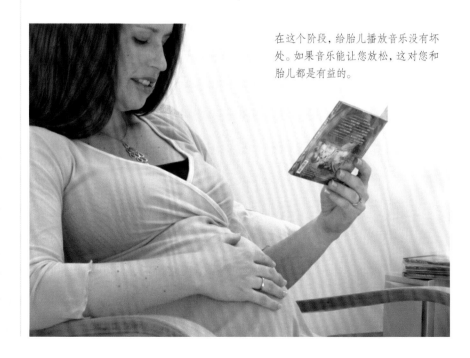

离预产期还有 *112* 天

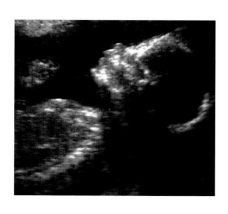

宝宝今天的样子

随着妊娠的继续，胎儿的骨骼开始硬化。扫描中显示为更多的中央有阴影的光柱。这幅扫描图可以看到额骨包含着一个阴影，不久就可以很容易地观察到内部的脑组织了。

尽管您已经适应了妊娠，请保持所有的刚刚建立的良好生活习惯。

您已经快怀孕六个月了，希望您感觉很棒，但是请不要自满。尽管胎儿目前已经经历了良好的发育，保证胎儿的健康最大化很重要，这需要您继续健康饮食，并照顾好自己。戒烟和戒酒会成为您生活的一部分，这需要您付出很多努力。如果您改变不良生活方式的努力不成功，现在还来得及，因为一点点改变就可以使您和胎儿受益。

继续您的日常锻炼，如果您有这个习惯的话。继续保持活力，最好每天都做一些身体锻炼，就算是20分钟的步行也可以。还要坚持骨盆的地板训练（见69页），当胎儿出生时，您会很庆幸自己做了这些努力。

关注父亲

你好，我是爸爸

不要害怕和您的胎儿交谈。比起高音调的声音，比如您配偶的声音，他会更容易地辨认出低沉的嗓音，比如男性的声音。这很好，因为您有足够的时间让他在出生之前就熟悉您的声音。

出生后，胎儿会认出您的声音，可以让哭闹的胎儿平静下来。所以，跟他说说您的生活，甚至可以读书给他听，这会增加您和胎儿的联系。

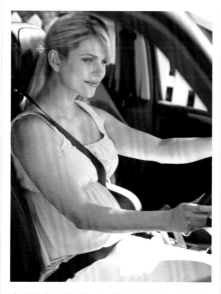

为了更安全和更舒适，将安全带分别跨过胸部中间和腹部以下。

事实

正确地系安全带，可以减少70%的胎儿损伤。

根据一项最近的研究，超过一半的孕妇系安全带的方式不正确，她们将横带系得过高，斜带则放在身后而不是跨在身前。

如何系安全带

在怀孕期间，您会觉得系安全带很麻烦，但这很重要，而且是法律的规定。好消息是，您可以将安全带系得很舒服。

将安全带跨过肩膀，在胸部中央跨过、系紧。

将横带在腹部下方跨过，平跨在臀部。

如果需要紧急刹车，记住您的胎儿会有羊水和强健的子宫肌肉的保护。

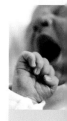

孕期第25周

这是第2个3月的最后一周，也许您希望展望一下未来。

　　妊娠在接下来的日子会过得飞快。务必对各项事务做好提前安排，比如何时休假，您可能还需要多考虑一下分娩的事情。同时，亲朋好友会对您肚子的增长非常感兴趣。在他们喋喋不休地提供各种建议时保持耐心，别信那些关于妊娠和分娩的夸张之词。

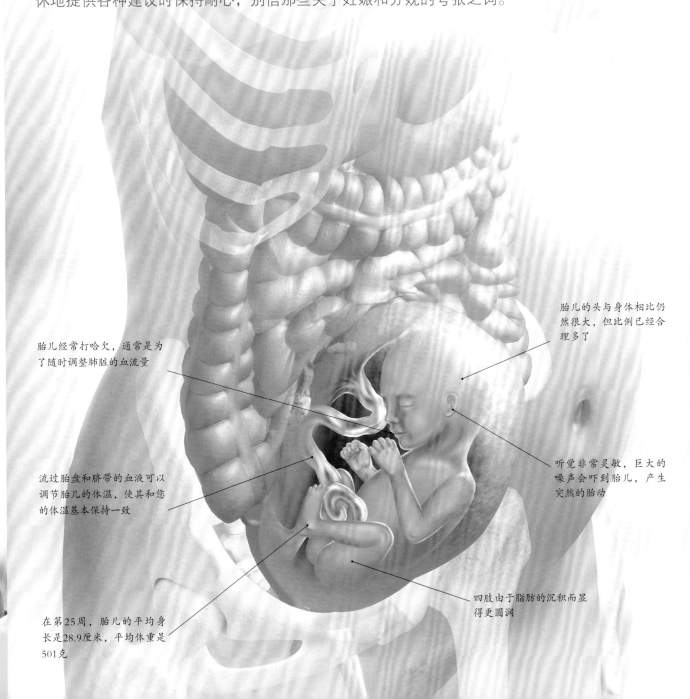

胎儿经常打哈欠，通常是为了随时调整肺脏的血流量

流过胎盘和脐带的血液可以调节胎儿的体温，使其和您的体温基本保持一致

在第25周，胎儿的平均身长是28.9厘米，平均体重是501克

胎儿的头与身体相比仍然很大，但比例已经合理多了

听觉非常灵敏，巨大的噪声会吓到胎儿，产生突然的胎动

四肢由于脂肪的沉积而显得更圆润

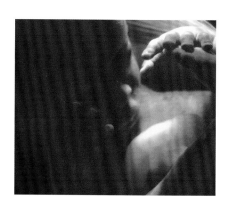

离预产期还有 *111* 天

宝宝今天的样子

从这周起，棕色脂肪组织出现在胎儿的颈部、胸部和背部。这些会在胎儿出生后提供体热和能量。目前，胎儿还不能调节体温，但是胎盘可以保障胎儿的体温正常。

这一周，法律规定您有权利向您的老板提出休产假的日期。

最晚在预产期15周以前，即妊娠25周的时候，您必须告诉您的老板您需要休产假了。您可以从29周之后的任何时候开始休假，但您也可以选择继续工作一段时间。如果您一直工作到最后，请在最后的4周休息一段时间，来避免妊娠相关的疾病，这时，您的老板也会坚持让您去休假的。这只在最后4周适用，在那之前，休假会记作病假。如果您的胎儿提前出生，那么产假从胎儿出生那天算起。

关注身体

有弹性的皮肤

您可能出现了妊娠纹，因为在体重增加的时候，皮肤被迅速拉伸了。刚开始，这些痕迹是红色或是粉色的，可能会痒。分娩后，妊娠纹会退化成很浅的银色，变得不明显。它们通常出现在乳房、腹部、臀部以及大腿，大多数孕妇都会有这种情况。

妊娠纹可以是遗传性的，高龄产妇更容易出现，因为年长的人的皮肤弹性较差。润肤霜不会防止妊娠纹的出现，但可以帮助其保持平滑。健康饮食和积极锻炼会减少妊娠纹的发生。

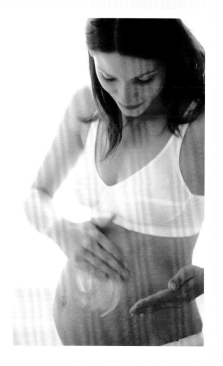

咨询助产士

助产士对我进行测量后说，我的肚子偏小，这是什么意思？

这意味着您的胎儿可能小于妊娠同阶段的平均水平，但并不意味着某种疾病。您将接受扫描，对胎儿的发育情况进行全面检查。

有时，发育缓慢可能是由于一种叫胎儿宫内发育迟缓的疾病导致的（IUGR）。这个问题可能来自胎儿，也可能来自胎盘，影响了氧气和营养物质向胎儿的输送。前置胎盘（见474页）可以导致IUGR。抽烟、酗酒、服用消遣性药物也可以导致这种情况。

事实

如果您在妊娠25周时已经为您的公司工作超过26周，法律规定您将得到妊娠补助。

补助的金额将是薪水的90%，时间是产假的前6周。

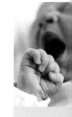

离预产期还有 *110* 天

宝宝今天的样子

在子宫中，胎儿的耳朵周围和耳朵内部都充满了液体。这就是为什么他只能听到某些低频率的声音。打哈欠可以保持耳朵的灵敏，从现在开始，胎儿将花大量的时间打哈欠。

如果您感觉很累，您并不孤独，因为胎儿也在打哈欠。

所有的胎儿在子宫中都打哈欠，尽管这么做的原因并不清楚。打哈欠经常伴随着耸肩或者伸展，就像您感到累时所做的一样。曾有人发现胎儿还会揉眼睛。

胎儿从第15周开始打哈欠，然后频率就不断增加。哈欠的具体机制还不明了，有几种假说存在。然而很难想象胎儿会真的感到疲劳，目前发现患有贫血的胎儿更容易打哈欠。另一种理论认为哈欠会帮助胎儿调节肺内液体量和血流量。或者哈欠只是一种原始反射，来自早期进化的遗留，而目前已经没有任何功能。

无论打哈欠的原因是什么，胎儿在发育的早期就开始出现，而且事实证明所有的哺乳动物都在子宫中打哈欠，这些证据说明哈欠发挥了某种重要作用，虽然目前还不清楚。

事实

40岁以上的孕妇有50%的可能性生一个惯用左手的孩子。

这是根据一项加拿大的研究，可能跟高龄产妇更容易发生并发症、更容易难产有关。有研究表明，惯用左手和分娩应激有关。

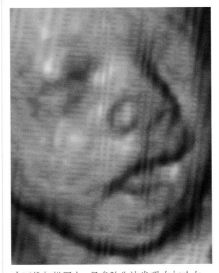

在四维扫描图上，很多胎儿被发现在打哈欠，这是一张打哈欠的特写。

关注胎儿

听妈妈的话

胎儿的耳朵结构已经发育完整，研究表明他现在已经可以清楚地听到声音。羊水不但不会阻碍声音的传导，恰恰相反，羊水是传导声音的良好介质。胎儿可以听到您的心跳和消化系统的持续节律，以及其他的许多声音。

和胎儿谈话可以增进你们的联系。研究表明新生儿会认出母亲的声音，并面向母亲，而不是任何其他女性。刚开始，他更容易听到低音调的声音，但随后他就可以听到高音调的声音了。胎儿当然会对母亲的声音更熟悉，因为这是他最常听到的声音。

您可能会发现，突然的噪声会吓到胎儿。一项研究表明，在26周左右，胎儿会对巨大的噪声产生眨眼睛的反应。

孕中期

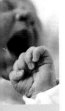

256

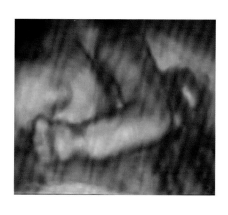

离预产期还有 *109* 天

宝宝今天的样子

胎儿正在把脸趴在胎盘上，手臂放在前面进行休息。眼睛仍旧闭着，还需要几周的时间才会睁开。手处于最放松的姿势，即手指轻轻弯曲。

您的身体正努力工作来供养胎儿，所以您需要对自己好一点儿。

把妊娠当作一个关注自己和胎儿的好机会。一旦您的孩子出生，您大部分的精力都会花在照顾孩子身上。

如果您有时间和钱，到温泉浴场享受一天吧。会有很多针对孕妇的整套服务。在温泉浴场享受时光，您可以悠闲地游泳、做疗养、享受静谧的环境，这是个放松身心的好方法。如果温泉浴场不太现实，在家中也可以享受。洗热水澡，涂些放松的精油

（参见163页，找到适合妊娠期使用的），点几根蜡烛，然后尽情放松。如果您不想被打扰，告诉您的配偶，然后把电话关掉。

来自专业人员或者配偶的按摩（见224页）非常有益于健康，无论身体上的还是心理上的。这一时期您还可以享受足底按摩，您正慢慢地越来越不容易看到自己的脚趾，所以找人来帮您善待它们吧。

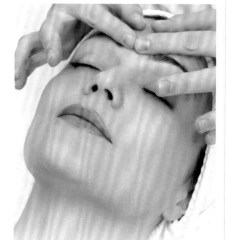

现在是做一些护理和疗养的时候了。当预约美容治疗时，告诉他们您是孕妇。

站立姿势

您会发现目前站立有点困难，尤其是长时间站立。原因是体重的增加，重心的改变（尤其是后6个月），激素造成的足痛和肿胀。妊娠激素会为了分娩而松弛您的关节，同时也会造成脚和臀部韧带的松弛，这会造成许多不适。以下方法可减少足部不适：

·穿运动鞋：对足弓有更好的支持，可以减少脊柱压力。还可以预防一种叫足底肌膜炎的疾病，这种

咨询医生

我有几个小时没有感到胎动了，我应该感到担心吗？

联系助产士，告诉她胎动有异常。她会做一些检查来帮您确认。如果您对胎动不熟悉，躺下来试试，这会促进胎儿活动（见206页），因为您活动时胎儿多半在睡觉。

病是指连接足跟和前脚掌的韧带发炎了。

·不要穿高跟鞋：不但不舒服，还不容易站稳，会让您更容易摔倒。

·鞋要合脚：买鞋时要注意是否合脚。有的孕妇的脚会变大，在分娩后也不会恢复到正常。

·经常锻炼：避免长时间站立，如果工作需要站立，您需要经常休息。

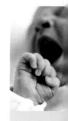

离预产期还有 *108* 天

宝宝今天的样子

这幅三维扫描图显示胎儿正在吸拇指。三维技术是运用二维的图像，加以合成，呈现立体的效果。在四维扫描中，连续的三维图像的迅速切换可以呈现连续的动作，即四维图像。

子宫中天然的温度调节系统会保证胎儿不会感冒。

子宫的温度比您的体温高1/3℃～1/2℃，由于胎儿的体温受到精确的调控，胎儿从来不会感觉冷，也不会发抖。他开始储存一种特殊的棕色脂肪组织，主要在颈部、胸部和背部。出生后这些物质的代谢会产生能量和热。在子宫中，胎儿不能利用这种物质来升高体温。温度调控的过程是，热量从胎儿传递到羊水，再到子宫壁，再到达您的组织。尽管如此，温度的调控主要是通过流经胎盘的血流来达成的。胎盘的巨大表面积使其成为了一个热量交换器，使脐带的动静脉血液的温度保持平衡。

出生后，胎儿会迅速散失热量。他们不会打寒战，如果没有遮盖物或者别人的体温来供热，那么胎儿的体温会迅速下降。

合理辅食

除了一日三餐，您还需要一些辅食。只要您选择的是正确的食物，那就没有问题，不要总是吃饼干和薯片。这些美味的东西可能会满足您的食欲，但缺乏营养并会产生大量的热量，这不会对您有任何益处。健康辅食需要您在购物前制订一个计划。

干果可以是辅食的主要组成，它们可以方便地储存和携带。您有很多种选择，而种类越丰富，您得到的营养就越全面。试试杏肉、葡萄干、酸梅、干樱桃和干桃。

低盐坚果会满足您的肌体对盐的需求，这是一种健康的食品。

选择松饼、燕麦饼、曲奇，而不是薯片。

新鲜水果是方便的、营养丰富的辅食。当您出门时就带上一两个，或做一些水果沙拉存在冰箱里。身边摆些冷藏水果，还有香草酸奶，您可以马上将它们拌在一起。

冷藏酸奶和低脂冰激凌都是很好的辅食和甜点。多选择几种酸奶品牌。

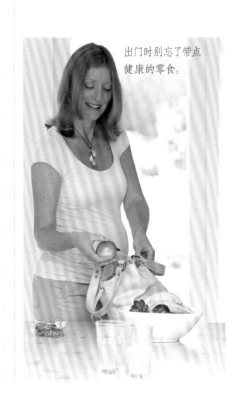

出门时别忘了带点健康的零食。

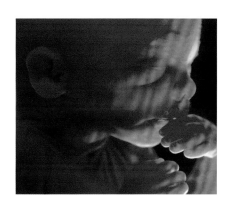

离预产期还有 *107* 天

宝宝今天的样子

当胎儿轻轻转头时，颈部的皮肤看起来很松弛。这是此时的正常现象，皮下脂肪的缺乏，以及快速发育的需求使得胎儿看起来需要快点发育来适应"过大"的皮肤。

有些食物会造成消化不良，但您可以采取措施来缓解和预防。

咨询营养师

有没有天然的疗法来应对消化不良？

新鲜薄荷或者干薄荷草药非常有益，可以缓解一系列的症状。试着喝薄荷茶或者吸一些薄荷汁，尤其是吃了一顿大餐之后。

薄荷中含有薄荷醇，研究表明，薄荷醇可松弛消化道平滑肌，缓解恶心、胀气、消化不良。它有一种"祛风"作用，意思是它对消化系统的作用最明显。

您可以通过吃生蒜，或者每天吃一点蒜来缓解消化道的紧张。蒜的补充剂中含有丰富的蒜素，这也会很有效。

其他的草药茶还可以缓解烧心，比如豆蔻、甘菊、柠檬香脂、橘皮、绣线菊。为了帮助消化，可以将一汤匙的苹果醋和20毫升的热水混合，饭前服用。

当您享受美食时，可能会付出消化不良的代价。妊娠激素松弛整个消化道的肌肉，这会减慢消化和降低胃末端的括约肌的功能，导致

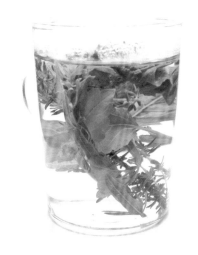

将新鲜的或者干薄荷叶泡在热水中来自制薄荷茶。饭后饮用，效果更佳。

烧心和消化不良，会发生胃食管反流。另外，随着妊娠的继续，胎儿会不断压迫您的胃，从而使消化的空间更小。

为了减轻消化不良，需要少吃多餐、细嚼慢咽，避免深夜进食。减少油腻和辛辣的食物。您可以尝试一些天然疗法，比如薄荷茶。不要平躺，可以用枕头垫在身下。在服用您药箱里的药品前，请咨询药剂师。

关注父亲

计划陪产假

根据您的工龄、公司的政策，您可能会有带薪陪产假（见349页）。和人力资源部进行交涉，明确自己的权利，以及是否可以有额外的津贴。您也有权休无薪陪产假。为了延长假期，您可以从孩子出生起就开始休假，计算一下您还有多长时间的假期，珍惜每一天。

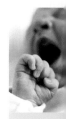

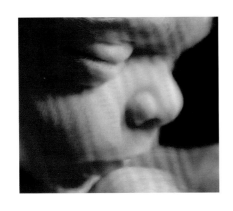

离预产期还有 *106* 天

宝宝今天的样子

鼻子发育良好，除了吞咽羊水，胎儿还会用两个鼻孔进行呼吸。就像成人一样，胎儿在呼吸时会更多地利用鼻孔中的一个。

从现在开始，胎儿的发育会有明显的差异，这主要是由基因决定的。

胎儿身体的比例愈加接近于新生儿了。在孕中期第3个月末的时候，他的头几乎占到身长的一半。现在，他的头、躯干、腿各占三分之一。在出生时，与成人相比，孩子的头还是显得很大，但只会占到身长的四分之一。

虽然还是很瘦，但胎儿开始储存更多的脂肪了。目前，多数胎儿的体重和尺寸仍相差不多。基因和环境因素的影响慢慢会加深，决定胎儿的发育速度和是否能完全发挥发育的潜能。

由于从现在开始，胎儿的发育速度产生了差别，超声计算预产期就不太精确了。最佳的预测时间是在第11～14周，通过测量臀顶径的方法来预测（见138页）。第20周的扫描（见214、215页）也可以通过头围、腹围，或是腿骨长度来精确估计预产期。

如果您这时才做第一次扫描，只能粗略地估计妊娠周数和胎儿的胎龄。如果您已经通过扫描估算过预产期，那么这次扫描不会更改之前更精确的结果。

都在肚子里

通常人们都说，如果您的肚子比较低，那么怀的是男孩，如果高就是女孩。事实是，肚子的形状是由腹肌的强度和胎儿的姿势决定的。

根据这些古老的传言，还有其他的线索：如果您的脸变胖，显得很圆很饱满，那么就是女孩。如果您的右侧乳房比左侧大，那么就是男孩。如果您的配偶也变胖了，那么您"一定"怀了女孩！

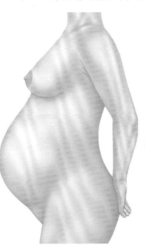

体形较小的孕妇，腹部向前突出。

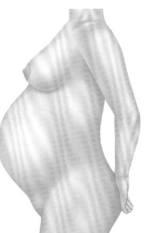

中等体形的孕妇，腹部突出偏下。

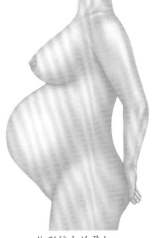

体形较大的孕妇，腹部突出偏上。

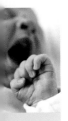

孕中期

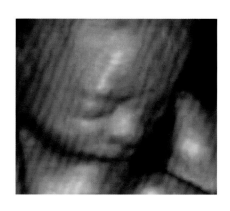

离预产期还有 *105* 天

宝宝今天的样子

这幅图中，胎儿正在向下看。右手臂肘部弯曲绕在颈部，部分左臂在阴影中，只能看见剩余的一部分，还能看见膝盖顶在右前臂的下方。

无论您是否想听，您可能都会听到一些糟糕的分娩经历。

思考

分娩陪伴

有个能给您支持的分娩陪伴的益处是不可否认的，您可以现在就斟酌一下。

研究表明，在分娩时持续的身体上和心理上的支持可以减少孕妇接受痛苦的医学干预的概率，比如硬膜外麻醉（见404、405页）来帮助分娩或者剖宫产。有效的支持可以缩短分娩的过程。

感到自己得到足够的精神支持的孕妇，可以更积极地看待分娩，当母亲的阶段以及哺乳都会变得顺利，而且不容易得产后抑郁。

分娩陪伴不一定是孩子的父亲（尽管他也可以在场），事实上，研究表明，女性更胜任这份工作。一个有孩子的亲密的女性朋友是最佳选择，您自己的母亲也可以。

您可以聘请一位助产士。

对一些女性来说，将她们分娩每一分钟的经历详细地用语言表达出来，似乎是一个重要的仪式。对她们来说，这是一种回忆的过程，最好能有一位新的听众，尤其是一位首次怀孕的妇女。无疑您会听到一些可怕的分娩经历，有时会从陌生人那听到。

这些女性认为她们有责任"警告"您分娩的"真相"，以及什么该做，什么不该做，比如，"一定要做硬膜外麻醉，否则将会剧痛无比"。

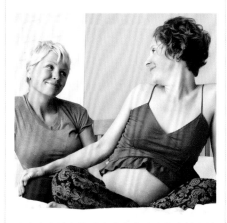

有个亲密的女性朋友或者亲戚陪您度过分娩期，甚至只在家里提供早期的帮助，也会给您和配偶带来很大帮助。

记住，每个人的分娩都是不同的，您需要关注自己的计划。分娩对一些女性来说会很困难，对另一些却很容易，根本没有并发症。告诉那些诉说者，您不想了解那些血腥的细节，等孩子出生后您会约个时间听她细细道来。

母亲的帮助

分娩的到来和照顾一个新生儿的工作将会令人畏惧。对一些女性来说，聘请一位保姆来保证从妊娠到做母亲的过渡是个不错的主意。

保姆是照顾母亲的"母亲"，在整个产前、产时、产后的一段时间内，她会提供情感上和身体上（没有医学上）的支持。广泛的研究表明，聘请保姆可以帮您有一个更快更容易的分娩过程，减少镇痛和医疗干预（包括麻醉和剖宫产）。向保姆机构了解更多关于保姆的信息。

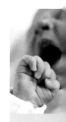

欢迎您进入怀孕的第3个3个月

周	26	27	28	29	30	31	32

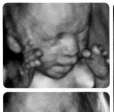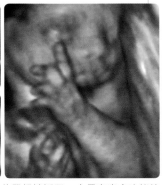

一个新生命诞生了。胎儿已经接近于一个具有完全功能的个体。他的主要器官已经做好了应对外部环境的准备。但如果现在出生，他还需要医学支持。

从第26～40周，胎儿会增重大约2.5千克，长高20厘米。

通过测量腹部的增长来监测胎儿的增长，可以估计胎儿的发育速度，决定是否要做进一步检查。

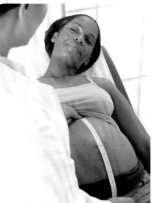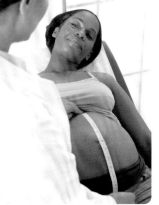

又一个弟弟或者妹妹　让年长的孩子也加入到迎接新生儿的过程中来，他们可以帮您挑选衣服，起名字。

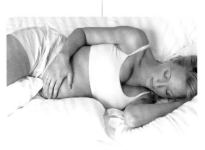

良好的睡眠　您需要避免将腹部的重量压在身上。但是，放松说起来容易，做起来难。当您睡觉时，可多用几个枕头来支撑。

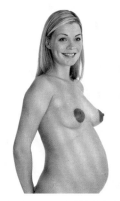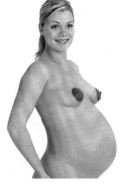

第3个3月，胎儿的生长将下部的肋骨推向前，并占满几乎全部的子宫空间。
准备分娩　您的腹部已经非常庞大，您会感到很累，呼吸困难，但同时又感到兴奋。

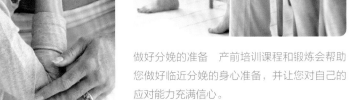

做好分娩的准备　产前培训课程和锻炼会帮助您做好临近分娩的身心准备，并让您对自己的应对能力充满信心。

您已经接近胜利了，这时您会不断地想象孩子出生的情景。

| 33 | 34 | 35 | 36 | 37 | 38 | 39 | 40 |

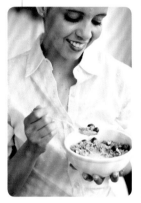

多吃纤维　充足的纤维摄入非常重要，尤其是在妊娠后期，因为这时最容易发生消化不良和便秘。

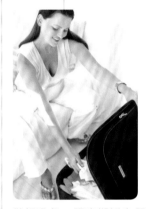

做好准备　预产期近在咫尺。如果您打算在医院分娩，收拾行李，准备出发。

临近结尾随着您到达妊娠的尾声，您会对肚子的大小感到惊奇。

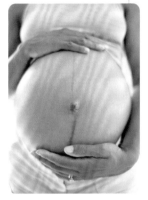

第38周，胎儿的大小和子宫几乎相当，所以他没有太多的活动空间。但您仍能感觉到他在活动，请注意任何胎动的异常。

事实和数据　在妊娠的第38周，胎盘已经基本完成了它的使命，开始老化。

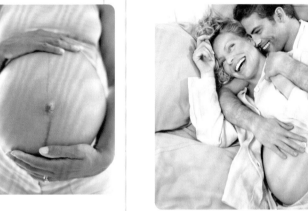

开始分娩　如果到了第40周您还没有分娩的预兆，您可能需要促进分娩，性生活是可行的方法之一。

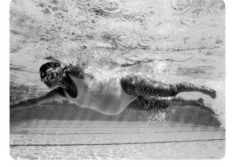

减轻体重　如果感觉可以，继续游泳是有益的，水的浮力会给您足够的支持，您会感到非常轻松。

事实和数据　在第33周，胎儿迅速沉积脂肪，看起来愈像个新生儿了。

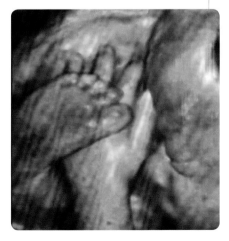

你好，宝贝　最终，经过漫长的等待，让新生儿躺在您的怀里非常重要。

孕期第26周

您已经到了孕晚期，这也是怀孕最后的3个月，从此，您将真正体会到"重量"的意义。

您已经跑到最后一圈了，虽然您的肚子已经很大，但还会变得更大。胎儿的活动会非常有力，同时他会对噪声和音乐作出反应。大脑中的神经细胞互相连接，他的协调性正在增加。通过参加产前课程获得快乐、陪伴和信息，保持大脑的清醒。

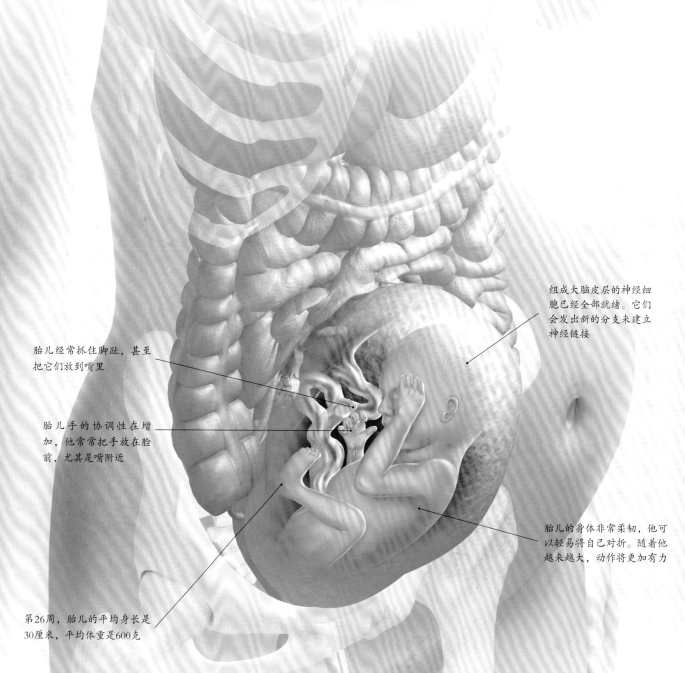

组成大脑皮层的神经细胞已经全部就绪。它们会发出新的分支来建立神经链接

胎儿经常抓住脚趾，甚至把它们放到嘴里

胎儿手的协调性在增加，他常常把手放在脸前，尤其是嘴附近

胎儿的身体非常柔韧，他可以轻易将自己对折。随着他越来越大，动作将更加有力

第26周，胎儿的平均身长是30厘米，平均体重是600克

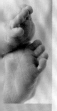

孕后期

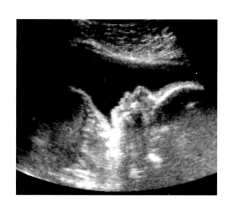

离预产期还有 *104* 天

宝宝今天的样子

图中，胎儿面朝正上方。轮廓的细节很清楚，包括鼻子、嘴唇、下巴的线条都非常清晰。如图所示，脖子仍然较短，头部和胸部的距离很近。

通过产前课程您会学到分娩的相关知识，以及如果和新生儿一起生活，还能认识新朋友。

如果您预约（见199页）得比较早，那么现在您就应该开始上产前课程了。课程可能在您即将进行分娩的医院进行，也可能由社区组织或者由私人助产士提供。课程的目的是为您提供关于妊娠、分娩和产后最初几个星期的信息。比如，您可能会学到放松和呼吸的方法，多种减轻疼痛的方法。您还会得到关于给新生儿购买物品的建议，以及产后相关的问题，比如哺乳、睡眠和换尿布的建议。

您在课程中会很兴奋，急切地想知道接下来会发生什么，急于结识其他将和您经历相同过程的人，这种兴奋很正常。但产前培训不只是为了获得信息，也是为了认识其他朋友，这对一些人来讲比较困难。尽管如此，由于大家都是准父母，所以应该有很多话题可以聊。和别人分享您的症状和担心会有所帮助，尤其是当她们和您正经历相同的感觉时。如果您发现自己不是唯一有某种情况的人，您会得到安慰。

如果您在产前培训中认识了新朋友，产后大家都有了孩子，也可以互相支持。

关注身体

肋骨痛

由于子宫的增大，肋骨弓被向前推挤，这会造成肋骨疼痛或者不适。这是可以避免的，但如果您的体型偏小，或者是双胞胎甚至多胞胎，那么发生肋骨痛的概率会增加。如果胎儿总是在踢腿，或者总是在臀位，那么他的头就会一直压迫您的膈肌，这些也会造成症状更严重。

坐下会让疼痛更糟糕，因为这样会让内脏器官受到更多的压力。如果您的工作需要久坐，要经常站起来活动。如果您必须长时间坐着，请调整到您最舒服的姿势。

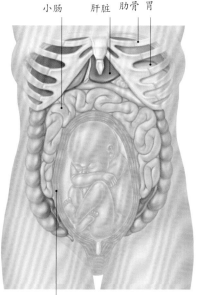

小肠　肝脏　肋骨　胃

扩张的子宫会减少胃和小肠的空间

咨询医生

我想我患了阴道感染，这会危害到胎儿吗？

阴道感染不太可能会危害到您的胎儿，因为宫颈的黏液栓会阻止感染向上发展。您可能会有感染的症状：瘙痒、触痛、难闻的渗液、不适感，找医生开一些药物进行治疗。

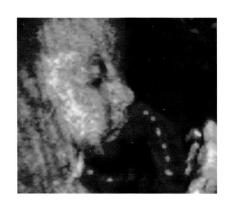

离预产期还有 *103* 天

宝宝今天的样子

这幅三维扫描图显示了胎儿的轮廓。可以看到脐带从胎儿的头部后方穿过。眼睑紧紧闭合。脂肪沉积使脸部看起来更丰满。

两个很小的腺体控制着胎儿的发育，这两个腺体会帮助胎儿应对生活的变化。

相对于身体的尺寸，胎儿的肾上腺比您的大20倍。肾上腺大致呈三角形，底部位于双层肾脏的上方。其外层，即皮质，可以释放类固醇激素，比如糖皮质激素。肾上腺还有一个内层，即髓质，会分泌肾上腺素和去甲肾上腺素，以对压力产生反应。

肾上腺素负责身体的"应激"反应，提高血糖水平、加快心率、维持或者升高血压。这是重要的适应性反应，可以帮助胎儿出生后面对生活压力时做好准备。

尽管如此，皮质的外层需要更努力地工作，产生许多激素来调控身体的生长发育。皮质产生三种激素：盐皮质激素调控电解质平衡，糖皮质激素控制糖、脂肪和氨基酸在血液中的平衡。还有雄激素，即男性的性激素，比如睾酮。皮质是胎儿肾上腺尺寸较大的原因。出生后的几周内，肾上腺会迅速缩小。

咨询医生

我的双侧乳房都有肿块，应该感到担心吗？

乳房肿块在妊娠期很常见，尤其在最后3个月，因为乳房要为泌乳做准备。这些肿块一般很软，可以推动，可能会有压痛。尽管如此，永远不要忽视乳房肿块，咨询医生来确认是否是与妊娠相关性的肿块。

关注双胞胎

同卵双胎有多相似?

同卵双胞胎有相同的DNA。从某种意义上讲，他们是彼此的克隆，所以您会发现他们在很多方面

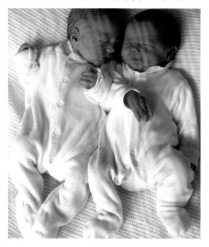

都非常相似。外貌很象，头发、皮肤、眼睛的颜色都一样。他们还会有相同的血型和组织类型。

尽管如此，每个胎儿的成长环境不尽相同，甚至在出生前就开始了。血流的微小差别和子宫中位置的不同会产生深远的影响。

在身高、体重和头形方面，双胞胎可能会有可以分辨的差别。

每个胎儿都有独特的指纹、虹膜。

同卵双胞胎还会有不同的个性，部分原因是早期成长环境的微妙差别。

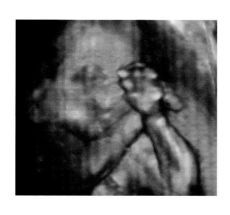

这是您生理周期的25个星期03天

离预产期还有 *102* 天

宝宝今天的样子

胎儿把手举到脸前。在右上角可以看到子宫内壁。阴影一般可以显示出毛发，但这幅扫描图并不够精细，因而无法分辨毛发，虽然此阶段胎儿已经有胎毛了。

一同参加产前课程，是让您的配偶参与到妊娠事务中的好办法。

不是所有的准爸爸都希望参加产前课程。他们会感觉产前课程不适合自己，害怕会被要求去做让他们感到尴尬的动作。

如果您的配偶不想去，那么和他谈谈，向他介绍产前课程，告诉他您对来自他的支持的感受。您可以解释，让他去参加课程是为了学习分娩的相关知识，这样他就不用在产房里干着急了。他们可能会发现和那些一同去参加课程的准爸爸聊天很有帮助。

产前课程会包括一些男女合作的内容，还有孕妇肚子参加的内容。比如孕妇要练习呼吸技巧，而男性可以聊聊彼此的担心。如果您的配偶无法决定休假的时间，可以列出一张清单，其中包括每周的事物，挑出和他相关的条目。如果您的配偶保持知情，他的参与感会更强，对在分娩时帮助您会更有信心。

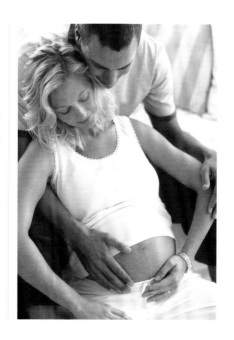

产前培训可能会让您和配偶更亲近。在家中也会保持沟通，花一些时间来一起放松，感受胎动。

思考

妊娠相关权利

有关产假和陪产假的福利和假期的规定

从您的医生那里获取一份叫作MATB1的表格（在这之前医生不会提供），填写完整，交给老板。

告诉老板您的预产期以及产假开始的日期。

您的配偶同样需要通知他的老板来保障其陪产假。

关注配偶关系

预测您和配偶之间关系的变化

很明显，一旦孩子出生，二人世界就不复存在了。突然间就有个小生命闯入了你们的生活，在夜间醒来，哭闹着要某种东西。必然的，孩子出生后，您和配偶之间互相关注的程度就下降了。身体上的亲近可能也会减少，

这不只是因为你们将总是感觉很累。

最好多交流，并在产前就认识到这些问题。这样就可以更好地接受现实，将这些变化当作正常的因素看待，从两个人的世界过渡到一个完整的三口之家。

孕期第26周

267

离预产期还有 *101* 天

宝宝今天的样子

这幅三维扫描图显示的是胎儿的背部，通过对扫描的设置可增加骨骼的对比。脊柱的背部、肋骨、肩胛骨都显示得很清楚。这种技术带来了检测胎儿发育的更多的可能性。

胎儿大脑皮层的神经元已经全部就绪，它们接下来将不断地在彼此之间产生链接。

胎儿的大脑非常复杂，需要整个妊娠期的时间来发育和成熟。它会不断地形成新的联接和感觉通路。

大脑灰质的神经元最初形成于大脑的内部，以及侧脑室（每个大脑半球都有一个侧脑室）的表面。侧脑室中含有大脑脉络丛，是一种疏松的、海藻样的结构，它可以产生脑和脊髓周围的脑脊液。脑脊液不断循环，保护和缓冲着脑组织，以免受到颅骨等坚硬结构的损伤。

从现在起12周以前，大脑灰质的神经元细胞开始向外渐渐进行波浪样的运动，目前已经基本完成。来到大脑的表层后，这些细胞需要成熟、分支和其他神经元形成复杂的链接或者"突触"。

在这个阶段，胎儿大脑的表面非常平整，但随着皮质的成熟，会形成六个明显的层次，变成人们熟悉的大脑沟回。

关注腹部

您的肚子，明显还是不明显？

无论您是希望穿弹性的布料来掩饰您的肚子，还是希望骄傲地展示它，或者选择宽松的衣物来隐蔽您怀孕的周数，这些都取决于您自己。

如果您乐于展示您的肚子，穿可以随着肚子而撑开的弹性织物最理想，这种选择的不利之处是您的皮肤可能会对紧身衣过敏，而且突点也会给您的乳房引来不必要的目光。

如果您不想显示肚子的轮廓，穿宽大的衣服，比如短袍、罩衫、外套。这些衣物会更舒适，可以在更长的时间内遮盖您的肚子。

如果您想裸露着肚子，天热的时候可以这么做。这样做的好处是您会发现怀孕之前的一些上衣也可以穿。

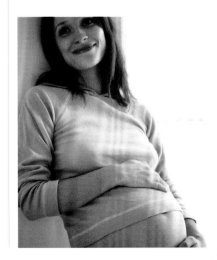

咨询助产士

我变得很胖，还能穿我的游泳衣吗？

您会发现在妊娠的最后几个月中，您需要更换一套更舒服的泳衣。很多女性选择蛙泳，这也可以让胎儿处于最佳的姿势（见329页）。

如果您不想游太长的时间，可以在泳池中休息。在水中可以减轻腹部的压力，缓解腰痛。

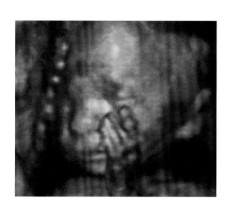

离预产期还有 *100* 天

宝宝今天的样子

胎儿用手指托着脸颊,闭着眼,在背景中还能看到胎儿的耳朵。这幅扫描图显示了一个安详的胎儿。左侧还能看见同向胎盘的脐带的一部分。

了解您的孩子的个性还需要几年的时间,但在子宫中他已经形成了某些偏好。

随着胎儿的发育,您会开始想象他是个什么样的人,苛刻还是随和?风趣还是严肃?喜欢独处还是社交?爱闹还是安静?您可能认为胎儿出生时就已经具有了个性,或者说孩子出生时带有的个性随着成长的过程会慢慢显现。先天还是后天的争论从未停止,最有可能的是两种都有。孩子的一部分个性在出生时就已经具备,而有些个性是在童年甚至是成年后才具有的。

您可能会发现,胎儿已经有自己的喜好了。比如,他可能会随着吵闹的音乐而做各种动作,或者只是某种风格的音乐,当然,您无法得知胎儿不断地活动是由于对音乐的享受还是厌烦。

胎儿在子宫中非常容易受到刺激惹。在第3个3月中,胎儿不但能感受到震动和来自您身体内部的声音,比如心跳,而且可以是外界的声音,比如人们的谈话声。胎儿很清楚您是在休息还是在活动,您除了发现胎儿在您休息时显得更活跃外,还会注意到别的胎动规律。

为孩子采购

为孩子的降生做准备并不需要花费太多,您需要的物品有:

奶:母乳是免费的(而且是对胎儿最好的)。如果喝牛奶,您需要奶瓶、奶嘴、配方和消毒设备;尿布:您需要在一次性的和可重复用的尿布之间作出选择,或者两者都用(见291页);睡觉的地方:如果您不想买婴儿床或摇篮,他可以睡在儿童床上。如果您买一个二手的儿童床,一定要买个新床垫;婴儿服装:您需要很多的婴儿用品,但不要买太多新生儿型号的;出行:抱袋(在孩子可以坐起来之前要有保护带),或者提篮,或者可以背婴儿的背包;车座:安装婴儿座是法律规定,不要购买二手货。

不属于婴儿必须品的是:换尿布平台,在地板上放一个垫子(或者毛巾)就可以,而且更安全;加热杯,您可以用水壶来加热;婴儿车,如果需要的话,您可以借一辆。

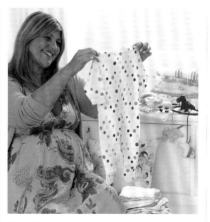

婴儿装很快就显小了,从朋友那也可以得到一些合适的,这样您可以减少婴儿装的支出。

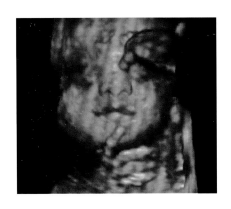

离预产期还有 **99** 天

宝宝今天的样子

三维扫描图可以渲染不同的色彩。这幅图清楚地显示了胎儿的嘴唇。嘴唇是胎儿身上最敏感的部位，胎儿的手经常放在嘴唇附近。

胎儿可以用手和脚做一些协调的运动了，如握拳、抓住自己的脚趾。

胎儿手的协调性迅速提高，经常会把手举到脸前，尤其是放在嘴附近。面部，尤其是嘴唇会非常敏感，这种高度的敏感性有助于加强反馈，于是胎儿可以进行流畅的、有意识的手（脚）和嘴的互动。

目前子宫中胎儿活动的空间还很充足，胎儿的柔韧性非常好。他很容易将自己对折，将脚放在嘴前面，甚至是头顶，还可以做完整的翻滚。

胎儿的骨骼从中心开始硬化，此时骨骼的外层仍是由软骨构成的。

咨询助产士

为什么锻炼时会感觉特别热？

在妊娠期间，由于孕激素的作用、体重的增加、身体负担的加重，您的体内温度会升高。运动会产生更多的热，继续升高体内温度，这就是为什么您在运动时会感觉特别的热。

怀孕后您也会更容易出汗。这是由于妊娠激素会扩张血管、增加皮肤血流量（这也是您满面红光的原因），这样可以增加皮肤散热。这意味着，尽管您在运动时会变得更热，但是散热也会更容易。运动时要记住以下几点：

· 在运动前、运动中、运动后都要喝水。

· 穿合适的衣服让您的皮肤可以呼吸。

· 不要在湿热的环境中锻炼。

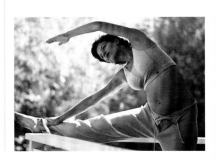

关注胎儿

出生体重

妊娠期间孕妇体重的增加会影响胎儿的出生体重，而且会进一步影响孩子未来的健康。出生体重过重或者过轻都会增加胎儿未来患病的概率。所以，妊娠是一项平衡决策，孕妇需要摄入足够的，而不是过多的热量，要合理地增加体重（见99页）。

专家们越来越担心胎儿的营养过剩会导致出生体重过重。原本就超重，或者在妊娠期增重过多，会增加妊娠糖尿病的发病率（见473页），增加剖宫产的概率，以及巨大儿、孩子患青少年糖尿病的概率。如果孩子超重，那么在他一生的时间中发生肥胖和超重的概率会增加，这会升高糖尿病、高血压、癌症、心脏病的患病率。

离预产期还有 *98* 天

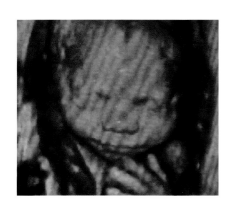

宝宝今天的样子

两块额骨中间的空隙（图中的黑色部分）现在已经基本闭合。这两块骨骼变得非常接近，但中间会留有一条小缝隙以便于头部和大脑的进一步发育。

做梦属于您睡眠周期中自然和健康的一部分。这一阶段，令人不安的梦境会经常出现。

在孕晚期，丰富的梦境在孕妇中很常见。事实，您的梦可能并不多，但是频繁地去卫生间会让您很难舒服地入睡，于是您会更容易记得梦中的情景（正常情况下，您可能不会在做梦的阶段醒过来，所以不会在早晨回忆起梦中的情景）。

您会经常梦到胎儿和小孩处于压力和危险之中。孕妇们通常会对这类梦感到担忧，但您需要知道梦境并不会预言未来。做梦是过滤不良情绪的一个过程，这样您就不必经历这些坏情绪了。休息虽然很无聊，但这些梦会帮助您处理您对胎儿安全的本能性担忧。

参观医院

作为分娩准备工作的一部分，您可以到医院参观。您可以提前看看将要进行分娩的地方、病区的情况。您还可以了解一些细节，比如在哪停车，如何办理入院手续，需要带上哪些物品，以及周围的服务设施，比如咖啡店、商店，以便于来探视的亲朋好友去逛逛。最后，参观医院可以给您和配偶一种安慰，让您做好应对那个重要日子以及之后的事情的心理准备。

利用这个机会多打听信息。咨询一下这个医院的分娩计划（见303页），以及何时和何种情况下会使用这些计划。在病区里会有多少其他的产妇。如果您希望，是否可以住单间。单间如何另外收费。了解您在分娩后24个小时内会接受哪些帮助。多数医院希望产后第一个晚上孩子和母亲待在一起。了解探视时间以及您可以带几个人来陪护。您可以询问每年有多少婴儿出生在这家医院，其中有多少剖宫产（紧急的或者不是紧急的）。获得将陪您分娩的人的信息，工作人员多久换一次班，如何保证分娩时提供持续的护理。

有分娩盆吗？他们有麻醉机或者其他您可以选择的镇痛设备吗？有没有哺乳辅助设备，比如吸乳器等？

最后，虽然您可能用不到，您也

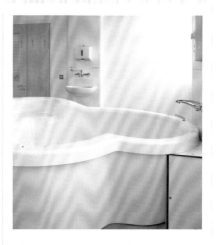

许想看看特护婴儿病房（SCBU）（见452、453页）。如果您的胎儿会需要这种护理，您事先参观和了解一下它们是用来做什么的，这会对您有所帮助。

孕期第27周

由于胎儿的活动，您可能会发现睡眠有些困难。

子宫中的空间正在变得狭小。当胎儿伸展或者翻身时，可能他的手或者脚会给您几次有力的撞击。虽然这些脚踢会带来不适感，但胎动的存在能让您感到安心，说明胎儿一切都好。躺在床上或者浴盆中休息时，观察一下自己的肚子，您会对它的起伏和运动感到惊奇。

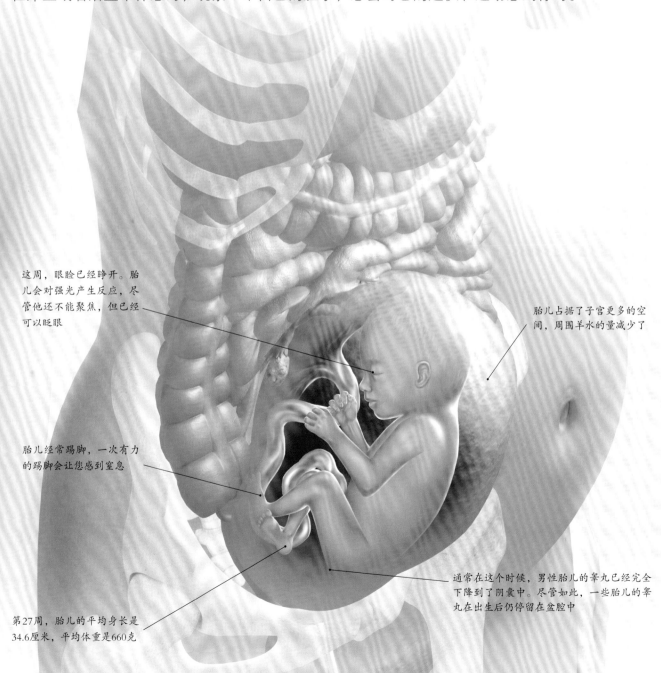

这周，眼睑已经睁开。胎儿会对强光产生反应，尽管他还不能聚焦，但已经可以眨眼

胎儿占据了子宫更多的空间，周围羊水的量减少了

胎儿经常踢脚，一次有力的踢脚会让您感到窒息

通常在这个时候，男性胎儿的睾丸已经完全下降到了阴囊中。尽管如此，一些胎儿的睾丸在出生后仍停留在盆腔中

第27周，胎儿的平均身长是34.6厘米，平均体重是660克

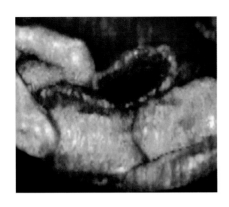

离预产期还有 *97* 天

宝宝今天的样子

图中清楚地显示了螺旋形的脐带。脐带的长度会随着胎儿的生长而增加，在这个时期脐带和胎儿的长度相近，约34.6厘米。

当您停下来准备休息时，您会失望地发现胎儿开始活跃起来了，请把这看作胎儿一切正常的表现。

您会发现胎儿在某些时间里会比平常更加活跃，尤其是在您试图休息或者睡觉时。这可能是由于当您在忙碌时，注意力集中在别处，所以很容易忽略胎动的情况。而当您坐下来休息或者准备上床睡觉时，胎儿却到了自己的活动时间。

记住，就像新生儿一样，胎儿在子宫中的大部分时间是在睡梦中度过的，所以有时候您会感觉胎儿比较安静。胎儿不是总在乱动，这对他自己是有好处的。每个胎儿都有自己的作息规律，没有固定的规则来限制您的胎儿什么时候应该活跃，什么时候应该安静。

如果您对胎儿的作息规律很熟悉，若到了应该有胎动的时候却没有胎动，您可以休息一会或者放点音乐，看看他有没有反应。如果您还是担心，可以求助于医生，她会对您进行检查，并监测胎心。

有的孕妇用图表来记录胎动，当她感觉到胎动时就把其次数记下来。除非有助产士或者医生的建议，胎动表目前已经很少使用了，因为它有时候会给您带来不必要的担心。记住，胎儿有自己独特的活动规律，胎动的次数并不重要，请牢记。

咨询母亲

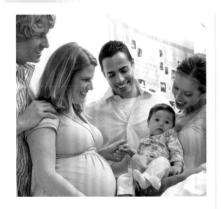

我从未照顾过孩子，甚至不会换尿布，我该做些什么？

并不止您一个人是这样，我曾经也对照顾孩子一无所知。尿布是怎么回事？婴儿一整天都在忙什么？我要是把孩子不小心摔了怎么办？幸运的是，我从朋友那里"借"了一个3个月大的孩子。您马上就会意识到，世界上有很多疲惫的父母，他们中的大多数会为能够短暂地休息一下而大喜过望。在把婴儿从他自己的天地中带出来之前，和婴儿以及他的父母多花些时间相处。在他母亲的密切指导下给他喂东西、换尿布。如果他对您满意，他会让您独立照顾孩子，刚开始可能只是几个小时的时间。

如果照顾得不错，您可以尝试一整天，甚至是在晚上。这会让您对照顾婴儿充满信心，打消疑虑。当您将来照顾自己的孩子时，就不会手足无措了。

事实

在妊娠期间，血容量会比平常高出50%之多。

心脏的脉搏输出量会增加40%，而您的血细胞会增加20%左右。

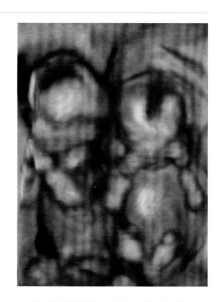

离预产期还有 **96** 天

宝宝今天的样子

扫描图显示胎儿正在呼吸羊水（红色的，与超声平行的部分）。胎儿会从鼻孔吸入大部分的羊水，另一小部分会通过口腔吸入。

随着胎儿眼睛和视觉的成熟，他的发育又到了另一个阶段，睁开眼睛了。

虽然胎儿的眼睑在妊娠第9周的时候就形成了，但直到这一周才睁开。胎儿并不是处在完全的黑暗之中，随着子宫壁越来越薄，进入子宫的光线会不断增多。胎儿已经到了可以睁眼的发育阶段。

虽然眼睑睁开，但眼球还受到一层薄膜的保护，这层膜会在妊娠的最后一个月中消失。

胎儿还远远不能对光作出协调的反应，但是他会转过去面向较强的光线。如果被突然的巨大声响吓到，胎儿会眨眼，就像儿童和成人一样。

视网膜刚刚开始被覆视锥细胞和视杆细胞。视锥细胞负责彩色视觉，发育较晚，数量也比视杆细胞少。视杆细胞负责黑白视觉，同时也在暗处起作用。视网膜和视神经建立链接，将视觉信号传入大脑后方的视觉中枢。

胎儿的手会经常放在脸前，但他的动作已经比较协调，不会碰到自己的眼睛。

咨询助产士

我有乳头凹陷,这会影响哺乳吗?

婴儿的哺乳对乳头的要求并不高。如果他能正确地吸住乳房（见448页），乳头内陷就不会造成影响。大约10%的女性会有平乳头或者乳头凹陷。确定您是否可以哺乳的最好方法就是在孩子出生后您亲自试一次。同时，有一些方法会有所帮助：咨询助产士的意见，或者联系哺乳顾问，了解当地的全国婴儿分娩协会。

关注双胞胎

孕晚期双胞胎的发育

在最后几个月中，您会变得很重。如您所料，怀的胎儿越多，身体所面临的为胎儿提供足够的空间以供发育的挑战也就越大。推荐您在妊娠的前半段每周增重最好低于0.5千克，在后半段每周增重可稍微多一点儿。

在第28~29周之后，双胞胎的发育就会慢于单胎。但他们还在尽量活动和踢腿，起缓冲作用的羊水会一直增加到第36周。

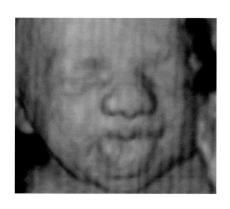

离预产期还有 *95* 天

宝宝今天的样子

胎儿经常伸舌头，尤其是在吞咽一大口羊水的前后。羊水不会进入其肺，而是进入其胃。胎儿对扫描检测完全没有意识，所以也不会作出任何反应。

父母对孩子强烈的保护欲是人类的天性，这在胎儿出生之前就已经出现了。

您会非常想保护好您的肚子和胎儿。您的肚子就像一个信号，向别人宣布您是孕妇。您会觉得没有安全感，尤其是在熙熙攘攘的人群中，或者当您出门购物时。在这种情况下，您需要清楚地让别人意识到您怀孕了，如果顺利的话，人们会给您让出更多的空间，或者让给您座位。

如果您开车，会比平常更加小心地驾驶。或者您会变成车上那个紧张和特殊的乘客。如果您感到司机在驾驶时没有考虑您的安全，会非常愤怒。

保护的天性是做母亲的一部分。您会希望保护和照顾孩子，甚至超过对自己。尽管如此，毫无疑问的是胎儿在您的子宫中非常安全。您的身体会为胎儿提供温暖、营养和氧气。胎儿漂浮在具有缓冲作用的羊水中。在拥挤的人群中，羊水可以缓冲意外的冲撞和挤压。

咨询医生

为什么我需要做糖耐量试验？

一些女性会患妊娠糖尿病（见473页），这在胎儿出生后会自愈。如果您有疲劳感或者烦、渴等症状就要怀疑糖尿病，通过测尿糖可以确认。如果结果显示阳性，您需要在第24～28周间做一个糖耐量试验。如体重指数超过35，既往有糖尿病史，也是糖尿病的危险因素，您需要进行糖耐量试验。

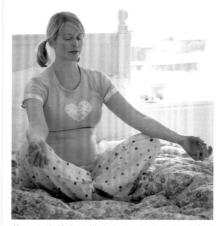

催眠分娩是个不错的方法，但是您需要学习各种放松和冥想的方法，并且进行大量的练习，这很重要。

真相

催眠

催眠分娩是指在非常放松的状态下进行分娩，几乎没有疼痛，这听起来不象是真的。但是研究已经证实了这种方法的巨大优势。研究表明，自我催眠可以减少孕妇对分娩的焦虑。同时她们也只需要最少的镇痛和医学干预，很多女性都成功地在家中分娩。

您可以学习自我催眠、放松、冥想和呼吸的技巧，经过一段时间后会变成您的潜意识，可以让您在平和积极的状态下进入分娩。

通过自我催眠，您会感觉到身体在您的掌握之中，您还可以控制分娩时的疼痛。

问题的关键在于勤加练习，一个分娩陪伴可以帮助您完善自己的技术，并能使您更好地在分娩中进行使用。

让助产士为您推荐一些课程，或者联系当地的国家婴儿分娩协会。

离预产期还有 *94* 天

宝宝今天的样子

胎儿把手指伸展开放在脸前。将手指保持这个姿势一小段时间就会很疲劳，所以大多数时间中，胎儿手指和手腕都呈弯曲状态，准备好抓任何触碰到手掌的东西。

胎儿的生殖器官已经发育就绪，男性胎儿的睾丸已经下降，女性胎儿的卵巢已经产生了所有的卵泡。

咨询母亲

什么时候应该开心地期待孩子的降生？

关于这个问题，我们总是争论。就算是最牢固的关系也会因为孩子的介入而发生变化。问题的核心在于您会担心是否会有一个健康的孩子以及如何调整适应做父母的角色。当我们开始讨论时，发现彼此对抚养孩子的问题存在很大的分歧。我曾经敏感、易怒、情绪化，经常不由自主地大喊大叫。

我们坐下来心平气和地交谈，同意不要小题大做，避免争吵，在细节问题上妥协。在痛苦的争吵中，我停下来想了想：我是个男人，我们有个自己的孩子，这对未来不是很重要吗？我们还花时间一起做一些有益的事情，就像怀孕前一样。试着找机会大笑，减轻压力，乐观地看待事物。当孩子出生时，我们都松了一口气。

如果是个男胎儿，现在睾丸下降到阴囊的过程应该已经完成了。这通常会在睾丸周围形成一些阴囊积水。这些液体在出生前后会自然消失。

提睾肌属于精索的一部分，可以上提睾丸回到盆腔。这可以帮助胎儿在出生后调节睾丸的温度，如果需要降温，肌肉会松弛。如果在新生儿体检时胎儿的体温偏低，提睾肌会收缩，造成睾丸未下降的假相。在子宫中并不需要调节温度，所以睾丸可以慢慢下降到阴囊中。出生时，一个或者两个睾丸都没有下降的情况很常见。医生会将其作为婴儿发育常规检查的一部分，并确认两个睾丸都可以下降到阴囊中。

与睾丸不同，卵巢已经产生了一生中所有的卵泡，而睾丸在青春期才开始产生精子。

不同性别的胎儿的发育速度开始出现差异，通常是男性胎儿较快。

孕晚期的增重

在最后3个月中，体重的稳定增长很重要。如果在孕前您的体重正常，您需要在第35~36周之前，每周增重0.5千克，之后不要增重更多。记住，对体重增加贡献最大的是胎儿，然后是脂肪。您需要脂肪来保障妊娠和哺乳。您的助产士会监测您的体重，保障健康。

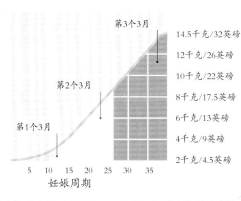

增重表

第3个3月

第2个3月

第1个3月

14.5千克/32英磅
12千克/26英磅
10千克/22英磅
8千克/17.5英磅
6千克/13英磅
4千克/9英磅
2千克/4.5英磅

5　10　15　20　25　30　35
妊娠周期

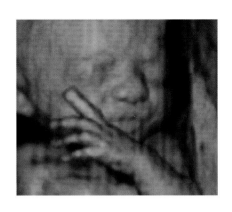

离预产期还有 *93* 天

宝宝今天的样子

这一周，很多胎儿第一次睁开了眼睛，但这是个短暂的过程，不容易被扫描捕捉到。所以您在扫描图上一般不会见到。一些光线会到达胎儿，但是他还没有形成针对昼夜变化的生物钟。

每一天，胎儿都在成长，您对胎儿活动的感觉会更加清晰。

感到胎儿在您的体内活动会很令人惊奇，但有时也会造成不适。由于子宫中的空间越来越狭窄，尤其是胎儿在踢或者撞到子宫壁时。胎儿的活动有很多种，包括温柔地踩踏或者打嗝。有时胎儿会用力踢，如果是踢在肋骨上，您可能会感到窒息，并且可能会非常疼。踢脚可能会发生在晚上，有些女性反应胎儿在夜间会更加活跃。如果您处于让胎儿感到不舒服的姿势，比如您用一侧躺的时间过长，他会不断地踢脚，直到您改变姿势。

尽管有时胎动会很不舒服，或者吓到您。但多数时候胎动是对胎儿存在的一种温柔地提醒，您会期待这种提醒的发生。

咨询医生

我现在就要分娩了，我的孩子会存活吗？

直到最近一段时间，在妊娠28周前出生的胎儿才有存活下来的可能。今天，随着婴儿重症监护室等医学的进步，在第22周前出生的胎儿也曾存活，尽管只是少数现象。法律规定，医生需要对第24周以后出生的早产儿进行抢救，而24周之前的只有具备明显的生命体征时才会采取抢救措施。

过早出生的胎儿患病的风险会很高。即使有最好的医疗护理，分娩本身也会对胎儿造成压力。有经验的医生、助产士、护士会参与到早产儿的护理中来。

如果可以的话，分娩需要在医院中的新生儿监护室进行（SCBU）（见452、453页）。如果调节不允许，胎儿情况稳定后会被转到专业的治疗中心。过早的早产儿需要花很多时间来达到发育的标准。每天、每周，都很重要。您距离足月产（37～42周）越近，胎儿就越安全。

关注安全

购置婴儿床

购买合适的婴儿床并遵照说明使用。（见444页）

假设您的孩子穿着尿布、汗衫和婴儿套装，如果室温为16℃～20℃，您需要给他盖一层被子和1～2层薄毛毯（对折的毛毯算两层）。如果室温较高，您只需要一层被子。如果较冷，就多加几层毛毯。理想的室温是18℃。

如果您的孩子在婴儿篮或者提篮中睡觉，您需要购买大小合适的被子。

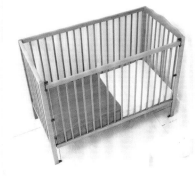

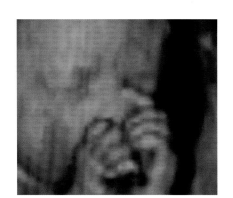

这是您生理周期的26个星期06天

离预产期还有 **92** 天

宝宝今天的样子

现在，胎儿的吸拇指动作已经比较协调，嘴唇和拇指的感觉都很敏锐。图中显示胎儿对此很享受，毫无疑问，这会为胎儿提供重要的反馈信息，保障胎儿的发育。

在最后几个月中不工作的想法很诱人，但会减少胎儿出生后的假期。

只要您感觉身体健康，试着工作到最后一个月。如果您提前两个月休假，但却发现分娩比预产期晚，这会让您很沮丧。尽量工作到最后，还可以让您和继任者多相处一些时间。如果您感觉工作很累，可能的话，试着调整工作时间来避开上下班高峰。不管您何时开始休产假，同事会为您办一个聚会，送一些礼物。如果他们问您需要什么，您可以建议他们送购物卡，这样您就可以买一些更昂贵的婴儿用品，还有，避免重复的礼物。

有很多专门销售婴儿礼品的商店，是可供您选择的好去处。

孕晚期的背痛

背痛是最常见的妊娠期不适之一，原因是体重的增加、关节的松弛等妊娠相关因素。有一些办法可以缓解，研究表明，经常锻炼的女性发生背痛的概率要小于不锻炼的女性。

锻炼腹部肌肉可以为背部提供支持，这是缓解背痛的最好方法，同时，保持四肢的强壮。参见第250页的腹部有效锻炼的方法。

拿物品的任务在孩子出生后并不会消失。您需要拿婴儿汽车座椅、婴儿袋，还有商店买来的商品和您的孩子。您需要在妊娠期间锻炼肌肉来为此做好准备。下面是五项缓解背痛的好方法：

· 保持强壮：身体各部分的力量训练（见196页）可以帮助您应付妊娠期间增加的身体负担。

· 支持：可以用腰带来支持您的背部，减轻负担。同时还能支持松弛的胃，减轻腿部的不适。如果您怀着双胎或者多胎，效果会更小。

· 睡眠：睡觉时，在两腿间垫一个枕头来减轻背部的压力。买或者借一个特型枕头来为您的腹部和胃同时提供支持。

· 伸展：增加柔韧性会帮助您的背部放松，减轻肌肉紧张。

· 坐：要让背部得到靠背的支持（见219页）。如果必要，可以垫一个枕头。如果您在桌边工作，保证椅子可以提供足够的支持。

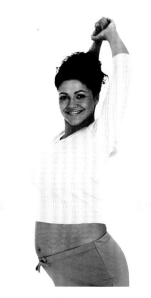

伸展可以防止肌肉紧张，让您感觉放松。穿着宽松的衣物，经常做伸展运动，尤其要在锻炼的前后伸展。

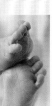

孕后期

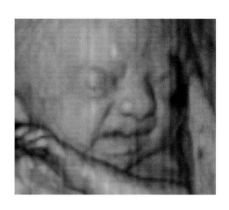

离预产期还有 *91* 天

宝宝今天的样子

胎儿看起来很生气。胎儿经常在子宫中做一些奇怪和有趣的表情。似乎他在练习每一种表情，以便出生后用它们来表达自己的感受和需要。

当您在浴盆中放松时，您会惊奇地发现胎儿的运动和对您腹部的牵拉。

您的肚子是个奇迹。在过去的27周中已经发生了巨大的变化，在分娩前它还会继续增大。

胎儿在您的肚子里自由活动。当胎儿活动时，您低头看，会发现胎儿的动作，甚至能看到那种踢脚的情景。

洗澡是个观察肚子的好机会。您会发现胎儿此时会更加活跃，因为您正在放松休息，您可以花时间仔细观察他的活动。让您的配偶也参与进来，鼓励他摸摸您的肚子。

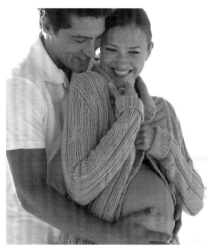

观察胎儿的活动很奇妙。妊娠结束后，您可能会怀念自己突出的、活跃的肚子。

关注父亲

您是否也很累？

怀孕比多数女性原本想象的更累。在最后3个月，您配偶的膀胱受到子宫的压迫，这会使她经常在夜间醒来上厕所。肚子的过大让她感到不适，在睡觉时很难找到一个舒服的姿势。还有内脏器官的移位和激素水平的变化等一系列挑战会让她更难以休息。而您也会受到影响，于是，你们两个都会非常疲劳。

不幸的是，对此没有什么良方。早点儿上床休息可能会有帮助，但在睡前一起做一些放松练习也很重要。最糟的结果就是断断续续的睡眠成为你们两人生活的一部分，没有捷径可走。不过，这倒是减少了您夜生活的时间。

咨询助产士

腹部测量的结果连续几周都没有变化。为什么我的胎儿不长大呢？

在第24周到第36～37周期间，可以通过腹部测量来了解宫高，估计胎儿的发育情况。在妊娠的早期，这种测量并没有太大的意义。当助产士对您的腹部进行测量时，会有很多的主观因素对结果造成影响，比如她所使用的方法。所以，如果不同的助产士对您进行测量，那么结果没有太大可比性。就算是同一个人进行测量，结果也不是100%准确。如果存在任何疑虑，您将会被推荐到专家顾问那里，由她来决定是否需要进一步检查，比如扫描。

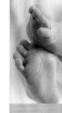

孕期第28周

即使在出生以前，胎儿已经开始形成自己的行为方式。

胎儿开始形成一个固定的作息规律，他的呼吸、哈欠、吞咽的模式也更为固定。尽管如此，您自己的生活却没有什么规律。您可能感觉在工作中有些不同，或者您和朋友的交流减少了，因为自己对社交活动已没什么兴趣。不要让自己孤立，如果没有别的方法，就用电话和邮件和大家保持联系吧。

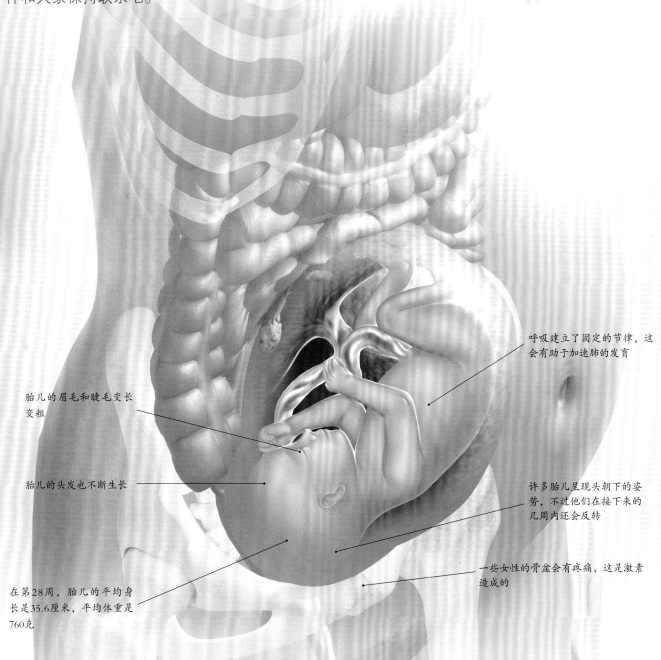

呼吸建立了固定的节律，这会有助于加速肺的发育

胎儿的眉毛和睫毛变长变粗

胎儿的头发也不断生长

许多胎儿呈现头朝下的姿势，不过他们在接下来的几周内还会反转

一些女性的骨盆会有疼痛，这是激素造成的

在第28周，胎儿的平均身长是35.6厘米，平均体重是760克

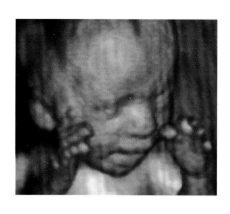

离预产期还有 *90* 天

宝宝今天的样子

扫描图中，胎儿头部的两块额骨之间有一条黑线，位于胎儿的头部上方。这不是皮肤的纹理，而是由于皮下没有骨骼，于是更多的声波可以穿过而不是被反射回来。

尽力参与那些中期或者长期的工作计划，让自己保持为团队的一分子。

将自己的事业和母亲的角色平衡好，在妊娠期就出现了困难。根据职业的不同，您可能会发现自己被排除在长期工作计划之外，因为同事们认为您马上就要休假，而且产假不知道会持续到什么时候。一些同事对您的态度发生改变，仅仅是因为您怀孕了，他们认为您不可能像从前一样工作。您会感觉自己不在未来的规划之中，或者自己的建议常常被忽略，因为您无法亲自实施。随之而来的是，您会没有动力，因为无法将一个工作计划坚持到最后完成。

没人可以确定在6个月或者1年的时间内做一份工作，但是您可以知道自己还会工作多长时间。您可能对自己何时结束假期回到岗位也有打算。继续工作，用行动来证明自己会投入到每一项计划中去，尽管可能无法坚持到完成。如果您打算在孩子出生后就回到工作中，就把这个想法清楚地告诉同事们，因为他们会质疑您是否打算继续长期工作。

咨询母亲

我应该买个婴儿浴盆吗，或者让孩子用我们的？

我认为婴儿浴盆不是必需的。但如果您本来有一个，那么也会很有用。最大的好处是，您可以在任何房间使用它（如果这个房间没有水管，可以用盆接水）。

最初给孩子洗澡的几次，我有些担心。但有经验的夫妇告诉我连他们都很难抓紧不断乱动的婴儿，我就安心了。用一个尺寸小的浴盆更容易，也会让您更有信心。尽管如此，孩子很快会长大，于是您需要大概6个月之后更换浴盆。不用的

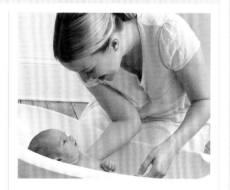

浴盆会很占空间（除非您可以转给其他父母）。很多父母选择买一个婴儿浴座，让孩子可以在家庭浴盆中洗浴。您会发现适合胎儿的水温对您来说有点凉。

事实

随着子宫的增大，膈肌会受到更多的挤压，您会发现做深呼吸很困难。

其实，您吸入的气体更多了。不要去对抗吸气使背部的扩张。这会帮助您扩大胸腔，吸入更多的气体，还可以平衡肚子增加的重量。

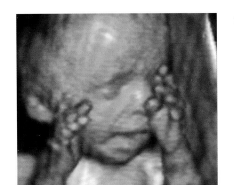

离预产期还有 *89* 天

宝宝今天的样子

胎儿今天看起来很开心。他微笑、做鬼脸、皱额、伸舌头。现在这些胎儿的行为变得越来越明显了，这得益于三维扫描的发展。

胎儿形成了固定的作息规律，这种规律和他在出生后几周内的情况相似。

在这周之前，胎儿的哈欠只是偶尔出现的单独动作。现在重复性增加，会有几个哈欠连续出现。胎儿的吞咽反射形成于第25周，但仍需要进一步增加动作协调性。

胎儿的呼吸运动对其肺组织的发育非常重要。胎儿并没有将羊水吸入肺脏。肺中充满了由其自身分泌的液体，在呼吸运动中，这种液体的一小部分会被排出体外。每次呼吸，膈肌在下方推动，胸壁收缩，咽喉放松，使液体排出。每次呼吸只排出非常少的一部分（0.5%）。而我们呼吸气体时，每次会排出肺内气体的20%左右。

胎儿已经呼吸了几个星期了，但其节律仍有一定的随机性。现在胎儿的呼吸节律开始反应他的作息规律，然后慢慢变得规整。

关注营养

燃烧卡路里

在妊娠期间，您的身体会在臀部、大腿和腹部储存脂肪，以保障胎儿发育所需的能量。通常，胎儿以葡萄糖作为主要供能物质，但在妊娠后期，由于激素和代谢的改变，易化了脂肪作为供能物质的过程。如果您经常锻炼，而没有增加热量的摄入，那么您可以减少脂肪的储存。另外，有氧运动和力量训练可以增加代谢率，所以在您不运动的时候，身体也会消耗比平时更多的能量。

在妊娠期间经常锻炼很重要，但是您需要保证摄入足够的能量来满足您和胎儿的需要。推荐一个简单的办法：在孕晚期，每天额外摄入200卡的热量，在进行运动的日子里每天再增加150卡热量的摄入。

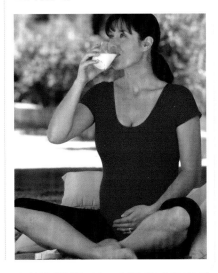

思考

产前护理

这一周您需要进行产前会面，在第31~34周时还有一次。

每次会面都会测量您的血压和尿中的蛋白。助产士会通过测量宫高来估计胎儿的大小，她还会听取您的疑虑，给出建议。

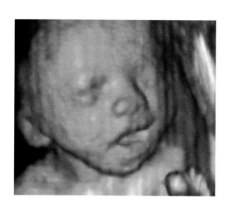

离预产期还有 *88* 天

宝宝今天的样子

胎儿刚打完一个哈欠。他的哈欠动作更加协调，经常连续出现好几个。看起来图中的右下方是胎儿的手指尖，其实那是被提到嘴附近的脚趾。

关于妊娠，每个人都有自己的一套想法希望与您分享，可能您并不喜欢这样。

尽管您对自己的肚子感到骄傲，并充满保护欲。但如果其他人对您过分地保护，会让您感觉厌烦。您会发现每个人都会对您的妊娠发表看法：为了健康这个可以做，那个不能做。一些女性对关注感到舒服，但是一些女性会感到沮丧和郁闷。如果您感到所有的建议都很难接受，试着记住大家都是好意。

当然，这是您的孩子，您来决定什么该做，什么不该做。如果建议太多，和那个主要的提供者谈谈，通常这个人都是您的母亲、配偶或者婆婆。向他解释，您正在尽力，并且懂得在妊娠期什么该做，什么不该做，而且您会遵照助产士的意见。礼貌地表示感谢，告诉他们您会照顾好自己和胎儿。

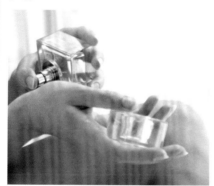

谨慎选择香水，因为您可能会发现连曾经喜欢的味道，在妊娠期也可以让您感觉恶心和头晕。

关注健康

测量血压

大约四分之一的初产妇会在妊娠期发生高血压。高血压可能会提示先兆子痫（蛋白尿也可以）。先兆子痫（见472页）会影响肝肾功能，如果不治疗，会发展成为子痫。子痫是一种可以导致惊厥的严重疾病。如果您有先兆子痫，助产士会经常测量您的血压。同时会对您进行药物治疗，直到您到达可以接受剖宫产的妊娠阶段。

真相

体香

在妊娠期，您闻起来有熏衣草的香味吗？虽然很少讨论，但是怀孕会减少您身上的香味，这不只是由于您更容易出汗造成的，虽然其他人一般不会注意到。阴道渗液的增多没什么可担心的，但如果它有异味，或者呈现微黄、微绿的颜色，您可能有感染，需要看医生。为了保持体香：

经常洗澡，并且使用除臭剂。随身带着毛巾以保持干爽。

如果您平常的体味有些异样，用一些香水或者润肤乳。这样可以减轻体味，减少头痛。

不要穿紧身衣物。穿天然纤维的宽松衣物，不但可以吸汗，还能使您的皮肤呼吸。

穿棉质内衣。如果必要，经常更换。

如果必要，用一次性卫生巾来保持干爽。

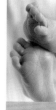

283

评估胎儿的发育和健康

除了在妊娠期检测您的健康状况外，助产士还会评估胎儿的发育。如果他有任何疑虑，会建议您做进一步的检查。

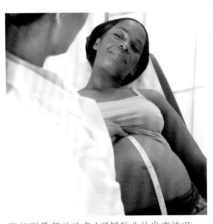

腹部测量帮助助产士了解胎儿的发育情况。

测量胎儿

对低危险因素的孕妇，腹部测量可以用来估计胎儿的发育情况。方法是用软尺来测量耻骨到子宫底的高度。这个结果应该和您的妊娠周数相符，允许有2厘米的误差。比如，您妊娠26周了，测量的结果应该是24～28厘米。宫高可以在第24周到第36～37周之间进行，当胎儿进入骨盆后，这种测量就没有意义了。如果差别超过3厘米，助产士会安排您进行进一步检查，比如用超声扫描来确定胎儿的发育和羊水量。医生会每两周进行一次扫描来估计胎儿的生长曲线，这种估计将更为精确。

在某些情况下，比如双胎妊娠或者您体型过胖时，或者有巨大的子宫肌瘤时，扫描是唯一的测量方法。

在妊娠后期用超声监测发育

在妊娠后期，胎儿的全长不能

读懂结果

生长曲线

如果在妊娠的后期，助产士或者医生对胎儿的发育存在担心，他们会每隔一段时间对您进行扫描来描绘胎儿的生长曲线。每次测量都会包括头、腹部和四肢。对头和腹部的测量最为重要，因为这些结果的异常通常提示某种疾病。

图中的三条曲线代表了发育的正常范围。中间的红线代表中位数，表示发育的平均水平。上下两条粉线分别表示10分位数和90分位数，代表正常范围的上下限。对头围和腹围进行多次测量可以在图上画点比较，这样可以进行更精确的估计。在这个例子中，头部的发育正常，但腹部的发育减慢，这可能是由于母体的某种疾病导致胎盘出现了问题。比如，高血压（见283页）和糖尿病（见471页）可以影响胎盘血流。如果胎盘的血流受到限制，可以导致输送至胎儿的营养和氧气被转移到重要的生命器官——大脑和心脏。而腹部器官的血流则会不足，导致发育减缓。

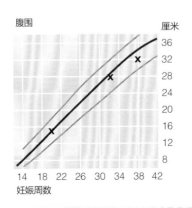

头围　　　　　　　　厘米
36
32
28
24
20
16
12
8
14 18 22 26 30 34 38 42
妊娠周数

腹围　　　　　　　　厘米
36
32
28
24
20
16
12
8
14 18 22 26 30 34 38 42
妊娠周数

孕后期

一次性显示在超声上，需要对各个部分分别进行测量，然后用数学的方法相加（方法和第20周的扫描相同）（见214页）。测量包括头直径（双顶径）、头围、腹围。一段时期内的这些结果用图上的点来表示。大腿骨（股骨）的长度也会被测量。如果您的胎儿的结果小于10分位数，或者说腹部偏小，您可能需要更多的检查来确定胎儿的健康状况。测量结果高于90分位数提示妊娠期糖尿病的可能（见471页）。同时，如果您的胎儿大小超过正常上限，医生会建议您选择剖宫产。

胎儿的健康

如果对您的胎儿健康存在疑虑，您会接受胎儿心率监测和（或）生理功能检查。生理功能检查会测试胎儿对刺激的反应，从而了解是否存在胎儿窘迫。如果您有已知的某种疾病，医生会建议您在第32周后，每周进行1～2次上述检查中的一项或者两项。这样可以了解胎儿的发育是否存在异常。一些医院还提供特殊的检查，比如多普勒，来监测胎盘血流。

胎心率监测

这是通过胎心率监测仪（CTG）的数据（见416页）来评估胎儿的健康。两个探头会放在您的腹部：一个监测子宫收缩，另一个监测胎心率变化。结果会记录在图表上。胎心率会对宫缩和胎动产生反应而加

快。如果在20～30分钟内有两次加速，而且没有明显的减速，那么结果就是正常的。大约有10%的胎儿会出现少于两次的加速。这并不一定意味着存在问题，胎儿可能正在睡觉，可以再次测量。

生理功能检查（BPP）

如果在进行了胎心率监测之后，医生还存在疑虑，可能就需要进行生理功能检查。BPP需要结合CTG的读数和超声扫描来评估四项因素：羊水量、胎动、肌肉强度和姿势、胎儿呼吸。每项因素正常得2分，所以正常的BPP结果为8分。

多普勒扫描

多普勒是一项专门用来扫描胎盘血流情况的检查。如果胎盘功能正常，血流会很容易流过。如果胎盘存在异常，血流会受到限制，胎儿的心脏就需要更努力地工作来泵出足够的血液。在一些极端的例子中，心动周期会有一段时间出现脐带没有血流或者血流逆行的情况。在这种情况下，除非妊娠阶段太早，一般会建议您提前分娩。

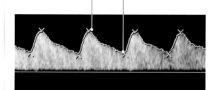

心动周期开始的低压力　心动周期末尾的低压力

正常的多普勒结果显示通过胎盘的持续血流。在心动周期的开始，压力较高，然后一直降低到周期末尾，但是不会降到零。

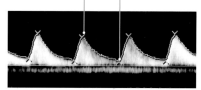

心动周期开始的高压力　心动周期末尾的极低压力

异常的多普勒结果显示通过胎盘的血流不持续。在心动周期的末尾，血流会非常少，甚至完全没有。这说明胎儿会缺氧，从而影响发育。

我应该记录"胎动计数"吗？

胎动计数是记录在一段时间内胎动的次数，曾用来评估胎儿的健康。尽管如此，还是推荐孕妇自己了解胎儿活动的独特规律，而不是简单地关注胎动的次数。因为胎动规律对评估胎儿情况更为可靠。如果您觉得规律发生变化，可以联系医生或者助产士。

我的胎动是不是太多了？

胎动越多越好，尽管这可能会影响您的休息或者造成不适。胎动活跃并不意味着您将拥有一个不知疲倦的、好动的孩子。

评估胎儿的发育和健康

离预产期还有 **87** 天

宝宝今天的样子

胎儿转过身去，背对着超声。由于皮下脂肪的沉积，胎儿的皮肤不那么透明了。从现在开始，胎儿的脂肪是其体重增加的主要贡献。

胎儿的眉毛和睫毛还有头发都在生长，同时，他还会充分地利用子宫中的空间。

胎儿的眼睛已经睁开，眉毛和睫毛也已经开始生长。胎儿的头发也不断发育。

胎儿可能正在努力充分利用子宫中的空间，他很可能处在臀位（臀部向下），或者偶尔处在臀位。这种情况大概占到所有妊娠的三分之一，当然，您的胎位在第36~37周之前还会改变。

由于子宫的形状比较利于胎儿头向下的姿势，在第37周后，只有3%~4%的胎儿会仍处于臀位。这一阶段，估计胎儿的姿势还比较困难。比如，胎儿的脚踢发生在某个固定的位置并不能提供太多的位置信息。他的柔韧性很好，扫描可能会显示他的脚在头顶。

血液检测

在第26~30周的某个时间，会对您进行血液检测以确定您是否患有贫血。如果有，可能需要服用铁剂。由于血容量的增加，红细胞比容会在妊娠期下降。所以检测是有必要的。铁剂会造成消化问题，比如便秘或者腹泻。如果您有这种情况，可以咨询医生是否可以调整处方。液体的非处方铁剂对消化道的影响更小，咨询医生您是否适合使用。

同一份血样还会对您的ABO血型和Rh血型进行检测。如果您的胎儿是Rh阳性，您可能需要在第28~34周接受D抗体注射（见123页），分娩后还会有一次注射。

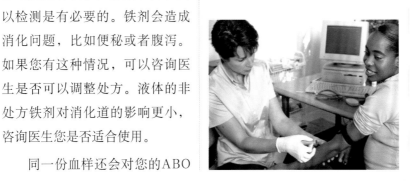

关注健康

骨盆痛PGP

如果您患了骨盆痛、打喷嚏会疼，您可能会像个老妇人一样蹒跚而行，在床上翻身也会变得非常困难（见468页）。曾被称作SPD（耻骨联合分离），PGP会影响五分之一的孕妇。原因是激素造成了耻骨连接的改变，这种改变会造成剧痛。如果您有PGP，可以尝试下列方法：

· 当您下车或者下床时，保持双腿并紧（可以用塑料袋来帮助身体旋转）。

· 侧身睡觉时在两腿间垫一个枕头。穿舒适的鞋。

· 避免会加重症状的活动，比如做家务、推超市购物车。

· 洗热水澡放松。

· 向医生要一个用塑料管制成的绷带来固定骨盆下部。

接受治疗，研究表明理疗和针灸会有帮助。

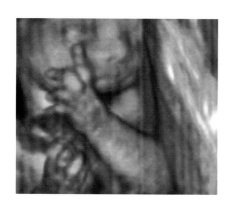

离预产期还有 *86* 天

宝宝今天的样子

图中，胎儿的一个手指放在眼前。胎儿的眼睑在多数情况下是闭着的，这样简单的反射可以防止手指（脚趾）碰到眼球。另外，指甲还远远没有长到指尖。

单身母亲面对分娩将会很艰难，但如果得到足够的支持，您会开心地期盼孩子的降生。

令您安慰的是，许多孕妇都是独自面对分娩，而她们后来的生活也并不是暗无天日。但是请不要以为独自抚养孩子是一件容易事，得到足够的支持才能让您的生活稍微容易些。甚至对有配偶的人来说，也会偶尔感觉是自己一个人在面对。有时候人会有非常强烈的欲望想要一个孩子，比如因为年龄的因素，这种决心会给您带来力量和专注。

找个人聊聊和倾诉对每个孕妇都是有好处的。这个人可以是您的母亲或者亲属或者亲密的朋友。由于您在决定人生中的一件大事，所以您最好获得支持、准确的信息、深思熟虑的时间，没有害怕、恐惧和来自别人的压力。找一个您最为信任的人，他会在您需要的时候给予支持，尤其在分娩和产后的几周内。他会减轻您的压力，同时让您可以更冷静、理智地了解自己的处境，作出正确的决定。

现在就开始考虑谁会当您的分娩陪伴，您值得这么做。作这个重大的决定请不要草率。

建立支持网络

对所有的孕妇来说，身体和精神上的支持都很重要，尤其对单身孕妇而言。

参加所有的产前会面，和助产士建立良好的关系，她是非常珍贵的信息源。

预约产前课程。如果您是单身，会发现"夫妻"们通常不会在白天上课，这是个让您可以结识女性朋友的好机会。也可以参加瑜伽或者水中健身操的课程。

仔细考虑您的分娩陪伴，她可以是您的母亲或者值得信任的朋友，她应该会因为能跟您一起经历分娩而感到激动和高兴。

不要因为太骄傲而不接受帮助，无论是来自家庭的还是朋友的。多数人真心希望参与到您现在和产后的事务中来。

独自一个人面对怀孕的一个好处是，您和自己的母亲的关系会大大改善，你们之间会经常谈心。

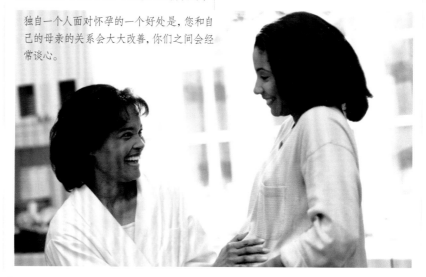

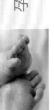

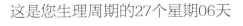

这是您生理周期的27个星期06天

离预产期还有 **85** 天

宝宝今天的样子

虽然扫描上无法显示，但胎儿的头发、眉毛、睫毛都已经开始生长。胎儿毛发的样子和颜色会很大程度上决定他的外貌，但是这在扫描上并不明显。

在夏天怀孕的女性发现她们很难保持凉爽，而在冬天怀孕也会面临其他的挑战。

多数女性都非常不情愿地买一件冬外套，在妊娠期穿，因为产后再也不拿出来穿了。好消息是，您可能根本不需要冬外套。在妊娠的后期，您通常会感觉很暖和，而且会发现多穿几层针织衫会更舒服，而不是穿一件冬外套。衣服的层次感会帮您在必要的时候随时增减衣物，比如旅行的时候。

您还可以搜索配偶的衣橱，借来一件大号的外套或者夹克。如果您打算出门待比较长的时间，这样的衣服会盖住您的肚子。

还有一个选择就是您穿自己的衣服，用一条长围巾盖住露出的部分。

考虑买一条长围巾，可以帮助您度过冬天的几个月，还能在产后保障您和孩子的温暖。如果孩子在吊兜里，围巾会非常顺手。围巾在突然需要哺乳的情况下也会非常有用，比如在户外的时候。

如果您觉得冷，需要在冬天多照顾自己。出门的时候要穿合脚的平底鞋，减少滑倒的概率。

关注双胞胎

实用的调整

如果您有双胞胎或者更多，您需要对生活空间进行一些调整。为了减少婴儿猝死，最好在前6个月和婴儿睡在同一个房间。但是您并不需要两个婴儿床。您可以让两个孩子睡在一个婴儿床里（见335页），但是不推荐您在他们3个月大以后这么做。

法律规定每个婴儿需要有自己的汽车安全座椅。您可能会开车带他们去一些地方，包括从家到医院。

关注营养

助产士说我有贫血，我应该怎样通过饮食增加铁摄入？

所有的孕妇都会接受贫血检查，在妊娠的早期（第一次会面时）以及在第26～30周会有复查（见286页）。总的来说，推荐在妊娠期使用含铁丰富的食品，这通常可以有效地预防和改善贫血。多吃精瘦肉、大豆、干果、深绿色蔬菜、强化谷物和面包。还要多吃富含维生素C的食品，因为维生素C可以更有效地帮助铁的吸收。素食者需要多吃鸡蛋、豆荚、大豆、坚果来增加铁摄入。

根据您贫血的程度医生会决定是否需要服用铁剂。

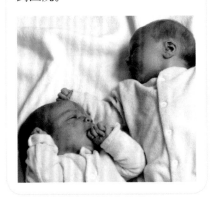

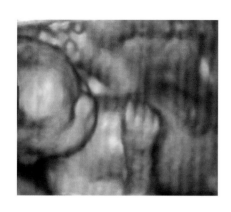

这是您生理周期的28个星期

离预产期还有 *84* 天

宝宝今天的样子

羊水的量在这个时间达到最大量，胎儿会有很大的活动空间。图中的胎儿处在脐带的下方。他可能在一天内变换几次胎位。

如果您是朋友中间第一个有孩子的，请做好友情会发生改变的心理准备。

在您经历人生不同阶段的时候，一些友情会发生改变。您大概在中学、大学、不同的工作岗位上有不同的朋友圈子。其中的一两个朋友会一直保持联系。您通常容易和处于相似处境的人成为朋友，这意味着您在妊娠期间和孩子出生后会和相似境遇的女性相处得更融洽。您会在产前和产后课程中结识新朋友，还有在游泳和音乐课上。

当您结识了新朋友，老的友情可能会发生变化。没有孩子的朋友可能会很难理解您作为母亲的角色以及您对孩子深深的爱，这样你们之间的关系可能就会疏远。当然情况并不总是这样，有些友情是不变的，无论您处在人生的哪个阶段。

咨询助产士

我在广告上看到有二手婴儿汽车座，我可以购买吗？

不要使用二手婴儿汽车座，因为它可能出过事故或者存在损坏，除非您非常了解它的使用史。

汽车安全专家建议，如果您必须使用二手婴儿座，那么请只接受来自家人或者朋友的，您需要非常清楚它的使用史和使用说明，来确定目前是否还可以继续使用。不推荐到二手商店、小广告、网络等途径购买婴儿汽车座椅。

关注营养

有机食品

有机食品可以让妊娠的饮食更健康。有机水果和蔬菜没有添加农药和杀虫剂。有机肉类、家禽、鸡蛋和奶制品来自没有添加抗生素和激素的动物。所以，有机食品不含农药残留、添加剂和防腐剂。它们的营养价值通常更高。有机农业使用环境友好型的生产方式。大多数添加剂在妊娠期都是安全的，但有机食品会给您的健康饮食多一层保障。

选择有机食品的劣势是昂贵的价格。由于经济的因素，很多家庭不能负担有机食品。如果您不能够负担，那么尽量选择天然的、未经加工的食品，多吃蔬菜和水果，这也是不错的办法，您的饮食也会非常健康。

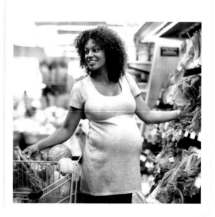

孕期第28周

孕期第29周

利用最后3个月的时间为胎儿的出生做好准备。

　　在这个阶段，您可能会感到厌烦，感到背很痛，但是有很多积极的方法来转移您的注意力。比如，您可以咨询母乳培训课程，计划休产假，购买婴儿必需品购物清单上的条目，比如尿布、一个换尿布的垫子、婴儿服、围嘴、棉布衣服，可以每个星期都去采购一些。

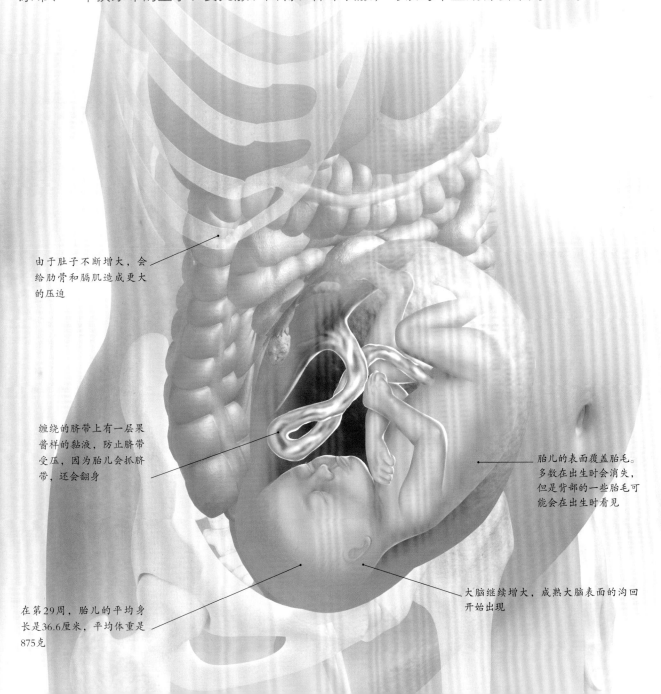

由于肚子不断增大，会给肋骨和膈肌造成更大的压迫

缠绕的脐带上有一层果酱样的黏液，防止脐带受压，因为胎儿会抓脐带，还会翻身

胎儿的表面覆盖胎毛。多数在出生时会消失，但是背部的一些胎毛可能会在出生时看见

在第29周，胎儿的平均身长是36.6厘米，平均体重是875克

大脑继续增大，成熟大脑表面的沟回开始出现

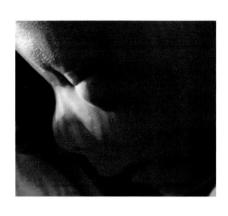

离预产期还有 *83* 天

宝宝今天的样子

这一周又是胎儿发育过程中的一个重要阶段。虽然在这一阶段出生的胎儿仍需要呼吸的辅助，但由于肺的成熟，他们出生后的生存率比在这周之前出生的胎儿有了明显的提高。

尽早计划您的产假补贴和复工事宜。

如果您在休产假，这可能是您第一次在这么长的时间内不工作。这种变化会让人畏惧，尽管您知道马上就要忙着照看孩子了。根据合同，您在产假期间得到的补贴可能会有差别。如果您在预产期前的15周算起，已经为公司工作超过26周，您将享受法定产假补贴（SMP），政府规定，补贴的最长期限是39周。您还可以享受另外3个月的无薪产假。这意味着您可以最长休息一年的时间，然后还能回去工作。一些公司更为慷慨，会在产假时期间支付一定比例的薪水。休产假会造成收入的明显下降。您需要和配偶商量平衡开支，应付经济上的变化。

尽管时间尚早，但您大概希望考虑一下胎儿出生后的工作计划。您可能认为由于经济的原因您必须恢复全职工作，但是可以考虑一下更为灵活的工作时间，或者兼职工作，或者每周有一两天在家进行工作的可能性。您可能还需要考虑如何照看婴儿。

选择尿不湿

您打算使用一次性的还是可重复使用的尿布呢？

一次性尿布比较合身，吸收力很强，可以保持婴儿干爽，甚至在晚上也可以。尽管如此，它的价格较高（据估计，消费总额为1000英镑），还有产生太多垃圾，不利于环保的因素要考虑。尽管如此，环保型的尿不湿已经上市，使用不会造成污染的材料，更少的化学添加物。

可重复的尿布比较便宜，虽然初始投资会比较多。但它可以为孩子提供坐下时的缓冲。尽管如此，浸泡、清洗和晾晒的工作会让您筋疲力尽（这也会对环境有影响）。您可能会每周使用尿布干洗的服务（一项开销）。这种尿布比一次性的更换得更为频繁。更换的过程稍微要复杂一些，但是现在的可重复尿布使用尼龙扣，而不是纽扣。

两种结合使用，效果会更好。当您需要出门时用一次性尿布，可以让保姆代为照看。其他的时候用可重复尿布。

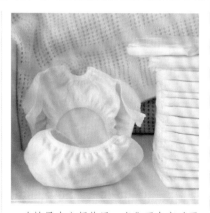

一次性尿布方便使用，当您不在家时更为有利，但是价格更贵。可重复使用的尿布可以清洗后再用，甚至可以给下一个婴儿使用。

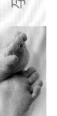

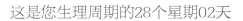

这是您生理周期的28个星期02天

离预产期还有 **82** 天

宝宝今天的样子

这幅图显示了典型的下巴靠在胸壁上的姿势，手臂举起位于脸的一侧。图的左边正好能看见膝盖中的一个，上面有一段脐带。您的胎儿可能处于头朝下的姿势，但仍有时间改变。

螺旋的脐带将胎盘和胎儿连在一起，胎盘在出生以前是胎儿的生命支持系统。

多数脐带最终的长度和胎儿一样（尽管有例外），达到50~60厘米。脐带的全长会有40圈的螺旋，这些螺旋向左的可能性比向右大7倍。螺旋的状态从妊娠第9周就开始了，在靠近胎儿的那段会有更多的螺旋，这是由胎儿的运动造成的。脐带有三根血管，两根动脉将静脉血和废物从胎儿送到胎盘。一条静脉将动脉血从胎盘送至胎儿。脐带的直径通常为2厘米，血管被包绕，并受到一层果酱样物质的保护。这层果酱样的黏液和脐带的螺旋结构共同保证了脐带不会受压。

出生后，助产士会检查脐带血管，因为有1%的可能脐带只有一根动脉。

咨询医生

如果胎儿的出生体重过轻，是否会有健康问题？

出生体重低于2.5千克称为低体重，尽管多数低体重的胎儿会存活，但有一些会存在健康问题。多数早产儿会非常小，因为他们还很不成熟。您可以有很多方法来减少胎儿出生时体重低的危险：摄入足够的食物来保证适当的增重（见99页），不要抽烟酗酒，减少压力，坚持参加产前课程，这样可以对胎儿的健康进行监测。

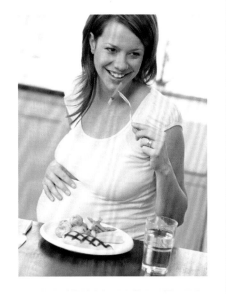

关注身体

疲劳的双腿

很多妊娠期的妇女患有下肢不宁综合征，这使她们有不可抑制的活动的欲望。这种不适通常发生在休息时，所以睡觉的时候会感觉很不舒服。这种病的原因还不清楚，可能与一种叫作多巴胺的大脑介质有关。铁缺乏可以影响多巴胺的水平。妊娠结束后下肢不宁综合征会自愈。为了减轻症状，您可以：

· 保证饮食中有足够的铁。

· 当您在休息时出现症状，可以接一盆冷水，将双脚浸入，直到感到非常冰凉。当您继续休息时，可以用枕头垫高脚。

· 避免吃含咖啡因的刺激性食品，在睡前吃一些含色氨酸的食品，色氨酸可以帮助睡眠和放松。同时避免在睡觉前的时间进行锻炼。

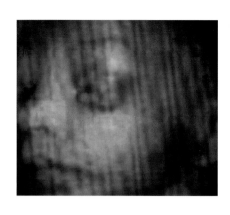

离预产期还有 *81* 天

宝宝今天的样子

这幅图显示了胎儿眼睛第一次睁开时的景象。眼睑分开，可以看到黑色的瞳孔。由于扫描显示的是伪彩，所以巩膜的颜色、脸和眼睑的颜色没有区别。阴影的部分是眉毛。

您开始感觉自己的身体被巨大的肚子占据了，您需要更好地照顾自己。

像很多孕妇一样，您感觉自己只能躲在大肚子后面，从前的那个您隐藏在"孕妇"的面具之下。人们不再问候您的健康，取而代之的是，他们会经常问，孩子一切还好吗？

对人们，甚至对您自己来说，有时候很难想起还有一个"您"，一个去掉"孕妇"称谓之后的独立个体的存在。如果这种感觉让您很难受，可以专门做一些事情，只为自己做，比如用一顿大餐来慰劳自己，让您感觉自己仍然很特别、很重要。

关注营养

从早吃到晚

您需要大量的优质蛋白来保证胎儿的发育和您的健康，可以选择鸡蛋、奶酪、瘦肉、鱼类、大豆或者全麦食品。在足够的蔬菜和水果的基础上，您需要坚果、种子和天然的碳水化合物。

将一天的食量分成5～7次进餐。如果您喜欢喝汤和三明治，可以在上午喝点水果汤，过段时间再吃三明治。准备一些零食，比如新鲜蔬菜、奶酪、坚果和水果，以便下午食用。早晨可以每天喝一杯麦片粥，然后可以吃点水果。

没有固定的规定您什么时候应该进餐，当感觉饿的时候就可以吃东西。保证您得到足够的营养，只要避免过度进食，您就可以继续进餐。

咨询医生

我的腰部和腿部会出现突然的疼痛，这是怎么回事？

这可能是坐骨神经痛，身体中最长的神经，即坐骨神经在腰部的关节处受压时，会产生从腰部一直向下放射至腿部的锐痛。这不是由妊娠导致的，但是妊娠会使症状加重。热敷和洗热水澡会有帮助，可以进行专业按摩。瑜伽和水中健身操可以帮助加强腰部肌肉，但在进行一项新的运动之前，请得到医生的许可。注意您的姿势（见249页），穿着舒适的衣服和鞋。

如果您有坐骨神经痛，让您的医生或者助产士推荐一位理疗师。您会学习到一些锻炼的方法来减轻疼痛，减少复发。

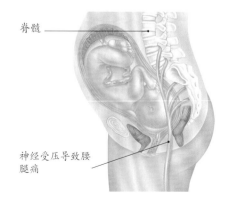

脊髓

神经受压导致腰腿痛

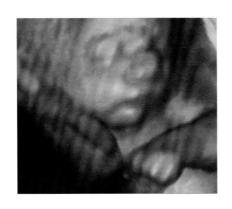

离预产期还有 *80* 天

宝宝今天的样子

胎儿的作息规律越来越明显，但是您不能只通过有胎动就判断他没有睡着。他会花很少的时间在睁眼的状态下活动，所以大部分您能感觉到胎动的时间他其实都在睡觉。

胎儿的生长受很多因素的影响，在妊娠过程中各个阶段的发育速度会有不同。

胎儿的发育依赖于稳定的营养供应。大部分营养物质通过胎盘的时候不会发生转化，但是有一些物质会由胎盘来合成，甚至还有一些物质来自胎儿对胎盘的刮伤。甲状腺激素，来自母体用碘作为原料的合成，然后透过胎盘传递给胎儿。甲状腺激素有几种不同的生理功能，其含量需要进行精确调控。胎盘形成了甲状腺激素的屏障，所以胎儿母体和可以自主地对激素水平进行调控。

妊娠早期，主要由基因决定胎儿的发育速度，但是现在环境因素的影响更为明显。大致来说，胎儿出生时体重的40%由基因决定，60%由环境因素决定。胎儿从第24周到最后的2~3周会保持稳定的生长速度，然后生长继续，但速度明显减缓（如果是双胞胎，在第28周前的生长速度与单胎相同，但之后会减缓）。目前胎儿的生长主要是内脏器官的生长，尤其是肝脏和脑继续生长，同时肌肉开始增长。接着，脂肪会在皮下沉积，让胎儿的轮廓变得丰满。

事实

这些年来，同卵双胞胎的发生率一直保持稳定。

同卵双胞胎占到双胎妊娠的三分之一，与种族、母亲的年龄、地域无关。

关注双胞胎

为双胞胎采购

您给双胞胎买的衣服最好穿脱都很方便，而且可以机洗。您可能会收到很多婴儿服的礼物，所以先购买一些基本的。

对每个孩子，您至少需要：六套汗衫、六件婴儿套装、两件外套、一两顶帽子、几件棉布服和围嘴。

在购买尿布时，要记住，双胞胎在出生时往往体型偏小，所以在最初的几个月内可能会用到很多不同尺寸的尿布。

建议您买一辆质量上佳的双人婴儿车，因为要长时间使用。左右结构的婴儿车要好于前后结构的，这样您的双胞胎就可以互相看见彼此，并且在成长的过程中互相交流。

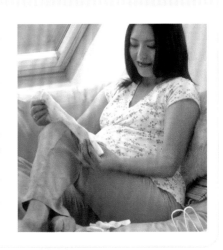

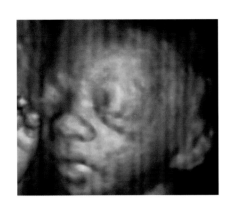

离预产期还有 *79* 天

宝宝今天的样子

虽然多数胎儿在三维扫描中的样子都相似，尤其是重要的特征，比如耳朵、嘴唇、鼻子等，这些通常很容易看见。从现在开始胎儿的特质将越来越个性化，更容易分辨。

母乳很天然，但最初的几次您喂养可能会有一些困难，所以如果有时间，您最好参加一两节母乳培训课程。

有很多因素会促使妈妈们进行母乳喂养，母乳喂养对您和孩子的健康都有利，还可以帮助增进您和胎儿的联系。人们会开始问您是否打算进行母乳喂养，您可能还不知道答案，这可以理解，因为您还没开始呢。

很多母亲会尝试母乳喂养，但有时情况会让人不舒服，尤其是在公共场所。您需要得到当地母乳喂养组织的支持，从医院的顾问或者当地的国家婴儿分娩协会可以了解到支持组织的信息。在一些地区您可以在妊娠期参加课程，可以学习到母乳喂养的好处以及一些知识，比如怎样正确地抱孩子，让您和孩子都感觉到舒适而且还能抱稳（见447页）。

对母乳喂养的期待应该是：因为天然，所以简单。现实是，在您掌握窍门之前，喂养会有一些困难。咨询助产士应该如何抱孩子，最重要的是要大胆去尝试。一旦母乳喂养建立起来，对您和胎儿的健康都有好处，会帮助您恢复身材，还可以和孩子保持特别的亲近感。

真相

乳汁渗漏

有时一些孕妇会发现乳汁渗漏，通常是在乳房按摩或者性刺激的情况下，也可以是没有诱因的情况。有渗漏并不意味着乳汁分泌正常，很多没发生这种现象的女性也可以正常进行哺乳。

关注营养

发酵食品

一些天然的发酵食品，比如酸奶、腌菜、泡菜、味噌（一种日本面团，通常用于汤中）等，含有酶和细菌，这可以帮助消化和增加肠道益生菌。如果您有消化不良或者便秘的问题，可以多吃一些上述食品。

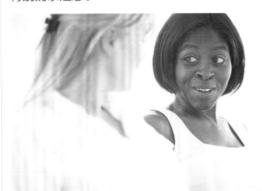

和孕妇朋友们谈谈母乳喂养的问题，当你们开始哺乳后可以互相支持。让您的配偶也参与进来，研究表明，当配偶了解到母乳喂养的益处后，一般都会表示支持。

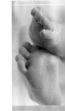

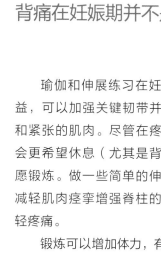

离预产期还有 *78* 天

宝宝今天的样子

胎儿的外表已经基本发育成熟，但内部的许多器官还需要进一步的发育，甚至妊娠结束后，一些器官仍在发育中，比如脑和肺。

背痛在妊娠期并不是不可避免的，有很多方法可以帮助您减轻和预防背痛。

瑜伽和伸展练习在妊娠期很有益，可以加强关键韧带并放松疼痛和紧张的肌肉。尽管在疼痛时，您会更希望休息（尤其是背痛），不愿锻炼。做一些简单的伸展运动来减轻肌肉痉挛增强脊柱的功能，减轻疼痛。

锻炼可以增加体力，有助于分娩的顺利进行和产后的恢复。把伸展和放松作为减轻背痛的首选措施。

咨询母亲

我对怀孕感到厌倦了,我该怎么度过后面的几个月?

我在第六个月的时候也有同样的感觉，但是却发现最后的3个月其实很快，因为会经历很多事情。除了参加更多的产前会面，考虑什么时候休产假、完成工作，还要为照顾新生儿做好各种准备。我还试着拜访了所有的女性朋友，这些都让时间过得很快。

如果疼痛比较严重，让您的配偶用3~4滴熏衣草精油混在一勺溶剂油中进行按摩，这可以促进恢复。

关注身体

减少背痛

增大的腹部让您的重心前移。由于胎儿对腹部肌肉的压迫，妊娠激素使韧带软化，腹部对脊柱的支持会减少，这会导致背痛。提重物和弯腰会加重背痛，您可以采取下面的方法来缓解。

如果需要从地面上提起重物，双腿前后靠近物体站立，这样可以用大腿的肌肉帮助发力。腿不要站直，您需要蹲下来提重物。如果您需要提重物，可以蹲下、坐下，或者跪下来进行，避免让腰部处在压力中。

如果物体很重（最好避免这种情况），您可以推而不是拉，这样您的腿会替代腰部承担压力。

如果这些部位有疼痛和炎症的感觉，可以用冰敷5~10分钟，每天数次。

上下车或者上下床时，保持您的臀部、骨盆和背部处于同一个位置。下床时，先侧面躺着，用胳膊帮自己起来。

弯曲膝盖来提物品，避免给腰部造成压力。

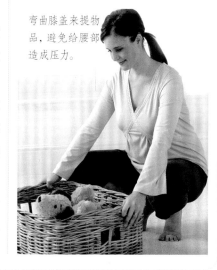

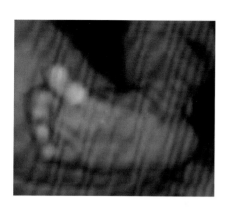

这是您生理周期的29个星期

离预产期还有 *77* 天

宝宝今天的样子

这是一幅胎儿脚部的特写。胎儿可以轻易地将脚提到头部的高度，然后放下，所以如果胎儿踢您的腹部的一侧，这并不意味着他的头处于另一侧。

妊娠期您很容易变得信息过剩，有时候很难分辨哪些是可靠的。

在当今社会，女性关于妊娠方面的信息存在过剩，信息来自报纸、杂志、书籍和网络。

那些名人孕妇的照片出现在杂志上，她们看起来对这个世界毫不关心。两种关于同一个话题的信息经常产生冲突。尽管网络是获取信息的好途径，但是也存在弊端，您无法了解文章的作者是谁，而作者不一定是一位专家顾问，提出的建议甚至和标准的医学原则相悖。这

意味着如果总是从网上获得信息，您可能会变得困惑和恐慌。

那些警告您某些事情会危害您和胎儿健康的文章通常会让您没有安全感。告诉您自己一个事实，在网络出现之前，女人们怀孩子的历史已经有很多世纪了。如果了解大量的信息会让您更好地作出明智的决定，那么您可以继续。如果信息让您困惑，那么就不要继续。比较好的做法是只选择一本可靠的书，从中获得需要的信息。

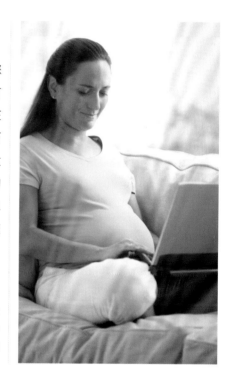

通过网络获得妊娠的相关信息，您需要访问信誉良好的网站。尽管如此，如果过多的信息给您带来焦虑和压力，把注意力放在助产士的建议上。

咨询助产士

我打算用奶瓶喂养，应该提前购买些什么？

您需要塑料瓶（经过检测的），一个消毒设备（见447页），以及您偏好的配方。每样都有很多选择，您需要找到适合自己的。

随着您对胎儿的熟悉，可能会需要更换奶嘴和（或）配方，所以在出生前不要提前购买太多。

关注营养

增强免疫力的蓝莓

根据一项美国的研究，在40多种具有抗氧化功能的水果中，蓝莓是最好的。它们也是纤维素的良好来源，这对孕妇，尤其是存在便秘

的孕妇非常有好处。蓝莓中还含有一些可以帮助修复胎儿细胞的物质。这可以增强胎儿的免疫系统，增强您的抗感染能力。

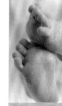

孕期第30周

您可能很容易感觉累，但是这并不能停下您装修房子的脚步。

　　装修房子的想法经常出现在接近预产期的妇女的脑海中。您会非常渴望去打扫、去装饰。尽可能给孩子一个完美的家是您的天性，但不要让自己太累。工作、度假、没完没了的产前会面，这些会让您不堪应付。如果您需要停下来休息，听取身体的意见，休息一下吧。

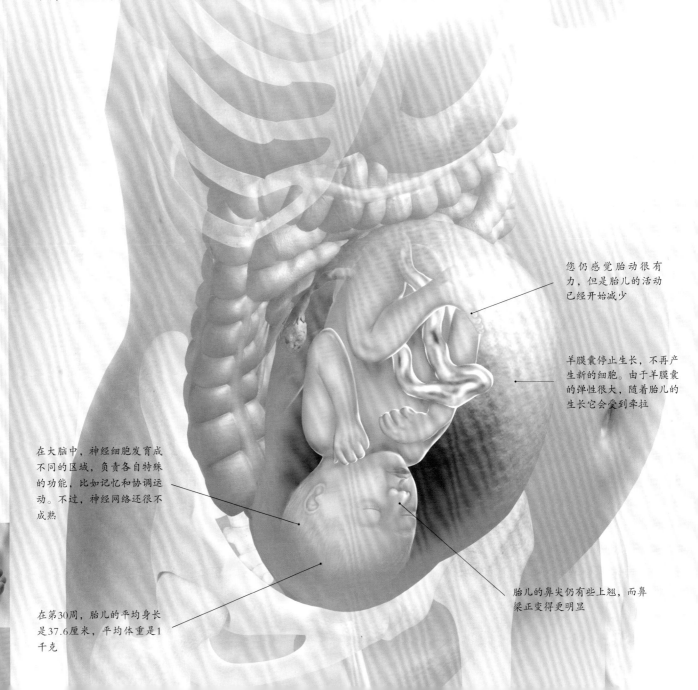

您仍感觉胎动很有力，但是胎儿的活动已经开始减少

羊膜囊停止生长，不再产生新的细胞。由于羊膜囊的弹性很大，随着胎儿的生长它会受到牵拉

在大脑中，神经细胞发育成不同的区域，负责各自特殊的功能，比如记忆和协调运动。不过，神经网络还很不成熟

胎儿的鼻尖仍有些上翘，而鼻梁正变得更明显

在第30周，胎儿的平均身长是37.6厘米，平均体重是1千克

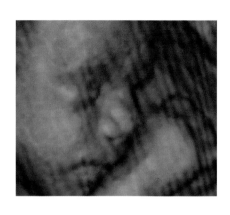

离预产期还有 *76* 天

宝宝今天的样子

扫描图显示胎儿的眼睛又一次睁开，来看看周围的情况。子宫中并不是完全的黑暗，随着妊娠的继续，进入子宫的光线会越来越多。胎儿会慢慢理解这些信息。

做好经常在等候室花很多时间的准备，因为您的护理提供者会经常和您会面。

记住您的妊娠是一个自然健康的过程很重要。但是产前会面过多，您需要在医院的候诊室或者助产士的诊所，或者医生的手术室中等待很长的时间，周围都是各种病人。这时您自己也会觉得像患病了，尽管经常去医院，您仍是健康的，您只是怀孕了而已。

每次会面您都需要提供尿样以检测蛋白。如果您发现在那个小杯子中留下尿样越来越困难，不要担心，样本只需要很少的尿量。所以尽管排尿，就算看不清楚，您只需把小杯子放在下面接一点就可以了。尿液是无菌的（除非您有尿路感染），所以不要担心会溅到手上，事后彻底洗干净就可以了。

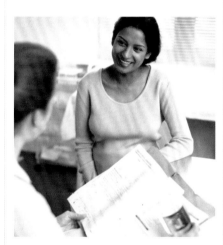

经常和助产士见面会花费您不少时间，但这有助于确认胎儿一切正常。

咨询医生

我们知道胎儿有唐氏综合征，我们应该做些什么？

现在了解病情，可以给你们一些时间来面对孩子患有唐氏综合征的事实。孩子出生后，您并不需要特殊的设备或者玩具，但是您会需要情感上的支持。所以现在就向那些可以为您提供支持的人寻求帮助。

联系唐氏综合征协会（见480页），获得信息和支持。通过当地的支持团体，还可以认识其他患有唐氏综合征的孩子的父母。

真相

自然分娩

完全没有医生和助产士的干预来进行分娩，这听起来有些疯狂。但是有小部分女性认为自然分娩是迎接孩子降生的最好方式。有些孕妇在经历了一次糟糕的分娩后会打算下次在家中进行不受协助的自然分娩。一些人希望她们的分娩是自然的、私密的，不愿意接受医疗干预。

法律并不禁止自然分娩，但是这很冒险，因为存在潜在的危险，一个教科书式的正常分娩也可能转化成急症，只有受过专门训练的专业人员才能解决。孩子需要吸氧等情况也很有可能发生。

一些女性经历过没有计划的DIY分娩，通常分娩的过程很短。这种情况下孩子和母亲一般都很安全。但是打算独自面对分娩绝不是个明智的选择。

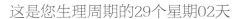

离预产期还有 75 天

宝宝今天的样子

现在，胎儿的鼻梁比之前更明显了。他的鼻尖可能还稍微有一些上翘，造成一种"扁鼻子"的印象。随着面部的伸展，鼻尖会轻微下移。

胎儿的神经系统继续发育，但是还不够成熟，他还感觉不到疼痛、温度，也没有触觉。

在大脑皮质的沟回可以检测到生理电信号，皮质负责高级神经活动，比如记忆和意识，还有肌肉运动和感觉，比如视觉和听觉。

皮质神经元，即大脑灰质的外层，开始发育成六个具有不同功能的区域。这个过程会在五个星期内完成，但还需要更进一步的成熟。孩子出生时已经具备了几乎所有的神经元，但似乎在童年早期还会有一定的增加。

为了神经可以更有效地工作和电信号传导得更快，它们需要绝缘，这个过程叫作髓鞘形成，神经被脂髓鞘包绕。虽然神经系统的所有组成部分在发育的早期阶段就已经出现，外周感觉和运动神经、脊髓和大脑需要整个妊娠期的时间来成为一个功能整体。

大脑和脊髓中的神经传递痛觉、温度和触觉的信号。尽管如此，髓鞘形成的过程还在进行，直到妊娠最后的几周才会完成。所以目前，您的胎儿还感觉不到疼痛、温度和触觉。

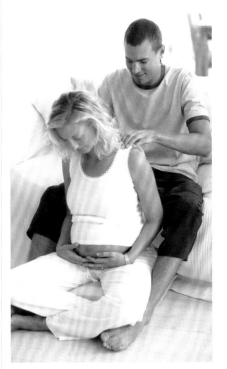

按摩可以带来安慰，让您放松，在您临近分娩的日子里，按摩是个非常舒服的享受。

咨询助产士

必须经历分娩这个事实困扰着我，怎么样才能避免过度焦虑？

进入孕晚期之后，分娩的现实问题就进入了议程。您可能已经经历了一些妊娠不适，包括假性宫缩（见408页），这会提示您将要面临的情况。

首先要记住，越冷静放松，分娩就会越容易。试着用一些积极的想象：您的孩子"呼"的一下就随着羊水而出，专注于把宫缩当成可以把您的孩子带到这个世界上的"有益的疼痛"。不管花了多长时间，记住，您的孩子会没事的。还有，您的疼痛和不适感都处在可以控制的范围。换句话说，即使您打算自然分娩，如果您需要，也可以得到帮助和镇痛。

试着放松地去享受妊娠的最后几个月。试试按摩，并保持忙碌，可以为孩子做一些有创造性的工作。总之，不要担心。记住分娩是为了迎接孩子的到来，关注于这一点，不要想其他的。

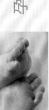

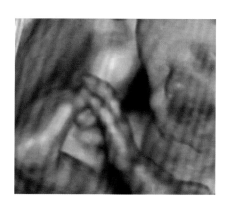

离预产期还有 *74* 天

宝宝今天的样子

胎儿经常用一只手抓住另一只，或者像图中所示的，抓住自己的脚。这有助于给大脑提供重要的感觉反馈，这时大脑中的神经正在成熟。在传导通路上开始绝缘，这会使传导更为有效。

在您还有精力来购物和帮助装饰的时候，开始布置孩子的房间吧。

推荐在产后六个月内和孩子睡在同一个房间，但准父母们还是热衷于布置孩子的房间。这间屋子还可以用来放孩子的衣服和婴儿礼物。您可能希望在这里哺乳，并放一个换尿布平台。

国家分娩协会通常会管理二手婴儿用品的销售，这是个好机会，可以很实惠地买到一些大物件。如果买一个二手的婴儿床或者摇篮，推荐您买一个新床垫。别人给的被子、毛巾，

也是省钱的好办法。如果这不是您的第一个孩子，您会发现基本上不需要添置什么物件，除了一次性的东西，比如尿布（除非您使用可重复尿布，见291页）。

布置房间很重要（有时候孩子会提前出生），但不要被其所累，不要有自己被困在房子中一样的感觉。在孩子出生后，如果您发现缺少什么东西，或是用完了，随时可以出去购买。

咨询助产士

我需要一个婴儿车吗？

许多准父母对孩子所需要的婴儿车的类型感到不确定。目前有很多的类型可以选择，这给他们的决定带来了困难。您需要为孩子买一些旅行设备，而您需要根据自己的具体情况来选择。

如果您经常开车，那么就选一辆可以和婴儿汽车椅座相接的婴儿车，还有独立的摇篮。如果您经常步行，那么带轮子的推车就比较好。考虑一下孩子会在婴儿车里待多长时间，婴儿车必须要舒服，六个月以前的孩子应该可以躺下。座位应该可以随着孩子的长大而调整。婴儿车还需要防水。

如果您经常去市郊活动，您可能需要一些质轻的设备。在各个商店和网上多进行一些比较，包括不同的类型和价格。

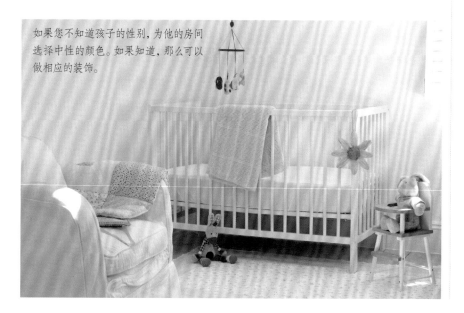

如果您不知道孩子的性别，为他的房间选择中性的颜色。如果知道，那么可以做相应的装饰。

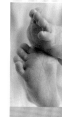

分娩的计划

随着预产期的临近，您可能会考虑应对分娩的一些细节。保持信息通畅会让您对自己的决定更有信心。

选择分娩方式

当您对分娩方式进行选择时，您需要考虑几种因素。最重要的是，您打算在哪里进行分娩。您可能还会考虑分娩的细节，比如当时您会采用什么姿势，镇痛的方法等（见395-405页）。

计划要有一定的弹性。您可能有自己偏好的分娩方式，但是由于某些基础疾病，分娩突发事件等情况，您的决定可能会受限制或者不被推荐。这样您在原计划没有得到实施时的失望就会减少。一般来说，健康孕妇的顺产护理可由助产士来完成，这需要医生的建议和支持，如果发生意外情况随时可以转到医院。

分娩地点

在妊娠早期您可能已经考虑过这个问题，并且和医生、助产士做了讨论。尽管您已经有了初步的想法，但在妊娠的后期您需要对决定进行重新审视，并且可以更改。

在哪进行分娩会受几个因素的影响，比如您是否有妊娠并发症，如妊娠糖尿病（见471页）、高血压（见283页），这些疾病会使在医院分娩成为首选。另一方面，如果您的妊娠很顺利，并且了解了很多相关的信息，您可能会比较有信心，于是决定在家中比较熟悉的环境下分娩，或者在当地助产士管理的分娩服务中心进行。

在最后3个月中，您可能会有机会参观医院，熟悉产房和产后病区，可以咨询一下医院的政策或者可用的设备，向助产士了解参观的细节。

活动分娩 在产前课程中，您会学到一系列应对分娩疼痛的技巧。这些技巧大多集中在呼吸和放松的方面，让您保持分娩的专注，不要抑制活动。保持活动性和直立的姿势，可以帮助您在分娩时应付宫缩，利用重力来使胎儿通过产道。

如果您打算进行活动分娩，这会影响您对镇痛方式的选择以及分娩时对您的监测。因为持续的监测（见416页）会限制您的活动。如果医院的工作人员希望持续监测胎儿的状况，和助产士交流一下该如

新的操作方法

干细胞收集

对脐带血中的干细胞进行收集，是一项新出现的私人服务。干细胞可以分化成不同类型的组织细胞，可以通过置换患病的细胞（见310页）来治疗一些疾病，比如白血病。出生后立即收集脐带血中的干细胞，送到实验室进行冷冻和储存，作为婴儿未来生活的健康保障。如果您希望这么做，需要提前联系相关公司，并了解分娩的医院是否可以进行细胞采集的操作。

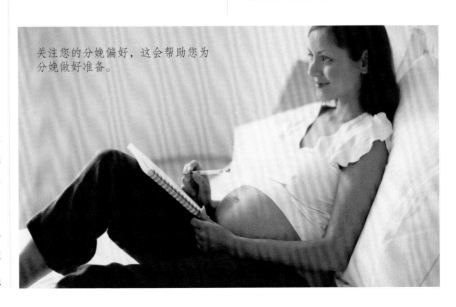

关注您的分娩偏好，这会帮助您为分娩做好准备。

何保持一定的活动性。比如，可以坐在一个分娩球上，或者采用四肢着地的姿势，趴在床上或者垫子上。

镇痛选择　镇痛方式选择需要考虑的因素包括您是否想保持活动、不同药物的作用、药物对胎儿的影响等。

天然的方法，比如呼吸技术，在水中分娩，还有经皮神经电刺激（TENS）（见399页）。药物镇痛方法，比如吸入麻醉、哌替啶、吗啡注射（见400、401页）。吗啡注射可以允许活动分娩。尽管如此，哌替啶等药物可以轻易通过胎盘，并影响胎儿呼吸。

局部麻醉，比如硬膜外麻醉（见402

页）会限制活动，并影响您用力。

制订一个分娩计划

将您的偏好写在分娩计划中可以帮助您巩固想法，并将信息传达给助产士。助产士也可以就这个计划与您进行讨论。分娩计划对您的分娩陪伴也有用，她需要根据您的要求来提供支持。计划中也可以声明一些特殊需要，比如您若有残疾则需要一些特殊的帮助。

保证计划清晰明了，并具有可行性。和您的护理者密切合作可以帮助您应付分娩，让您感觉到无论结果怎样，自己也是决策者之一。

分娩意识形态

在20世纪中期，分娩会接受非常多的医疗干预。由此，一些分娩心理学家出现了，他们主张对孕妇进行鼓励，并将分娩当成自然事件而不是医学事件。许多进展被包含在当代的分娩管理中。

格兰特立·迪克·瑞德医生，一位美国妇产科医师，在20世纪50年代工作期间，将分娩疼痛和恐惧联系在一起。他主张用呼吸和放松来减轻疼痛，他的方法目前已经普遍使用。

费迪南·拉梅兹医生，受到俄罗斯科学家巴普洛夫博士的启发。巴普洛夫通过训练让狗建立一系列的反射。在20世纪50年代，将这种方法用于分娩，相信通过训练可以让孕妇对分娩疼痛进行积极的反应。

希拉·基青格，一位著名的分娩专家，在20世纪60年代曾是权威，支持妇女可以自主选择分娩方式。

弗雷德里克·勒博耶，一位法国妇产科医师，伴随着他的著作《没有暴力的分娩》，流行于20世纪60年代。他关注孩子，认为分娩时的创伤会给孩子未来的生活造成不利影响。他主张"温柔分娩"，让胎儿在温和的水中出生，并在出生后马上和母亲进行直接的接触。

麦克·欧登，一位分娩专家，主张活动分娩。他认为孕妇应该在分娩时遵循本能。他的分娩服务中心在法国匹斯威尔，具有全世界最低的分娩医疗干预率。

珍妮特·博拉斯卡斯，在1981年发起了活动分娩运动。在她的伦敦分娩中心里，教授孕妇放松和呼吸的技巧以及孕期瑜伽。

需要考虑的问题

当考虑在何处以何种方式进行分娩时，您需要顾及到自己的需要和医院可以提供的帮助。下面的问题可以帮助您理清思路。

问自己的问题：

·您希望谁来当您的分娩陪伴？

·您打算采用活动分娩吗？

·选择何种镇痛方式？

·如果进行剖宫产，您希望配偶在场吗？

·第三产程您希望自然进行还是用药物辅助？

·您打算如何喂养婴儿？

·您希望对孩子进行维生素K注射吗？

问医院的问题：

·引产的政策如何？

·如果您不希望引产，医院会在分娩前对胎儿进行监测吗？

·如果进行引产，镇痛方式和分娩地点会改变吗？

·分娩池会有所帮助吗？

·可以将芳香治疗油和音乐带进来吗？

·您会有多少私人空间？

·可以要求女性医生吗？

·住院期间婴儿会和您待在一起吗？

·医院可以抢救患病婴儿吗？或者会被转院？

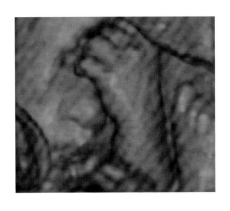

离预产期还有 *73* 天

宝宝今天的样子

图中，胎儿把手放在额头上，右边可以看到一只脚的一部分。上唇和鼻子之间的鼻唇沟已经显现。看起来很拥挤，但胎儿仍有一些活动空间。

胎儿受到羊水的缓冲，当胎儿周围的羊水破裂流出时，您就要进入分娩了。

由于子宫在妊娠期不断增大，羊膜腔也不断增大来适应胎儿和羊水。从现在开始，羊膜腔只能通过被牵拉而扩大，却不会产生新的细胞了。

羊膜腔形成于两层不同的膜，内层叫作羊膜，外层叫作绒毛膜。绒毛膜拥有自己的血供，但是现在血供已经消失。当胎儿推羊膜时，羊膜可以和绒毛膜之间产生滑动，羊膜比绒毛膜更薄。这两层膜都不含神经纤维，这就是为什么当您的羊水破裂时不会产生疼痛。

两层膜加起来的厚度为0.5毫米。每层膜中都含有胶原纤维，可以经受牵拉，这对防止最后几个月中羊膜的过早破裂有重要意义。确实，由于这两层膜的韧性很好，甚至在分娩的最后一个阶段都可能不破裂（见409页）。

除了储存羊水，防止感染宫颈上行影响胎儿外，这两层膜中还含有可以合成前列腺激素的物质。前列腺素在分娩的起动中有重要作用。这就是为什么分娩通常在羊水破裂之后开始。

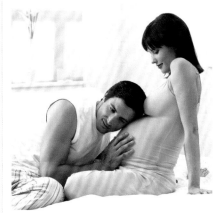

胎儿在一天中会出现几次连续的打嗝，或者只有一两次。您可以感觉到连续的、轻微的、有节律的胎动。

事实

确定胎儿性别唯一可靠的方法是诊断试验（见152、153页），比如羊膜穿刺或者绒毛膜活检。

超声扫描有时也会出错。人们通常所认为的决定性别的肚子的形状，其实是由于腹部肌肉的强度、胎儿的姿势和您的体重共同决定的。

关注父亲

踢腿和打嗝

现在，您可以看到并感觉到胎儿的活动了，经常是踢脚或者撞击。胎动在夜间更多，即当您的配偶准备休息的时候。观察胎儿的活动可以加深您和胎儿，还有您和配偶之间的亲密关系。

胎儿会对您的声音，或者音乐，或者突然的巨大声响产生反应（见206页）。但很难判断胎儿对这些声音是喜好还是厌烦。

有时候胎儿会打嗝（见204页），这是您感觉胎动最好的机会。因为打嗝会持续比较长的一段时间，而踢脚和撞击可能是非常随机的。

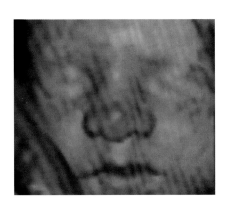

离预产期还有 *72* 天

宝宝今天的样子

图中非常清楚地显示了嘴唇和鼻唇沟的形状。如果您或者配偶在嘴唇上方有明显的鼻唇沟或者人中，那么胎儿很可能表现为遗传了您和配偶特征的中间状态。

无论您的身材大小，或者胎儿的身材大小，自然规律不会让胎儿长大到无法分娩的地步。

您的体型并不能提示分娩是否会顺利。您臀部的大小通常说明不了骨盆的实际大小，所以瘦小的臀部并不意味着您的分娩会很困难。而平常所说的"易生产"的较大的臀部也不一定意味着分娩会很顺利。

肯定的是，尽管胎儿的大小是由基因决定的，孕妇也会对子宫中胎儿的大小产生影响。所以，就算孩子将来的身高最终会达到1.8米，如果您的身材较小，他在子宫中的身长就会受到限制。这是合理的，如果您身材较小，您将无法分娩一个重达5.5千克的胎儿，因为您的身体会限制胎儿分娩不会超过标准尺寸。等出生后，孩子会赶上本来应该到达的高度。

咨询助产士

双胞胎是否没有足够的空间在子宫中翻转？

这种情况是可能的，双胞胎会比单胎妊娠更早地找到一种姿势，然后保持下去。总的来说，双胞胎在第32～34周之后就很少有胎姿的变化了。双胞胎将如何娩出主要决定于处于骨盆下部的那个胎儿的姿势。如果这个胎儿是头朝下，那么阴道分娩就是可能的，而且第二个胎儿一般就可以翻转成头朝下的姿势。

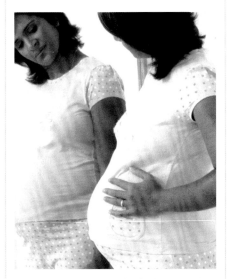

当您对自己的大肚子感到惊奇时，您也许会担心如何才能将胎儿娩出。不要担心，顺其自然就好。

支持网络

分娩后，您的体型在一夜间缩小了，您会充满活力。但这只是一种情况！还有一种更为现实的情况，您会费力地开始哺乳，早餐前挣扎起来去刷牙。如果您不想生活得一团糟，现在就开始行动，以防止怨恨（和一大堆要洗的衣服）在未来的几个月内积攒起来。

跟您的配偶谈谈关于成为父母后的家务分配问题。

您的"工作"将变为照顾孩子，所以您需要家庭的支持，尤其是在产后最初的几个星期。招募帮手（家人、朋友或者聘请专业人员）会很有用。将任务分配出去，您就不必考虑购物、做饭和清扫的任务了。

新父母们需要他们自己的空间，在孩子出生后的几周内不要过早地请保姆。如果您打算母乳喂养，您需要挤出乳汁。

离预产期还有 *71* 天

宝宝今天的样子

越来越多的声音会到达子宫中，您的胎儿会对其中比较响的作出反应。羊水的存在会对胎儿听到的声音产生一些影响，这种感觉就像您在游泳时从水下听到的声音一样。

还需要几周的时间您的血容量才会达到高峰，但您的循环系统的负荷已经超过了以往任何时候。

在妊娠第25~35周时，您的血容量会达到5升。增加的血容量意味着您的心脏会跳动得更努力、更快速。在妊娠的这个时期，血管会尽量松弛，而且已经不能进一步扩张来适应更多的血流。您会发现自己出汗更多了，皮肤的温度也上升了（这会造成孕妇的红润脸色）。

除了增加的血容量，身体各处的液体量也会增加。这会让您的身体组织增厚。您的手指、脸、脚踝会发生肿胀（见464、465页），这很常见，而且也是正常现象。尽管如此，由于水肿也是先兆子痫（见472页）的体征，医生和助产士对您进行相关的检查很重要。

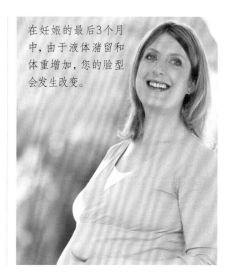

在妊娠的最后3个月中，由于液体潴留和体重增加，您的脸型会发生改变。

咨询助产士

我发现自己很容易感觉气短，我应该担心吗？

不用担心，当您怀孕后，肺脏需要更努力地工作来满足身体的氧气需求。为了吸入更多的气体，肋骨向两侧张开，肺活量显著增加。这会让您感觉窒息，尤其自妊娠中期以后。

在妊娠的最后3个月中，许多孕妇发现甚至是从事最轻的体力活动也会造成呼吸困难，这是由于增大的子宫将肺向上挤压造成的。尽管如此，呼吸困难也可能是贫血（见472页）造成的。贫血需要及时治疗。当您的胎儿下降到骨盆中后（见361页），您的呼吸困难会有所减轻。

关注双胞胎

安全地锻炼

如果您怀着双胞胎，推荐您在最后3个月中不要从事任何剧烈的运动或者无氧运动。在最后3个月中您会感觉极度疲劳，所以您也不会太想去做运动。您会比单胎妊娠孕妇体重增加得更快、更早。您的体型可能会使您无法从事某些活动。

如果您希望保持活力，可以慢走、游泳、参加产前瑜伽或者普拉提课程。如果您在最后3个月中希望参加更多的运动，要事先和您的助产士确认。

您的医生或者助产士会监测您胎儿的发育情况，如果胎儿的生长发育减缓，他们会对您的运动强度提出建议。

孕后期

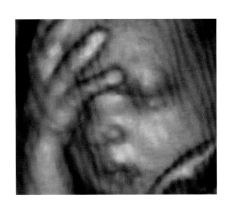

这是您生理周期的30个星期

离预产期还有 *70* 天

宝宝今天的样子

您的胎儿开始感觉累了吗？在一些扫描上看起来他好像是累了。其实，胎儿会将大部分时间花在睡觉上，而不是一直清醒着，所以看上去胎儿在妊娠期间的多数时间内都非常困倦。

您可能还不想停止工作，但在感觉到累的时候，您可能需要一些调整。

在最后3个月的后期，您会比平常感觉到更累。身体的负担开始显现，您会发现自己有时不舒服，很容易疲劳。以前不会对您造成困扰的事情，比如长时间的站立或者走较长的路，现在却变得愈发困难了。比如上班的路途会比以前更让您觉得辛苦。如果发生了这种情况，看看是否可以调整上下班时间，避开交通高峰。如果您必须在高峰期上班，可大胆地请别人给您让出一个座位。如果在工作的地方有一间屋子可以让您休息，可以在中午或者下午小睡一会儿，这会大大缓解您的疲劳。

您可能希望和老板商量一下，让工作对您的体力的要求降低一些，或者寻求帮助，比如当您需要搬运笨重的文件或者需要走很长的一段路时。经过一些调整后，您应该可以坚持工作到产假开始前了。总而言之，要注意身体的反应，如果您累了，就休息一下；腿和脚酸疼，就坐下来。

关注双胞胎

剖宫产

超过一半的双胞胎是通过剖宫产来分娩的。其中的大部分是可选择性的剖宫产，即提前作出决定，孕妇没有尝试自然分娩。剖宫产是一种手术方式，但有时候这是对胎儿最好的方式。

双胞胎的阴道分娩比较复杂，尤其是双胞胎经历两种不同的宫缩时。如果胎儿还未成熟，那就得算作高风险的分娩。

使用分娩浴池

在水中分娩不但可以减轻疼痛、不适、分娩的压力，还可以帮助您放松和降低血压。研究表明，将腰部——浸在温水中可以减轻产痛，这是由于天然的止痛剂——内啡肽的水平在这种情况下会升高。无论您选择分娩浴池还是浴盆，水是应对宫缩的最好方法。如果您在水中进行分娩，脐带可以继续为胎儿提供氧气。但胎儿出生后需要迅速离开水环境来帮助他建立呼吸。

您可以租一个分娩浴池放在家中，或者使用医院中的（见343页）。要确保您的分娩计划（见302页）中包括了这些细节。如果您的分娩属于高风险的，那么不推荐您使用分娩浴池。

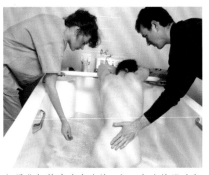

如果您打算在家中分娩，租一个分娩浴池相对比较容易。当您参观医院时，确认一下他们的浴池是否可用。

孕期第31周

即使您已经对分娩计划心中有数，也要做好应变的准备。

　　您可能对最理想的分娩经历有着自己执着的想法。尽管如此，您要保持开明，因为许多因素会影响您分娩的地点和方式。孕妇改变自己的想法是很正常的事情，甚至在分娩已经开始的时候，您的护理小组会期待您针对分娩提出各种问题，所以要充分利用他们的经验和专业性。

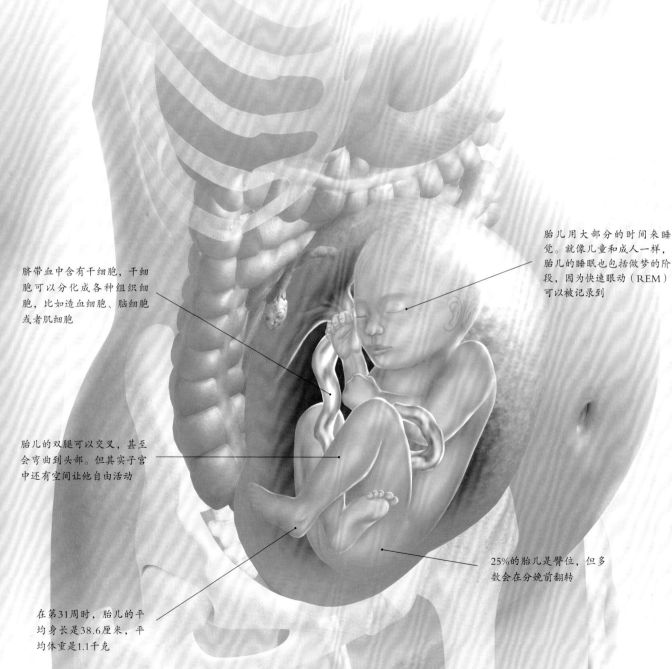

胎儿用大部分的时间来睡觉。就像儿童和成人一样，胎儿的睡眠也包括做梦的阶段，因为快速眼动（REM）可以被记录到

脐带血中含有干细胞，干细胞可以分化成各种组织细胞，比如造血细胞、脑细胞或者肌细胞

胎儿的双腿可以交叉，甚至会弯曲到头部。但其实子宫中还有空间让他自由活动

25%的胎儿是臀位，但多数会在分娩前翻转

在第31周时，胎儿的平均身长是38.6厘米，平均体重是1.1千克

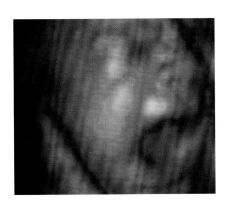

离预产期还有 *69* 天

宝宝今天的样子

从现在开始，胎儿打哈欠的频率将和出生后几周之内的水平相似。胎儿打哈欠的确切原因还不明了，但是在扫描图上看到胎儿打哈欠可能会让您也打哈欠。

在将孩子从医院带回家之前，您最好考虑一下他将在哪里睡觉。

推荐在出生后6个月内让孩子和您睡在同一个房间内，摇篮和小床都可用。如果您打算和孩子一起睡，请参照下面的建议。让孩子和您睡在同一个屋子里，您会离他比较近，如果他晚上哭闹您可以很快地采取措施。如果您进行母乳喂养，这会更有帮助。

记住，孩子的睡眠并不安稳，他们会翻身、嘟哝、来回乱动，这可能会影响到您和配偶的睡眠。如果您

的配偶第二天需要上班，这会对他造成额外的困扰。这同样也会对您造成困扰，所以当孩子睡着时，您会有机会"补"觉，或者至少是休息。您需要考虑三个人的共同利益，有时候可能需要您的配偶睡到另一间屋子去。有些父母发现和一个新生儿一起睡会让他们倍感疲倦，无论他们的孩子是否哭闹。

应该一起睡吗？

您可能会把孩子放在自己的床上睡觉，在孩子3个月之前并不推荐这么做。如果他是早产儿，或者他的出生体重小于2.5千克，或者您的配偶吸烟或者酗酒、服用镇定药物或者非常疲劳，也不推荐您这么做。如果等孩子大一些后和你们一起睡，一定要保证您或者配偶不会翻身压到孩子。

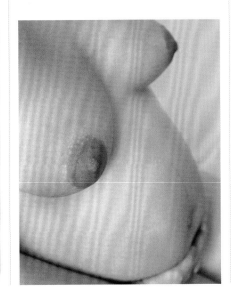

关注身体

乳房的变化

在最后3个月，您的乳房已经开始为哺乳做准备了，而您可能会经历一些没有预料到的不适和变化。乳房会变得丰满，变得很重，乳晕（乳头周围的区域）会加深。当最初的乳汁，即初乳分泌时，您可能会感觉乳房有肿块或者突起，还可能会有乳汁渗出（见295页）。

乳晕表面的小腺体（被称作蒙氏结节）也会突起。乳房表面的静脉可能会加深，这是由于血量增加的原因。您的乳房还会有压痛，变得更敏感，尤其是被碰到的时候。

您的乳房可能已为哺乳做好准备，无论您是否打算母乳喂养。在这个时期，您的乳房会变得丰满、变重，穿一个能提供支持的合适的文胸很重要。如果必要的话，可以去母婴用品店试穿。

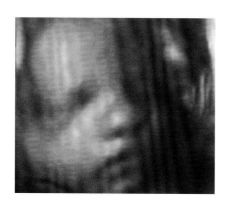

离预产期还有 *68* 天

宝宝今天的样子

您会发现，有时胎儿特别活跃，而有时候就更为安静。子宫中还有很多空间供胎儿活动，但是您会发现胎儿的踢脚会经常出现在同一个地方。

您会发现胎儿形成了固定的作息规律，这个规律可能和您的作息时间相似，也可能没有关系。

胎儿到底在什么时候，通过什么方式形成一定的作息规律仍然是个谜。是您的作息规律对他的影响还是他自己的生物钟形成的，对此也没有定论。事实，在妊娠后期进入子宫中的少量光线可能会触发生物钟的形成。在这一阶段的扫描上可以看到，胎儿大脑已经出现了明显的不同功能的分区。

胎儿存在一个明显的周期：安静地休息，快速眼动睡眠（REM），不伴随眼动的清醒时的活动，然后是有很多眼动的清醒时的活动。在这个清醒和睡眠的周期中，胎儿的活动变得越来越协调，因为活动的周期和呼吸节律、心率、眼动的节律都有联系。

在这个时期，胎儿大脑的电活动可以反映出睡眠和清醒的差别。胎儿的脑电图显示安静睡眠和深睡眠占据了多数时间，其次是快速动眼睡眠（这个阶段成人和儿童会做梦）。这是胎儿大脑电活动的重要时期。在快速动眼睡眠中，胎儿可能安静，也可能在活动，所以很难弄清楚胎儿到底是保持清醒还是在梦中。有趣的是，胎儿清醒时的脑电活动最少。而事实，胎儿在这一阶段只有不到10％的时间是清醒的。

收集干细胞

胎儿的脐带血中富含干细胞。这些细胞可以形成器官组织、血液还有免疫系统。一些父母会将这些细胞收集并储存起来（需要给专业机构支付费用），以防孩子或者其他家庭成员未来需要干细胞用作治疗（见302页）。

研究表明干细胞在超过70种疾病的治疗中非常有效，包括青少年支气管炎、癌症、心脏病和脑损伤。

干细胞用途广泛，有重要的证据表明，使用家人的干细胞将比使用陌生人的干细胞更为有效。家人的干细胞通常来自脐带血。陌生人可以捐献血液干细胞。

保存脐带血会很昂贵。国家健康系统有一个干细胞库，储存着捐献的血液，用来治疗最需要它的病人。这意味着您的孩子的脐带血在家庭成员使用之前就可能已经被其他人使用过了。

收集来自胎儿脐带血的过程很简单，而且无痛。这对您的孩子有保障生命的重要意义。

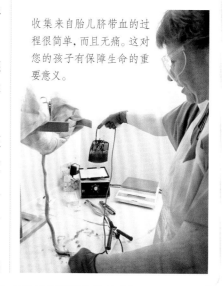

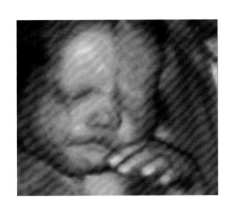

离预产期还有 *67* 天

宝宝今天的样子

您会惊奇地发现，胎儿会不断地尝试各种表情。胎儿在这一刻可能撅着嘴，在下一刻可能会打哈欠、做鬼脸，或者安静地入睡。

自然分娩有很多好处，但是最佳的分娩是指在胎儿安全的情况下，母亲和胎儿都将创伤减少到最低。

许多女性都希望自然分娩，没有镇痛，没有医疗干预。由于一些原因，自然分娩通常被认为是最好的方式，如果采取了其他方式，会产生一种"失败感"。这种压力会让孕妇对需要镇痛或者剖宫产而感到内疚。

记住，某些女性的痛阈较高，可以通过调整呼吸的方式顺利分娩，但另一些则需要帮助。疼痛是客观存在的，其他人无法感受您的疼痛，如果它过于强烈，请寻求帮助。助产士会向您解释您所拥有的选择（见400～405页）。

分娩是一项艰苦的工作，但这种经性的疼痛不应该那么强烈以至于让您恐惧。如果没有疼痛则意味着您会拥有一个更舒服，甚至可自由掌控的分娩过程。产妇的医疗小组会帮助您做到这一点，随时为了您和胎儿的健康和需要而提供帮助。

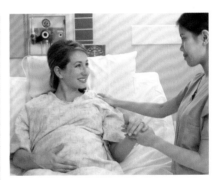

自然分娩是很多女性的首要选择。但需要做好接受医疗干预的心理准备，以防万一。

咨询专业人士关于自然分娩的信息

我希望自然分娩，但是很多人都说一旦分娩开始，我马上就会改变主意，真的是这样吗？

母亲们：您永远无法为分娩的疼痛做好准备。当疼痛开始时，我发现自己仔细制订的计划很不现实，没有可行性。无论您的准备多么充分，您仍可能在分娩时改变主意，对此最好有心理准备。我对自己需要镇痛感到有些失望。这会帮助您记住最重要的事情，即生一个健康的孩子。如果您达到了这个目标，您就成功了。无论这个过程中发生什么，

要我说您应该尽量坚持，不过，若您变得筋疲力尽和压力过大，这对您自己和胎儿都没有益处。

助产士：许多孕妇被分娩过程的激烈程度吓倒了，她们很快忘掉那个理想化的分娩计划。如果您接受计划会根据意外有所变化，这对大家都是有益的，您需要保持开明。镇痛（见394～405页）和医疗干预是为了您

和胎儿更安全，而且只有在必要的情况，或者您感觉无法继续坚持的情况下才使用。有些女性的分娩过程很顺利，另一些则需要帮助。很多女性最终改变了自然分娩的想法，这并没有什么错。如果有良好的镇痛，您会发现分娩将更顺利，会有更多的精力来迎接新生儿。

双胞胎

只有几个星期的时间了。目前您的体重可能已经很重，同时也为双胞胎或者多胞胎即将到来而感到兴奋。尽管如此，您可能会担心应该如何去应对分娩和产后的各种难题。

为分娩做准备

尽管多胎妊娠和分娩发生合并症的概率更高，但随着产前和产后护理的巨大进步，危险已经大大降低了，尤其是多胎妊娠的主要问题，即早产儿的预后护理得到了很大提高。

您可以通过足够的休息来做好准备。将您的脚抬高，或者在白天也躺着，促进血液流向胎盘，这会帮助胎儿的发育。连续盆底动作（见69页）很重要，因为多胎妊娠会对盆底肌肉产生更多的压力。

（见69页）

事先考虑

和双胞胎保持亲密

通常，多胎妊娠的孕妇会担心如何才能和好几个孩子保持亲密。确实，和双胞胎保持亲密会比较困难，多胎胎则甚之。毕竟，同时爱上多个人很困难，尤其是当您需要竭尽全力去照顾他们的时候。认识到这一点，并且在产后寻求更多的帮助可以减少您的担心。同样，接受额外的帮助来使您有时间只和双胞胎中的一个相处。如果有人想带双胞胎出去逛逛，您可以考虑让一个孩子去。

双胞胎

胎儿在子宫中的姿势

在最后几周，胎儿会形成分娩时的姿势。最常见的情况是，两个胎儿都保持垂直姿势。有75%的双胞胎会是第一个胎儿头朝下（头先露）的情况，第二个可以朝上也可朝下，或者水平躺着。您可能会通过胎儿踢脚的部位来估计他们的姿势，但需要扫描的证实。第一个胎儿臀位或者横位的情况也推荐剖宫产。如果两个胎儿都是头朝下，则阴道分娩的可能性就比较大。如果第一个胎儿头先露，而第二个是臀位或者横位，对此的最佳分娩方式存在不同意见，您可以跟产科医师进行讨论决定。

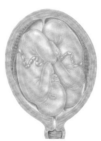 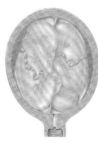 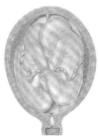 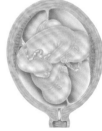

两个胎儿都是头先露　　一个胎儿头先露，另一个臀先露　　两个胎儿都是臀先露　　一个胎儿头先露，另一个是横位

妊娠期较短

双胞胎或者多胞胎的预产期要早于单胎妊娠。子宫的空间不足是一个因素，另外，在多胎妊娠的后期，胎盘的作用会显得不足。因为上述原因，理想的多胎妊娠期长度就较短；对双胞胎，37周就认为是足月；对三胞胎，平均的妊娠长度是34周；对四胞胎，妊娠会持续大概32周；双胞胎中一个胎儿的足月平均出生体重是2.5千克。

大约50%的双胞胎都是早产。尽管如此，早产儿的专业护理水平已经有了很大提高，80%出生体重低于1千克的胎儿会存活，他们中的一些甚至在第23周就出生了。

做好多胎的准备

即使是同卵双胞胎，胎儿也是独立的个体。把他们当作不同的人来对待会有助于他们成长，也有助于您和他们的关系的维持。即使在妊娠期，许多孕妇已经通过胎动的不同规律感觉到了两个孩子之间的差异。

孕后期

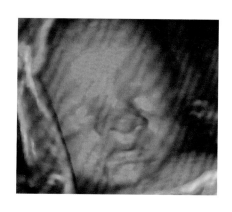

离预产期还有 *66* 天

宝宝今天的样子

胎儿的手臂被举到脸前。从三维扫描图还可以观察到胎儿的内部结构。比如，图中为了更好地显示胎儿的面部，会从一些合适的角度观察，而同时会将挡在旁边的手臂或者腿部的内部结构显示出来。

胎儿在子宫中，以及在出生后最初的几个月内，依靠母体的免疫系统来对抗感染。

如果您的免疫系统将胎儿认为是异物，会对他进行攻击。而事实这种情况一般不会发生。胎儿在子宫中没有产生抗体的能力（抗体会攻击您的组织）。他完全依赖您的帮助来对抗感染，在出生后的一段时间内也是这样。这种保护在出生后也还能继续的原因是您的抗体可以通过脐带进入胎儿的血流。如果您对一些疾病有免疫力，比如绦虫病、腮腺炎、脑灰质炎，还有其他的一些严重感染，您的胎儿会继承这些疾病的免疫力。随着时间的推移，孩子的这种被动免疫会消失。由于这个原因，从出生后第二个月开始，胎儿就要接受疫苗接种计划来建立免疫力。

关注身体

过去的几年中，有很多关于妊娠期妇女进行身体锻炼的研究。最谨慎的结论是，对于健康的怀孕妇女，适当的、有效的、中等强度的锻炼会使她受益。

除了让身体保持健康，让您更有精力，锻炼还可以促使您在分娩时保持良好的状态。分娩其实也是一种锻炼。

有一些关于锻炼的误解：

如果我运动得太多，会伤害到胎儿。您的胎儿会受到羊水的保护和来自胎盘的营养。遵循安全的锻炼指南（见18页），不要从事有激烈身体对抗的运动，因为您可能会摔倒或者受伤，这样您就不会伤害到胎儿。

锻炼会消耗掉胎儿需要的营养。产前检查将对胎儿的发育情况进行监测。所以您和助产士都可以了解到胎儿的发育情况，以及您是否需要增加能量的摄入。如果您存在担心，可以在锻炼之后摄入更多的能量。

做腹部运动会伤害到胎儿。您可以做腹部运动，但在妊娠六个月后不要平躺着做。平躺的危险在于会压迫下腔静脉（血液回流心脏的主要静脉之一）这会造成血压降低和胎儿的血流减少。首先出现的征象是头晕，如

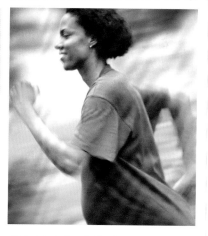

果您侧躺着，症状就会消失。如果还有疑虑，请联系助产士。250页介绍的腹部训练可以提供一些安全、有效的锻炼方法，而不会伤害到您和胎儿。

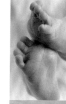

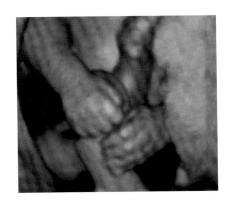

离预产期还有 *65* 天

宝宝今天的样子

胎儿正抓着自己的脐带。脐带的起始部分将来会成为肚脐。由于脐带的螺旋结构和其表面的黏稠透明物质的存在，胎儿的活动不会对脐带造成损伤。

如果您希望在类似家的环境中分娩，而且希望有额外的支持，那么可以考虑在分娩中心进行。

分娩中心是由助产士进行运行和管理的。它强调自然分娩的方式，可以依附于医院的产房，也可以独立选址。一些医院也会建有分娩中心。由于多数女性的分娩不需要医疗干预，这种服务中心就为孕妇提供了更好的选择，而不是医学气氛浓厚的医院环境。分娩中心的环境更加放松和自由，您会得到助产士持续的支持，甚至会由一位助产士来陪伴您整个的分娩过程。另外，这里的助产士对于无医疗干预的分娩有丰富的经验，这些因素都有助于您顺利地自然分娩。如果您想在分娩中心进行分娩，那么您的妊娠需要没有并发症，而且在分娩时不太可能需要特殊的医疗干预。如果出现了并发症，您将会被转到医院产房，不过这种情况很少见。

家才是最重要的

可以睡在自己的床上，被那些爱着自己的人照顾，这些就足够让您选择在家分娩了。在家中可以无拘无束，可以自由活动，可以畅所欲言，利用重力或者尝试不同的分娩姿势，这些都会让您的分娩更顺利、更快。助产士会向您解释需要做些什么，所以多听取她的建议。同时，在分娩那天要有心理准备：您可能会改主意而去医院分娩。

咨询助产士

我打算在家中分娩，我的两个4岁和6岁的孩子可以在场吗？

没有比婴儿的降生更奇妙的事情了，所以您会希望年长的孩子可以亲自见证这个过程。尽管如此，在让他们得到允许之前，您需要谨慎考虑。首先，就算是最轻松的分娩也会有疼痛，而年幼的孩子看到母亲承受疼痛可能会感到悲伤。另外，当看到新的兄弟姐妹从您的身体中出来，身体被各种物质覆盖着，孩子们可能会被吓到。所以告诉他们所有的事情，并向他们解释，那些哭喊、叫声和粗口是让婴儿出生所必需的。您还要提及您可能会哭泣甚至呕吐，以便让孩子有心理准备。让他们知道可能会看见血，婴儿会连在脐带上（这很可怕）。如果孩子想吐，让他们在您身边躲着，或者等分娩结束再让他们进来。

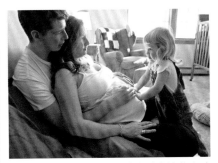

和您的配偶好好讨论一下彼此对分娩整个过程有哪些想法和期待，然后把愿望、想法、感受等都写到分娩计划中，以便于和助产士进行协商和详细解释。

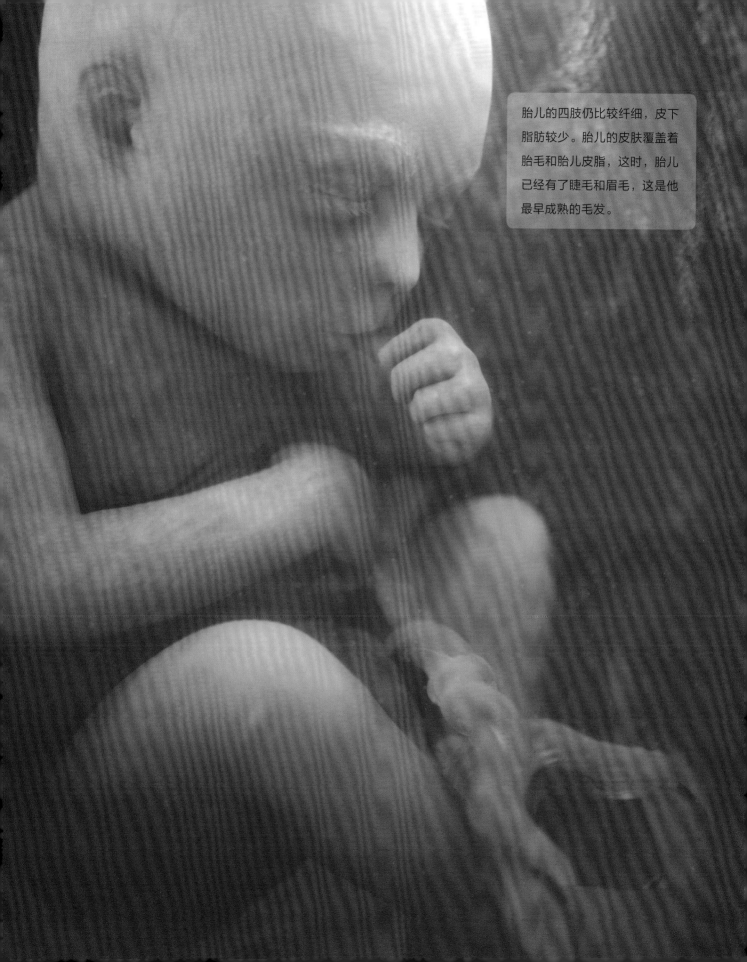

胎儿的四肢仍比较纤细，皮下脂肪较少。胎儿的皮肤覆盖着胎毛和胎儿皮脂，这时，胎儿已经有了睫毛和眉毛，这是他最早成熟的毛发。

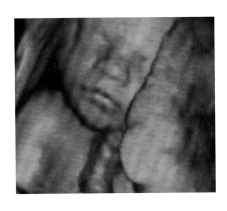

离预产期还有 *64* 天

宝宝今天的样子

胎儿正靠着胎盘休息，胎盘在他的左侧，而脐带正位于胎儿的下巴下面。胎儿的眼睛闭着。这幅扫描显示图显示的是胎儿最安静、最深的睡眠状态。

当胎儿制造红细胞的功能完全成熟以后，从理论上讲，您的免疫系统有可能对胎儿产生伤害了。

在第30周的时候，胎儿的造血中心由肝脏转移到了骨髓。这些红细胞的血型通常和您的不同。少部分的血细胞会透过胎盘进入您的血流，您的机体会将其视为异物并进行攻击。

您的血型并不重要，因为尽管ABO抗体会攻击进入您的循环中的胎儿的红细胞，但此抗体不能透过胎盘，所以不会伤害胎儿。故您和胎儿的ABO血型不同也没有关系。但Rh血型会有影响，人群中85%为Rh阳性，15%为Rh阴性。如果您是阴性而您的配偶是阳性，那么胎儿就可能出现Rh阳性的血型。

Rh阴性血型的女性会产生针对Rh阳性血细胞的抗体，这种抗体的体积小于ABO型抗体，可以通过胎盘。这会造成对胎儿血细胞的攻击，引起胎儿溶血。一般第一胎都不会有问题。Rh阴性的女性怀第二胎时会在妊娠后期接受一次到两次抗D抗体的注射，这种抗体不会通过胎盘。同时，这种抗体会将您循环内的胎儿红细胞清除，防止您的免疫系统启动，避免胎儿溶血。

关注健康

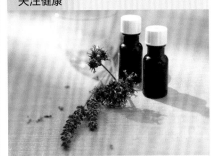

良好的睡眠

失眠是妊娠期间的常见问题，可以导致孕妇疲乏、焦虑、紧张和易怒。

中药西番莲和缬草在妊娠期可以安全使用，睡前服用可以有助于放松和加快入睡。

熏衣草和甘菊精油可添加在浴盆中，或者滴在枕头上，可以安神、放松。

顺势疗法，熏衣草6C、粗咖啡6C、马钱子6C可以帮助睡眠，如果您夜间经常醒来，可以在睡前服用。

羊水

胎儿每天产生并会吸收大约0.5升的尿液，羊水的容量高峰会在第35周达到1升。这之后羊水量开始下降，在过期妊娠中（见391页），羊水的量甚至会降到100~200毫升。

羊水的容量不足称为"羊水过少"，这可能提示胎儿的发育受限或者有肾脏疾病。

羊水容量过多称为"羊水过多"（见471页），这可能是由于双胎或者多胎妊娠导致的，也有可能是胎儿畸形或者母亲患糖尿病导致的。

在妊娠第40周以后，要经常监测羊水量，以防羊水过少。如果过期产儿存在风险，那么会推荐进行引产（见430页）。

孕后期

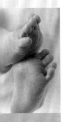

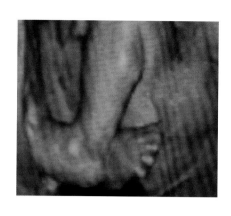

离预产期还有 *63* 天

宝宝今天的样子

胎儿两腿前后交叉。胎儿仍然可以将双腿伸展，或者弯曲到头顶，所以根据胎儿的脚踢出的部位并不能说明他的头在另一个方向。

硬膜外麻醉在分娩镇痛中很常用，如果您的痛阈较低，就可以考虑使用。

许多妇女希望在硬膜外麻醉（见402、403页）下行无痛分娩，甚至在分娩还没开始时就希望提前麻醉。尽管如此，您需要知道的是，必须在分娩启动后才可以进行麻醉，所以您仍需要经历一些宫缩疼痛。硬膜外麻醉通常很有效，但有时会出现阻滞不完全或者双腿阻滞存在差别的情况。有些妇女认为自己无法承受产痛所以决定硬膜外麻醉。有些妇女在开始时表示不需要麻醉，却在中途改变主意，因为初产妇通常不了解分娩的疼痛程度。

选择性剖宫产（见436、437页）指在分娩前就预订进行，通常是由于一些医学上的原因，比如前置胎盘（见212页），而不是仅仅由于产妇自主选择剖宫产。剖宫产是一项腹部手术，所以多数情况下还是阴道分娩比较安全。剖宫产需要更长的时间进行术后恢复，所以只有在必要的时候才采用。

真相

婴儿出生恐惧症

这是指对婴儿出生过度恐惧而产生的心理疾病，可分两种：原发性产前恐惧症甚至在青春期就发病，继发性产前恐惧症主要与之前的分娩创伤体验有关。恐惧的临床表现有噩梦、极度焦虑、恐慌感。

如果您有婴儿出生恐惧症，助产士会给您推荐一位懂得心理健康方面的产科顾问，或者直接推荐您到心理医生那里进行治疗。一些专家认为催眠疗法可以缓解潜意识中对分娩的恐惧感。如果您无法克服对自然分娩的恐惧，可能会建议剖宫产（见436、437页）。

关注配偶关系

舒适的性爱

您需要通过尝试来找到舒服的性爱体位。因为配偶会压在您的腹部上，所以多数孕妇会发现传教士体位变得越来越不舒服。您可能发现女性上位会比较容易，因为不会对腹部造成压力。后位也是不错的体位。其他的舒服的体位还包括：对坐位，后背位，侧卧位。

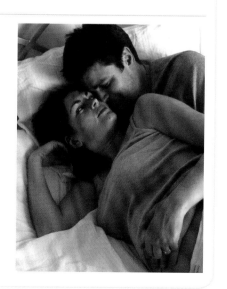

孕期第32周

助产士会对子宫中胎儿的姿势进行监测

　　胎儿的最终姿势可能还没有固定下来，但评估胎姿势会作为常规检查。子宫中还有胎儿可以伸展四肢的空间，而且他会变得更有力、更活跃，您对此将深有体会。随着肚子越来越大，您在坐着或躺着的时候会很难保持舒服，行动也变得越来越困难。

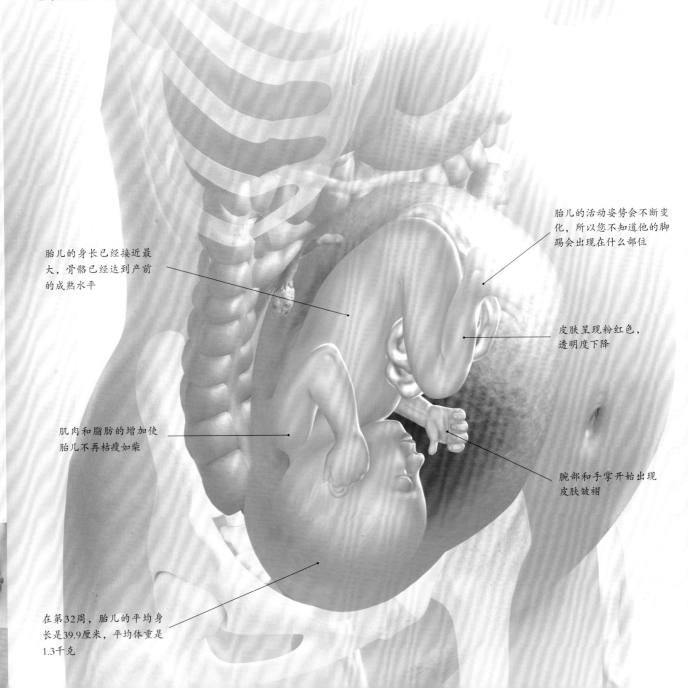

胎儿的活动姿势会不断变化，所以您不知道他的脚踢会出现在什么部位

胎儿的身长已经接近最大，骨骼已经达到产前的成熟水平

皮肤呈现粉红色，透明度下降

肌肉和脂肪的增加使胎儿不再枯瘦如柴

腕部和手掌开始出现皮肤皱褶

在第32周，胎儿的平均身长是39.9厘米，平均体重是1.3千克

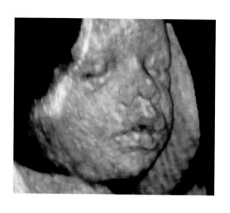

离预产期还有 *62* 天

宝宝今天的样子

在接下来的两周中，羊水的量将达到最大，然后会逐渐下降。羊水的四个最深的地方会增加到15~20厘米，为胎儿提供活动的空间。

如果您在妊娠期间听音乐，胎儿也会和您一起听，这对他可能是有益的。

您可能已经注意到，当您听音乐时，胎儿会变得更活跃。有记录表明，胎儿会随着音乐的节奏活动，甚至呼吸。有一种说法是，某些音乐类型可能会促进胎儿大脑的发育。

一项叫作"胎儿莫扎特"的大脑强化研究宣称，莫扎特某些音乐的特殊旋律会比其他音乐，甚至其他作曲家的作品更能促进大脑的发育。尽管如此，这个伪理论已经被揭穿。一些研究发现，处于上大学年龄段的学生，在听了古典音乐后会有空间想象力的短暂和轻度的提高。但这项实验并没有对儿童和胎儿做研究。这项研究没有重复进行，而且对其结果的解释有不同的说法。

无论是否能增强胎儿的智力，听音乐至少会让您放松，这在妊娠期间是有益的。如果您随着节奏轻轻摇动身体，胎儿可能会被摇睡着。

关注身体

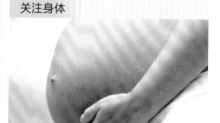

肚脐突出

您可能会惊讶地发现，本来好看的肚脐现在突出来了。这是由于迅速扩张的子宫压迫造成的，子宫增加腹部的压力使肚脐突出。

一些女性认为突出的肚脐很难看，于是选择用衬衫或者高腰裤子来遮盖。您亦可使用腹带（见179页）来使肚脐回缩。

肚脐突出是妊娠的正常现象，产后几个月就可以恢复正常。但是您可能发现，就像身体其他部位的情况一样，肚脐会变得越来越松弛。

咨询助产士

"活动分娩"是什么意思？

"活动分娩"是指在分娩的第一阶段保持活动，在第二阶段可以保持站立、下蹲、跪姿或者四肢着地的姿势，这样可以使临产和分娩更顺利，疼痛更轻。巧妙地利用重力可以帮助骨盆打开，促进胎头压迫子宫颈，使其扩张。

为了保持活动可练习下蹲（见422页）：需要花些时间来掌握，但这可以有效地加快分娩。当下蹲时，保证您有足够的支撑，比如来自配偶的。

通过一个妊娠球或者小布袋来保持跪姿，进行放松。可使用分娩池来进行水中放松。如果您因为接受引产而需要输液，可以使用较长的输液管来保证您可以自由活动。选择移动性硬膜外麻醉来保证您可以活动。如果躺下会使宫缩停止，那么您可以站起来继续活动。

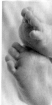

离预产期还有 *61* 天

宝宝今天的样子

随着大脑对感觉信息的处理能力增强，胎儿手的协调性增加了。眼睛可能会睁开，但持续时间很短，可以减少乱动的手指接近眼球的机会。

在这一时期，胎儿已经达到出生身长，但他还很瘦弱，需要增加脂肪和肌肉。

现在，胎儿的肌肉和脂肪组织继续增加。他的皮肤增厚，透明度增加，并且由于皮下血管被肌层覆盖使皮肤呈现粉色而不是红色。胎儿的垂体开始分泌生长激素，但在出生前，这对他的发育并不会起作用。相反，胰岛素和胰岛素样生长因子的作用却很关键。胎儿的骨骼已经达到产前水平，身长停止继续增加，但胎儿仍显得很瘦弱。

扫描师可以通过超声扫描来很好地估计胎儿的体重，但是他最终的出生体重主要取决于出生时的妊娠周数。在妊娠期，胎儿的体重会不断增加，不过在妊娠最后的几周，增重主要是脂肪沉积而不是肌肉。

关注双胞胎

婴儿服装

给双胞胎穿一样的衣服会看起来很可爱，所以您可能会购买，或者收到很多成对的衣服。但是穿不同的衣服可以有助于将他们区分开，并且让大家把他们当作两个独立的个体对待，这对孩子的成长是有利的。

还有一件事您需要考虑：如果双胞胎中的一个弄脏了衣服，是不是给他们俩都换呢？您可能会发现：可选择的太多也是麻烦。如果只有两套衣服，那么他们就别无选择，不用考虑太多款式和颜色是否配对的问题。

新生儿不会在乎自己穿什么。但如果您总是让他们穿一样的，在学步的年龄他们就会注意到这一点，于是，当两人衣服不同时会让他们产生忧虑。

如何给孩子选择衣服由您来决定，但是您可以这么做：给他们穿配对的衣服，但颜色不同，或者颜色相同款式不同也可以。只有在特殊的场合才让他们穿得一模一样，比如照全家福或者其他的特殊情况。

将您收到的成对的套装给其中一个孩子穿，下次收到的给另一孩子穿。

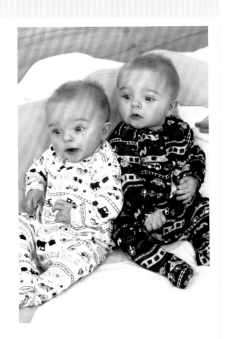

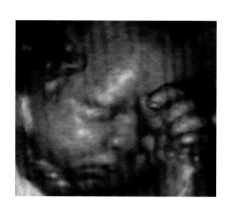

离预产期还有 *60* 天

宝宝今天的样子

图中，脐带绕在胎儿的肩膀和手腕上。这很常见，事实每天胎儿的脐带都有贴在身上的情况，尤其是在接下来的几周，因为胎儿会经常变换姿势。

磕磕碰碰在妊娠中很难避免，而胎儿对此通常根本不知情。

咨询母亲

集中精力工作越来越难，下面的几个星期我该怎么办？

随着胎儿以及您的体重的增加，您会发现自己精力下降，注意力不集中。这很正常，不过可能会对工作造成影响。首先，经常休息。把脚搭高、闭上眼睛休息几分钟。多喝水，因为脱水会使情况变得更糟。同时，要吃健康的辅食，少量多次，这样可以减少疲劳。适量吃些含铁丰富的食品尤其重要，比如干果等，因为缺铁很容易让您感觉疲劳。

随身带一个小本，把需要记住的事情写下来，不要怕麻烦。这可以防止遗忘，让您把精力集中在当前的工作上。这还可以让您一天的生活有清晰的计划，把重要的事情优先解决。最后，还要有足够的睡眠，这样在早晨起来的时候您会感觉到很清爽。

您的肚子越来越大。当您走路的时候，肚子也会随着您的步伐来回摇晃。有时候您也许会忘了自己比以前胖了很多，您可能会试图挤过狭小的空间，可能会在餐馆用餐的时候把椅子和桌子拉得很近，然后发现自己被困住了。就算您发现

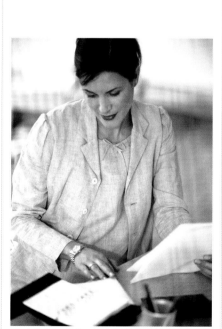

手边放个记事本，写下每样需要做的事情，写下打电话时准备说的内容，写下邮件中需要包含的内容。

有时候肚子会晃来晃去，这根本没什么好担心的：胎儿受到羊水的保护，很安全，可以缓冲这种摇晃。用不了多久您就可以恢复正常或接近正常的体型了，那时候回想起来，您会很惊讶当时自己是如何适应那么大的肚子的。

关注健康

心悸

一段快速心率，或者偶尔的漏跳，或者清楚地感到自己的心跳，这些情况被称作心悸（见469页）。在妊娠期这是正常现象，通常不需要担心，只是循环产生变化的结果，还有腹部增大的原因，当然，过度的紧张和焦虑也是因素之一。

尽管如此，若您的心悸伴有胸痛或者呼吸困难，或者您感觉心悸的发生更频繁了，请通知您的助产士。

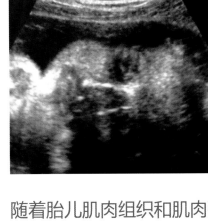

离预产期还有 **59** 天

宝宝今天的样子

扫描通常对头围、腹围、骨骼进行测量来估计胎儿的体重。有趣的是，平均来说，男性胎儿的体重开始超过女性胎儿了。

随着胎儿肌肉组织和肌肉强度的增加，他可以做出更复杂、更有力的动作了。

胎儿的肌张力需要一些时间来成熟。在妊娠的这一周，胎儿对头部的控制改善了，腿部肌张力的增加可以允许更顺畅、更复杂的动作。这是仅有的一次，手和上肢的发育落后于腿和脚，它们还需要另外三周的时间来达到同等的肌张力和运动水平。

在最后的几周，同一种"胎姿势"在扫描上出现的概率越来越高。这不仅是因为空间的不足，还因为胎儿四肢的屈肌（弯曲肘、臀、膝等）张力大于伸肌（伸展四肢）张力。

您还会注意到胎儿的活动多于其他任何时候。您只能感受到他触碰到子宫壁的活动，所以您察觉不到的活动其实更多。胎儿在子宫中的活动很重要：可以增强他的协调性、强壮骨骼，可以增加肌肉组织。肌纤维的数量会一直增加到第38周。从那时起，肌纤维会随着锻炼而伸长、加粗，进一步增加肌肉重量和强度。

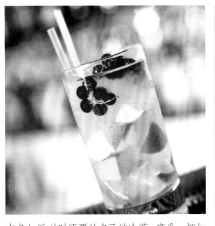

在参加派对时不要让自己被冷落，享受一杯加冰的水果汁，可以加入苏打、奎宁水或者姜汁来起沫。

不含酒精的饮料

有很多不含酒精的饮料供您搭配：酸梅果汁/橙汁/柠檬汁/姜汁。葡萄柚汁/酸梅果汁/苏打水或者奎宁水。

起泡苹果汁/混合苦腊树皮/加糖。橙汁/苦柠檬。柠檬汁/凤梨汁/橙汁/石榴浆/苏打。柠檬汁/酸橙汁/橙子汁/姜汁/加糖。苹果汁/桃汁/姜汁。

咨询助产士

性高潮会导致分娩开始吗？

对于没有并发症的妊娠，性高潮不会导致早产。但性高潮会触发本来即将发生的临产。如果您有任何早产的预兆，或者羊水已破，建议您避免性生活。这是因为性生活会导致催产素的分泌，进而触发宫缩。高潮可能会增加布雷希氏收缩的发生。

如果您已经过了预产期，而且即将临产，性生活可能会导致临产的发生。这主要有两方面因素：一是精液中的前列腺素会松弛宫颈；二是高潮导致的宫缩会增加真正的宫缩发生的机会。

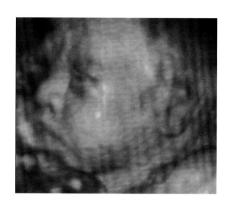

离预产期还有 **58** 天

宝宝今天的样子

胎儿睁着眼睛，皱着眉头。当四肢的肌肉在发育的过程中时，面部肌肉也开始进行试用，会导致出现很多奇怪的表情，但这些表情并不代表胎儿的情绪。

胎儿的姿势会对分娩造成影响，不过他还有很多时间可以进行调整。

每次进行产前会面时，助产士都会对胎位和胎姿势（见336页）进行检查。在第32周时，有15%的胎儿是臀位，但在足月妊娠时，只有3%～4%的胎儿是臀位。这是由于胎儿有很多的空间可以进行活动。在第36～36周之后，由于活动空间不足以进行大的反转动作，胎儿的姿势通常不会再发生变化。助产士可能会给您提供一些改变胎姿势的建议或者推荐您进行外倒转手法（ECV）（见362、431页），来对胎姿势进行调整。如果您的胎儿是臀位，助产士可能会建议您在第37～38周时再进行一次额外的扫描来确认胎姿势。对助产士来说，只用体格检查来准确判断胎姿势很困难。

关注父亲

寻找平衡

妊娠后期，多数女性会减少行动，比如减少锻炼、减少做家务等。您的配偶会面临挑战，当她意识到再也不能像以前一样轻松完成各种事务时，某种程度上说，她生活的独立性下降了。

您可以在妊娠后期为她提供极大的帮助，但是要掌握好足够的支持和过分的干涉之间的差别。您的潜意识可能会希望像"超人"一样，完成所有的工作，但如果您干涉太多可能会让您的配偶感到沮丧。试着让她来主导，在她需要的时候提供帮助，同时给她一定的自我空间。

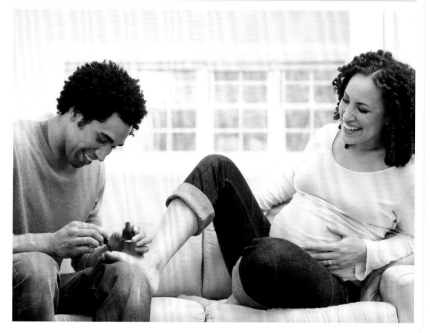

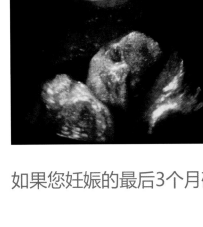

离预产期还有 57 天

宝宝今天的样子

从图中可以看到目前在胎儿的周围还有多少羊水。羊水在超声图上显示为黑色，有时黑色的背景中会有一些斑点，这是胎儿在发育过程中脱落的皮肤和毛发细胞。

如果您妊娠的最后3个月碰巧遇到了夏天，保持凉爽和舒适将成为真正的挑战。

遇上热天，胎儿会让您汗流浃背，因为要多饮水来保持体内的水分。可以随身携带一个小喷壶（前一天晚上放在冰箱里冷藏），感觉太热的时候在身上喷些水。

选择天然织物的无袖上衣，比如亚麻和棉质的，这可以保持透气。

如果您希望将手臂的部分或全部遮盖住，可以穿短袖的针织衫。外出时要戴上遮阳帽和太阳镜，尤其是长时间在阳光的直射下时。

选择人字拖鞋或者低跟凉鞋，可以让脚透气，这些同样适用于您的脚发生肿胀的情况（见466、467页）。

关注胎儿

倾听胎儿的心跳

在妊娠很早的时期，胎儿的心脏就开始跳动了，没有什么比亲自听到胎儿的心跳更让人高兴和安心的了。助产士可能会用各种不同的设备来听胎心，包括听诊器、多普勒仪等。胎儿的心率在120~160次/分（有一定的误差），这比您自己的心率快很多，成人的心率一般都在100次/分以下。

听胎心的唯一目的就是确保它在正常范围内，并让准妈妈安心。如果胎心率存在异常加速或者减速，医生或者助产士会安排一些检查来确定胎儿的情况。一些女性认为听胎心可以帮助在分娩前就和胎儿建立联系。

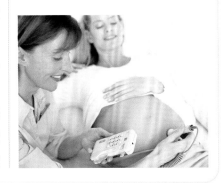

真相

最初的几小时和几天

您需要为胎儿出生后的最初一段时间做好准备，下面是一些您可能会感兴趣的事实：

分娩后您可能会马上全身颤抖，如果发生呕吐，也不要担心，这都是很正常的现象。

新生儿通常不懂得配合哺乳（见446、447页），和您一样，他也需要实验。

产后痛（当给胎儿哺乳时，子宫会有被钳子夹住的感觉）可能会和宫缩的痛一样剧烈。

您产后第一次排尿和排便会感到不适。

在当母亲的最初几天，您可能会感觉非常脆弱，需要自己的母亲帮忙。

恶露（产后出血）可能刚开始会很难处理，即使您使用较大的卫生巾。

孕后期

离预产期还有 **56** 天

宝宝今天的样子

这幅扫描图显示了胎儿脐带的血流，颜色表示血流的方向。较细的脐动脉将血流输送至胎盘，它在途中显示为蓝色，并缠绕着中心的脐静脉（红色部分）。

找到放松心情和身体的方法，也是保证良好睡眠的最佳途径。

您可能会有睡眠问题，部分原因是由于增大的腹部让您无法找到舒服的姿势躺着，同时也可能是由于您的思想负担太重。试着每天晚上都用一些时间来和配偶一起放松，并和您的肚子建立亲密。花些时间，即使是10分钟也可以，来忘掉其他的事情而只关注您自己，这样，您的身体、您的配偶还有胎儿都可以恢复精力。

保持舒服的姿势躺着，注意力集中在自己的体内，将外界的所有烦恼都忽略。慢慢减慢呼吸，想象一个地点和时间，在那里您感觉放松和喜悦，比如休假时您漫步在沙滩上。接下来握紧拳头，然后依次放松身体各部分的肌肉，或者想象一股热流慢慢穿过您的四肢，让您感觉温暖，沉重，然后放松。

您可以让配偶也参与进来，他可以坐在旁边，把头或者手放在您的肚子上，调整呼吸频率，和您保持一致。他可以只是躺在您身边，甚至不用说话，就能帮助您放松，同时让你们感觉亲密。

运动服装

在最后的3个月中，穿上合身的运动服，可以让您对运动的感觉以及运动本身彻底改观。

在妊娠期，穿上运动服也可以很好看，同时还可以为肚子和胸部提供支撑。注意尺码要合适，穿着几个月前合身的衣服下蹲会让您很不舒服，不能自如活动。

市场上有很多妊娠期的运动服，裁剪得体，可以为腹部提供足够的空间。如果您喜欢在运动的时

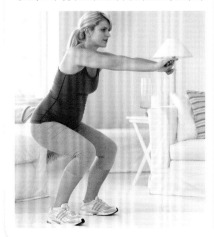

候遮盖住身体，那么可以穿大号的T恤、田径装或者宽松的短裤。着装需要让您感觉自信和舒服。

还有一些很好的腹带可以使用，可以让您的有氧运动更舒适，尤其是当您怀有双胎或者多胎的时候。大多数腹带的原料都是弹性织物，尼龙扣可以调整尺寸来适应您的腹部。或者，您可以用绸布绷带绕在骨盆区，即肚子的下面，来为肚子提供支撑。

在妊娠的这个时期，您的乳房还需要额外的支持，尤其是当您锻炼的时候。合身的运动型内衣对任何锻炼都有用，因为柔软的乳房组织会因为不断增加的重量和压力而变得脆弱。如果您的乳房很大，运动胸罩也不能提供足够的支持，那么可以在运动胸罩的里面套一件普通款的胸罩。

孕期第33周

很难想象和一个新生儿在一起生活会是什么样子。

所有即将成为母亲的女性，不只包括第一次怀孕的女性，都会发现很难设想孩子出生后的生活。最后几个月中的想象、憧憬和希望马上就要成为现实，而现实可能会和您原先预想的有很大差别。您会发现把精力放在实际的问题上，比如庆祝降生和婴儿护理等，会对您有所帮助。您可以制订一些产后恢复计划。

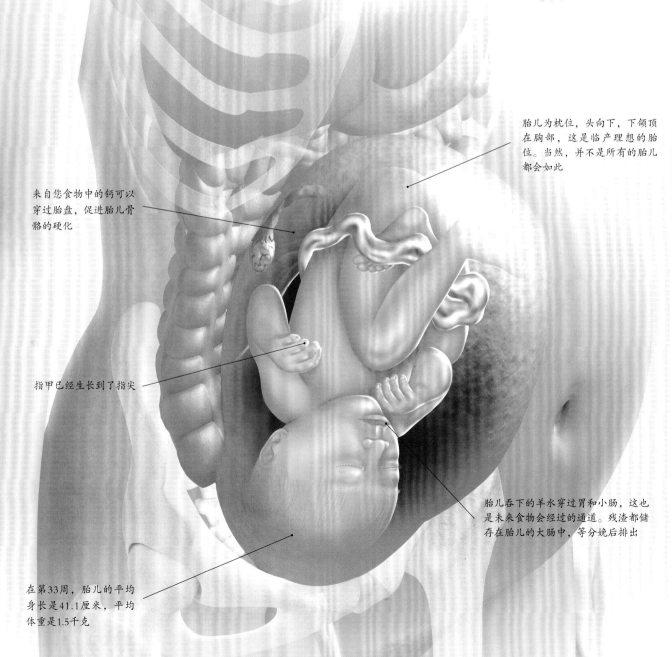

胎儿为枕位，头向下，下颌顶在胸部，这是临产理想的胎位。当然，并不是所有的胎儿都会如此

来自您食物中的钙可以穿过胎盘，促进胎儿骨骼的硬化

指甲已经生长到了指尖

胎儿吞下的羊水穿过胃和小肠，这也是未来食物会经过的通道。残渣都储存在胎儿的大肠中，等分娩后排出

在第33周，胎儿的平均身长是41.1厘米，平均体重是1.5千克

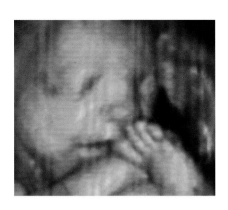

离预产期还有 **55** 天

宝宝今天的样子

胎儿将双手交叉托着下巴，在嘴和鼻子的附近还能看见胎儿的一只脚。看起来胎儿是个不错的柔术表演者，因为他还很瘦弱，关节的柔韧性会很大。

如果您觉得自己的体重失控了，很有可能会认为身材将永远无法恢复，但事实是它会的。

在最后的3个月，您的体重每周可能还会增加0.5~1千克，但是妊娠的最后几周速度会减慢。现在，您的腹壁可能被拉伸，肚脐可能会突出的很明显，甚至透过衣服也能看见（见319页）。您可能在妊娠中期就出现了妊娠纹，即下腹部黑色线状色素沉积（见170页）。

像多数女性一样，您可能对生一个孩子感到高兴和兴奋，但是对产后的身材恢复存在疑虑。一些女性想到肚子可能再也回不到之前的形状了，会为此感到伤心，这种想法很正常。毫无疑问，只要努力工作和积极锻炼，并且继续妊娠期间的健康饮食，那么您的身材会回到产前的状态，而您的肚脐也会恢复到之前的凹陷状态。关键是您要记住这需要一些时间，毕竟增加这些体重用了九个多月的时间。

咨询助产士

我想一直工作到分娩,这可以吗?

是的，您可以这么做，但是您需要医生的证明来保证您的身体情况允许。作这个决定之前要认真考虑清楚，妊娠后期会非常疲劳，如果您的工作很劳神或者劳体，最好还是在预产期之前开始休假。您还需要时间来为孩子的到来做准备。

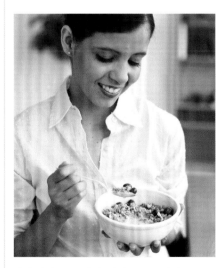

富含膳食纤维的食谱对您的健康有益，尤其在这3个月中可以缓解便秘。多吃一些全麦食品。

关注营养

纤维有益

纤维素在妊娠的最后3个月中非常重要，它可以帮助消化系统更有效地工作。膳食纤维属于食物中不可消化的那部分，是促进肠道运动的最天然的方法。多吃全麦食品、水果和蔬菜可以让您获得足够的纤维。

孕妇的标准是每天摄入25克纤维素。为了让您对这个量有形象的认识，举例说明：一个中等大小的鳄梨或者香蕉中含有3克，包含同样量的还有一份甘蓝、蓝莓、棕色大米或者大豆。每天吃3~4份水果，在食物中添加蔬菜，选择全麦面包和棕色大米会提供较多纤维素。

纤维素会让您的饱腹感来得更快、更持久，可以防止暴饮暴食和过度增重。它还可以帮助控制糖尿病，降低胆固醇，减少心脏病风险。

孕期第33周

327

离预产期还有 *54* 天

宝宝今天的样子

在这一周，胎儿的指甲会完全成熟，并达到指尖。由于浸泡在羊水中，所以指甲非常软，在出生后，胎儿的指甲会变硬，会抓伤自己，需要戴指套或修剪。

每40分钟，胎儿吞入的羊水就会把胃充满，然后再吐出到羊膜腔中。

胎儿每天都会吞入半升的羊水，对其进行循环，除了可以提供营养、蛋白质，吞入的羊水还有助于消化道的发育。胎儿的味觉已经得到了很好的发育，甚至如果您吃辛辣的食物，他会在羊水中分辨出这个味道。羊水并不是进入肺，而是进入胃，并在其中短暂储存。每40分钟胃就会被充满，不过在第35周后，胃的体积会增大，可以容纳80分钟吞入的羊水。平滑肌的收缩将羊水送入小肠和大肠。羊水在消化道的运行过程中，水分被重吸收，废渣或者"胎便"就会储存在结肠中。结肠中储存的胎便会在分娩前将其充满，因为在分娩前胎儿不会将胎便排出。胎便包含有脱落的皮肤细胞和胎毛胎脂。由于胆红素的原因，胎便会呈现浅绿色。胆红素是红细胞的降解产物。

关注出生

假警报

在接下来的几周中，您和配偶期待着孩子的降生，您会经历几次假临产，尤其是对于初产妇来说。假临产随时可能发生，不管白天还是黑夜，不管您有重要会议还是着急赶工作。

您和配偶应该对临产（见407~409页）的先兆有所了解，这样会很有帮助。如果您无法确定，请联系助产士来判断是否临产，而不是自己主观臆断。助产士在判断假临产方面会很有经验，而且乐于为您提供帮助。

皮肤瘙痒

腹部皮肤感觉瘙痒很常见，由于皮肤被拉伸变薄，会变得干燥。您可以用润肤霜保湿。

尽管如此，如果您的瘙痒很严重，或者发生在手掌和脚掌，请联系医生。瘙痒可能是妊娠黄疸（见471页）的症状，这是一种与肝脏有关的少见的妊娠疾病。它会导致胆盐进入血流，造成皮肤（尤其是手掌和脚掌）瘙痒，不过没有皮疹的表现。这种疾病还会导致维生素K缺乏。维生素K对凝血很重要，它的缺乏会导致孕妇或者胎儿的出血，结合胆红素的药物以及维生素K补充剂治疗将会很有效。也有一些研究建议通过提前引产（第37周）来防止合并症的发生。妊娠黄疸会在分娩后自愈，通常不会造成肝脏的永久损害。

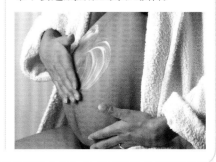

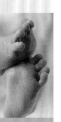

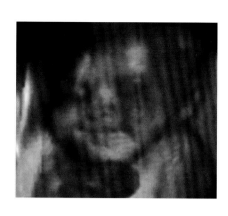

离预产期还有 53 天

宝宝今天的样子

您的姿势也会对胎儿在子宫中的姿势造成影响。由于重力的影响，无论您站立、坐下，还是侧躺着，都会对胎儿的翻身和依靠方向产生作用。

随着您腹部的增大，您会自然地在走路时扶着自己的肚子。

由于腹部不断增大，您现在可能需要改变运动方式了。您需要重新设定跑步机，您已经不能进行长时间、快速的（或者根本不快）步行了。如果您发现步行会让您的肚子和骨盆感觉疼痛不适，可能会自然地用双手托着肚子来提供额外的支持，让骨盆和背部放松。一些孕妇甚至会感觉"孩子要掉出来了"。

您可能会需要妊娠腹带，它由弹性材料制成，可以为腹部提供支持，减轻背痛。

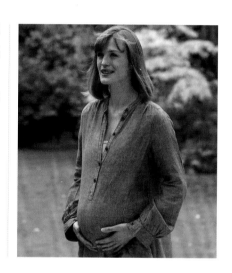

在妊娠后期，挺着大肚子缓慢散步时，肚子会来回摇晃，您会本能地用手来扶住孩子。

买一个婴儿看护器

婴儿看护器最早出现在20世纪80年代的英国，现在已经有各种不同的型号，所以您可能会很难选择。虽然仪器各有不同，但都包括一些基本的结构，至少有两个部分：一部分发送胎儿的声音信号；另一个带在您身上的部分可以让您听到胎儿的哭闹。

附加的结构包括：一个动态的光声显示器，低电量警报，超出工作范围警报，外接电源和电池的切换。对于这些附加结构，您可以根据自己的偏好和预算来选择。

关注胎儿

调整胎姿势

您在妊娠期的运动可能会影响胎儿的姿势。最佳姿势为：胎头朝下，面向您的背部，下巴贴在胸壁上。您可以采用一些方法来帮助胎儿达到这种姿势：

保持一段时间的四肢着地的姿势，左右晃动臀部，或者将您的背弓起，再放下。

坐下，使膝盖低于骨盆，胎儿会轻微向前倾斜。

跪姿，趴在一个健身球或者垫子上。坐在健身球上，双腿轻微分开，膝盖低于臀部，然后摇晃骨盆。

打坐姿势，端正上身坐在地板上，两脚掌心相对，膝盖向两侧打开，放松肘关节将其放在大腿内侧。

游泳特别是蛙泳可以帮助打开骨盆。

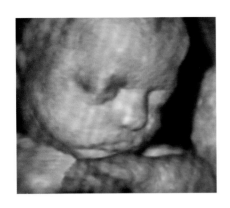

离预产期还有 **52** 天

宝宝今天的样子

图中显示胎儿的鼻梁的形状更明显了。胎儿的脸显得更加圆润，从现在开始，有的胎儿就会是胖乎乎的了。头顶和侧面的阴影会不断造成头发生长的假相。

在妊娠的这一时期，胎儿的指甲已经长成，到达指尖。

现在，胎儿的指甲长到指尖了。指甲最早出现在第23周，而由于上肢的发育快于下肢，脚趾甲在第27周开始生长。未来的指甲会从手指和脚趾的末端开始生长，即甲皱形成的部位。在甲皱的基底部，细胞开始硬化为指甲，这个过程叫作角化。

指甲的生长来自甲床中新细胞的形成。需要九周的时间指甲才会到达指尖，而脚趾甲完成这个过程还需要另外四周。

指甲的颜色都相同，白色的部分出现是因为下面没有甲床，所以没有丰富的血供，而血供是指甲颜色的来源。由于指甲已经到达指尖，出生后不久可能就需要给胎儿剪指甲了，胎儿指甲非常柔软细腻，您可能会发现用牙咬指甲比剪指甲更有效。或者当孩子睡着不乱动的时候，您可用婴儿指甲刀来给孩子修剪指甲。

关注身体

妊娠期间，瑜伽是一项有益于身心健康的运动，可能会是您为运动分娩（见333页）做好准备的重要保障。教练会根据您的身体和妊娠阶段来制订您的训练计划。

下面的几种动作都有助于打开骨盆、加强腿部。通过妊娠期间的训练，您可以在分娩时更自信和有效地使用这些动作。当您训练下蹲时，最好有配偶在后面进行保护。

保持下蹲姿势，脚后跟着地，背伸直，在不吃力的情况下可以全蹲。

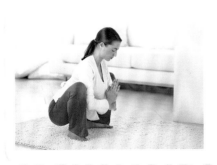

左腿伸直坐下，右腿弯曲，轻轻转动身体，掌心放于地面来提供支持。

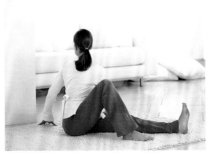

坐下一条腿伸直放于身后，另一条腿盘曲在腹部下方，手臂上举，进行深呼吸。

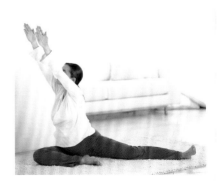

孕后期

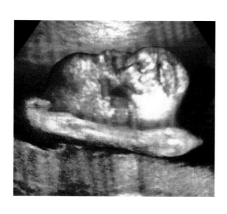

离预产期还有 *51* 天

宝宝今天的样子

图中胎儿侧躺着，手臂垫在头下面，手臂的一部分图中没有显示。这种图像可以看到手臂的内部结构，肘关节的骨骼和部分前臂骨也可以在图中看到。

为了适应胎儿马上就要出生的事实，您需要开始关注产后的生活。

朋友亲戚开始讨论您产后的事务，以及和孩子一起生活的景象。

如果这是您的第一个孩子，您可能还不太了解做母亲意味着什么。即使您已经有了一个或者两个孩子，但您永远无法确定再多一个孩子生活会有什么变化。经历分娩，迎来一个新生儿总归不是一件容易事。无论您感觉兴奋还是害怕，或者感觉还没准备好（通常这三个感觉会接踵而至），您都应该和亲密的人谈谈您的感受，谈谈您所想的，希望的产后生活是什么样的，比如，什么时候祖父辈的人会来拜访，什么时候您希望办一个满月宴或者起名派对，或者这些您都不想要。这会让您习惯接受一个事实，除了怀孕，更重要的是您会有个孩子和您一起生活。

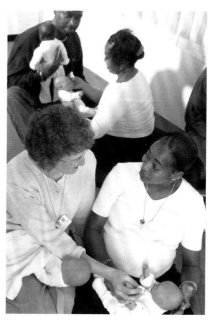

产前课程是一个交流信息和想法的好机会，大家都有相似的经历，很可能建立长期的友谊。

咨询助产士

参加产前课程有什么好处？

您可以有机会分享信息、观点、恐惧和对分娩的担心，在一个轻松的环境中讨论并决定自己的分娩方式。您还会遇到很多准父母，和他们建立友情，并且在产后成为父母之后也互相支持。在多数课程中，您会得到如下一些建议：

· 安全可靠的分娩技巧，比如通过呼吸减轻疼痛、按摩、合理的营养，和一些积极的冥想训练。

· 镇痛法选择，还有一些自然的镇痛方法。（见396～407页）

· 如何制订和执行分娩计划。（见303页）

· 分娩陪伴可以提供的身体上和情感上的支持。

· 医院或者家中分娩所需的物品。（见341、358页）

您会得到很多建议，关于如果做好分娩的准备，如何度过最初的几天，如何促进产后恢复。还有一些关于照看新生儿的方法，比如换尿布、给孩子洗澡、母乳喂养等。

事实

在分娩时，初产妇的宫口每小时扩张0.5厘米，经产妇每小时可以扩张1.5厘米。

初产妇屏气发力需要大概一个小时，而经产妇只需要约半个小时。

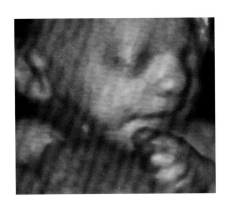

离预产期还有 *50* 天

宝宝今天的样子

图中，胎儿正准备笑。胎儿在子宫中经常笑、伸舌头、作出各种表情。他还会打嗝，对此您已经有所察觉。

孩子出生后时间会过得飞快，所以您最好开始提前计划照顾婴儿的事宜。

在孩子出生前就考虑如何照顾他，听起来有些不可思议，但在您有时间的时候多考虑一下各种情况会很有帮助。主要有两种照顾孩子的办法：在家中，或者在外面。在家中，您需要一个同住或者不同住的保姆的帮助，或者请一个朋友、亲戚在您外出的时间到您的家中照顾您的孩子。如果您选择把孩子送到外面，也有很多选择，比如托儿所、婴儿护理中心、公司的托儿所、居家保姆，甚至可以把孩子送到亲戚的家中。

在您决定如何照看婴儿之前，您需要仔细了解当地的价钱和行情。您可能会去拜访一下附近的保姆或者相关机构。如果您并不能确定自己会恢复工作，您最好写下几个名字（或者至少是小名），以供您有时间的时候来选择。

关注父亲

分娩现场

当配偶在分娩时，准爸爸通常都很焦虑。这是因为他们将要见证配偶经历人生中最严峻的考验，而自己却不清楚是否能帮上忙。

其实有很多的方法可以让您在分娩时为配偶提供支持：了解她的需求，在她不能的时候替她发言，重复她没有听清楚的医生和助产士的发言，给她递杯水，给她揉揉背，开关音乐，鼓励她并安慰她。

参加产前课程会很有益（见331页）。您会学到临产和分娩的许多知识，还有该如何在身体上和精神上支持您的配偶。

摄入钙

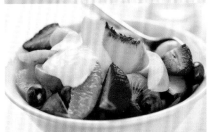

在妊娠头3个月快结束时，胎儿的骨骼开始形成，但是胎儿的钙质储备主要来源于妊娠的最后3个月。无论您是否摄入了足够的钙，胎儿都将从您的体内将钙转移到胎儿体内。如果准妈妈摄入的钙质不足，他的骨骼中的钙质将被消耗，影响骨密度。

推荐妊娠期每天摄入800毫克钙。同时要摄入足够的维生素D来促进吸收。

奶制品富含钙质，人造黄油和低脂黄油通常富含维生素D。素食者的钙源主要有：豆腐、绿叶蔬菜、干果、种子和坚果。

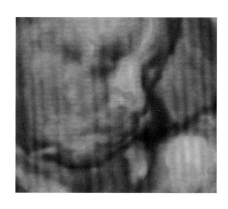

离预产期还有 *49* 天

宝宝今天的样子

再过一段时间，胎儿的肺就会成熟到能在出生后提供呼吸了。如果在第33周出生，胎儿仍需要辅助呼吸的支持。胎儿在子宫中不断练习呼吸动作。

选择让谁在分娩时陪在自己身边是一件很重要的事情，现在就着手准备。

您可以选择任何人当您的分娩陪伴，不过产房的工作人员不会允许您带一大帮人。如果您希望不止有一人陪护分娩，那么请事先协商好，并且记录在分娩计划（见181、303页）中。您可能希望自己的母亲、姐妹或者朋友来做您的分娩陪伴。您可能会得知某个陪伴到时候会不在场，比如必须到国外出差。如果您感觉可以，并能找人来代替，那么就让她去吧。您可以将决定的分娩陪护人写在分娩计划中。如果您还需要其他人一起陪伴分娩，请和您的配偶进行协商。他可能并不反对您的母亲到场，但会想知道您这么做的原因。记住，这也是属于他的特殊时刻，他也可以表达自己对谁应该到场的看法。

现在，您还可以考虑是否要进行分娩录像，不过您可能更需要配偶来支持您，而不是举着摄像机。

活动分娩的课程会教授给您如何通过控制身体来使分娩更快、更顺利的方法。

思考

活动分娩课程

活动分娩课程的目的是让女性对自己的身体感觉良好，充满信心，并且有足够的精力和体力来做一次成功的分娩。课程的适宜人群很广，适用于各种身材、各种柔韧性、各个妊娠时期的女性。

活动分娩课程会促进瑜伽的功效，练习分娩时如何做身体和心理的准备。

瑜伽可以调理身体，改善姿势和循环，并且让您掌握放松和呼吸的技巧来减轻压力。

和产前课程一样，瑜伽课程也可以让您结识准父母，一起分析经验。

活动分娩课程的缺点在于，不是所有的国家健康系统的分会都开设此课程。您可能不容易找到，通常很快就满员。咨询助产士，了解当地是否有活动分娩课程。

孕期第33周

孕期第34周

您的胎儿已经基本做好了迎接外部世界的准备。

如果胎儿在这周出生，他仍需要呼吸和营养的支持。不过令人安心的是，他一般都会存活下来。尽管如此，您不太可能在这么早的时候临产。您在产前课程中学到了放松和减轻疼痛的方法，现在是练习的时候了。您对这些技巧越熟悉，它们在分娩时发挥的作用就越大。

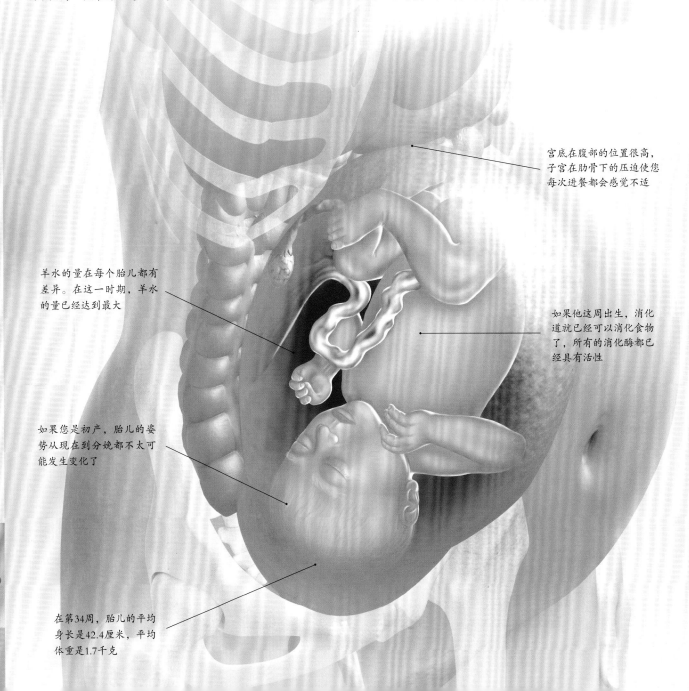

宫底在腹部的位置很高，子宫在肋骨下的压迫使您每次进餐都会感觉不适

羊水的量在每个胎儿都有差异。在这一时期，羊水的量已经达到最大

如果他这周出生，消化道就已经可以消化食物了，所有的消化酶都已经具有活性

如果您是初产，胎儿的姿势从现在到分娩都不太可能发生变化了

在第34周，胎儿的平均身长是42.4厘米，平均体重是1.7千克

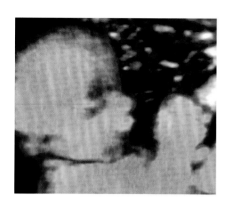

离预产期还有 *48* 天

宝宝今天的样子

胎儿可能已经形成了很好的头向下的姿势。头部是最重的，重力的作用会使子宫的形状有利于胎头向下。您可以在下次会面的时候问医生或者助产士是否可以为您检查胎姿势。

双胎妊娠很容易发生早产，所以您的产前护理需要更加谨慎、更密切地监测。

对单胎妊娠来说，离预产期还有六个星期，但如果您怀的是双胎，那么从现在开始，随时可能临产。对双胎来说，37周是足月产，而有一半的胎儿会在这之前出生。双胎孕妇有更大的风险患妊娠高血压、先兆子痫、胎盘功能障碍、妊娠期糖尿病、早产。即便如此，很多双胎孕妇进行了自然分娩，而且专家会允许等到第40周，如果还未临产，则会进行引产。

如果胎儿不是头朝下的姿势，或者胎盘的位置不佳，比如胎盘靠近子宫颈，就可能会推荐剖宫产。许多专家倾向于对双胎进行剖宫产，因为自然分娩时可能会发生难产，尤其当胎

事实

双胞胎胎儿的平均出生体重为2.6千克。

而单胎胎儿的平均出生体重为3.5千克。胎儿的出生体重各异，这很常见。三胞胎胎儿的平均出生体重为1.8千克，四胞胎为1.4千克。

儿的姿势不是头朝下时。早产儿比足月儿更容易发生并发症。剖宫产可以避免胎儿经历几个小时的分娩过程，而且这个过程中存在发生胎儿窘迫的危险。

如果双胎共享羊膜腔或者胎盘，会推荐在第34～37周进行剖宫产，可能是因为一个胎儿会比另外一个发育得慢。

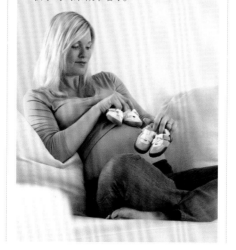

如果您知道自己的双胎妊娠需要引产，或者您预约了剖宫产，您就可以更早地为孩子的到来做准备了。

咨询医生

再过几周我的双胞胎就要出生了，到时候他们可以睡在同一张婴儿床上吗？

他们在子宫狭小的空间中已经共享了几个月的时间了，所以出生后睡在一起很自然。事实，研究表明这种做法还有好处。身材相近的双胞胎在3个月大之前，睡在一起是安全的。而且一项研究表明，双胞胎在一起睡有助于他们的体温调节和作息规律的形成。

他们可以并排着睡，或者头对头。最好每个孩子有自己的被子，以避免过热。同单胎一样，双胞胎需要保持安全的睡眠姿势，即平卧姿势（见442页）。

不过一些专家表示，在3个月之后就应该让双胞胎有自己的睡眠空间了，这样能对他们进行分别照顾，也有助于他们形成自己的睡眠规律。

孕期第34周

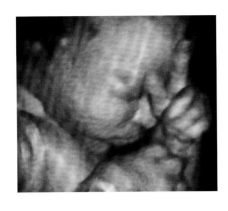

离预产期还有 *47* 天

宝宝今天的样子

在这幅三维扫描图上，胎儿的眉毛和睫毛显示为阴影部分。由于胎儿头朝下躺着，母亲的骨盆遮挡了胎儿的头顶，于是在扫描图上无法显示。

胎儿的听觉发育良好，于是再也无法在子宫中享受寂静了。

虽然一些较小的高音调声音不会进入子宫，但是胎儿的环境不并像您想象的那么安静。您的心脏、呼吸和肠胃运动会提供持续的噪声。虽然子宫和羊水阻止了很多不太响的声音到达胎儿，但人的声音很容易穿过。

胎儿已经适应了一些重复的声音，对一些熟悉的声音正在建立记忆。突然的巨响或者陌生的噪声可能会吓到胎儿，他会翻身或者心率加快。

关注胎儿

胎产式和胎先露

助产士会在每次的会面中对胎产式和胎先露进行评估。

胎产式表示胎位纵轴方向还是水平方向，水平的情况叫作横产式。

胎先露是指最先进入骨盆的部分，会最先娩出。

最常见的胎先露是头先露，即头朝下。臀先露是指头朝上，臀部或者下肢朝下。足先露是指头朝上，一条腿或者脚向下伸，而另一条腿盘在上方。

头前位是胎儿头向下，面对您的背部。臀后位是指胎儿头朝上，面对您的腹部，这种情况会延长分娩时间，增加引产的可能性。

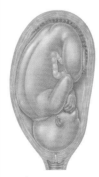 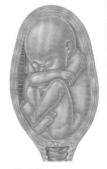

头前位　　　　　　臀后位

咨询助产士

什么是会阴按摩，我应该怎么做？

每天花5分钟的时间用油来按摩会阴（阴道和肛门之间的区域），可以减少分娩时会阴撕裂和会阴切开（见425页）的可能性，同时还可以减轻行会阴切开术之后敏感部位的疼痛。

具体方法：洗手，用纯净的低温提炼油，比如橄榄油，涂在拇指和会阴处，将两个拇指都插入阴道中大约1英寸处，轻轻牵拉阴道直到您有针刺感。

当您有针刺感时，保持拉力，一直到针刺感消失。然后用手指轻轻按摩阴道的下半部分。用拇指插入阴道，向前牵拉皮肤。

不确定自己是否正确地完成了第一步？可以用手指伸入嘴角将嘴拉开，直到您有相似的针刺感。

孕后期

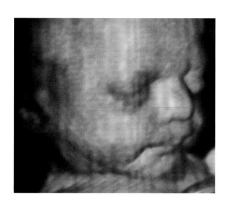

离预产期还有 *46* 天

宝宝今天的样子

在这一时期，扫描根本无法显示胎儿的全貌。超声的距离不足以对胎儿进行整体扫描。所以只能通过移动探头来对各个部分分别进行检查。

许多孕妇会尽量推迟产假开始的日期，但您需要作出适合自己的决定。

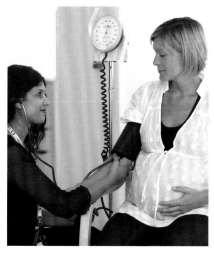

您需要经常测量血压，血压升高可能意味着先兆子痫。

在妊娠的最后几个月进行工作，通常是没有危险的。和许多人一样，您可能会工作到第37周，但这一周您可能就会感觉非常疲劳。如果您感到筋疲力尽，希望早些开始产假，那么马上和老板谈谈。一般他都会表示理解，尽管法律规定您需要提前28天宣布自己的产假日期记住，如果您正在艰难地应付妊娠后期的不适，并决定在最后几周请病假，您的老板同样可以坚持您从请病假的那天开始算产假。

另一个不错的选择是灵活安排工作时间，避开上下班高峰。如果您的工作允许，可以在家中工作一段时间，来减少上下班的麻烦。

关注健康

基本检查

在妊娠后期接受的常规检查中包括对先兆子痫的检查（见472页）。这是一种高血压的并发症，同时会出现蛋白尿。

另一种表现是极度水肿，尤其在面部和脚踝。

咨询助产士

如果我不打算回去工作，还能得到产假补贴吗？

这有点复杂，您需要法律方面的建议。简言之，如果产假结束后您不想回去工作，您必须辞职，并且履行合同中的条款。所以如果规定提前8周通知，那么在产假结束前的8周您就必须辞职。您可以用未休的假期进行一些弥补。

如果在产假结束时您还没有发出通知，理论上，您必须履行通知期限。

说到产假补贴，主要取决于您的老板。如果辞职，您不需要偿还SMP（法定产假补贴）。如果您还受到了另外的补贴，您需要查看合同的规定。大多数情况下，您需要偿还合同中规定的产假补贴，尽管如此，许多老板并不会这么做。

您同样有权得到产假中所增加的未休法定假日的补贴，这可以减少您需要偿还的补贴。

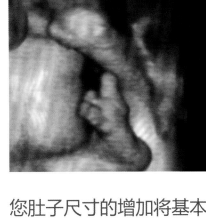

离预产期还有 *45* 天

宝宝今天的样子

图中，胎儿的一只脚的脚趾张开。不是所有您感觉到的胎动都是踢脚，有些可能是耸肩或者拳头、头部、臀部撞击到了子宫壁。

您肚子尺寸的增加将基本由胎儿导致，而羊水的量每周都会减少一些。

在胎儿周围起保护作用的羊水现在达到了最大量，而胎盘也完成了生长。

羊水有重要的促进发育的意义，对胎儿肺的发育、肠道的成熟、蛋白质的需求以及温度的控制都有作用。足够的羊水可以让胎儿的活动更轻松，因为他处在一个失重的状态。胎儿周围羊水的量大约有800毫升。不过，这个正常值的范围很大，从300毫升到2升。有时候羊水的量太少，

称为羊水过少（见471页），或者量太多，称为羊水过多（见471页）。这些情况都需要密切观察，以防有早产的可能。

您子宫的大小并不能反映胎儿的大小，这并不奇怪，因为会有大量羊水的存在。

随着妊娠后期羊水量的减少，缓冲作用减弱了，胎动会更加明显。同时您需要记住，随着胎儿的生长，他的活动空间越来越小了。

事实

妊娠后期，孕妇主要担心的一件事就是羊水破裂。

不过实际情况是羊水很少会大量涌出。由于胎儿的头压在子宫颈处，会阻止羊水流出。如果您在公共场所发生羊水破裂，不用担心，会有很多人帮助您的。

关注父亲

去医院的行李收拾好了吗？

一旦您的配偶临产，您的注意力就会集中在如何给她提供身体和精神上的支持。所以要帮您的配偶提前准备好行李（见356页），您自己也带一份行李会是个好主意。

情有可原，父亲通常在产房不会得到照顾，也没有吃的东西。您会发现自己将在医院待好几个小时。

考虑带上以下物品：

·零食、饮料、枕头、休闲物品、相机。

·一些零钱，用以付停车费，在自动售货机买茶、咖啡、软饮料等。

·带一个电话簿，或者现在就把它们存储到手机中。

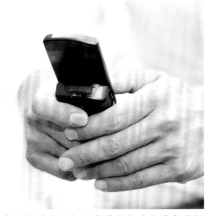

发短信是个通知大家关于分娩的消息的好办法。保证在分娩之前就把所有的号码都存储好。

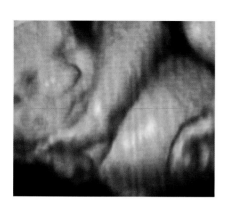

离预产期还有 *44* 天

宝宝今天的样子

图中，胎儿在子宫中横躺着，但这种姿势随着妊娠的继续会越来越少出现。而您曾经怀的孩子越多，那么胎儿在子宫中出现横位的概率就越大。

您可能在产前课程中学习了呼吸和放松的技巧，但是不要忘记在家中也要进行练习。

如果您感觉紧张和害怕，疼痛就会更明显，所以保持放松和冷静很重要。还有六周的时间，这足够您练习分娩中要使用的呼吸和放松技巧了。练习会让技巧更有效，花时间来让自己做到自主放松，尤其是在感到疼痛时。

经常进行短时间的休息，如果可能，每天都练习您的呼吸。闭上眼，放慢呼吸频率，让气息从鼻子进入，从嘴呼出。在吸气时，想象气体进入身体的各个部分，并让身体放松，当呼气时，想象将所有的紧张和疼痛都呼出体外。您可以让伴侣参与进来，和您一起练习，帮您数呼吸的频率，每次呼气和吸气都慢慢数到3或者5。

许多女性在练习时掐自己的胳膊来模拟产痛，不过这不会真正地减少疼痛。在放松和平静的状态下练习这些技巧，可以让您在妊娠后期为分娩做好准备。

事实

您在日本会更有可能在公共交通设施中得到一个座位，这得益于"礼貌巡查"。

有时您会发现在公车上没有人愿意给您让座，不只您一个人会遇到这种情况。在日本，有一项"礼貌巡查"，旨在通过巡逻来保证每个座位都优先让给最需要的人。

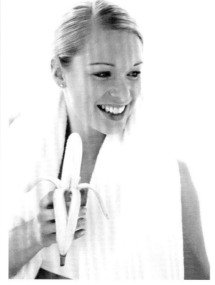

香蕉非常适合在锻炼前食用，因为它可以提供缓慢释放的能量。

关注营养

保持身材

锻炼需要较多的营养，而妊娠对营养的需求更高。这时候不应该吃没营养、高热量的零食。请仔细选择自己的食谱。

您应该在锻炼前吃点零食，来保证碳水化合物和蛋白质的供给。如果您感觉饥饿，也应该适量吃点零食。一天中经常进食并没什么坏处。

健康的零食计划：

· 半个面包圈，两勺坚果黄油。

· 一个苹果或者香蕉，一把杏仁。

· 一个梨，两片切达奶酪。

· 胡萝卜、芹菜和黄瓜丁或者块，加入两勺豆泥中。

· 农家奶酪或者奶油奶酪涂在两片饼干或者全麦土司上。

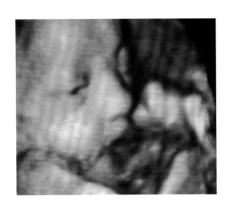

离预产期还有 *43* 天

宝宝今天的样子

胎儿已经可以产生所有的在消化道中必需的酶。如果现在出生，可以对胎儿进行常规喂养，不过一些胎儿需要完善吸吮反射的协调性。

胎儿在子宫中得到营养，而其自身的消化系统也开始发挥作用。

胎儿需要的能量80%来自碳水化合物，主要是以葡萄糖的形式，大概20%来自蛋白质。脂肪不提供能量，但是会作为生长的原料。所有的微量元素、维生素、钙的需求都来自您体内的储备或者饮食。

两个例外是铁和叶酸，叶酸盐是食物中天然存在的一种水溶性维生素，叶酸是它的活性形式。您自身的铁可能已经存在缺乏，尤其是当您不吃或者少吃红肉时，或者这次妊娠距上次妊娠过短。胎儿需要铁和叶酸来制造红细胞，因为食物中的铁只有一少部分会被吸收，在这一阶段通常推荐服用铁剂。

胎儿的全消化道结构出现于第20周，但直到现在，消化酶才全部具有了活性，同时肠道的吸收面积也能保证，如果现在胎儿出生可以进行正常喂养。

躺下，坐起

在地板上进行锻炼之后，或者躺在床上休息之后，您可能发现起来会很困难。这个简单的动作会给腹部肌肉带来很大的张力，而腹部肌肉已经被拉伸，同时重心的变化也不利于坐起。下面的动作来自瑜伽教练，可以帮助您从躺下的姿势安全地站起。就像做其他任何费力的动作一样，做动作时要缓慢，呼吸要平稳、彻底。

第一步：右侧卧，弯曲膝盖，将下面的膝盖提到腰的水平，右手和右膝对齐。

第二步：将身体重心慢慢转移到左手和左膝上，右膝支撑臀部，右手支撑肩部，通过四肢着地的姿势慢慢站起。

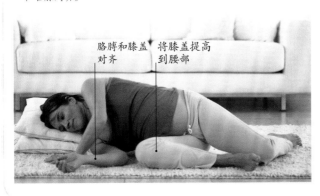

胳膊和膝盖对齐

将膝盖提高到腰部

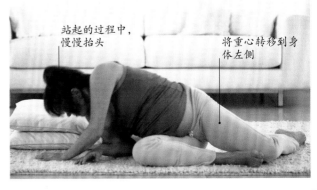

站起的过程中，慢慢抬头

将重心转移到身体左侧

孕后期

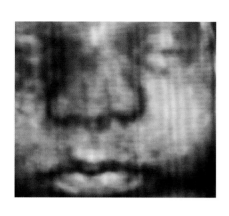

这是您生理周期的34个星期

离预产期还有 *42* 天

宝宝今天的样子

胎儿面部的特写显示出嘴唇的形状和微张的眼睑。图中左侧淡淡的阴影来自子宫壁，在妊娠的这个时期，子宫壁和胎儿通常距离很近。

如果您打算在家中分娩，请确保已经提前做好了所有的准备。

咨询助产士

如果我打算在家中分娩，还需要哪些东西？

准备好所有临产和分娩需要的物品，放在将要进行分娩的地方，把您的物品和孩子的物品区分开。

除了一些实用的物品，比如衣服、化妆品、卫生巾等，您可能还需要音乐、电话簿，还有一个相机。最好把冰箱填满，可以列出一个营养丰富的食物的清单，在预产期之前买齐。这会帮助您度过分娩和成为父母后的第一个星期。您的孩子会需要尿布、棉毛织物、背心、外套、被子和毯子。如果您还有别的孩子，那么还需要为了照顾他们而做好相应的安排。

尽管您打算在家中分娩，但是有可能出现一些情况会需要将您转至医院。这在分娩前后，或者分娩过程中都是可能的。准备一个急救包（见356页）以防万一。

女性在家中分娩已经有很长的历史了。到了20世纪才有分娩在医院中进行。如果您打算在家中分娩，记住，大多数妊娠和分娩都是自然过程，不需要任何的医疗干预。

还要记住，如果您打算在家中分娩，后来又改变主意，比如您希望进行硬膜外麻醉，或者助产士建议应该对胎儿进行医学救助，这些情况都会导致您被转到医院。

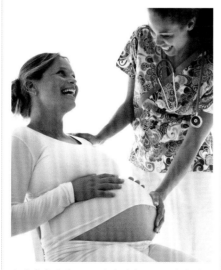

如在家中分娩，那么您和助产士之间的关系就更为重要，因为她将是唯一在场的医护人员。

思考

B型链球菌试验

大约有20%～30%妊娠女性的阴道和直肠中携带有B型链球菌，即GBS。它对成人没有危害，但是对于新生儿，如果不治疗会导致严重的感染，不过这种情况很少见。

在英国这不是一项常规检查，但是一些医院会在第34～37周时对孕妇进行GBS筛查试验。如果结果阳性，分娩时会应用抗生素来减少胎儿感染的概率。一些医院不进行此项筛查，但是如果因为其他原因进行的尿液检查或者试纸检查发现GBS阳性，在分娩时也会应用抗生素。

检查很简单，只需要用试纸在阴道和直肠处采集一些样本。

如果GBS阳性，在分娩一开始时就进行相关治疗，那么胎儿受感染的概率会很小。

如果您第一次分娩时没有发生感染，这并不意味着第二次分娩就是安全的。

孕期第35周

试着保持活动，尽管现在您可能有些步履蹒跚。

进行锻炼可能是您最不想做的事情，但是却很有价值。其实，您活动得越多，就越有精力。适当的锻炼可以帮助您减轻妊娠后期的疼痛与不适。胎动可能会发生改变，因为胎儿活动的空间减少了。没有了踢脚，他可能会来回摇晃。胎儿很忙碌，忙着为外面的世界做准备，让自己学习吃奶，学习看清东西。

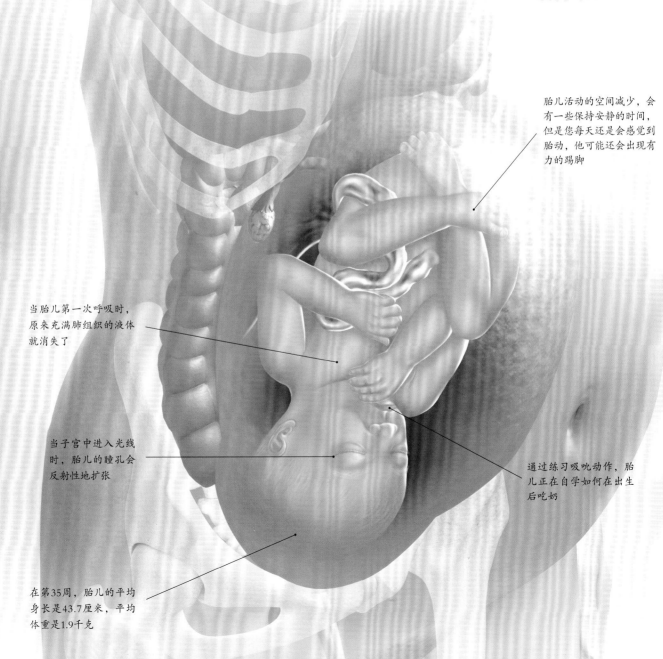

胎儿活动的空间减少，会有一些保持安静的时间，但是您每天还是会感觉到胎动，他可能还会出现有力的踢脚

当胎儿第一次呼吸时，原来充满肺组织的液体就消失了

当子宫中进入光线时，胎儿的瞳孔会反射性地扩张

通过练习吸吮动作，胎儿正在自学如何在出生后吃奶

在第35周，胎儿的平均身长是43.7厘米，平均体重是1.9千克

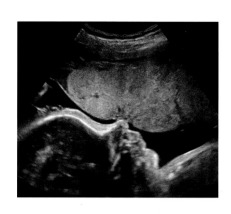

离预产期还有 *41* 天

宝宝今天的样子

胎儿的轮廓显示，他正躺着，鼻尖抵在胎盘上。胎盘不会再继续生长，现在开始慢慢回缩。在胎盘的内部，组织继续成熟，并继续保持为胎儿提供高效率的能量。

您的体型会对日常生活造成严重的影响，您会发现进行一些适当的调整是很必要的。

随着肚子继续增大，您行动的姿势还会发生变化。为了适应重量的增加，您会发现身体有些后倾，尤其是走下坡路的时候。您可能会步履蹒跚，当走路的时候会左右晃动。再过几个星期，胎儿会进入骨盆（见359页），您会发现自己晃动得更厉害。

在妊娠的这一阶段，您的行动会非常缓慢，这很正常。下床、从椅子上站起、从地板上捡起东西，这些动作都会变得困难。系鞋带和修脚指甲这类任务已经基本不可能完成。您可以通过一些方法来帮助自己完成，比如把一只脚放在凳子上来系鞋带，这样就不用弯腰太多等。如果您需要帮助，不要羞于开口。依赖别人的感觉很糟糕，不过这只是暂时的。

咨询助产士

我能在医院进行水中分娩吗？

这主要取决于产房的设备，一些产房有分娩池，一些产房可以让您自己租一个使用，一些产房由于结构的原因无法放置分娩池，地板可能无法承受水的重量。

如果您的产房有分娩池，要考虑到也许在您准备分娩时已经有人在使用了。有些产房可能会允许您在池中临产，但不允许在水中分娩。

关注健康

糖尿病和妊娠

您可能在妊娠期间患了糖尿病（称为妊娠期糖尿病，见471页），也可能原先就患有糖尿病，无论哪种情况，您都需要来自糖尿病专家和产科专家的专门治疗。这是因为糖尿病会增加妊娠的风险。

对母亲来说，妊娠风险包括高血压、血栓、先兆子痫（见472页）、糖尿病肾病、视网膜病变。对胎儿来说，风险包括先天畸形、发育速度过快或者过慢。

当您患有糖尿病，保证胎儿和妊娠健康的关键在于良好的血糖控制，因为在妊娠期间胰岛素的需要量会发生变化。血糖控制良好可以减少风险，包括先天畸形、死婴、巨大儿。其中巨大儿会造成分娩困难。

如果您患有妊娠期糖尿病，您需要调整饮食，增加纤维素的摄入，减少脂肪和糖的摄入。您可能需要注射胰岛素来维持血糖水平。

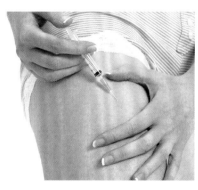

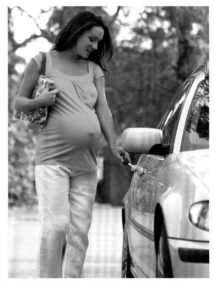

离预产期还有 *40* 天

宝宝今天的样子

在胎儿眼球的后方，辨别黑白的视神经正在成熟。感受色彩的视细胞将最后发育，这些细胞将处理超过一半的视觉信息。

胎儿正在眨眼，并学习如何聚焦，胎儿会对进入子宫中的光线作出反应，即瞳孔变大。

在怀孕后两周时，胎儿的眼睛就开始发育，然后接下来的四周内眼睛会形成所有主要的结构。尽管如此，在妊娠期间，胎儿的眼睛和视神经不断发育成熟，这个过程甚至在出生后仍在继续。

从第26周开始，胎儿的眼睛就可以睁开了，不过直到现在，眼球的运动还很不协调。眼球运动首先出现在第18周，不过只是随机和偶尔的活动。从第26周到现在，再到最后的几周，胎儿的眼球运动愈加频繁。在最后的几周，眼球会形成休息和快速眼动的周期（REM）。

一些光线可以进入子宫，目前胎儿对强光的反应增加了。

在妊娠后期您还可以驾驶，不过长时间坐在车里会很不舒服。

咨询母亲

我担心产假期间我的继任者会比我做得更出色，这种担心正常吗？

是的，完全正常。我曾担心接替我工作的那个人会把我比下去。惊奇的事情是，孩子一出生，跟工作有关的事情就被我的新角色代替了。根本谈不上会丢失技能，事实我成了一个高效率的多面手。而当我回到工作中时，我发现工作比照顾孩子简单多了。不要担心，不止因为有法律保护您不会丢失工作，而且当孩子可以被送到托儿所以后，您会再次大显身手。同时，请享受您的产假，它过得很快。产假是个磨炼某些重要生活技能的好机会。

思考

大多数情况下，在妊娠的最后几个月里进行驾驶也很安全。尽管如此，如果您无法集中注意力驾驶，或者开车让您不舒服，那就暂时放弃。驾驶时，务必正确地系好安全带（见253页），系在肚子的下面，来保证在交通事故中不会伤害到胎儿。

乘坐公共交通很安全，但是必要的时候请要求别人给您让座。在公车或者火车上摇摇晃晃可不是个好主意。不但有可能伤害到胎儿，同时由于重心的改变您很可能会摔倒或者经历尴尬和不适。长时间站立还会导致踝关节和脚部水肿。

如果您感觉不适或者头晕，请下车找个凉快的环境休息20分钟，最好能抬起脚。还有就是出门一定记着带水。

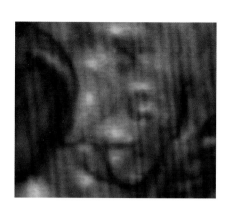

离预产期还有 *39* 天

宝宝今天的样子

胎儿会伸舌头，这是吮吸反射建立所必需的。这种先天的反射可以帮助胎儿找到乳头，然后吮吸反射会协调呼吸、吮吸和吞咽等一系列动作。

产假临近，您可能正想着节约开支，向您介绍一些购买优惠婴儿装的方法。

给新生儿买衣服不需要很昂贵，不要羞于向家人和朋友要一些旧衣服。如果他们不打算再生孩子，会很乐意帮助您。和您的产前小组聚一聚，进行一些交换活动，许多母亲有个大一点的孩子，但是性别不同，于是可能不再需要那些粉色的T恤或者橄榄球T恤。也许适应孩子穿一些旧衣服的想法需要一些时间，但毫无疑问，大多数婴儿装都不会被穿破。

在网上寻找换季销售，也可以浏览拍卖网站，在那您可以用折扣价买到一些设计师的作品。去当地的国家婴儿分娩协会的促销活动，或者更好的"双胞胎俱乐部"的促销活动，在那儿会买一送一。货比三家，您不必在婴儿装上花费太多，在超市会有促销品。每周购物时顺便买一些婴儿装，您就不会觉得开销太大了。

还要记住，在孩子出生后，您会收到很多婴儿装的礼物。如果您很清楚自己的需要，可以把您想逛的商店列一个表，让朋友们送一些那里的购物卡。如果您想买一些贵点的衣服，

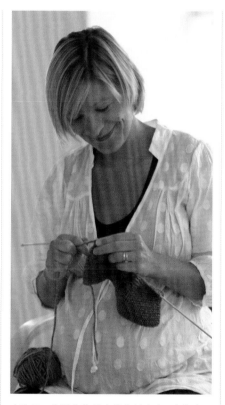

自己织一些婴儿装是省钱的好办法，看着孩子穿着自己的杰作是一种享受。

可以买大一点尺寸的，一般大3~6个月的尺寸，这样孩子就能多穿一段时间。如果您很喜欢的婴儿套装他只穿了几周的时间，这会很让人沮丧。

关注父亲

有点神经质？

您会担心该如果挨过分娩的那天，这种担心很正常。把注意力集中在配偶身上，尽量满足她的需要，这可以让您转移注意力，减少焦虑。如果可能的话，试着在接下来的几周和您配偶的分娩陪伴建立良好的关系。这样您就更容易表达出自己的各种担心，并得到您需要的安慰和信息。

如果您在那天六神无主，可以离开分娩的房间，因为助产士会照顾好您的配偶。如果没有时间离开，您可以在感觉虚弱的时候寻求帮助，可以马上坐下，把头埋在双腿之间，或者把脚抬高躺下。试着通过缓慢的深呼吸来减轻恐慌。您会发现这些感觉很快就消失了。还有个好办法就是不要让体温过高，并且经常吃点东西、喝点水来防止低血糖造成的虚弱。

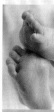

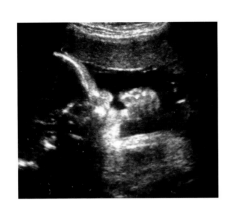

离预产期还有 *38* 天

宝宝今天的样子

这幅扫描图捕捉到了胎儿吸拇指的动作。胎儿正在学习将这个复杂的动作和呼吸运动相协调，虽然此刻他的周围并没有空气，只有羊水。

在子宫中的胎儿已经在练习吮吸反射，这会让他一出生就会吃奶。

咨询助产士

我母亲打算在产后和我们住在一起，这是个好主意吗？

一些父母习惯通过自己去了解孩子，通过几天的时间去适应，然后习惯于为人父母的角色。说到照顾孩子，用自己的方式去做事情会有好处。

主要还是看您和母亲的关系怎样。如果关系好，您认为她可以提供帮助，那么住一起也不错。尽管如此，要制定一些合理的规则，这是为了宣布，虽然您接受帮助，但需要按照您自己的方式，而且要有您和孩子独处的空间。让您的母亲帮忙打理家务，而不是让她和孩子待在一起，尤其是不要让您的配偶在这个关键的时候感觉被排除在外。

在妊娠的这一时期，您可能不再想去花几个小时逛街，买些婴儿设备和衣服。您可以从婴幼儿用品店买到您想要的东西，并且舒服地坐在沙发上，事先作好决定。

吸吮反射在妊娠早期就出现了，但通过对早产儿的研究，发现直到这一周胎儿才足够强壮和协调来轻松完成这个反射。您的胎儿经常练习吮吸，再加上觅食反射，胎儿就可以吃奶了。

出生后您会看到觅食反射，胎儿会转向任何碰到他脸颊的东西。他会先转过头，然后嘴来回转圈，范围不断缩小，直到找到目标。一旦在大概第四个月时哺乳完全建立，觅食反射

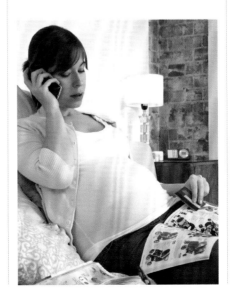

就会消失。从那时起，胎儿就会更精确地控制自己的动作，可以直接找到乳头（见446、447页）。

在子宫中，胎儿不会将羊水误吸入肺中。肺中本身就充满了液体，这种液体的高压力和胎儿的喉共同防止羊水进入肺。出生后，胎儿会有一系列反射来将呼吸和饮水分开。为了方便哺乳，胎儿通常用鼻子呼吸。

您准备好迎接孩子了吗？

您会发现自己太累了，不想逛商店。试着每隔一段时间买些物品，但是有些东西您最好在第37周之前买，以免进入临产状态无法购买。首先，购买出生后马上需要使用的小件的婴儿用品（见269页），还有婴儿汽车座和一个摇篮或者婴儿床。婴儿车不会在出生后马上就用到。如果在妊娠后期出门购物变得很困难，您可以考虑网上购物。

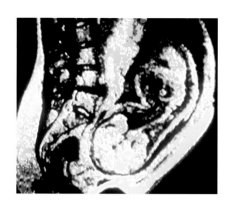

这是您生理周期的34个星期05天

离预产期还有 *37* 天

宝宝今天的样子

这是核磁扫描图，显示了整个腹部的冠状切面。左侧是母亲的脊柱，胎儿头朝下躺骨盆中。妊娠期很少会需要核磁扫描，不过如果需要做，核磁扫描是完全安全的。

您可能会发现自己在妊娠的最后阶段开始分析每一次的疼痛意味着什么。

在妊娠的这一时期，每次您感觉到阵痛，都会担心是临产。这种担心很正常，但是您要记住，虽然您已经到了妊娠后期，但多数的疼痛都与便秘、拉伸韧带等有关，而不是由于分娩造成的。

您可能会有不规律宫缩（假宫缩），这些宫缩的发生是对临产的提醒。它还可以帮助胎盘在妊娠后期获得更多的血液。一些女性可能根本没有察觉，而另一些则会有明显的不适。通过改变姿势来放松子宫肌肉，来回走动，或者洗热水澡都会有帮助。

如果您不确定疼痛是否为假宫缩，立刻联系您的助产士。

咨询母亲

如果我打算哺乳，需要些什么呢？

在我给自己的孩子哺乳时，我发现下面的物品都很重要：

· 哺乳内衣，前面有扣子可以打开，或者有拉锁。选择合适的罩杯（哺乳会让您的乳房变得更大），您至少需要两件哺乳内衣，幸运的是，有一些很好看的款式。

· 乳头霜，如果乳头有破损，会有帮助。

· 乳垫（一次性的，或者可重复的），将乳垫放在内衣里，可吸走漏出的乳汁。或乳头罩也能起到相似的作用。

· 哺乳枕头，一个V型的枕头不是必需的，但它可以让您和胎儿保持舒服的姿势。

· 软棉布，可以擦掉露在外面的乳汁。

· 吸乳器，还有奶瓶等，可以储存过多的乳汁。

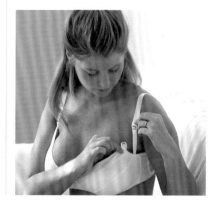

思考

哺乳

如果您打算自己哺乳，这是您和胎儿最佳的选择（见446、447页）。尽管如此，做好哺乳的准备并不容易。

全面了解如果您已经了解可能出现的不适，您就不会被吓到，而且可以采取措施去预防。比如怎样才能让孩子找到乳头。在孩子出生前就想到可能出现的问题，向助产士和有哺乳经验的人请教。

看看别人怎么做参观哺乳咖啡馆（助产士会为您推荐）。您可能对公共场所的哺乳存有疑虑，所以您该看看别人是怎么直接做到的。您也可以让一个朋友来示范。

找一个哺乳顾问朋友可能会向给您推荐一位，或者联系国家婴儿分娩协会或者国际哺乳协会（见478页），得到顾问的名单。

孕期第35周

347

离预产期还有 **36** 天

宝宝今天的样子

胎盘是图中红色的部分，绿色的是胎儿。目前胎盘每分钟从您的循环中获得0.5升的血液。为了满足这些血流的需要，您的身体在妊娠的早期就开始显著地提高了自身的血容量。

现在仍需要继续保持健康，您所做出的每一种努力都会让您的分娩受益。

咨询医生

为什么会有早产儿？

有一些因素会增加早产的风险。这包括：既往的早产史、家族中的早产史、妊娠期合并症、孕前的健康状况、多胎妊娠、胎儿疾病，比如发育迟缓。胎儿的发育迟缓可能会由母亲不良的生活习惯造成，如吸烟等，也可能由其他的胎儿疾病引起。

早产儿袋鼠式护理

如果您的早产儿在婴儿重症监护室中（SCBU）（见450、451页），您可以通过一种叫"袋鼠式护理"的方法照顾他。医生会让您把胎儿放在两个乳房中间，头转向一侧，耳朵贴在您的胸壁上。

由于婴儿温室的缺乏，这种方法在哥伦比亚首都波哥大得到了发展，事实证明袋鼠式护理有很多好处，主

尽管您已经到了妊娠的最后几周，您仍需要保持适当活动。坚持锻炼会让您极大地受益，包括：改善健康状况、更高的自我评价、旺盛的精力。

找到自己喜欢的运动：妊娠的最后阶段，孕妇通常喜欢游泳和散步。除了可以改善健康外，这两种运动都可以让您放松和心情愉快。

很难用确切的数字描述您应该锻炼多长时间，但请记住这由您锻炼的强度决定，时间和强度之间存在互相的关系。想象一下短跑和马拉松的差

要是孩子的呼吸和心跳很快就会得到调整，让孩子能睡久一点。孩子的体温会受您乳房温度的影响，这就意味着他自己不用消耗能量来维持体温。

除了促进睡眠，它还可以为生命器官保存能量，比如脑发育和体重增加。这种方式同样也有利于哺乳。袋鼠式护理的婴儿出生后的体重从未出现过下降。

别，每项运动都有各自的体力要求，一个需要很短时间内的大量体力，另一个需要缓慢的持久的体力。

注意自己身体的反应，如果感觉可能有些锻炼过度，那么就停下来。同时，保证饮食也很重要，在锻炼时，选择可以提供能量的零食（见339页），尤其是在最后3个月，身体对营养的要求最大。

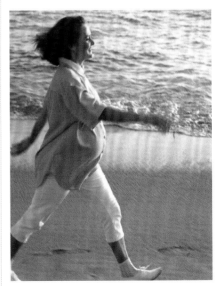

如果您每天散步，您会精力充沛。坚持每天锻炼，会让您为分娩做好准备。

离预产期还有 35 天

宝宝今天的样子

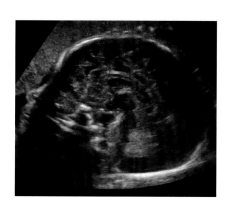

胎儿的大脑继续发育。扫描图显示了大脑半球的沟回结构已经得到了进一步的加强。图中发亮的部分是颅骨。

成为母亲的现实马上就要成真了，在这最后的几周内您将无比期待。

分娩前，您可能很难想象如何与孩子相处，尽管在妊娠期间已经有了一定的联想。

幸运的是，大脑中的化学物质会让您爱上自己的孩子。您可能会对其他人的孩子很冷漠，但是对自己的孩子却会有前所未有的感觉。通常您会担心成为母亲后的责任：照顾无助的孩子，总是足够温柔，改变生活方式。尽管如此，孩子出生后，您首要考虑的事情，以及您的情感都会转向胎儿，虽然这需要一些时间。

有时候，产后抑郁（见473页）或者短期的负面情绪会影响作为母亲对胎儿的感觉。

咨询助产士

我能哺乳双胞胎吗？

是的，如果可以，您需要向哺乳顾问咨询喂养两个孩子的经验。如果您的姿势正确，能让孩子找到乳头（见446页），您会充满自信地哺乳。

许多母亲同时给两个孩子哺乳。这需要一个特别定制的哺乳枕头，很容易使用。您现在可能就应该买。哺乳顾问或者助产士会向您介绍很多有用的哺乳姿势。

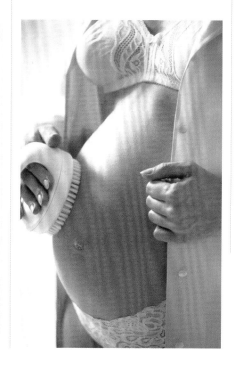

关注身体

善待自己

您可能感觉不太好，这就更需要对自己好一点。孩子出生后您就没什么时间去美容了。

做做美甲。但是孩子出生后不要留长指甲，以免伤到孩子。

做面膜。这会让您放松，并且感觉良好。

改变发型。离上次剪头发可能已经有一段时间了，最好换个在孩子出生后易于打理的发型。

如果有疼痛和不适，预约一次专业的妊娠按摩。

做一次足底按摩。可以在分娩前1~2周做。当肚子消失后，再次看到自己的脚时，您会很兴奋。

如果您一直用相机记录肚子的增大过程，您会希望它看起来很漂亮。去角质和润肤霜会有帮助，保证皮肤的光滑。虽然不能掩饰妊娠纹，但至少会让皮肤看起来更好。

孕期第36周

和您的配偶坐下来好好谈谈分娩的话题。

把重要的安排放在最后的时刻。当临产的时候您需要一个有效的计划，而临产随时可能到来。孩子可能会提前出生，确保您和配偶可以应对这种情况。制定出实施办法，包括如何照顾其他孩子，甚至家里的猫狗。如果必要，让您的父母和朋友也参与进来，收拾好去医院的行李，然后放松。

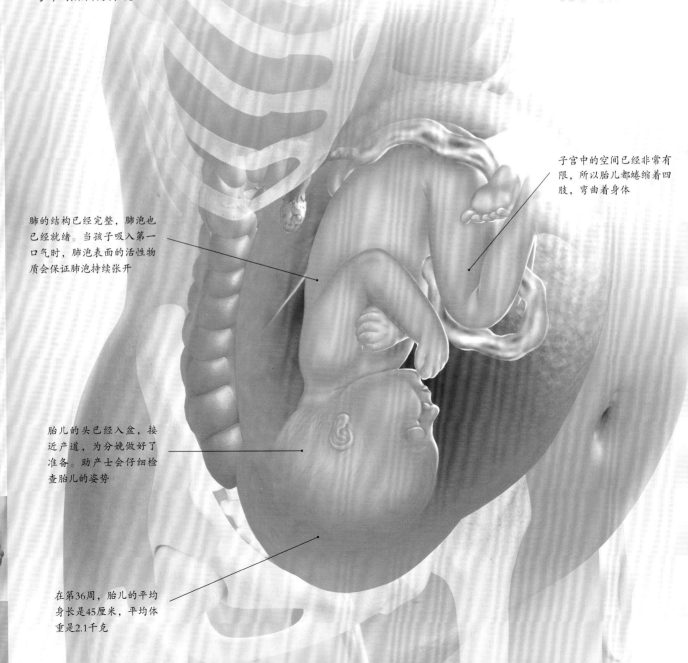

子宫中的空间已经非常有限，所以胎儿都蜷缩着四肢，弯曲着身体

肺的结构已经完整，肺泡也已经就绪。当孩子吸入第一口气时，肺泡表面的活性物质会保证肺泡持续张开

胎儿的头已经入盆，接近产道，为分娩做好了准备。助产士会仔细检查胎儿的姿势

在第36周，胎儿的平均身长是45厘米，平均体重是2.1千克

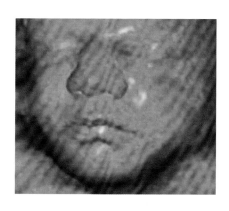

离预产期还有 *34* 天

宝宝今天的样子

胎儿的眼睛和头发的颜色是由基因决定的，在出生前就已经显现。不幸的是，无论超声扫描有多精细，永远只能显示结构而不能显示颜色。

您会惊奇地发现孩子还未降生，您的社会生活就已经发生了巨大变化。

如果您最近一直图待在家里，记住，这很正常，妊娠的最后阶段通常都喜欢待在家里。后面的几周您会不愿意参加社交活动，比如，您不会花钱购买一张剧院门票。不过您最好用邮件和朋友们保持联系，他们会表示理解。您还会发现，一旦产假开始，您会喜欢在晚上出去走走。

珍惜这个可以和配偶一起出去的机会，孩子出生后，你们就没什么时间去外面吃了。

咨询助产士

我的脚很肿，很紧，我该怎么办？

踝部和脚的水肿，是组织间积聚了过多的液体。这是由于血容量的增加造成的（见464～465页）。在妊娠后期，血容量会继续增加，这是个常见问题。水肿在白天会更严重，还有天气变暖也会加重水肿。

您可以采取一些措施来减轻水肿。可以抬高腿坐着，或者躺在地上，把腿架在墙上。穿弹力袜（见225页）也可以促进循环。要多饮水，这可以帮助肾脏保持功能，减少水潴留。不要用利尿剂，研究表明它会对胎儿产生负面影响。

关注身体

放松的游泳

尽管您的体型可能不适合运动了，但游泳是妊娠后期极好的一项运动。水可以支撑肚子的重量，这会让您感觉轻松。可以缓慢地游几下，也可以在水中静静休息。还可以参加产前水中健身操课程，会有针对妊娠女性的锻炼方法。

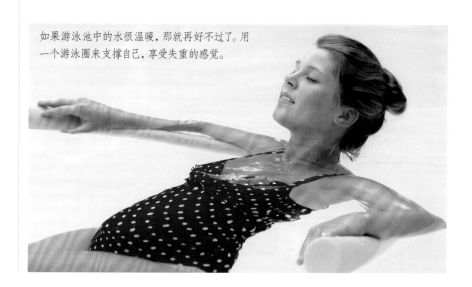

如果游泳池中的水很温暖，那就再好不过了。用一个游泳圈来支撑自己，享受失重的感觉。

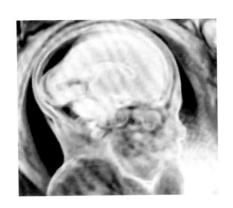

离预产期还有 *33* 天

宝宝今天的样子

这幅核磁扫描图显示了大脑的细节。核磁扫描对于显示中枢神经系统的内部结构非常有优势。解释这些图像很麻烦，所以这一般不作为常规检查。

虽然胎儿的眼睛已经开始有颜色，但是他眼睛最终的颜色还不能确定。

您孩子的眼睛会是什么颜色？虹膜可以控制进入眼睛的光线量，并赋予眼睛颜色。眼睛的颜色是由虹膜中的黑色素决定的，这和决定肤色的是同一种物质。

当然，孩子眼睛的颜色不一定会和您或者配偶眼睛的颜色相同。多数白种人婴儿眼睛中的色素会很少，虹膜会显示为蓝色。深色皮肤的婴儿通常会有棕色或者灰色的虹膜。由于黑色素的产生会受光线的影响，眼睛的颜色在出生后还会变化。在1岁左右，胎儿的眼睛颜色就基本确定了。

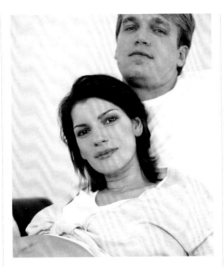

您可能已经开始好奇孩子是否会有和您或者配偶一样的眼睛。他眼睛的颜色可能会和你们之中的一个人相同，也可能和两个人都不同。

联系冥想

冥想是有效和积极地为分娩做准备的方法。试着在最后的几周中练习，首先进行放松练习。从头部开始，慢慢放松每一块肌肉，直到脚，这个过程中，注意每一块肌肉和呼吸动作。想象分娩的过程，每一步都配合积极的暗示，比如，胎儿在羊水中漂浮，宫缩开始，胎儿慢慢摇晃，子宫壁的收缩让您有紧绷的感觉，这会帮助孩子来到这个世界。宫缩是您和胎儿身边的波浪，当孩子娩出时，你们两个人都随着潮汐而徜徉。

关注身体

剖宫产

如果您打算进行剖宫产，那么最好了解一下产后的情况。虽然剖宫产之后您仍可以活动，但足够的休息很重要。记住，剖宫产是一项手术操作，术后几周内需要避免提重物。如果您还有其他孩子，或者一个人在家，这就很难做到，您应该在术后多寻求一些帮助，同时避免购物，因为这通常需要提很重的袋子。如果可以，尽量在网上购买。

建议在6周内不要驾驶。如果这之前您想要驾驶，请联系保险公司，同时确保可以舒服地系上安全带，并且可以自如驾驶，包括应对急刹车。

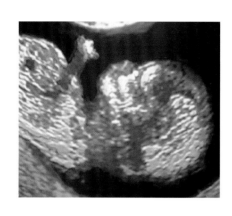

离预产期还有 *32* 天

宝宝今天的样子

这一周，胎儿的肺已经做好了正常工作的准备，如果此时出生，肺可以为孩子提供支持。目前胎儿仍算未成熟，直到第37周才算足月儿。

不要忘了，这同时也是您配偶的人生中的大事，所以找一些积极的方法让他参与到准备分娩的事务中来。

在快到临产的时候，所有的关注都集中在孕妇身上，这是可以理解的，但不要让准爸爸被忽略也很重要。您的配偶可能会因为分娩而焦虑，他可能担心是否能面对在产房中的时刻，或者担心看到您忍受疼痛。有些男性会因为不能分担妻子的疼痛或者提供更多的帮助而感到内疚。

除了担心分娩本身，他还会担心再过几周的时间就要担负做父亲的责任这一现实问题。

如果他显得焦虑，和他谈谈，并且尽量让他参与，从应对妊娠不适到准备分娩的各项事务。如果您在写分娩计划（见181、303页），检查一遍，看看有什么遗漏，以及配偶可以在那天提供哪些帮助。你们可以练习姿势和呼吸技巧，这样会让他对帮助您产生信心。如果可以，他应该和您一起去参加最后的产前会面，这样，他就能和助产士谈谈。

关注父亲

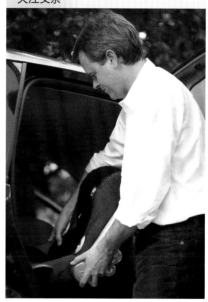

做好准备

您做好准爸爸的准备了吗？这包括：购买一个婴儿汽车座，确保尺寸合适，因为这是离开医院所必需的。如果最初的几个星期您就要使用，马上组装婴儿床。确保有足够的空间来放孩子的衣物、被褥、尿布和其他的小物件。

咨询助产士

下周双胞胎就要出生了，我会爱他们两个一样多吗？

尽管这也是一个担心的方面，但一般不是更偏爱哪个孩子，而在谁需要的时候就给谁更多的爱和关心。

由于两个孩子在家里会增加负担，这可能导致亲密感的建立会延迟。如果分娩有创伤，如果母亲或者父亲感到很累，或者一个孩子的哺乳有些困难，或者一个孩子比另一个更

调皮，也会造成这种情况。但这并不意味着亲密感不会建立。

在每个家庭中，都有父母和孩子之间感情的此消彼长。如果两个孩子出生时间不一样，那么父母对他们爱的方式可能也不一样。但这不并不意味着对一个孩子的爱会削弱对另一个孩子的爱。如果孩子出生后您对此有疑虑，请咨询助产士或者健康访问员。

离预产期还有 *31* 天

宝宝今天的样子

胎儿的心率非常快，大概110～160次./分。出生后，孩子的心率也会保持这个水平。需要几年的时间他的心率才会降低到成人的水平，即70次/分左右。

直到最后这几周胎儿的肺才完全成熟，但是现在还有重要的变化在发生。

如果把肺比作树，气管就是树干；然后再分支数次，分出支气管，这就是树枝；最后还有最精细的结构，即肺泡，好比树叶。气体交换是在肺泡中发生的。

肺泡从第24周开始发育，在妊娠期间肺泡的数量不断增加。肺泡中会产生表明物质的细胞，可以保障肺泡不会塌陷，发挥正常功能。

卧床休息

临近妊娠的结束，可能会有一些情况导致您需要住院卧床休息。

如果您有宫缩，但是羊水还没有破。

如果您有先兆子痫（见472页），会进行降压治疗。

如果您有胎盘早剥，胎盘和子宫壁分离。

如果在妊娠的最后阶段，您和胎儿的健康存在问题，您可能会在医院接受严密的监护。一个胎心监护仪可以用来监听胎儿的心跳。

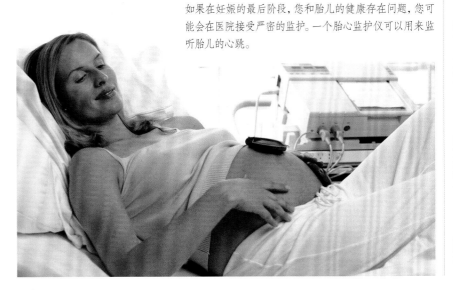

关注身体

训练力量

保持肌肉的强度和张力，一直到分娩。这会帮助您保持姿势，减少疼痛，减轻骨骼的压力，让您更有活力、更放松。

如果您还感觉良好，那么就遵照18页的指南继续进行锻炼。

最重要的是，现在您需要学会判断身体状况的常识。如果有疼痛、疲劳或者眩晕感，马上停止锻炼，联系医生。带着很重的身体锻炼会很累，所以要对锻炼的方式进行调整。这意味着需要降低锻炼的强度和时间，但如果您感觉很好，就不要完全停下来。

参见90页和250页的锻炼方法。这一阶段，不要尝试任何需要平躺的运动。

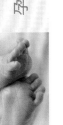

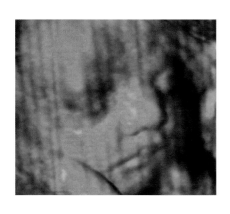

这是您生理周期的35个星期05天

离预产期还有 *30* 天

宝宝今天的样子

这一周，胎儿的周围还有一定的羊水量。来自胎盘和子宫壁的阴影，还有胎儿蜷缩的姿势会让对胎儿的扫描变得越来越困难。

现在最好能对分娩时可能会发生的情况做出可行的安排。

只有几周的时间了，现在您要确保有配偶的所有联系方式，以及一旦临产后如何能立即通知到正在工作中的他。他需要留心，确保手机开机，随身携带。在最后的几周，他最好不要出差到外地。

如果您还有其他孩子，或者被赡养者，或者宠物，您还需要在自己住院期间为他们做好安排。您需要向孩子解释将要面临的情况，让他们准备好去祖母那儿住几天，或者去别的可以照看他们的人家。

如果您做了剖宫产，您可能希望一从医院回到家中就可以照顾其他孩子。

告诉孩子们您很快就会回来，而且您没有生病，而只是需要在孩子出生时待在医院里。根据您孩子的年龄，您可以和他一起去给婴儿买礼物，或者安排给他一些特别的任务，比如打开所有的礼物。把来自婴儿的礼物给他的兄弟姐妹是一种很好的方式。

随着临产接近，让您学步的孩子和将要照顾他一段时间的亲戚多待一会儿。这可以让他在您离开的时间内避免沮丧。

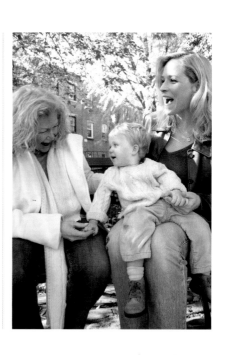

事实

一项研究表明，认为自己不需要镇痛的孕妇中，有52%的人最终使用了镇痛。

根据NICE的最新研究，女性常常低估分娩的疼痛，并且对镇痛（见400~405页）的相关信息缺乏了解。

咨询助产士

我的孩子是早产儿，目前待在婴儿监护室里，我想给他哺乳，这有益吗？

是的，很有益。乳汁可以增强胎儿的天然免疫，由于早产儿更易患感染，给婴儿监护室中的孩子哺乳是很好的主意。母乳很容易消化，这对早产儿很重要，因为他的消化道可能还没有完全成熟。

哺乳也是增进您和孩子之间感情的机会。目前对孩子和您来说都有很大的压力，记住，您可以为孩子提供很大的帮助，这会让您感到安心。

孕期第36周

355

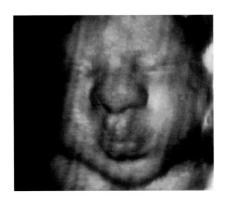

离预产期还有 29 天

宝宝今天的样子

多数胎儿目前都处于纵向姿势（上下垂直，头朝下）。即使在这最后的几周中子宫空间已很狭小，但胎儿若处于臀位就仍有改变姿势的可能性。

胎儿的肺正发生复杂的变化，让他可以在出生后马上进行呼吸。

胎儿肺中的血流反映了气道的发育。血液离开右心室，通过单向瓣膜，进入肺动脉干，然后分支进入双肺。同时有一根导管可以使血液跨过肺，直接进入体循环。这根导管在出生后，随着肺的扩张会关闭。肺的扩张会减少肺血管的阻力。

由于在子宫中，胎儿不使用肺来进行气体交换，通向肺的血流很少，只有产后水平的10％左右。在妊娠的这一阶段，肺血管完成了发育，分支进入每一级支气管，直到肺泡。

当孩子出生时，通过产道的压力会压迫肺脏，排除其中的液体，帮助呼吸的建立。如果您进行剖宫产，他就需要自己将液体排出。这并不难，不过会导致剖宫产的胎儿的第一次呼吸伴有很多黏液。

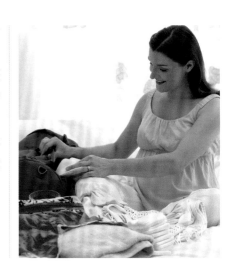

现在就准备好要带到医院去的东西，因为您不会希望在临产时收拾这些东西。

医院行李

确保您带上了所有的东西。记住把自己的和胎儿的东西都准备好。如果打算进行剖宫产，需要带上够几天使用的物品。

您自己的：

睡衣、内衣、哺乳内衣、长袍、梳子、牙刷、化妆品、卫生巾、乳垫和乳头霜、舒服的出院装。

胎儿的：

背心、婴儿套装、尿布、尿布袋、棉毛织物、爽身粉、婴儿纸巾、帽子和毛衣，可以用来保暖。

其他有用的物品：

·相机、照相机或者摄像机；

·音乐播放器；

·按摩精油；

·TENS设备（见397页）；

·毛巾。

您的配偶也应该有个自己的物品包（见338页）。确保汽车婴儿座椅已经装好。提前几天准备一些零食和饮料，再想想其他的您可能需要的东西。

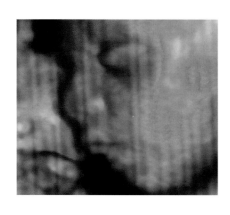

离预产期还有 *28* 天

宝宝今天的样子

您可能已经注意到，胎儿活动的特点有所变化，这反映了羊水量的减少，还有相应的子宫中空间的减少。胎儿的活动被您感觉到的可能性更大，也就是说更多的活动会触碰到子宫壁。

所有的孕妇在妊娠最后几周都需要支持，如果您是单身，那支持就尤为重要。

真相

送礼会

办一个送礼会来庆祝孩子的降生，这是和女伴们相聚的好机会。您可以自己组织，或者让好朋友来帮忙。告诉您的朋友：惊喜派对会很棒，不过要考虑准妈妈是否希望成为焦点。

思考

美容主题，客人可以互相美甲或者按摩足底，甚至可以请一个美容师。

在一起商量给准妈妈买些有用的礼物，比如一个汽车座，或者到矿泉疗养院去享受一天。

点心，香槟酒，软饮料，小零食，一个"出生"蛋糕。

在送礼会上，您可能会收到很多礼物。会有给孩子的礼物，也会有给您的礼物。

无论您是自己选择单身，还是被迫的，这几周您的感觉会很复杂。无疑，独自面对分娩将有更多的责任和担心。如果能有朋友或者家人的支持，可以让您在妊娠的最后几周过得开心一点儿。

如果您担心自己会一个人分娩，列出亲密的朋友和家人的联系方式，他们需要随时都能提供帮助。他们可能需要从公司得到请假的许可才能在分娩时陪您。让自己在分娩前保持忙碌，为产假多计划一些活动。

别害怕请别人帮您购物。或者准备紧急需要的东西，或者帮您收拾屋子。多数人会很高兴地接受您的请求，来陪伴您、帮您做好准备的。

最重要的是，照顾好自己，保持状态。多准备一些食物放在冰箱里，为产后的几周做好充分准备。

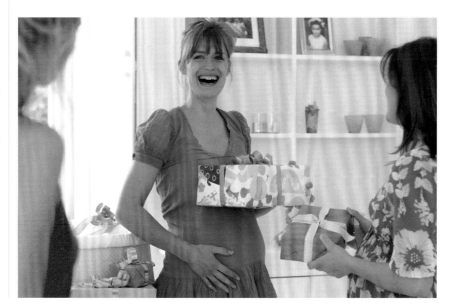

孕期第37周

您的肚子看起来似乎在向下突出。

现在您已经到达了体重的最大值。很快，也许就是这周，胎儿可能就会下降进入骨盆，准备好分娩了。肚子可能会向下偏，形状有所改变。这并不意味着马上就要临产，所以不要担心胎儿会立即出来。您还有一些时间来享受产假，让生活变得有条理。

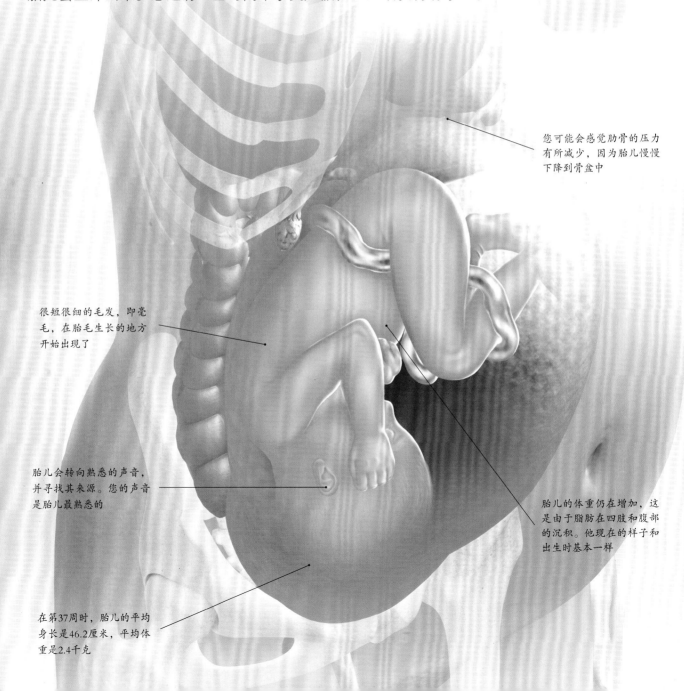

您可能会感觉肋骨的压力有所减少，因为胎儿慢慢下降到骨盆中

很短很细的毛发，即毫毛，在胎毛生长的地方开始出现了

胎儿会转向熟悉的声音，并寻找其来源。您的声音是胎儿最熟悉的

胎儿的体重仍在增加，这是由于脂肪在四肢和腹部的沉积。他现在的样子和出生时基本一样

在第37周时，胎儿的平均身长是46.2厘米，平均体重是2.4千克

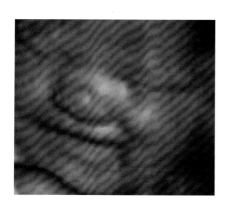

离预产期还有 *27* 天

宝宝今天的样子

扫描图中，胎儿的背正靠在母亲的背上。这种"背靠背"的姿势在这一阶段很常见，但随着妊娠的继续会减少。从现在开始，助产士就可以摸到胎儿背部的位置了。

最近您可能就要开始休产假了。这是个轻松的时刻，也是个心情复杂的时刻。

产假开始，是妊娠中的一个重要阶段。离开了工作的角色，您将更深意识到自己将要负担母亲的角色了。如果顺利的话，您还有几周的时间来适应这个变化。

休假是个让人愉快的放松时刻，不再忙作一团，不再来回奔波。虽然您需要休息，不过出去旅行也是不错的，无事可做的状况也需要时间来适应。

和同事们保持联系会很好，但是不要被工作邮件或者工作进度等消息再带回到工作状态。在产假中，您可能会有些迷失了身份，这是正常的感觉。但是还没时间仔细思考的时候产假就会结束了，您将再次投入到工作中去。

享受一下等待分娩的时光，把时间都安排妥当（见366页），为新生儿的到来做准备。

咨询助产士

当胎儿进入骨盆时，我会有所感觉吗？

是的，您会感觉轻松，呼吸变得容易，肺的扩张空间增大了。由于胎儿位置的变化，肚子看起来小了一些。对膀胱的压力会增大，您会经常想排尿。您可能还会产生骨盆痛。

胎儿进入骨盆

衔接，是指抬头进入骨盆，做好了分娩的准备。这可能发生在最后几周的任何时刻。这时候，助产士会通过腹部触诊来判断胎儿是否衔接。

胎儿进入骨盆的程度有5个级别。3、4级意味着骨盆上方可以摸到胎儿颅骨，这就是说胎儿没有衔接。2级意味着只有颅骨的2/5可以被摸到，这就是说胎儿完成衔接了。如果只有1级，那才叫作深衔接。

当胎儿衔接后，您的感觉和肚子的形状都会有变化。您可能在骨盆和会阴处有疼痛，您需要避免长时间站立。

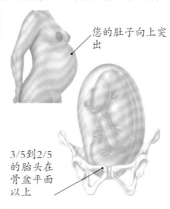

您的肚子向上突出

3/5到2/5的胎头在骨盆平面以上

未衔接：胎儿的头开始下降入骨盆中，但是有2/5或者3/5的头颅在耻骨上方。

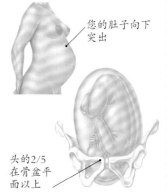

您的肚子向下突出

头的2/5在骨盆平面以上

衔接：胎头已经下降入骨盆，为分娩做好准备。这会让您的肚子的形状发生变化。

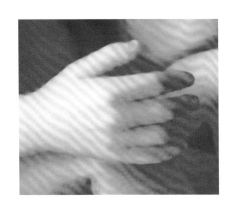

离预产期还有 **26** 天

宝宝今天的样子

虽然在扫描中基本不可见,但是胎儿的体表有一层很薄的胎脂。起初,它可以防止胎儿从皮肤丢失过多的水分,现在可以起到防止皮肤和羊水直接接触的作用。

您开始装修了吗?为孩子准备一个安全舒适的家,是您的首要愿望。

真相

石膏绷带

您可以用石膏绷带来保护肚子中的胎儿。您可以买现成的商品,或者另外购买石膏(很便宜)。在网上就可以买到。

您需要:

长条石膏绷带。

凡士林。

很多热水。

1~2个助手(不是必需的,但可以加快进度,使工作更有趣)。

做法:

1.找一条旧裤子做抹布(越小越好)。

2.将凡士林涂在腹部和胸部。

3.保持舒服的姿势。

4.将石膏粉和水混合,直到变成糨糊样,涂在绷带上,然后将绷带绕在身上。

5.等石膏变干,这是个休息的好机会。

6.等变硬后将其脱掉,您也可以在上面画画。

在妊娠的最后几周,您通常都会想装修房子。并且有一种无法抑制的冲动想把房子收拾整洁。

听从您内心的想法:做饭、打扫、整理、收拾杂物,但是不要着急。如果您花几个小时跪在地上擦地板,您会更早地临产。

有些男性也愿意装饰,但通常都是装饰汽车或者花园。如果您的配偶也是这样,至少您会得到干净的汽车、整洁的阳台和修剪过的草坪。

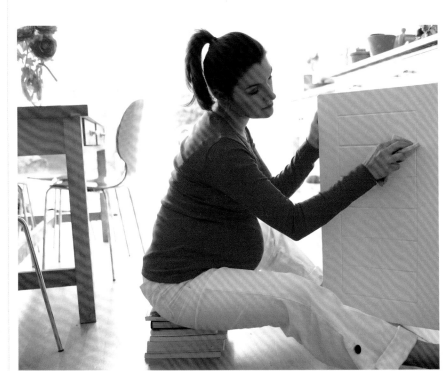

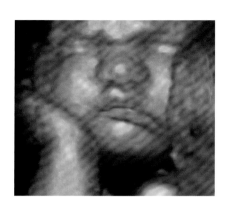

离预产期还有 *25* 天

宝宝今天的样子

一小段脐带位于胎儿嘴的附近，这让胎儿看起来像做了一个生气的表情。图中的右侧是胎盘，把胎儿的脸遮住了一部分。

您会发现自己那个漂亮的大肚子给生活带来的影响越来越多，让您行动不便，还改变了饮食习惯。

您可能对自己目前的身材表示失望，每天的行动都很困难。简单的动作，包括穿过门框，从沙发上站起，都变得困难，您发现所有的事情都需要花更多的时间。您所能做的就是保持耐心，挨过这几个星期。您的身体马上就要恢复原样了。

在妊娠期间，您每次吃的量少了，但吃的次数增多了。这是因为增大的子宫让其他所有器官的空间都被压缩了。胃没有足够的空间来容纳食物，您很快就感觉饱胀，等胃排空后，您就又饿了。您可以吃零食，但要选择健康的食物，不要光吃饼干。

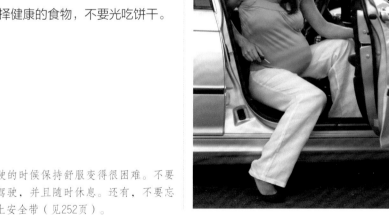

在驾驶的时候保持舒服变得很困难。不要长途驾驶，并且随时休息。还有，不要忘记系上安全带（见252页）。

真相

莲花分娩法

与其在分娩后马上剪断脐带，一些父母更愿意让脐带把胎儿和胎盘连起来，等脐带自然萎缩（通常需要几天的时间）。在医院这种做法基本不会被允许。

不剪断脐带的分娩，即莲花分娩法的支持者认为，胎儿可以从胎盘中继续吸收营养，直到脐带自然萎缩。他们还认为胎儿会感觉更舒服，不会被突然切断和胎盘的联系。

关注胎儿

和妈妈一起锻炼

在您运动后的20~30分钟内，胎儿通常都会活动几次。保持锻炼的强度适中，您就不会让胎儿的氧气供应受影响。如果过度锻炼，这会造成胎儿缺氧，他的活动会减少。

如果您对此有疑虑可以记录下胎动的次数，将运动前后的次数作比较。如果胎动水平下降，请联系助产士。

离预产期还有 *24* 天

宝宝今天的样子

胎儿已经做好了应对外部世界的准备。内耳和外耳都已经成熟，他已经习惯了您的血流声和心跳声，他还认识您的嗓音。

胎儿的胎毛正在渐渐消失，但在出生时还会留有一部分。

胎毛是非常细的毛发，覆盖胎儿的整个身体。与成人的毛发不同，胎毛没有汗腺。在出生前的几周，胎毛开始脱落到羊水中。胎儿会把胎毛和羊水一起吞入，但这没什么可担心的：这些胎毛是胎儿的蛋白质来源，对发育很有益。据估计，每天羊水中2/3的蛋白会被胎儿吸收，提供他所需蛋白的15%左右。

胎毛正在慢慢被毫毛取代。毫毛是很软、很短、没有色素的毛发（妇女和儿童多见）。永久性毛发一般比较粗，更硬、更长。最早出现的永久性毛发是眉毛和睫毛，然后是头发。成人的胡子、腋窝毛发、阴部毛发都是永久性毛发。

关注身体
绝望的厕所

在最后的3个月中，您的尿频会很严重，就像最初的3个月一样。这是由于沉重的胎儿压迫您的膀胱。排尿时如果有痛感，您可能有尿路感染，需要联系助产士或者医生，进行相关检查。

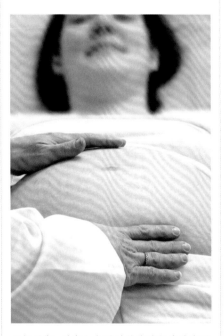

妊娠后期，助产士会通过检查腹部来确定胎儿的姿势。如果胎儿是臀先露，胎儿外转术可能是必要的，可以帮助胎儿转成头先露。如果翻转失败，可能需要进行剖宫产。

咨询医生

我听说过"翻转"臀位胎儿，具体是怎么回事？

一些产科医生可能在妊娠后期通过外翻转术来改变胎位，成功率大约50%左右。医生用手轻压孕妇腹部，帮助胎儿转到头向下的姿势，这需要超声的辅助。您会服用一些药物来松弛子宫平滑肌。首先进行扫描，如果胎儿的姿势不利，翻转术可能就无法实施。如果胎儿过大，或者羊水过少，会影响操作的进行。而且羊水过少会减少胎儿受到的保护。

如果您是Rh阴性血型，您需要接受D抗体注射（见123页），这将在外转术后进行。因为操作中可能会有少量的胎儿血液进入您的循环。多胎妊娠不适合外转术，同样，既往有出血史、前置胎盘（见212页）、羊膜破裂和有胎儿疾病者也不适合做。

孕后期

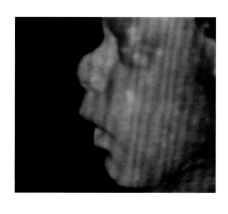

离预产期还有 *23* 天

宝宝今天的样子

这个时期的三维扫描格外清晰，面部的每个细节都让人印象深刻，再过几天胎儿就完全成熟了。

不要担心在分娩时会发生尴尬的事情，您的分娩陪伴会提前发现的。

有些女性担心自己在分娩用力时会失控，比如大小便失禁。您在用力时可能会排出一些粪便，但通常您不会察觉。助产士会戴手套或者用纱布清理掉。

实际情况是，在分娩时您不会在意其他的事情，只想着孩子能够尽快顺利娩出。

对镇痛法保持开明，您不知道自己是否可以应付产痛，只有分娩时才能清楚地了解自己的痛阈。

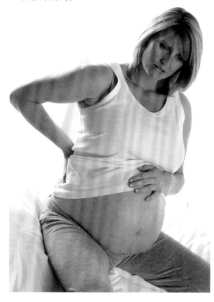

咨询专业小组

如果我不能忍受产痛怎么办？

医生：如果您存在担心，可以提前了解一下镇痛方法的选择，以便作出正确的适合自己的决定。

不能严格执行分娩计划很正常，不必羞愧。最终的目的都是保证胎儿的健康，保证您的体力和精神状态。如果觉得眩晕，也应该要求镇痛。

母亲：我分娩的时候，痛彻心扉，我觉得自己坚持不下去了。改变姿势，来回走动，用分娩球都是转移注意力的好方法。尽管这些只能拖延时间，而不能阻止疼痛，但我不断地对自己说："我能行！"

我模糊地记得疼痛最糟糕的时刻是分娩即将开始时，宫缩非常强烈，我知道我就快成功了，尽管看起来还有很长的时间等着我。想着自己多希望孩子能躺在自己的怀里，把每次宫缩都认为是离那一刻更近了。

助产士：进行了充分准备的孕妇会发现疼痛并没有想象的那么糟，疼痛是可以通过呼吸、锻炼和按摩来控制的。最好的建议是了解自己的痛阈。如果您无法忍受，就要求进行镇痛。即使很少的麻醉剂，也能让您感觉轻松很多，让分娩更顺利。

没有任何女性能预测自己的分娩将会如何。有时候胎位不良会影响分娩，胎儿好像不愿意出来。一步一步努力，当您觉得无法忍受时，通过接受帮助来保存体力。只要孩子健康，您的分娩就是成功的，这才是事情的关键。

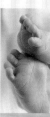

离预产期还有 *22* 天

宝宝今天的样子

出生后，孩子能回忆起在子宫中最熟悉的声音频率和特征，这就是您的声音。您可能会注意到，在妊娠最后几周，胎儿会被突然的巨大声响所吓到。

如果您感觉乏力，多摄入一些碳水化合物，这也是在等待分娩的日子里消磨时间的方法。

摄入碳水化合物的主意来自耐力运动员，他们在重大赛事的前三天，通过碳水化合物来获得70%的所需能量。这可以加强肌肉的葡萄糖储备，这是碳水化合物在体内的一种储存形式。如果您感觉乏力，尤其是在活动前感觉乏力，可以多摄入一些碳水化合物。

在预产期前的几天，将碳水化合物作为基本的食物，用它来提供70%的所需能量。早餐包括谷物和面包，午餐包括三明治，晚餐包括意大利面、大米、土豆。

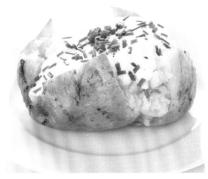

一个土豆包饭是非常不错的加餐，可以提供大量的碳水化合物。您可以尝试各种不同的碳水化合物食品。

充分利用产假

产假提供了很好地为迎接孩子做准备的机会。

花时间休息。虽然看起来应该抓紧时间完成各项任务，但充足的休息可以为分娩和产后的几周储存体力。

准备去医院的行李（见356页），或者准备各项家中分娩（见341页）需要的物品。

列出产后您希望联系的名单。

准备一些保健品，以便在分娩和产后使用。比如顺势疗法药物山金车花，可以用于碰伤、疼痛、促进愈合。金盏花可以促进阴部切开术后，或其他伤口，或者剖宫产术后伤口的愈合。乌头对休克和创伤有效。熏衣草可以促进分娩时的放松和平静。不要忘记您的宝贵的急救箱（见370页）。

准备一些冷藏食物。当您忙着照顾孩子和应付其他很多杂事时，现成的食品将会节省您做饭的时间，带来很大便利。

将婴儿服根据尺寸分类，您就不会在一堆衣服中乱翻了。

准备发布关于分娩的消息，填好地址、贴上邮票，或者使用电子邮件，这样您就可以在最后的时刻方便地发送，还可以上传孩子的照片。

做美甲、足底按摩、全身按摩。孩子出生后，您的时间和资金都将很匮乏。抓紧时间善待自己，放松精神和身体。

制造一些创意，比如粉刷婴儿室，制作一个十字绣枕头或者图案，给婴儿床围上软护栏，制作一个剪贴簿，给孩子写一封信装在盒子里。这些创意会让您有成就感，在以后的日子里将是宝贵的财富。

和朋友、家人出去聚餐。当习惯了母亲的角色后，您可能有很长的时间不能和大家聚餐。那时只能在家里享受天伦之乐了。

孕后期

离预产期还有 *21* 天

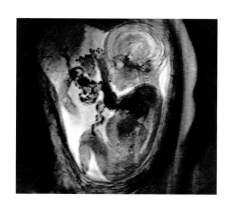

宝宝今天的样子

胎儿处于臀位,图中左侧有脐带在胎儿左手旁边进入胎盘。在第37周后,大约每100个胎儿中会出现3个臀位胎儿。

胎儿现在可以听到很多种声音,他出生后会对这些声音很熟悉。

在妊娠的这一阶段,声音很容易进入子宫。毫无疑问,胎儿可以听到这些声音,并作出反应。胎儿会被巨大的声响吓到,他还会转向熟悉的声音,并寻找其来源。胎儿可以辨别多种频率和不同的嗓音,他会记住您和配偶的声音。

当胎儿专注于声音时,他的呼吸和心跳会加快。虽然胎儿出生时已经有了听觉,但骨膜仍然会继续变薄,这会让骨膜对声音的响应更好。出生时的婴儿最熟悉的是您的声音。

咨询助产士

如果我不能哺乳怎么办?

虽然有担心很正常,但您要知道,多数女性都会有足够的母乳来喂养胎儿,经过简单的练习就能顺利哺乳了。这一阶段,您可能会有初乳分泌(见295页)。

保持乐观,并且了解母乳不会在分娩后马上就有。就算您有一些困难,试着坚持,不要压力太大,也不要为了避免麻烦大家而放弃哺乳。大家都会很支持您。

即便最终没能成功哺乳,您也可以用奶瓶喂养孩子,你们的亲密感不会因此而下降。

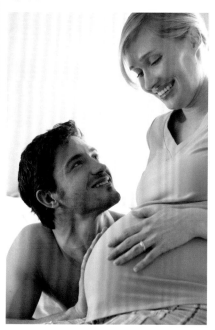

不用多久,您就要见到孩子了。这时候,您可以和胎儿聊聊天。他出生时会认出您和配偶的声音。

关注父亲

最后的几周

如果您对即将成为父亲的感觉有些困惑,对孩子的到来有些措手不及,这不是个别现象。您会在家中发现很多变化。当您的配偶开始产假后,她会每天忙着为分娩做准备,她会需要您的帮助。

在身体和精神上给予她支持,同时也要照顾好自己,保证足够的休息。即使你们决定让孩子的母亲主要负责晚上照看婴儿的工作,您的睡眠仍然会被打扰。现在可以和朋友多联系,但不要太劳累。如果您平常锻炼,那么请继续坚持。

对未来感到担心,担心分娩陪伴和成为父亲,这很正常。您要相信,事情最终都会步入正轨,想象一下抱着自己的孩子时的感觉。

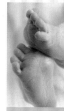

孕期第38周

即使您很享受妊娠的过程，您也会希望它早点结束。

胎儿已经做好准备，而您早就做好准备了，您随时等着临产开始。可能还需要一段时间，尤其对于初产妇来说。在接下来的1~2周，子宫仍是最适合胎儿的地方，在子宫中，胎儿正在完成最后的发育。如果您还有其他孩子，您可以告诉他们，新的弟弟或者妹妹马上就加入到我们中间来了。

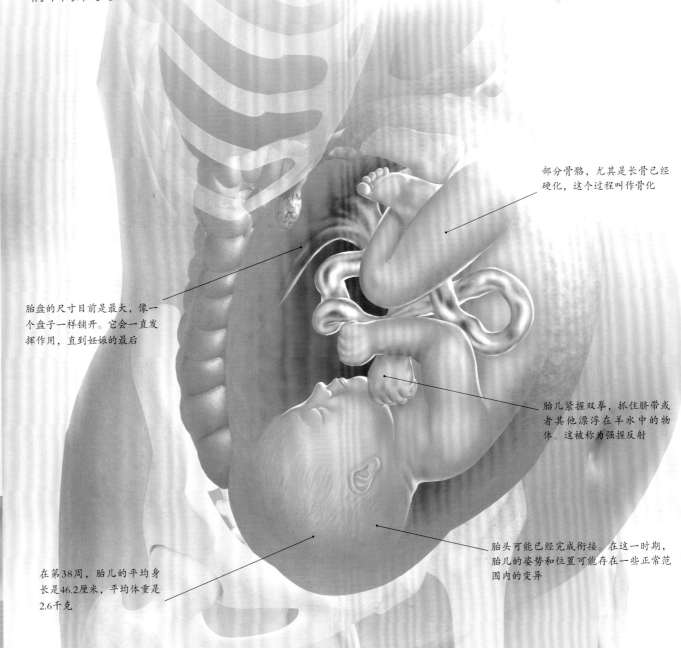

部分骨骼，尤其是长骨已经硬化，这个过程叫作骨化

胎盘的尺寸目前是最大，像一个盘子一样铺开。它会一直发挥作用，直到妊娠的最后

胎儿紧握双拳，抓住脐带或者其他漂浮在羊水中的物体。这被称为强握反射

在第38周，胎儿的平均身长是46.2厘米，平均体重是2.6千克

胎头可能已经完成衔接。在这一时期，胎儿的姿势和位置可能存在一些正常范围内的变异

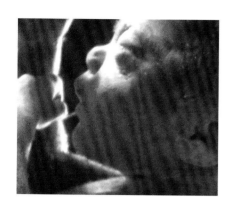

离预产期还有 *20* 天

宝宝今天的样子

胎儿已经达到足月，他的特征也已经非常明显。从现在开始，胎儿只是在储存脂肪来增加体重，以便产后供能和维持体温。

现在您要做好分娩的准备了，保持理智和乐观，这将是美好的回忆。

事实

在妊娠期间进行自我催眠，可以帮助您建立信心。

掌握这种方法对初产妇同样有效，她们从临产到达分娩第二阶段的平均时间是一个小时，而普通女性的平均时间是两个小时。

让您能对临产和孩子的出生留下更多的回忆的最好方法，是在临产前保持健康和放松。这会让您在分娩时保持足够的精力和清醒的头脑。

感觉精力充沛可以帮助您在分娩过程中保持正确的姿势，您还可以来回走动，减少比如哌替啶之类的镇痛法的使用。哌替啶的作用会让您无法记住分娩的很多细节。如果您有分娩陪伴，她可以帮您在产后填写相关的表格。照片和视频也可以让您回忆起很多事情。

分娩结束后，如果您想了解自己忘掉的一些细节，您可以咨询助产士，浏览一下分娩记录。您可能希望把自己的经历写成文章。

关注父亲

专业人员和您

当分娩临近，尤其是到了临产的时候，您会发现必须和专业人员多交流。他们提供的信息会让您安心。不过作为男性，您可能感到自己被边缘化，提出的意见不被采纳。如果您本身希望参与到分娩的事务中去，这会让您很沮丧。专业人员是在为最需要的人提供帮助，如果您希望自己被重视，最好事先就把要咨询的问题写下来。助产士会帮您尽量参与到各种事务中，让您发挥自己的价值。

记住，您是您的配偶最重要的人。这种想法可以让你们在妊娠和分娩期间建立牢固的关系。保持耐心和坚定，不要着急。

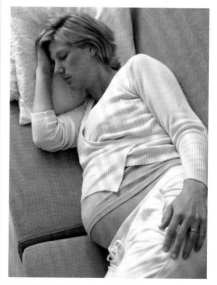

在接下来的几周，保证足够的休息，保持分娩前的最佳状态。

离预产期还有 *19* 天

宝宝今天的样子

三维扫描图中对手部的特写可以看到掌纹。这些纹理和指纹一样，都是独一无二的。强握反射会让胎儿抓住任何触碰到胎儿手的物体。

在子宫中再待一段时间对胎儿有好处，但他的发育已完成，成为了"足月儿"。

真相

剃掉毛发（备皮）

有一个话题很少被提及，但是很多孕妇都会遇到，即是否需要在分娩前剃掉阴部的毛发。

这完全属于个人的决定，要看您自己怎么想：如果一位朋友剃掉了，您不必感到有压力，也不必效仿。在分娩后的几天，阴部可能会出现瘙痒，这是您需要考虑的问题。

您可能出于卫生的考虑，希望剃掉阴部毛发，因为产后出血可能会沾在上面。

如果您进行剖宫产，那么出于手术的虑，会将您的阴部毛发，或者至少上面的那部分剃掉。或许您希望在家中就提前完成这个任务。

子宫中胎儿的活动空间更小了。如果他稳定在头朝下的姿势，那么接下来他只能做一些旋转动作了。羊水还有相当的体积，可以保护胎儿。在这个狭小的空间内，胎儿会保持活跃。

胎儿的动作已经和新生儿没有区别了。他会转向光源、打哈欠。他会继续用有规律的节奏练习呼吸。

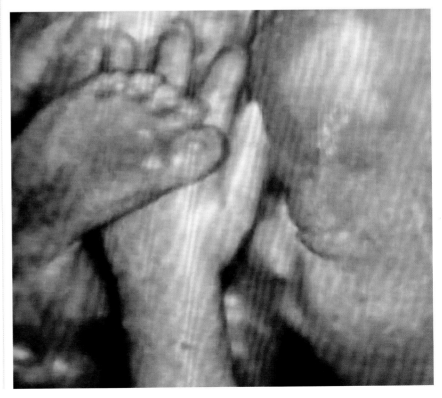

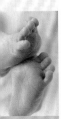

胎儿在子宫中感到很局促。不用多久，他就可以进入这个新世界了。当然，在这之前，他还需要先保持正确的姿势并完成衔接。

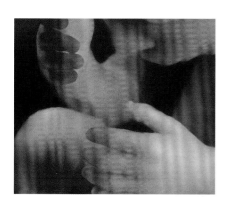

离预产期还有 *18* 天

宝宝今天的样子

每一天，临产的可能性都增加一点。您可能有假宫缩，这有助于松弛子宫颈。胎儿周围的羊水保证胎儿不会感受到这种轻微的收缩。

考虑一下产后的生活会有帮助，确保您会得到足够的支持。

即使在这个时期，您还是很难想象孩子在家中和您一起生活的情景。也许您和配偶可以独自适应和孩子在一起生活，而且很顺利，但是您最好还是确保在需要的时候能得到足够的支持。

产后的生活可能会非常疲惫，睡眠也受到影响，还有分娩过程中的痛苦，这些方面您可能还没有做足够的准备。在那些间断的睡眠和艰难的角色转换的日子里，您需要有人能在物质上和精神上为您提供支持。

提前建立一个良好的支持网络非常重要。最理想的是，家人和可靠的朋友会到您的家中提供帮助，同时他们还懂得留给您足够的私人空间。即使花一个小时做一顿饭，或者照看一会儿孩子，也能让您得到非常宝贵的休息时间。您可以洗个澡，大吃一顿。

要保留好助产士和哺乳顾问的电话，以便寻求建议。还有在产前课程结识的准妈妈们的电话，她们会很理解您的处境。

不要拒绝他们家务或者采购等方面提供的帮助。这可以让您有更多的时间照顾孩子或者放松一会儿。

在产后最初的几天要限制来访的人数，并且告诉来访的人不要待太长的时间。来访的人会络绎不绝，您会疲于应付、向他们展示孩子。

关注营养

健康辅食

吃太多会让您感觉很不舒服，尤其是在妊娠的最后3个月。如果两餐之间隔得太长，您可能会头晕、虚弱，这是由于低血糖造成的。因为胎儿在不断地消耗您的血糖。健康辅食可以保证您的营养，并且减少不适。

用一个大篮子多装些新鲜水果，以便提醒自己随时享用。

厨房里多存一些坚果和干果。

咸鸡蛋可以存在冰箱里。当您想吃咸时，拿出来享用。

购买或者自己制作一些冰镇果汁。有的女性在临产时也喜欢吃点冰镇的零食来保持清醒。

酸奶的营养丰富，而且很健康。为了营养更丰富，可以加入麦片和干果。

离预产期还有 *17* 天

宝宝今天的样子

究竟是什么起动了分娩，至今原因不明。信号来自母体还是胎儿呢？每个分娩都不一样，而且您的第一次分娩和第二次分娩到来的时机也会不同。

渐渐地，胎儿所有骨骼的强度都有所增加，这主要得益于钙。

骨化的过程会强化胎儿的骨骼。为了保障钙的需求，您会从食物中吸收更多的钙质。

在这个时期，胎儿的肱骨、股骨、胫骨都在经历这个过程。骨化开始于妊娠期中特定的时间，根据这一点，超声可以判断妊娠周数。

骨化开始的时间，对女性胎儿来说更早一些，比男性胎儿大概早几天的时间。有趣的是，髌骨在出生后才开始骨化。

咨询医生

我有一些阴道出血，应该担心吗？

在妊娠后期的出血可能意味着严重的问题，比如胎盘前置（见212页），胎盘部分或者完全剥离于子宫壁，称为胎盘早剥（见471页）。如果有血性黏液，这可能是"见红"（见309、409页）。

在妊娠期有出血的情况应该寻求医学帮助，以免发生任何问题。

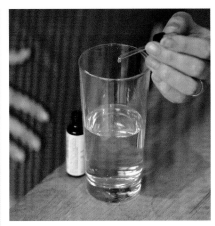

服用巴赫花制剂的方法是，在一杯水中加入四滴，间断喝下。或者您可以用吸管将药水直接滴在舌头上。在使用药水之前仔细阅读说明书。

事实

您的配偶在出生时超重，这并不意味着她的孩子也会超重。

胎儿出生体重决定于父母的基因。所以如果您的配偶身材高大，而您自己很娇小，若孩子也很娇小，那么恭喜您，您的基因占了主导地位。

巴赫花药水

从花中提取的精油可以帮助人保持平静，集中精力，还可以有放松的效果。巴赫花精油，分为治疗型和紧急型，这些被认为在分娩前后使用很有效。如果您焦虑、震惊、担心、压力过大、产后没有精神，这些情况都可以通过精油获益。

在舌头上滴若干滴，或者加入水中。这些成分还有软膏制剂，可以在体表使用，或者擦在周围的家具上。在妊娠的后期，您可以多尝试几种。

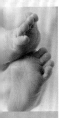

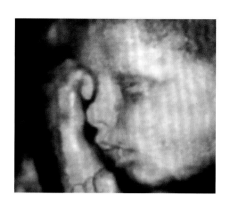

离预产期还有 *16* 天

宝宝今天的样子

当胎儿的头进入骨盆后，子宫的尺寸会有轻微的下降，让胎儿为分娩做好准备。这可以减轻肋骨的压力，让您感觉轻松许多。

在又一个新成员加入时，让其他孩子做好迎接他（她）的准备，这很重要。

如何把新生儿介绍给您其他的孩子，这主要决定于他们的年龄。还在学步的孩子可能对此根本不在意，他可能更关心那些新添置的玩具。更大一些的孩子可能会震惊或者嫉妒，他可能会抢走新生儿的玩具，不断地想引起父母的注意。

最好提前几周就让孩子们有心理准备。向他们解释，新生儿需要很多关心和时间，需要经常哺乳和换尿布，而且他刚开始并不有趣。教会您的孩子如何给父母提供帮助。向他解释如何照顾新生儿。您可以从书店了解相关的知识。向孩子们解释家庭的变化，让他们谈谈感受，了解新生儿给家庭带来的变化在他的眼中是什么样的。

鼓励您的孩子送给新生儿一些小礼物，也可以让他在给新生儿的礼物中选一样最喜欢的。让祖父母或者朋友们在妊娠期和产后经常给孩子们一些惊喜，这会让他们有事可做，并得到关注。

咨询助产士

我出生时并不顺利，我的孩子也会这样吗？

像很多女性一样，您了解很多自己出生时的细节。

有人说，您出生时的情况会和您的孩子出生时一样，然后就宣布您的分娩会快或慢，或者会需要引产等一系列预测。但这并不是真相。记住，鉴于您母亲的年龄，产科的面貌已经和那时大不相同了。就算您遇到了相似的困难，处理的方式也会很不一样。

而且，您可能比您母亲当年更健康和强壮。所以不要认为她分娩时遇到的问题您也会遇到。

试着让其他孩子和新生儿建立感情。让您的孩子想象一下胎儿在母亲肚子里的情况。让他帮着起名，但不要承诺会使用他的提议。

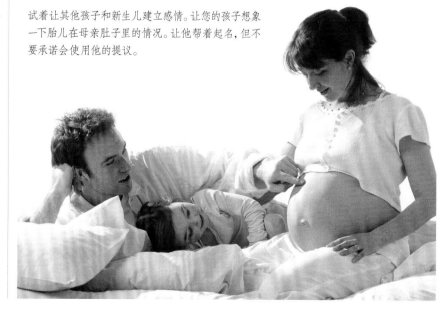

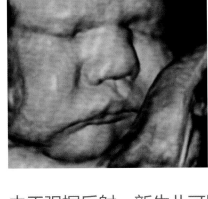

离预产期还有 *15* 天

宝宝今天的样子

通过腹部测量宫底高度来估计胎儿尺寸会让您对他的大小有个基本的印象，但是此方法在这个阶段已经不再准确。胎儿可能还未进入骨盆，而且羊水的量也存在很大变数。

由于强握反射，新生儿可以紧紧抓住您的手指，这种能力在子宫中就出现了。

子宫中的胎儿形成了强握反射。这种抓握非常有利，甚至在出生后可以支撑胎儿的体重。强握反射会持续到孩子六个月大，那时他就可以自主决定是否要抓住一样东西了。

有趣的是，胎儿的脚也有类似的反射，叫作"跖反射"。触碰脚心，各脚趾向足背屈曲。跖反射在出生后需要更长的时间才会消失，一般在12个月左右。如果刺激脚的侧面，还有一种反射可以使脚趾分开。这些反射都很原始，被认为对胎儿有保护意义。其具体的机理还不明了。

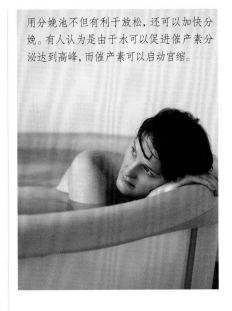

用分娩池不但有利于放松，还可以加快分娩。有人认为是由于水可以促进催产素分泌达到高峰，而催产素可以启动宫缩。

事实

第二胎的分娩通常会比第一胎更快。

这通常意味着分娩会更顺利，但是第二胎可能比第一胎更大，或者胎位不同。还有很多因素需要考虑。

咨询助产士

自然分娩或者水中分娩真的对胎儿有益吗？

多数胎儿分娩专家会认为，自然的阴道分娩是对母亲和胎儿最安全的方式。通常也认为用水来减轻疼痛也是安全的，这是指没有并发症的分娩。

尽管如此，有时候孕妇并不能顺利进行阴道分娩。这可能是由于分娩时发生的意外情况造成的。如果母亲或者胎儿存在危险，医疗小组会提出相应的最安全的分娩方式。

您需要思考自己对分娩方式的偏好，但是也要有采用其他方式的心理准备。咨询助产士，您的医院里是否有可以使用的分娩池。

传说

关于猫头鹰

猫头鹰可以让我们了解妊娠和分娩吗？这很值得怀疑，但传说却很有趣。

如果一个孕妇听到了猫头鹰的叫声，胎儿肯定是女性。如果阁楼上住着猫头鹰，这会让胎儿产生疾病。

当分娩开始时，房间里不应该有猫头鹰，因为如果它在分娩的时候发出叫声，孩子的一生会充满苦难。

孕后期

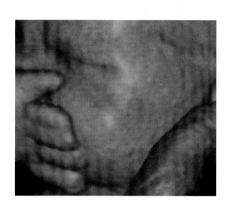

离预产期还有 *14* 天

宝宝今天的样子

图中，胎儿把手背放在嘴唇上。胎儿总是不放过任何练习吮吸的机会，但目前只有手指、拇指和手可以用，因为胎儿已经够不到自己的脚了。

如果您还不知道胎儿的性别，出生时将有个大的惊喜；如果您已经知道，可以很好地做相关的准备。

知道胎儿的性别可以有助于起名字，买特别的衣服，还有决定婴儿房的装饰风格。尽管如此，请记住扫描得到的结果可能是错的（见214～215页）。确定胎儿性别的唯一方法是诊断试验，比如羊膜穿刺和绒毛膜活检（见152～153页）。

如果您已经知道性别，分娩时的惊喜会少一点。但是在妊娠期间可以和孩子建立更深的感情，还可以想象他（她）出生时的模样。

如果您不知道性别，您会得到一个大大的惊喜作为回报。很多不知道胎儿性别的孕妇声称自己对胎儿的性别有一种直觉，但她可能是错的。

请保持开明，不要执著地期待某种性别的孩子。不过，男孩的出生率一般稍高于女孩。

真相

男孩还是女孩

还在猜测胎儿是男是女吗？好吧，为了让猜测更有趣，告诉您一些古老的传说。

如果您怀了女孩，手上的皮肤会很细，而怀男孩则相反。

如果准爸爸很紧张，那么就是女孩，否则就是男孩。

如果母亲用两只手拿起咖啡杯，那就是女孩，否则就是男孩。

如果您的肚脐很敏感，那么就是女孩；如果您双脚冰凉，那一定是男孩。

知道胎儿的性别可以帮助作做很多决定，比如选蓝色还是粉色的婴儿服。不知道性别会让您一直保持期待。

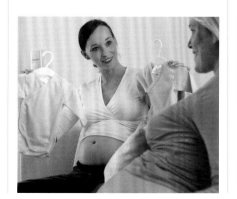

咨询医生

我的胎儿是臀后位，这会有什么影响吗？

在臀后位中，胎儿头朝上，面向您的腹部（见336页）。这可能会延长分娩时间，会让您疲劳，造成更严重的背痛。这种情况也可以采用翻转臀位胎儿的方法（见329页）来让胎儿成为头前位。

有时候，在临产以后，子宫的强烈收缩会让胎儿的姿势翻转。如果没有翻转，医生将会用产钳或者吸环（见434～435页）进行医疗干涉。

事实

您的身体结构可以应对产痛。

没人喜欢疼痛感，但是在分娩时，多巴胺的水平会上升以帮助您应对疼痛。所以，请放心，宫缩有多强烈，您应对它的能力就有多强。

孕期第39周

时间好像静止了，每一次假宫缩都让您以为临产要开始了。

这些迹象都表明临产近在咫尺。您可能会有假宫缩，所以您应该多向助产士咨询，这样能让您安心。您和配偶都是又紧张又兴奋，没人知道分娩什么时间就会开始，但在这之前，您最好确定您的配偶到那天应该如何应对。

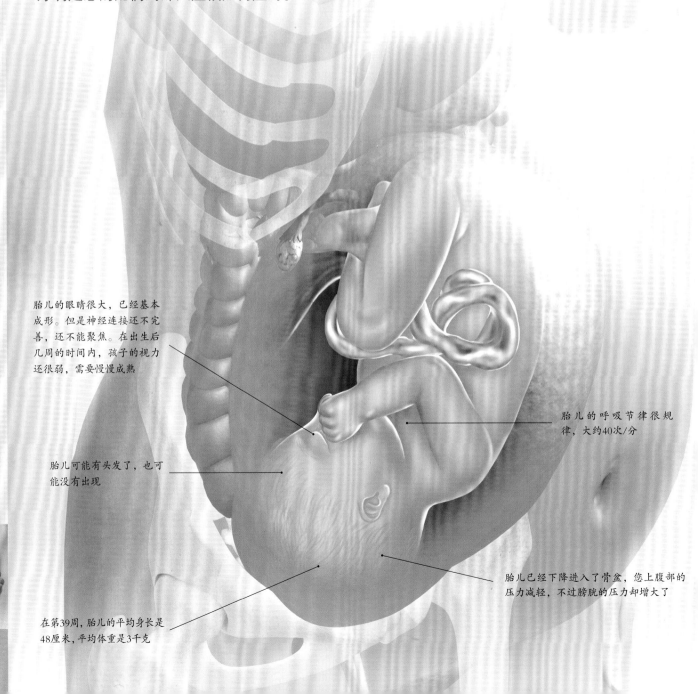

胎儿的眼睛很大，已经基本成形。但是神经连接还不完善，还不能聚焦。在出生后几周的时间内，孩子的视力还很弱，需要慢慢成熟

胎儿可能有头发了，也可能没有出现

在第39周，胎儿的平均身长是48厘米，平均体重是3千克

胎儿的呼吸节律很规律，大约40次/分

胎儿已经下降进入了骨盆，您上腹部的压力减轻，不过膀胱的压力却增大了

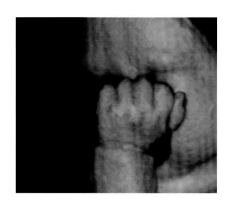

离预产期还有 *13* 天

宝宝今天的样子

胎儿的手挡在眼前，拳头紧握。胎儿的活动可以促进肌肉和协调性的发育，无论是踢脚还是握拳都是如此。

临产越来越近，您感到度日如年。保持活力可以让时间过得更快。

接下来的两周，您需要充分地休息。您的体型很大，行动不便。您会希望坐在家里，双脚抬起，悠然自得地等待临产。电话留言里全是同一个问题："要开始了吗？"

休息很不错，但是保持分娩最佳状态的办法还是适量活动。散步时身体分泌的激素会让您情绪更轻松、更积极。

每天可以让自己完成1～2项任务，比如和朋友吃一顿饭或者适当地游泳，或者给孩子买些物品。要记住随时停下来休息。不要从事太激烈的活动，避免过度劳累，避免危险。记住您的重心很不稳，不要试图给婴儿室贴壁纸或者提很重的购物袋，这些任务都不适合您。

您可能感觉自己的生活好像停滞了，所以给自己找点儿事做也不错。但是要记住，再过几周孩子会让您忙得不可开交。

真相

音乐的能量

研究表明，妊娠期听音乐可以让孕妇减少压力，而且可以减少胎儿出生后的哭闹。

根据对不同音乐的比较研究发现，古典乐器的声音最能让人放松。如果选择合适的曲目，可以转移您对疼痛的注意力，帮助您关注自己的呼吸。在音乐播放器里面多存些旋律，以便挑选。

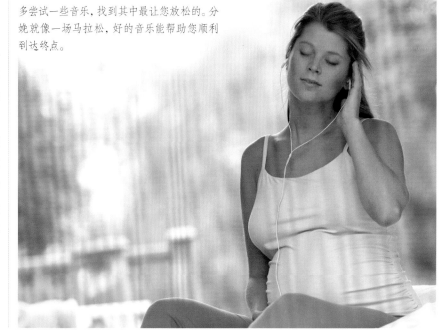

多尝试一些音乐，找到其中最让您放松的。分娩就像一场马拉松，好的音乐能帮助您顺利到达终点。

离预产期还有 *12* 天

宝宝今天的样子

虽然胎儿的头部在您的骨盆深处，但它仍保持着圆形的形状。分娩的时候颅骨会被挤压，互相靠近，头型会变长，这有助于胎儿顺利娩出。

虽然新生儿的眼睛很大很漂亮，但是他还需要一段时间才能看清楚远处的物体。

人的身体会在一生中不断生长。出生时眼睛的大小是成年时的3/4。视锥细胞和视杆细胞都已经在视网膜上发育就绪，但胎儿的视力还很弱，相当于只能看清楚视力表上最大的那个字母。正常人在122米处可以看清的物体，胎儿需要在6米的距离才能看清，所以胎儿看起来眼神涣散，他的眼睛肌肉很无力。他可以看清30厘米处的物体，这基本上是您的乳房到您的面庞的距离。这就是说胎儿在哺乳的时候能看清您脸。

在6～8周的时候，胎儿就能够注视移动的物体了，四个月的时候可以判断距离，两岁的时候就达到了正常视力。

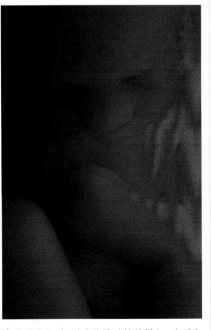

在最后的几周，胎儿的体重持续增加，皮下脂肪不断沉积。如果现在出生，他已经是胖嘟嘟的样子了。

事实

95%的胎儿不会在预产期那天出生，其中，25%在之前出生，70%在之后出生。

有四周的范围，即第38～42周，在这期间出生对胎儿来说都是安全的。

一个月的等待很漫长，在留言机上留下口信，"孩子一出生就通知您"。让自己忙碌起来，打理自己的头发（没有孩子打扰的时候，这很容易），和朋友聚聚，还有最重要的是多休息。

咨询助产士

我讲话很文明，但是在分娩的时候我会咒骂配偶吗？

很有可能，但是没人会怪您。分娩会异常疼痛，您会情绪激动、易怒、暴躁，甚至恶心。不要太在意自己说了和做了什么。把心思放在分娩上，如果需要，就接受镇痛。多数分娩陪伴不会在意这些咒骂，更不会对号入座。他们知道这并不是真实的您，一般会表示很理解。您可能还会对医务人员发难，但他们对此已经很习惯了。

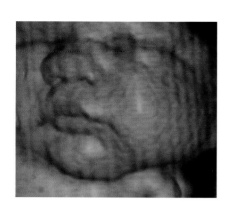

离预产期还有 *11* 天

宝宝今天的样子

这幅图显示了胎儿会储存多么充足的脂肪，整个脸颊都是肥肥的。出生时的体重会因不同的胎龄而不同，因为在子宫中他会不断囤积脂肪，尽管速度已经有所减慢。

如果您打算在家中分娩，让自己做好充分的准备可以减少助产士的参与。

如您打算在家中分娩，这一周的时间您需要将各项事务安排妥当，分娩的屋子要收拾干净，并且舒服、温暖。

助产士可能会带来自己的工作袋，里面有她需要的各种物品。为了让助产士的工作更容易，您应该找个在四面都可以帮助到您的床，准备好足够的枕头和床单。

即使您希望在柔和的光线下分娩，要保证助产士的视野明亮，尤其是您会有需要缝合伤口的情况。

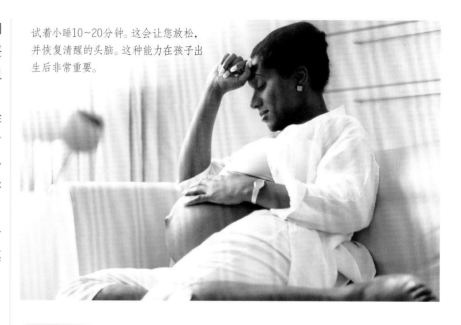

试着小睡10~20分钟。这会让您放松，并恢复清醒的头脑。这种能力在孩子出生后非常重要。

真相

用力

在分娩的时候我会自然知道该怎么用力吗？

分娩的时候，所有的女性都有本能的用力倾向，但是由于很痛，她们会抵抗本能。硬膜外麻醉可以起到镇痛的作用。在分娩时，助产士会指导您该如何用力。

咨询助产士

我现在就已经很疲劳了,我能应付分娩吗？

首先，您要多休息，在白天经常小憩，这会让您恢复精力，尤其是晚上睡眠断断续续的时候。

如果您感觉体力恢复，可以适当地锻炼，这可以促进健康，加深睡眠。游泳是不错的选择，可以释放多余的体力，让您忘记烦恼，并减轻肌肉和关节的压力。

在睡前多吃些含色氨酸的食品（见177页），这会帮助睡眠。您还要摄入足够的碳水化合物（见92页）来保证血糖稳定，减少疲劳感。

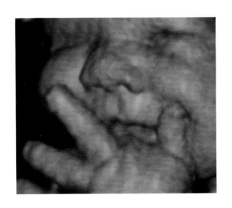

离预产期还有 *10* 天

宝宝今天的样子

胎儿的颈部肌肉得到加强，头部可以离开胸壁了。一旦出生，羊水的浮力就消失了，您抱着孩子的时候要注意支撑他的头部。

胎儿现在会做梦吗？多数胎动都发生在胎儿睡觉的时候。

从第10周，胎儿就开始练习呼吸了，但节律有了很大变化。起初是持续10秒左右的急促呼吸，现在已经有了固定的节律，大约40次/分，这也是他出生后的呼吸频率。

眼睛的运动也成熟了许多，快速眼动睡眠一次可以持续25分钟，间隔时间短于25分钟。快速眼动伴随着胎儿活动的增加和胎心率的上升。所以胎儿在活动并不意味着他是醒着的。

虽然胎儿不能像以前那样伸展身体了，一天至少10分钟的胎动还会继续，这是胎儿健康的表现。

关注营养

为分娩补充能量

根据NICE的推荐，所有的孕妇在分娩期间都可以喝水，包括等渗液和运动饮料。运动饮料包含许多能量，可以被迅速吸收。

吃零食，即使在分娩开始后也可以，但是不要吃阿片类止痛药。这类药通常指哌替啶和海洛因。但是在麻醉中应用这些药物是安全的。

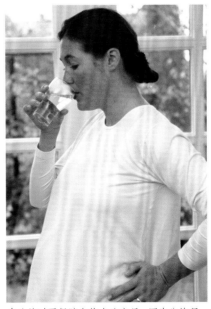

在分娩时要保障身体水分充足。因为分娩很消耗体力和水分，您会感觉很热。

咨询助产士

什么是人工破膜，如果我超过预产期，可以进行人工破膜而避免引产吗？

对41周以后的妊娠，可以通过人工破膜的方法促进分娩启动。

具体做法是医生用手指伸入宫颈，将其胎膜和宫颈分离。这样可以促进激素的释放，可能会启动宫缩。这个过程可能会有不适，但不会造成疼痛。如果出现"见红"，这很正常。

人工破膜可以增加阴道分娩的概率，在48小时内若分娩启动，就可以避免其他方式的引产术。

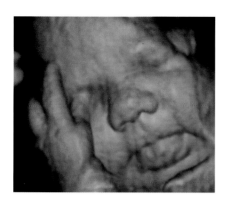

这是您生理周期的38个星期05天

离预产期还有 **9** 天

宝宝今天的样子

很多情况下，您是判断胎儿大小的最佳人选，尤其是可以将其和上一次妊娠作比较。扫描可以估计胎儿的体重，但是这一阶段的估计存在很大的误差。

不要单纯等待，可以学习一下如何识别临产的征兆。

胎儿监测

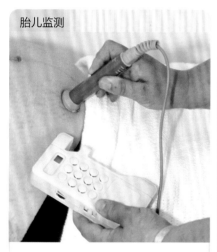

如果没有合并症，助产士通常会用便携的仪器对胎心进行监测，就和产前会面时所做的相似。临产后，助产士每隔15分钟就会监测胎心半分钟到一分钟。在检查的间期，您可以自由活动。

如果您存在妊娠合并症，或者分娩的异常，助产士会用CTG监测胎心。

什么时候才开始分娩？如果您是初产，很难判断临产的征兆。有些妇女会感觉到腰痛。如果您发现"见红"，就意味着临产时刻到来了。如果羊膜破例，羊水流出，即使没有宫缩的现象，您也应该通知产房。

最确切的征兆是宫缩。只有伴有疼痛的宫缩，才是分娩的先兆。宫缩开始是不规则的，强度较弱，逐渐变得有规律，强度越来越强，持续时间延长，间隔时间缩短，如间隔时间在2~3分钟，持续50~60秒。出现这

咨询医生

产后我会在医院待多长时间？

在多数医院中，这个时间的掌握有一定的灵活性。如果您想尽早回家，请联系助产士。目前，一般产后需要在医院至少观察6个小时。

很多产妇会在医院过夜以恢复体力，获得照顾婴儿和哺乳的信心，这些需要助产士的指导。对初产妇尤其如此。

些情况时，请及时联系您的医院，如果您打算在家分娩，请联系助产士。

如果宫缩伴随宫颈的扩张和收缩，这时助产士就需要检查并确认临产的进程（见412~413页）。

如果你确认孩子就要出生，一定要冷静，电话通知医院妇产科病房，告诉他们你的症状，特别是宫缩的情况。如果每5分钟出现一次宫缩，每次持续1分钟，同时难受得什么也做不了，你就需要马上去医院。如果你打算在家分娩，请联系你的助产士。

您的分娩方式会影响在医院停留的时间。阴道分娩至少停留6个小时，剖宫产则需要3天。如果是早产儿，或者胎儿存在疾病，或者无法维持体温，胎儿需要在医院进行监护，这时，您可以回家住，然后到婴儿监护室看望胎儿。

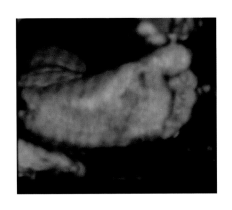

离预产期还有 *8* 天

宝宝今天的样子

目前，胎动一般集中在一个部位，因为胎儿在子宫中已经不能随意改变位置了。虽然胎动的特点有所改变，但是次数并没有下降。

马上就要到最后的时刻了，您会有些紧张，但同时又很兴奋。

分娩即将来临，您可能会有些神经过敏，尤其是初产妇，这很正常。试着保持积极的态度，和配偶共同分担，因为他也需要安慰。如果有任何疑虑，联系助产士。她会帮您应对困难，让您安心等待。找些事情做，比如猜字游戏，这可以让您放松一些。

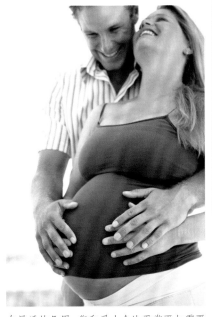

在最后的几周，您和爱人会比平常更加需要彼此。

关注父亲

分娩的阶段和您的角色

第一产程（见406～419页）的时间会因人而异，而且差异很大，从几天到几个小时不等。

作为配偶的首要支持者，您需要负责指挥，保持冷静，为配偶提供身体和精神上的支持。经常向助产士请教，间断的对话也能让您了解分娩进行到哪个阶段了。您需要尽快赶到医院，所以应该提前熟悉路线。

您的配偶在分娩过程中可能会出现意识模糊，此时您是最了解她的需要的人。您可以帮她作出决定。您还需要知道如何安慰和鼓励配偶。

无论她决定在第二产程中使用何种姿势，您都应该支持。第二产程是娩出胎儿的阶段。当胎儿娩出后，仍会有宫缩促使胎盘娩出，只是这时的宫缩相对来说是无疼痛的。随后，医生会替孕妇收拾整洁，如外阴有裂口，则会做局部的缝合。

咨询医生

什么情况下会来不及去医院？

当有规律地腹痛，且间隔时间越来越短、疼痛时间延长时，就预示着快临产了，您可能来不及去医院。如果出现这种情况，给医院产房打电话，让医务人员来家中为您提供帮助。还会有值班的助产士参加分娩（一般她会随后赶到）。您也可以自行联系救护车。

孕后期

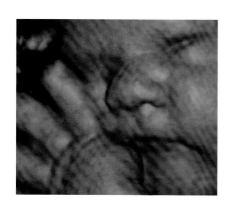

离预产期还有 7 天

宝宝今天的样子

扫描可以很清楚地看见胎儿，因为羊水的量仍然很可观。这一阶段，羊水的量对于不同的人差别很大，但通常都在0.5升左右。

用这段等待分娩的时间让您的配偶规划好如何在分娩那天提供帮助。

让您的配偶提前做好准备很重要，可帮助分娩顺利进行。比如，您打算或者已经在使用天然药物，把药瓶给他，让他知道什么时候您会需要使用。

用精油来练习一下按摩法手法（见163页）。有些女性不能忍受任何人的触碰，但有的人就会很享受按摩。只有分娩时您才会知道自己会怎样，但现在练习并没有坏处。

如果您和配偶曾一起参产前课程，那么他会对放松和呼吸技巧很熟悉，你们可以一起练习。让他和最近成为父亲的那些亲戚朋友聊聊，得到关于分娩时的一些建议，这很有益。

事实

尽管体重相异，多数胎儿在第40周的身长都是相似的。

95%的胎儿，身长在45厘米到55厘米之间。新生儿的身长一般很固定，这和骨骼发育有关，而出生体重的差异会比较大。

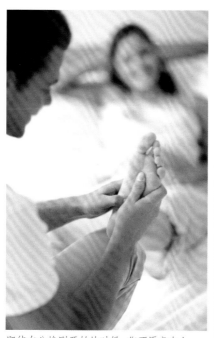

即使在分娩刚开始的时候，您不愿意有人碰您的肩膀和背部，足底按摩会让您放松。

最后的准备

奇怪的是，经过了快40周的准备，当真正要出发去医院的时候您仍可能手忙脚乱。您需要避免最后时刻的混乱：

收拾好行李，您可能还需要一个备用物品清单。

您需要准备一些零钱，以方便使用自动售货机。

安排好每个人的任务，比如，让您的配偶负责准备食物。

开车到医院熟悉路线，了解交通状况，寻找最佳路径，还要找到停车位。不要在高峰期开车，避开上下学和上下班的时间。还要清楚如何在晚上找到产房。

总之，不要恐慌。多数父母都能从容地赶到医院。

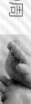

孕期第40周

您已经度过了所有重要的阶段，马上就要见到孩子了。

　　像很多准妈妈一样，您正焦急期盼着最后一天的到来。毫无疑问，分娩随时可能开始，您的等待、不安和烦躁都会得到补偿。当您看着怀里的孩子时，您不会有太多时间回味过去的40个星期，但是您一定会认为，这是个奇迹。

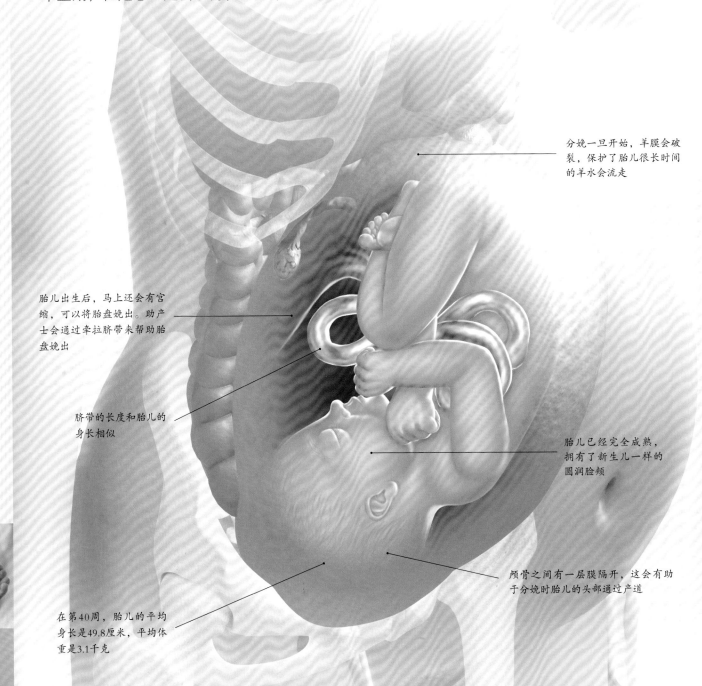

分娩一旦开始，羊膜会破裂，保护了胎儿很长时间的羊水会流走

胎儿出生后，马上还会有宫缩，可以将胎盘娩出。助产士会通过牵拉脐带来帮助胎盘娩出

脐带的长度和胎儿的身长相似

胎儿已经完全成熟，拥有了新生儿一样的圆润脸颊

颅骨之间有一层膜隔开，这会有助于分娩时胎儿的头部通过产道

在第40周，胎儿的平均身长是49.8厘米，平均体重是3.1千克

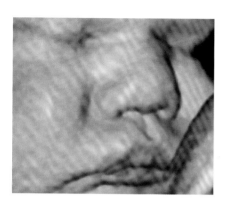

离预产期还有 **6** 天

宝宝今天的样子

如果您选择了剖宫产，一般会在这个时候进行。选择这个时机是为了避免分娩出现意外，也可避免胎儿过早出生。离预产期越近，对胎儿越有好处。

您可以对分娩计划进行复查，因为现在您的某些想法会和之前不同。

分娩计划通常是在妊娠早期制订的，当时可能没有进行认真考虑（见181、303页）。那么现在分娩临近，可以再次审视分娩计划，做出必要的改动。比如，您现在更倾向于自然分娩，或者正好相反，您决定使用硬膜外麻醉。如果必要，和助产士进行谈论，然后再做改动。

由于配偶在分娩时担任重要角色，如果您当时没有力气说话，他会替您与助产士沟通。所以您需要让他清楚地知道您最新的想法。

记住，只有在真正分娩时，您才会清楚自己的感觉。所以保持开明，积极应对可能发生的变化，因为原计划可能无法实施。当然，这都是出于为胎儿健康的考虑。

了解您配偶的观点。因为这也是他的人生大事，他也将第一次见到自己的孩子。他可能会担心和焦虑，并需要安慰，您应该让他了解他在分娩时的角色，告诉他如何提供帮助，比如按摩或者紧紧握住您的手。谈谈彼此在分娩准备过程中的感受、担心和期待。

咨询助产士

我可以拒绝引产吗？

您有权拒绝任何医疗干预，如果需要进行引产（见430页），医护人员会先取得您的同意再进行操作。

如果您希望推迟引产到42周以后，您可能需要在产房中接受监护，用多普勒来监测胎盘血流，还需要进行超声扫描来确定羊水量，这可以提示胎盘的状态和胎儿的健康情况。

迫在眉睫

在临近分娩的这个时候，您的脑子里全是关于分娩和新生儿的想法。您需要考虑一下其他的事情：

和配偶待在一起，享受一下最后的二人世界。孩子的到来会让您疲于应付。谈谈生活将要发生的变化，谈谈担心和期待。

性生活，您可能觉得太累、太笨重。但是性生活有助于维持你们之间融洽的关系。还有，您可能不知道，性生活可以促进分娩开始（见391页）。

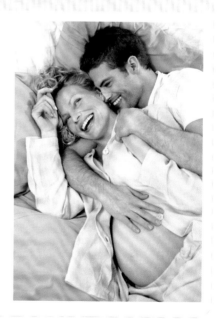

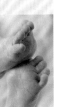

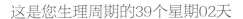

这是您生理周期的39个星期02天

离预产期还有 5 天

宝宝今天的样子

这幅三维扫描图显示，胎儿的耳垂明显凸出。耳朵周围的暗区看起来像毛发，但其实只是阴影而已（尽管胎儿已经有了毛发）。

胎儿的骨骼已经有了一定的硬度，但是骨化的过程会一直持续到青春期。

胎儿的骨骼慢慢发生变化，软骨由骨代替，这称为"骨化"（见370页）。这个过程从骨骼的中心向外周进展。在出生前，胎儿长骨的骨化已经完成，但是指骨仍是软骨。这有助于骨骼在出生后的进一步发育。

颅骨的上半部分有些不同，它是由膜开始发育，而不是软骨。在孩子几岁大的时候颅骨仍没有融合，彼此由结缔组织相连。这个区域叫作"颅囟"，是多块骨骼交接的部位。可以允许骨骼之间的运动，这将有助于胎儿的头部进入骨盆和通过产道。颅囟还可以帮助助产士判断胎儿头部的位置。

分娩后，您会注意到孩子的头型变长了，但骨骼恢复到正常位置后形状改变也会恢复。

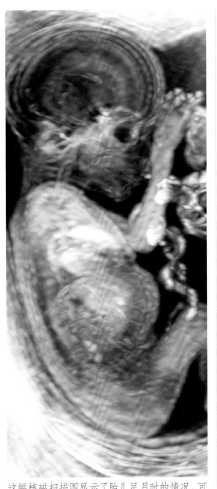

这幅核磁扫描图显示了胎儿足月时的情况。可见胎儿的大脑、脊髓、心脏、肝脏、肺和脐带位于图的右侧。

真相

食用胎盘？

食用胎盘的想法可能会让您恶心，但有的女性确实会这么做。她们认为胎盘有某种特殊的精神力量，以及它所包含的营养物质，比如维生素B_6等，会让自己避免发生产后抑郁。尽管如此，研究表明食用胎盘的诸多好处只是一个美好的臆想。

很少引起争议的做法是：用花草装饰胎盘，在聚会中将它埋掉。这似乎是一个在家庭中建立互相联系的仪式。

艺术化也是一种说法，将胎盘按在纸上，可以得到一幅树枝形的图案。一些文化中有将胎盘用作草药的习俗。

不知道如何食用胎盘？上网查一查，您会得到很多不错的烹饪法。但是，很显然，食用胎盘不是每个人都赞成的。

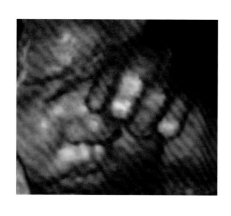

离预产期还有 *4* 天

宝宝今天的样子

分娩开始以后，胎儿就没办法把手放在头附近了。有趣的是，现在胎儿还在活动，不过您大概不会注意到这些，因为值得您注意的事情太多了。

这是妊娠的最后一个星期，您已经等不及了。好像每个人都在期待您分娩的开始，尤其对初产妇来说。

您必须坚持住，您需要适应大家的关注。如果您的妊娠过期，您可能因要不断在电话中重复此事感到失落。保持耐心，记住朋友们只是有些兴奋。对于过期妊娠，他们和您一样着急。

预产期总是不准，很少有胎儿会正好在那天出生（见376页）。在第42周之前，从医学上讲都不算晚。

如果实在应付不来，找个亲近的人帮您接电话，告诉大家一有情况就会通知他们。

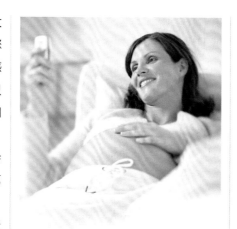

发短信是个保持联系的好方法。可以将"孩子还未出生"群发出去。

咨询助产士

我听说医院设备不足，有的产妇在分娩时甚至没有床位，这是真的吗？

人们总是担心助产士人手不足，或者床不够用。许多医院会雇佣临时工来支持助产士的工作。不幸的是，有时产房会满员，不过这种情况很少见。如果没有床位，您可能会被转移到其他医院。很多医院都有合作单位，可以互相支持。产房满员的状况不会持续太久，一旦有空床，他们就会为您进行安排。

关注身体

假临产

您可能会自觉轻微腰酸，有较频繁的不规律宫缩，这可能是假宫缩。您也许会错误地认为分娩要开始了，然后匆忙赶到医院，却发现没有了动静。您也许觉得有规律的宫缩，但很快又停止了。这些都很正常。

决定是否是临产的征兆是"见红"，即含血的黏液白带，还有羊水破裂。有时候，这些征象会在分娩开始后才出现。所以，如果您没有上述征象，也不要着急。

当宫缩变得很规律时，您会确定自己临产了。宫缩的频率大概是每15分钟出现一次。真正的宫缩会不断变强，时间延长，间隔缩短，而且您改变姿势或是来回走动宫缩也不会消失。

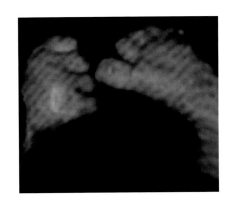

离预产期还有 *3* 天

宝宝今天的样子

扫描显示，即使在这个阶段，胎儿还是可以用手触碰到自己的脚（图中，脚位于右侧）。由于空间不足，胎儿已经无法将脚伸到头顶了。

如果胎儿与骨盆还未衔接，不要担心，这不会影响分娩日期的到来。

有很多因素会导致胎盆还未衔接：您骨盆的性质需要宫缩的动力才能使胎儿衔接。女性运动员的胎儿通常衔接较晚，因为她们强壮的肌肉会影响胎儿的姿势。经产妇的胎盆衔接也较晚，原因腹肌松弛，使胎儿活动更自由而不必进入骨盆。有时候，胎儿会在宫缩开始后才完成衔接。

胎姿势

一旦胎头进入骨盆、完成衔接，他可能会有几种不同的姿势。下面列出了最常见的6种。胎姿势是由胎儿的背部和头部的空间位置决定的。最常见的是LOL。如果胎儿是臀位（见433页），胎位由臀部的位置决定。

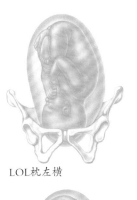

LOL枕左横

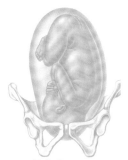

LOA枕左前

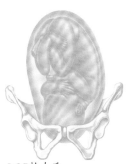

LOP枕左后

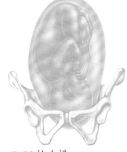

ROL枕右横

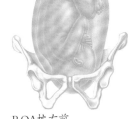

ROA枕右前

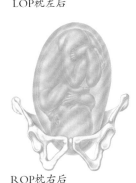

ROP枕右后

LOL枕左横（左）：胎儿背部和枕部指向子宫左侧，与您的脊柱成直角。

LOA枕左前：胎儿背部和枕部位于子宫左侧，指向子宫前壁。

LOP枕左后：胎儿的背部和枕部于子宫左侧，并指向您的脊柱。

ROL枕右横（右）：胎儿的背部和枕部位的右侧指向子宫，与您的脊柱成直角。

ROA枕右前：胎儿的背部和枕部在左侧指向子宫前壁。

ROP枕右后：胎儿的背部和枕部在右侧指向您的脊柱。

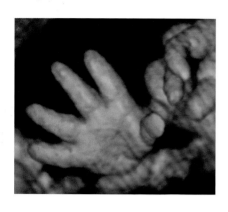

离预产期还有 **2** 天

宝宝今天的样子

这幅扫描图可以清楚地看到胎儿的掌纹。每个胎儿的手掌和脚掌都有独特的掌纹。孩子出生后您会注意到这些。

马上就要临产了，您会对分娩的过程有些担心。

您现在的心情很复杂。一方面想让孩子赶快出生，另一方面又害怕分娩。多数女性都担心产痛，还有胎儿和自己的健康状况。记住，大多数分娩都是没有并发症的正常分娩，大多数胎儿也会非常健康。

即使您已经用了九个月的时间来准备分娩了，但您仍感觉自己没准备好，应付不了孩子的出生。这可能是对未知事情的恐惧，由于还未见到孩子，所以您无法想象孩子出生后的生活是什么样的。

虽然您自己感觉准备不充分，但要相信自己可以照顾新生儿。事实，您已经希望保护孩子、照顾孩子，这种天性会让您适应母亲的角色。

咨询助产士

紧急剖宫产和选择性剖宫产有什么区别？

选择性剖宫产是妊娠期间已订好的计划，在发生临产前就会进行。这通常涉及一些医学原因，不过也有的女性因为不愿意经历分娩而选择剖宫产。

紧急剖宫产是指发生紧急情况时所进行的手术，通常发生在分娩过程当中，当医生认为剖宫产是最佳选择时采用。

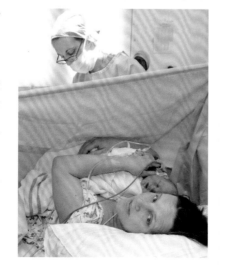

MRSA很危险吗？

媒体上经常报道"超级细菌"，比如MRSA（耐甲氧西林金黄色葡萄球菌）。这种细菌存在于健康人的皮肤表面，可能导致没有抵抗力的人产生感染。良好的卫生习惯，尤其是预防性地洗手，可以有效避免MRSA的危害，您获得院内感染的可能性很低。

如果刀具和盘子都用消毒剂和热水洗干净，这可以清除掉MRSA。通过接触窗帘、床单、枕头而被MRSA感染的可能性很小。医疗工作者会使用消毒法清洁手和助产用具，比如刷手等。目前，更方便使用的消毒凝胶已经在很多医院投入使用了。

除了采用卫生原则，医院还会用抗生素来治疗被感染的患者，以防止MRSA扩散，并通过尽早发现病例从而进行有效隔离。MRSA感染者会住在单人间，或者和其他的MRSA感染者住在一起。

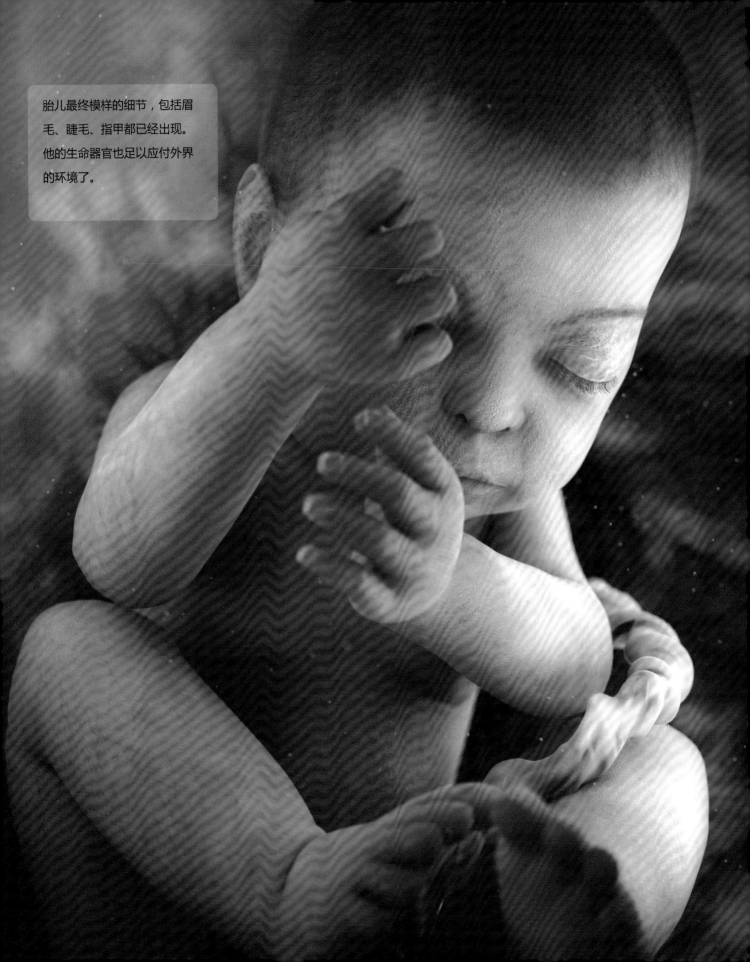

胎儿最终模样的细节，包括眉毛、睫毛、指甲都已经出现。他的生命器官也足以应付外界的环境了。

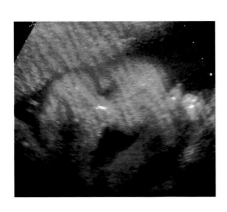

离预产期还有 *1* 天

宝宝今天的样子

透过扫描看到胎儿发育过程和面部特征的每天变化是非常奇妙的事情。同时还有三维扫描和核磁图，这些给了我们了解胎儿在出生之前的奇妙状态的可能性。

胎儿的胃已经成熟，但是胃酸不足意味着他在几个月内只能吃奶。

覆盆子叶茶

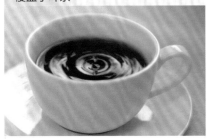

覆盆子叶茶被证明有促进分娩的作用，可以使平滑肌收缩更有力。研究表明，在预产期前（不要早于第30周）饮用，可以加快第二产程，使宫缩更有力。它还可以减少辅助性分娩，比如剖宫产和吸环的使用（见435页）。

而且，覆盆子叶营养丰富，含有维生素A、维生素C、维生素E、维生素B，还有钙、镁、铁等，这些都是妊娠健康所必需的。

在产后饮用，可以帮助子宫回缩，并且促进乳汁分泌。

与成人不同，胎儿的胃酸较少，羊水在胃中储存的时间较长，正是羊水保持了胃酸的低浓度。当胎儿在子宫中打嗝、翻转，并试着协调呼吸和吞咽时，保持较低的盐酸浓度是个好主意。

出生后，孩子的胃酸水平会在24小时内迅速上升，但不会到达成人水平。所以，在4个月大之前，不要喂胎儿吃固体食品。在8~10个月的时候建议断奶。如果喂婴儿固体食物的时间太早，他会反射性地将食物吐出来，而且进食20~25毫升食物胃就会充满。这会导致孩子把奶和胃酸都反流到口腔。

咨询助产士

什么是"见红"？

通常是粉红色或是褐色的黏稠液体，或是分泌物中的血丝。一般见红在阵痛前的24小时出现，但也有在分娩几天前甚至1周前就反复出现见红。如果流出鲜血，超过生理期的出血量，或者伴有腹痛的感觉，就要马上入院就诊。

真相

孩子满月

如果总是有人来访打扰了您，您就很难熟悉自己的孩子。所以不妨切断联系，享受一下家里的私人空间。新生儿会经常睡觉，所以您也要抓住这个机会休息。以后会有很多机会和亲戚朋友见面的。

您的激素水平会很高，所以您会经历情绪变化，尤其是泌乳时。

您的配偶也需要时间来和孩子建立感情。他会照顾你们两个，并且会去换尿布。

所以在门前贴个"请勿打扰"的通知，打开应答机，和亲人享受温暖的家。

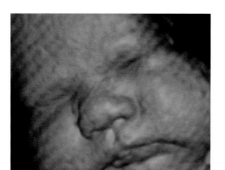

这是您生理周期的40个星期

离预产期还有 *0* 天

宝宝今天的样子

胎儿已经准备好迎接外面的世界了。出生后他会吸入第一口空气,这意味着他迅速适应了从羊水环境到空气环境的巨大变化。

您已经怀孕整整40周了。经过漫长的等待,您马上就要见到孩子了。

恭喜您!如果您的孩子还没有躺在您的怀里,他马上就会的。您的生活将从此改变。即使是最长的妊娠也让我们感觉时光飞逝,分娩就在眼前。现实就是这样,迎接您的孩子吧!

您将经历分娩,在和家人朋友谈论过程之后,您将忘记分娩中所有的痛苦。实际上,当您抱着自己的孩子时,您会感觉到自己是多么的幸福。一个新生命的诞生,是的,一切才刚刚开始。

事实

58%的夫妇相信他们给孩子起的名字会帮助他拥有成功的人生。

多数人认为给男孩起名字比给女孩起名字更容易一些。只有3%的人希望在孩子出生后给孩子重新起一个名字。

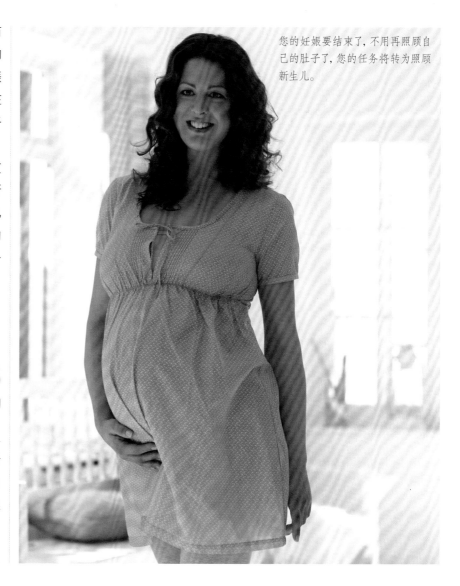

您的妊娠要结束了,不用再照顾自己的肚子了,您的任务将转为照顾新生儿。

过期妊娠

如果您的妊娠满40周了还没有临产，那么您的孩子就算作过期产儿。这很正常，因为多数女性的胎儿不在预产期那天出生，任何在37～42周之间的分娩都属于正常范围。

为什么分娩会延迟

启动分娩的具体因素还未明了，为什么有的女性的分娩会延迟也不能确定。如果您的第一胎是过期的，那么第二胎也很有可能过期，或者家族中有类似的情况也会造成影响。有证据表明，夏天的妊娠比冬天的妊娠更长。如果您的预产期是根据超声扫描计算的，那么准确度要高于根据末次月经的计算。

处理措施

在第41周后，胎儿的健康可能会受影响，这是由于胎盘功能的下降。在第42周后，危险又会升高，根据医院的规定，您可能会在41～42周期间接受引产（见430页），同时还有下面的措施。

人工破膜

在第40周后，助产士可能会进行人工破膜，具体做法是医生用手指伸入宫颈，将其胎膜和宫颈分离。这样可以促进激素的释放，可能会启动宫缩。这个过程会有不适，但不会造成疼痛。如果出现"见红"，这很正常。人工破膜可以增加阴道分娩的概率，在48小时内若分娩启动，就可以避免其他方式的引产术。

42周后的措施

如果您的妊娠超过42周，同时您不

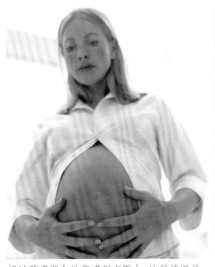
超过预产期会让您感到有压力，这种情况并不少见，您应该耐心等待。

希望接受引产，医院会对您进行监测和扫描，监测胎心和羊水量。如果胎盘萎缩，或者出现异常问题，您可能就需要剖宫产或者引产。

您的感觉

超过预产期后，您会感觉身体和精神上的压力都很大。但是，您应该知道，除非有特殊疾病，过期妊娠并不会明显增加您和胎儿的危险。您可能会担心胎儿过大，造成难产。尽管如此，胎儿的体重增长已经基本停止，多数过期产儿的出生体重都在正常范围内。

家中可用的措施

诱发临产

尽管没有特殊的天然方法来诱发临产，但是仍有一些安全的方法可以帮您加快这个过程。

诱发临产最舒服的方式就是性生活了。精液中的前列腺素可以促进子宫收缩，虽然这种机制还没有明确的证据。除非您的医生曾建议您避免性生活，一般来说它都是安全的。

刺激乳头，对乳头的适当刺激也可以促进宫缩，来帮助胎儿下降到骨盆中。

覆盆子叶可以增加子宫的反应性。它的作用很温和，不会引起并发症。当然，目前还尚未有良好的实验来确认它的作用。

一些顺势疗法也可以采用。

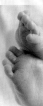

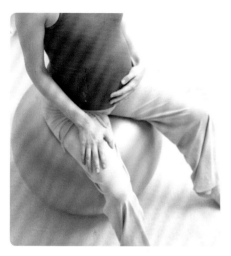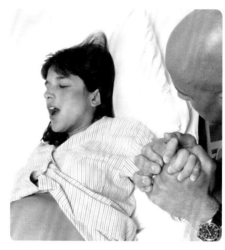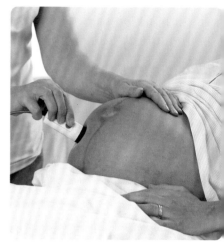

　　您期盼已久的时刻终于来临了，您可能非常担心分娩过程中会发生的事情，并且怀疑自己的身体和精神能否应付这一切。之前您已经了解了很多有关分娩的知识，对于镇痛法的选择将是迎接分娩的第一步，同时要保持乐观心态。

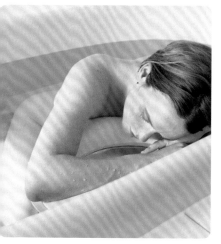
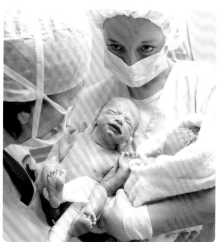
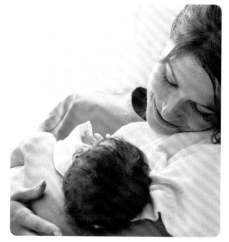

临产和分娩

镇痛的选择

提前了解镇痛法的相关知识可以帮助您做出正确的选择。

一旦临产，您将需要助产士和分娩陪伴所提供的身体和精神上的支持。除此之外，您可能还需要镇痛来帮助您顺利分娩。助产士会通过一些自然的方法帮助您应对疼痛，比如调整呼吸等。如果您需要更有效地减轻疼痛，她会建议您采用医学方法，比如镇痛药或者硬膜外麻醉（见400~405页）。

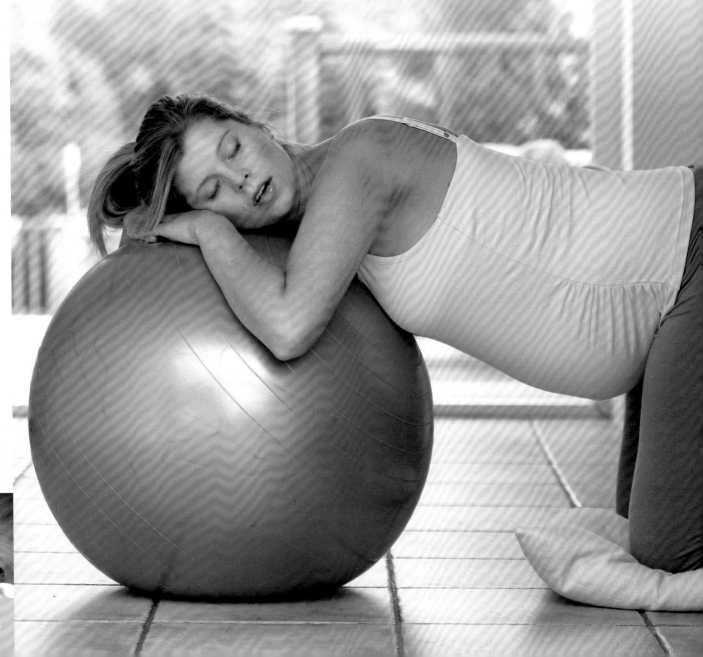

应对疼痛

为了帮助您应对临产和分娩，您需要了解分娩过程中的疼痛。

产痛很特别，不同于任何日常生活中的慢性和急性疼痛。总的来说，疼痛通常预示着危险，但产痛是一种"警报"，告诉您分娩的过程马上就要开始了，您需要到一个安全的环境中去。很多女性更希望在家的环境中分娩，这有很多好处，比如可减少医学镇痛的使用，如哌替啶等。正是由于这个原因，产房和分娩中心的装潢风格都很像家里的环境，减少了医院的氛围。这对那些需要医学镇痛帮助的女性很有好处。

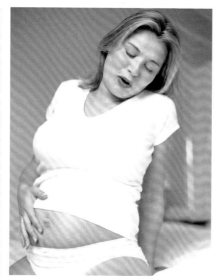

了解产痛可以减少焦虑，帮助您更好地应对。

分娩过程中的镇痛

您对镇痛的需求可能会在分娩过程中发生变化，所以了解不同的镇痛方式会对您有所帮助。

第一产程早期　这个阶段，宫颈开始扩张，宫缩比较温和。您会发现自然的方法，比如按摩和呼吸技巧会对镇痛有帮助。如果这些不够，您可以使用止痛药，比如哌替啶。这种药物可以止痛，但不影响您的活动。

第一产程活跃期　宫颈扩张的速度增快，宫缩变强，频率升高。一些女性仍可以继续自然镇痛或者使用镇痛剂，另一些女性会需要更强的，如硬膜外麻醉的方式来镇痛。

第一和第二产程过渡　宫缩非常强烈，频率很高，宫颈口完全张开。二氧化氮等止痛剂会有效。此时一般不再使用哌替啶，以免对胎儿造成影响。如果您接受了硬膜外麻醉，现在可以调高剂量。

第二产程　第二产程从宫颈口全开到胎儿完全娩出。宫缩非常强烈，而且持续时间非常长，但您开始用力后就比较好控制了。可以使用气体麻醉。

第三产程　第三产程是娩出胎盘的过程，宫缩比较柔和，不需要镇痛。

女性对疼痛的反应

没人知道分娩是如何启动的，每个女性的分娩过程都是不一样的。同样，不同的人所经历的产痛也会有很大差别。有的人感觉疼痛较轻，有的人是中等，而有的人则会感到强烈的疼痛。有一点是肯定的，恐惧和担心会增加肾上腺素的分泌，而这种物质会加重产痛的强度。产痛还会受情绪状态、对分娩的准备、以往的经历、文化和信仰等因素影响。对于初产妇来说，疼痛很难预测。在分娩前充分的准备和分娩中得到足够的支持可以极大地帮助产妇减少担心和恐惧。

分娩不同阶段的疼痛是不一样的，伴随着临产的进行疼痛感会不断持续增加。每个阶段应对疼痛的有效方法也不相同（详见左侧说明）。

你越是熟悉那些自然的和通过药物催产来减轻疼痛的方法（见下页），就越容易去选择和应对。在作决定前，你需要去了解在分娩的三个不同阶段你身体发生的变化。（见406~427页）。

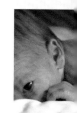

自然镇痛方法

许多女性在分娩时选择自然镇痛方法，或者将其作为医学镇痛法的补充。

在分娩过程中，产妇身体会释放脑啡肽来帮助你应对疼痛。现在的女性对自然镇痛的了解加深了，比如保持活动。这些方法可以独立使用，也可以和医学镇痛法一起使用。对不同方法的利弊有所了解，可帮助您决定是否在分娩时采用。

保持活动

保持活动可以帮助孕妇减少疼痛，加快分娩过程。历史上，活动分娩已近存在了很多个世纪，但是西方产科医学的发展导致了很多孕妇躺在床上进行分娩。而最近西方又开始推荐孕妇采用活动分娩的方法，找到最舒服的分娩姿势。

在分娩过程中，宫缩的间歇期您可能会希望躺在床上休息。许多女性发现，当她们感觉自己得到了足够的支持时，就本能地希望下床活动，不能很好地躺下，这可能会增加疼痛，并且阻碍分娩的顺利进行，因为胎儿会对抗重力。这时，可以进行一些干涉，比如应用电子胎儿监测、静脉输液，或者一些镇痛剂来限制您的活动。

TENS

TENS是指经皮神经电刺激。这种设备可以减少疼痛信号向大脑的传输。不但在分娩时可以应

放松技巧

有很多实用的放松技巧可以用于分娩。如果您感到放松，那么就更容易保持冷静并且会和胎儿更好地配合。这些技巧包括：调整呼吸、听音乐、进行冥想。

学习如何进行缓慢的、平和的呼吸可以帮助您保持专注和冷静。通常呼吸会因您的感觉而发生变化，宫缩的时候呼吸会加快，或者您会屏住呼吸，这可能会导致头晕。如果发生这些情况，您需要专注于平静的呼吸。助产士会提醒您调整呼吸频率。用5秒吸气，用7秒呼气，这样的频率可以帮助您放松，停止您的恐慌感。

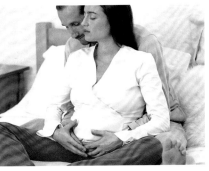
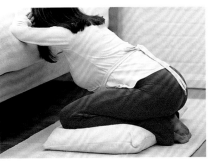

专注于您的呼吸，可以帮助您放松和集中注意力（上图）。呼吸时身体前倾，这样可以让您在宫缩时舒服一些（下图）。

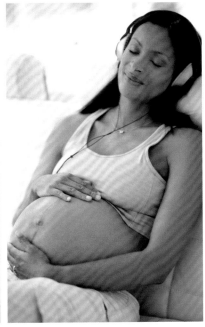

在第一产程听您喜欢的音乐可以有助于宫缩间期的放松，让您轻松应对宫缩，保存体力。

临产和分娩

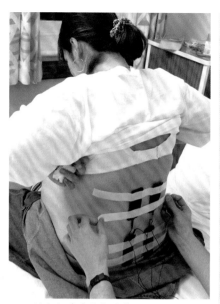

TENS的电极片在背部安装，这不会影响您的活动。

用，妊娠末期（第36周之后）可以用来减轻您的背痛或者假宫缩造成的疼痛。

这个设备有四块电极，用导线接在电池上，固定在您的背部。工作时，它们可以在神经根的部位释放电刺激，阻碍疼痛信号的传导。它还可以促进脑啡肽的释放，这也有镇痛的作用。

TENS在分娩早期最有效，尤其是针对腰部的疼痛感，有这个设备的帮助很重要。您应该咨询您的医院是否提供此设备，或许您需要提前租赁一台。这个设备目前很受欢迎，因为它使用方便，而且可以随着分娩的进程自主调节电刺激的强度，以适应您的需要。

TENS有很多好处，且未发现副作用，对您和胎儿都是安全的。

您还可以将它和其他镇痛法一起使用，比如用哌替啶。它的缺点是只对轻到中度疼痛有效。背部的电极会让您无法进行背部按摩，也不能沾水。另外，它不能和硬膜外麻醉同时使用。

水

许多女性发现在温水中可以让自己放松，有助于应对产痛。温水可以放松肌肉和您的精神，水的浮力可以减轻骨盆的压力。在最近的十年里，这种方法被越来越多地使用。英国有很多医院和分娩中心都提供此项服务。但是，您是否可以在水中进行分娩还取决于医院的具体政策和助产士是否接受过相关训练。您也可以租赁分娩池在家中使用。

催眠

通过冥想和呼吸技巧进行自我催眠来进行深度的放松。目前这种方法在分娩中也很流行，通常被称作"催眠分娩"。它的基础是"恐惧—压力—疼痛"理论，由英国的一位产科医师最先提出。他认为恐惧可以阻止内啡肽的释放。他的观点是，当恐惧感被消除后，多数女性都可以完成自然分娩。通过自我

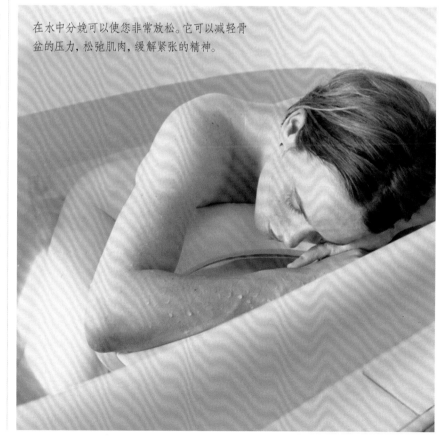

在水中分娩可以使您非常放松。它可以减轻骨盆的压力，松弛肌肉，缓解紧张的精神。

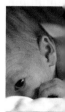

问和答

我可以在分娩时保持活动吗？

是的，多数女性可以在分娩的过程中保持活动。可以使用椅子、健身球等来进行适当的活动。保持活动能让您专注于分娩，改变姿势还有助于减轻疼痛。当你到达医院或者分娩中心时，和助产士协商如何让您在分娩时尽量保持活动。

如使用催眠,我在分娩时会失控吗？

不会，您会感到深度的放松，但仍会保持清醒，可以控制自己。不用担心。自我催眠可以帮助您减少焦虑和恐惧，这有利于您应对疼痛。经过训练，您的配偶也可以帮助您保持专注，更好地使用催眠技术。

我接受过剖宫产,这是否意味我不能在水中分娩？

很遗憾，不推荐您在水中分娩。这是因为，如果您接受过剖宫产，助产士会在分娩过程中对您和胎儿进行持续监测，这在分娩池中是不可行的。严密监测的原因是您有可能发生子宫破裂，当然，这很少见。如果发生，您会迅速出现剧烈疼痛、脉搏加速，但常常是通过胎心率的变化首先发现的。

什么时候我能到分娩池里去？

这由您自己决定。建议在分娩的最初阶段就在温水中放松，然后一直到宫颈口开至4厘米时。有人认为在水中过于放松会减慢宫缩，不过这方面的证据还很少。

催眠，您的意识可保持清醒，但却进入一种类似梦境的状态。您和配偶可以参加产前催眠课程来学习这些技术，课程通常在怀孕第25～30周开设。您可以咨询助产士关于当地课程的信息。

针灸

用细针来穿刺一些特别的穴位可以增加脑啡肽的释放，从而减轻疼痛。针灸是中医的传统治疗方法。人体有某种经络的存在，通过针灸的方法可以阻断特定的经络，减轻疼痛。许多女性发现针

灸对轻度的妊娠症状很有效，这种方法还可以用于分娩。针灸对母亲和胎儿都没有副作用。细针穿刺时，通常都会选择不影响您活动的部位，比如耳朵。如果您希望分娩时应用针灸，请联系针灸治疗师进行预约。

顺势疗法

顺势疗法的理论基础是"同样的制剂治疗同类疾病"，意思是为了治疗某种疾病，需要使用一种能够在健康人中产生相同症状的药剂。有一些可以在妊娠和分娩中安

按摩和触摸

许多女性发现分娩时的按摩很有帮助。可以让身体放松，可带来一种健康的感觉。您的配偶也会发现这能让他放松。最好您的配偶可以实际观看助产士的演示，并且在分娩前进行训练。对腰部的按摩可以有效减轻疼痛。头、颈、肩的按

摩可以减轻肌肉紧张和疲劳。

触摸疗法也可以减轻疼痛，缓解紧张。方法是在特殊的部位进行按压，以促进脑啡肽的释放。您和配偶需要向专业人员学习这些技术。助产士可以帮您联系到专业人员。

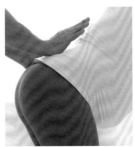
您的配偶可以用掌根来按压您的背部和腰部。

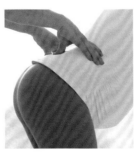
用拇指环形按摩腰部，从脊柱的底部一直到臀部，可以松弛相关肌肉。

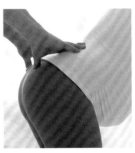
用较大的力量按压臀部和腰部。这也是用拇指完成的，可以帮助孕妇在宫缩时保持相关肌肉的放松。

全使用的药剂。您可以自主使用，这需要您了解具体的用法用量。有的药剂需要快速和经常地重复使用来产生反应。专业的治疗师可以根据您的具体情况开出适合您的处方。尽管，顺势疗法的有效证据还比较少，不过很多女性都发现它很有帮助。

芳香疗法

植物中提取出的精油也有治疗作用。在分娩中应用，可以让您振作、清醒、平静，对您的配偶也有作用。有证据表明，一些精油具有缓解焦虑的作用，比如熏衣草，这可以帮助您应对疼痛。用冷水或者热水将精油稀释，洒在衣服上，也可以让您感觉舒服。用稀释的精油辅助按摩有很好的疗效。有些助产士接受过这方面的专业训练。咨询您的医院是否提供此项服务，或者是否能提供当地治疗师的联系方式。

反射疗法

反射疗法是通过对脚底特定区域的按摩来使身体的某些部位得到放松，加速血液循环。反射疗法在分娩早期的应用越来越广泛。尽管如此，很多女性希望在分娩时保持活动，所以反射疗法在宫缩间期会更有用。

家中分娩经历

吉玛是一位31岁的母亲。这是她的第二胎。她3岁的女儿出生时是顺产。这次的妊娠没有任何合并症，于是她决定在家中分娩。

吉玛的故事：当我超过预产期8天的时候，我的助产士对宫颈进行了手法治疗来促进临产。然后，出现了一些出血和不规律的宫缩。晚上，我因为宫缩而醒来，宫缩的频率是每20分钟出现一次，我无法再次入睡，于是洗了个热水澡，吃了几粒扑热息痛，然后就回到了床上。我的小女儿在早晨6点45分醒来，我们吃了早餐。宫缩变成了每10分钟一次，而且强度有所增加，所以我的丈夫没去上班。

早上8点，宫缩每5分钟一次，更强了，可以持续50～60秒。我们给助产士打了电话，她说已经在路上，一会儿就到。我开始使用TENS，调到低刺激。我发现站起来，向各个方向晃动骨盆很有用，我还使用了健身球。我的丈夫很支持我，帮助我按摩，让我很放松。我的小女儿握着我的手。

8点40分，助产士到了。她检查了血压、脉搏和体温，触诊了腹部，听了胎心，取了一份尿样。她说我临产了，宫颈口开约5厘米。我的宫颈正在扩张，胎头下降，羊水未破。我保持活动，使用TENS，前倾身体。丈夫打开了CD播放器。

9点50分，宫缩每2分钟一次，非常强，持续60秒。我试着来回走动，然后原地踏步。我的母亲来了，带着女儿去了公园。我感觉很热，喝了一杯冷饮。助产士用冷毛巾帮我降温。我跪在地上，四肢着地，晃动背部，这很有用。

10点30分，宫缩很痛，我用了一些气体止痛剂。我继续保持活动，使用TENS。助产士间断监测胎心。

11点，我感到胎儿在下降，羊水破裂，宫缩非常强，每分钟一次。我有些害怕，助产士鼓励我，说她认为孩子马上就要出生了。助产士发现我已经宫口全开，让我开始用力。我突然一用力，胎儿的头就出来了。我喘了一口气，继续用力，胎儿娩出，时间是11点14分。他是个男孩，重8磅2盎司。我的丈夫剪断了脐带。没有使用药物我就娩出了胎盘。助产士建议我把孩子抱在胸前来刺激催产素的释放，胎盘完全娩出，时间是11点40分。

助产士的评价：吉玛的准备很充分，大家很团结。分娩中她保持活动，注意力很集中。她的恐惧感很正常，通过我和她丈夫的支持，吉玛克服了恐惧。她运用身体内部的力量完成了顺产。整个分娩用了9个小时，这对经产妇来说，是平均水平。

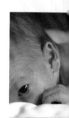

镇痛药物

有很多种不同的镇痛药物，可以在分娩时和自然镇痛法一起使用。

现代产科镇痛从19世纪中叶开始，伴随着氯仿的发现，后来是二氧化氮和阿片类药物。在20世纪初期，镇痛药被滥用，很多孕妇分娩时都处于意识不清的状态。自然分娩运动开始于1960～1970年，这是为了反对滥用镇痛药。20世纪70年代，硬膜外技术被引入。

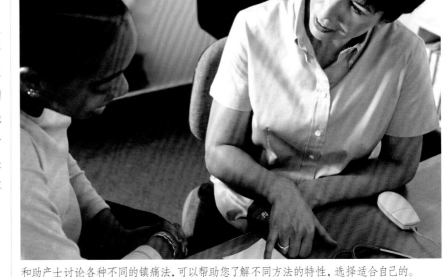

和助产士讨论各种不同的镇痛法，可以帮助您了解不同方法的特性，选择适合自己的。

对一部分人而言，自然镇痛不够有效，面对宫缩的不断增强，她们选择医学镇痛法。比如，在引产的情况下，宫缩将一开始就非常强，而不是渐渐加强，这就需要有效的镇痛。

有几种的不同方法可以选择。主要有两类：镇痛剂，比如二氧化氮、哌替啶；麻醉法，包括全麻和局麻，也可以有效镇痛。局麻也叫神经阻滞，是在神经周围进行注射，阻滞特定的区域。阻滞分为硬膜外和腰麻。这可以有力减轻宫缩的疼痛。硬膜外可以阻滞阴道和会阴区域，此麻醉中可以应用产钳。全麻一般用于剖宫产。

由于每个人的分娩情况都不同，没有很多种不同的镇痛药物，可以在分娩时和自然镇痛法一起使用。镇痛药物有通用的办法。您需要保持乐观，多了解相关知识，参加产前课程，多提问，也可以到麻醉门诊进行咨询。

二氧化氮

这种药品包含50%的二氧化氮和50%的氧气。其中，二氧化氮是有效成分。可以通过墙上的管道获得此气体药品。使用时可以选择面罩吸入或者接口管。

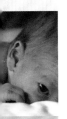

在宫缩开始时您需要吸入这种气体，来保证宫缩达到高峰时药物的作用已经完全发挥。由于药物起效很快，作用消失得也很快，宫缩间期您可以停止吸入。一些人会感觉恶心或者头晕。

阿片类

这类药属于麻醉镇静药，有嗜睡作用。它作用于大脑的神经突触，阻滞疼痛信号的传递。最常用的是哌替啶，不过二乙酰吗啡的应用也越来越广泛。

哌替啶

这是吗啡的一种化合物。肌肉注射使用。起效需20分钟，持续3～4小时。哌替啶有镇定作用，但没有愉悦作用。许多女性不喜欢它产生的那种失控感。此药品在宫缩的高峰期并不是很有效。副作用还包括恶心、呕吐。所以还需要止吐治疗。

因哌替啶会迅速通过胎盘，从而会影响胎儿呼吸。分娩前2～3个小时不宜应用。由于抑制呼吸，产后，新生儿需要纳洛酮来拮抗其作用。

研究表明，此类药物的使用会延迟胎儿哺乳反射的建立。但并没有长期的副作用。

二乙酰吗啡

这是吗啡的半合成衍生物。用于肌肉注射。镇痛效果强于哌替啶，使用后会有欣快感，也会导致呕吐，同样需要止吐治疗。二乙酰吗啡也可通过胎盘，所以要谨慎应用。

阿片类

优势：

· 有助于放松，有助于保存体力。

· 医生和助产士可以进行药品管理，医生在第36周可以开出处方，所以能在家中使用。

· 有欣快感，部分女性可以从中获益。

劣势：

· 造成恶心，哌替啶的恶心、呕吐反应更严重。

· 造成眩晕，不利于分娩。

· 有人会感觉身体失控，影响分娩进行。

· 通过胎盘，抑制胎儿呼吸，此类药品需要严格管理，注意适应症。

· 抑制孕妇的呼吸，尤其对患有基础呼吸性疾病的孕妇不利。

· 延迟胃排空，在应用硬膜外麻醉时，可能会导致误吸。

瑞芬太尼：病人自控镇痛

此药还没有大规模在妇产科医院使用，但有时会用作在使用硬膜外麻醉（镇痛）方法有风险时的替代方案（见402页）。它可以在血液中迅速水解，故起效快，维持时间短，这使这种药物成为应对分娩疼痛的理想药物。由于该药物镇痛效果快，会影响产妇的呼吸（呼吸困难），所以必须在助产士的指导下使用。和所有的麻醉药一样，该药物会通过胎盘到达胎儿，然而由于药物代谢迅速，因此对胎儿的影响不大。

鉴于瑞芬太尼起效快和持续时间短的特点，如果应用于分娩镇痛，完全可以提供一套可由产妇自己控制的镇痛药释放设备（PCA）。PCA设备通过软管连接到静脉，当病人感觉疼痛时，它可以通过计算机控制的微量泵按压俺就向体内注射一声实现设定的药物剂量进行镇痛。当病人需要时此设备也可以提供低剂量的持续给药。设备可以通过程序控制避免出现过量给药的情况。

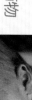

考虑使用硬膜外麻醉

优势：

· 90%的镇痛有效率，10%的孕妇会有轻微的痛感。

· 对胎儿安全。

· 可以随时对分娩进行医疗干预，比如引产和剖宫产，减少全麻的应用。

劣势：

· 1%～10%的孕妇感觉镇痛不完善。

· 术后头痛。

· 少见的并发症，如下肢沉重感。

硬膜外麻醉的少见危险：

· 作为侵入性操作，可能导致感染，如脑脊膜炎的发生率为1/100000，硬膜外脓肿发生率约1/50000。

· 硬膜外血栓发生率为1/170000。

· 误注入蛛网膜下腔导致昏迷发生率为1/100000。

· 瘫痪发生率为1/250000。

硬膜外麻醉

可以应用于分娩的各个时期，通过阻滞神经来麻痹产痛。

硬膜外的使用方法

用细针穿入于腰部的椎间隙，将细管通过穿刺针置入硬膜外腔。将局麻药注入硬膜外腔来阻滞疼痛神经，达到镇痛或者完全止痛的效果。

低剂量硬膜外法（单次给药）

将阿片类药物与硬膜外法合用来减少药品的剂量。单次给药，这样您就可以继续保持活动，比如使用分娩球。如果宫缩过于强烈，可以考虑高剂量硬膜外法。

高剂量硬膜外法（连续给药）

如果单次给药效果不好，那么就需要持续给药，这会影响下肢的感觉，所以您需要卧床，接受监护。同时还会影响到膀胱，所以要留置尿管。如果在分娩后期使用高剂量硬膜外法，您需要外力辅助将胎儿娩出，因为盆底肌肉会产生麻痹。这种情况，助产士会用手来感觉您的宫缩，告诉您何时应该用力。有时，甚至需要引产。

什么时候应用硬膜外法

整个分娩过程都可以应用。由于每个人的痛阈有差异，所以时机的选择因人而异。如果您在分娩后期选择硬膜外，您需要考虑几个因素。为了减少风险，在麻醉置管时，您需要保持不动。如果分娩的进行让您无法

保持静止，麻醉师可能会出于安全考虑拒绝操作。另外，如果您选择高剂量，那么会有一些副作用。

如果您打算采用硬膜外，请尽早通知助产士，让她有时间可以咨询麻醉师。麻醉师可能会和您谈话，询问病史，来确保麻醉的安全。您可以提出自己的疑问，这有助于您作出是否继续的决定。

有些情况不宜使用硬膜外，包括：脊柱损伤史、血液稀释治疗。在一些罕见的情况下，硬膜外麻醉可以导致感染。

硬膜外麻醉可以导致体温上升。如果发生，需要化验血液来排除感染，因为感染通常会导致体温上升。检查结果回报之前，会预防性地使用抗生素，以及扑热息痛来降温。

副作用

硬膜外麻醉有很多轻微的副作用。这种药物疗法可以导致血压下降，给药后将监测血压，如下降，会输液给药，同时减量。

硬膜外麻醉时，很多人会皮肤骚痒，因为阿片类组分会释放组胺。而组胺是过敏时造成瘙痒的物质。组胺是机体在应激反应时释放出的一种物质，可以引起痒的感觉。瘙痒是可以治疗的，但大多数情况下是可以自愈的，如果你出现瘙痒，通常会给你加大局麻药量。

硬膜外麻醉时有时会感觉颤抖，局麻剂量大时发生率高，比如在进行剖宫产手术时。

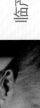

如果您选择硬膜外麻醉，医生和助产士会向您解释操作方法，您会有机会提问。

准备工作

麻醉前，建立静脉通道，输入适量液体，防止麻醉过程中血压下降。助产士会帮助您保持正确的姿势来接受麻醉操作。您可以双腿盘坐，身体前倾，或者侧卧，身体蜷缩。选择哪个姿势主要取决于麻醉师的习惯。

医生会对您的腰部进行消毒，来减少感染发生的可能性。在插入空心细针之前，先要打一些局麻药来对皮肤和周围组织进行麻醉。这会让您在操作时没有痛感。局麻药注入后，您会有搔抓感，还有短暂的针刺感出现在椎体间的区域。

操作过程

操作过程中，您需要保持不动，这很重要。麻醉师会在两次宫缩的间期进行操作。如果存在困难，您需要专注于呼吸，尽量保持不动。当麻醉师在寻找狭窄的硬膜外腔时，您会有轻微的推压感。到达硬膜外腔后，置入塑料细管。拔出空心针，并将细管固定好，在分娩过程中，细管将一直保留。这种细管很软，可以弯曲，所以不会限制您的活动。

麻醉管理

麻醉操作成功后，麻醉师会用注射器注入首次剂量。一旦他确认麻醉位置正确、有效，剩余的剂量会由助产士注入。此时，会测量您的血压，然后再每半小时左右测一次。药物起效需要20分钟，一次剂量可以持续1~2个小时。如果需要，会调高剂量，3~4个小时可以调整一次，让您在分娩过程中保持舒服。麻醉师会24小时值班来处理任何麻醉中的问题。

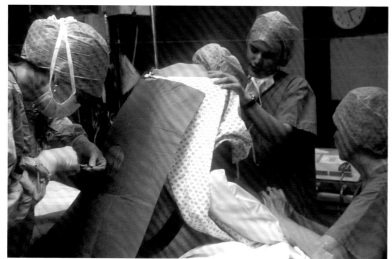

在进行硬膜外麻醉前，您的背部会铺一张治疗巾。进行局麻来保证操作中您没有疼痛，尤其是空心细针插入时。

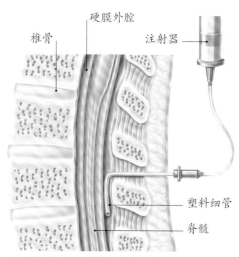

椎骨　　硬膜外腔　　注射器

塑料细管

脊髓

麻醉药通过椎体间的细管注入硬膜外腔，避免直接麻醉脊髓。

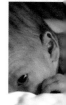

镇痛药物

硬膜外麻醉可能出现的问题

除了副作用，有时麻醉可能无法有效发挥作用。麻醉药在腔内可能没有扩散开，这通常是由细管位置不佳造成的。这会导致麻醉不均衡，可能只有一侧身体被麻醉，如果出现这种情况，麻醉师会调整细管的位置，重新注入麻药。如果还不见效，可能需要重新进行操作。

有时，某些部位可能仍会有痛感，通常是腹股沟区，或者下腹部。这是由于某支神经根没有被麻药浸润。同样，麻醉师会调整细管的位置。有时会对这个区域进行局部麻醉或者应用阿片类药物。如果还存在不适，麻醉师可能会进行复合硬膜外麻醉（CSE）。

硬膜外麻醉的效用会持续到第二产程。这种方法会增加产钳或者吸环

操作的可能性，尤其是高剂量的硬膜外麻醉在分娩后期的应用，会影响您的用力。还有，和大家平常认为的不同，硬膜外麻醉不会导致产后长期的背痛。

腰麻

这和硬膜外麻醉很相似，可以阻滞支配盆腔器官的神经。尽管如此，在腰麻中空心针会穿过硬膜外腔，进入蛛网膜下腔，麻醉药会注入脊髓周围，不用留置导管。腰麻的空心针要更细一些，这意味着穿刺时的痛感更轻。术后头痛的可能性更小，因为脑脊液的渗出量会少。

腰麻的剂量也更小，而且起效很快，通常是立即镇痛，而硬膜外麻醉起效通常需要20～30分钟。尽

管如此，腰麻也有局限性，只能注入单次剂量。这样，腰麻通常用于剖宫产或者辅助分娩等不应用硬膜外麻醉的情况。

复合硬膜外麻醉（CSE）

这是将腰麻和硬膜外麻醉同时使用。通常用于硬膜外麻醉不满意的情况，还用于剖宫产。CSE镇痛可达2个小时。不过，这是一项专业性很强的技术，并不被广泛使用。

阴部神经阻滞

这种麻醉方式是指将局麻药注入阴道中阴部神经行走的部位，可以减轻阴道和会阴的疼痛。所用的细针较长，直径较粗，所以在穿刺前需要进行局部浸润麻醉。这种麻醉对胎儿没有影响，而且可以与哌替啶和二氧化氮合用。起效迅速，可以在应用产钳时使用。

全身麻醉

多数剖宫产中使用的是局部麻醉。尽管如此，有些情况需要全身麻醉，孕妇会在睡眠的情况下接受手术。这种麻醉通常是在局部麻醉失败或者孕妇存在凝血异常的时候应用。

操作方法

需要谨慎采用这种方法，来减少母亲和胎儿的危险。您需要服用柠檬酸钠来减少胃酸。通常还需要留置尿管和应用预防性抗生素。这些需要麻醉前进行，可以起到保护

硬膜外麻醉后的头痛

一些女性在硬膜外麻醉术后会出现头痛，可能出现于分娩后24小时，通常是前额的痛感明显。坐起和活动会加重头痛，平卧缓解。发生率1%左右，原因是空心针穿刺时损伤了硬脑脊膜，使脑脊液渗出，从而导致头痛。在置管的过程中保持身体不动，可以大大降低头痛的发生率。70%的女性的硬脑脊膜的损伤会自愈。

建议术后多饮水，服用止痛药，比如扑热息痛或者布洛芬。麻醉师会在术后对您进行访视。

如果头痛不缓解，会采用"血液补片"的方法来治疗。两个麻醉师在手术室的无菌环境下配合操作，在您的背部穿入硬膜外空心针，并将从您的静脉中抽取的200毫升血液从空心针中注入，血液会到达硬膜外腔。形成血栓后可以防止脑脊液继续外渗。

另外，如果孕妇存在感染或者胎儿窘迫的情况也可以考虑应用。

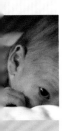

爱丽丝的第一个孩子就要出生了。她的妊娠期没有出现合并症，于是她和丈夫在分娩计划中决定采用自然镇痛方式，包括保持活动、TENS、热水等。爱丽丝表示，如果可能，她希望避免使用硬膜外麻醉。

爱丽丝的分娩经过：我和丈夫在临产前1小时到达了产房，立即使用了TENS设备来镇痛。尽管如此，随着分娩的不断进展，我还是感到非常担心，因为我从未料想到宫缩会如此疼痛。当宫口达到3厘米时，我决定去掉TENS，到分娩池里。丈夫为我进行了背部按摩，并提供情感上的支持。但我觉得他不太理解我的痛苦，他也需要助产士的帮助。15分钟后，我从分娩池出来，因为热水并不能有效减轻我的疼痛。我用分娩球来让自己保持活动，丈夫又给我进行了按摩和指压。接下来的1个小时我应付得不错，但渐渐地，我感到疲惫和沮丧。助产士又进行了检查，宫口只有5厘米。这和我们预期的进展差远了，这让我们俩很泄气。

助产士建议我和麻醉师沟通，协商进一步镇痛的措施。谈过之后，我决定采用硬膜外麻醉。我告诉麻醉师，几年前我曾因为膝盖手术而接受过硬膜外麻醉，当时的镇痛效果很好，不过术后发生了皮肤瘙痒，并持续了几个小时。麻醉师告诉我皮肤瘙痒是由于一种叫作芬太尼的麻醉药引起的，向我保证这次不会使用芬太尼。

麻醉师同意采用低剂量复合硬膜外麻醉，可以在5分钟内达到满意的镇痛。刚开始双腿有些沉重，不过后来的1个小时感觉还不错。我们都感觉麻醉之后轻松了许多，于是我能将注意力集中在分娩上。我很满意自己在分娩的大部分时间内没有接受镇痛治疗，并且很高兴能在适当的时候接受硬膜外麻醉。那天晚上，我漂亮的女儿出生了，没有接受任何辅助分娩方法。

麻醉师的评价：爱丽丝对镇痛措施很开明，她理解在分娩的不同阶段会采用不同的镇痛方法。麻醉后，她感觉分娩不再难以忍受，并且开始集中精力，最终一个健康的新生儿顺利出生。

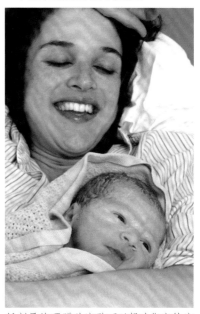

低剂量的硬膜外麻醉可以帮助您应付疼痛，同时保持对身体的控制，让您把注意力集中在分娩上。

胎儿的作用。

当您入睡后，氧气面罩会继续保证对您的供氧。颈部的局部压迫可以减少胃酸反流和误吸的发生。这会让您感觉紧张，不过您会在30秒内入睡，然后麻醉师会进行气管插管来帮助您获得更充足的氧气。术后您可能会出现咽喉痛。

手术过程中，麻醉师会监测母亲的状况，必要时给予止痛药或者止吐药。胎儿由助产士来照顾。根据医院的政策来决定配偶是否可以出现在手术现场。尽管如此，如果孕妇在麻醉入睡期间，所有的医院都不允许配偶在场。

术后护理

手术大约需要1小时。术后5～10分钟孕妇可以恢复意识，新生儿会和母亲待在一起，除非婴儿需要特殊护理。

由于全麻不会产生局部的镇痛作用，所以术后一般需要采取镇痛措施，通常会使用1～2天吗啡类的镇痛剂。

镇痛药物

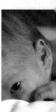

第一产程

等待的分娩开始的时候，您会感觉既兴奋又担心。

您可能会有些害怕分娩的开始，或者感觉自己还没有做好准备。这是个情绪化的时刻，您需要保持冷静。书的这一部分将向您介绍临产的征兆，帮助您应对分娩前身体出现的变化。

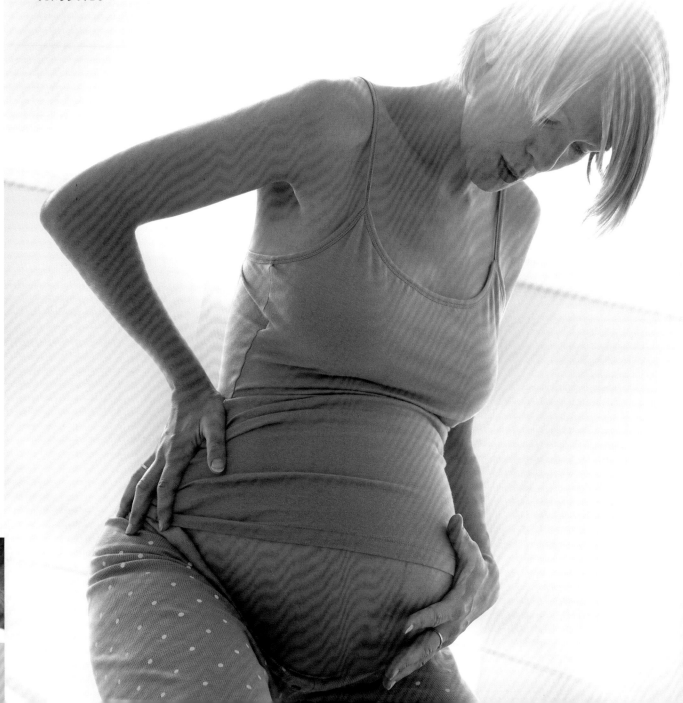

接近临产

妊娠期已经到了尾声，宫颈开始变软，身体正在为即将到来的分娩做准备。

随着临产的迫近，身体开始提前做出准备。您可能会注意到临产前的一系列症状和体征。孕妇们的临产经历不尽相同。部分女性会在临产前出现某些体征，而另一些女性则会出现在临产过程中。

常见体征

妊娠临近结束时，您可能会出现骨盆或者直肠区域的压迫感或者痉挛。这种骨盆区的痉挛和月经的感觉很像。腰部的钝痛时隐时现，这很正常。您还可能出现烧心（反酸）和上腹胀满。如果您不存在妊娠高风险因素，此时还不需要去医院或者通知助产士。

情绪状态

现在的任务就是等待，有些女性会通过做家务来让自己忙碌。这种想要活动的欲望是一种本能，因为母亲要为孩子的到来做各种准备，这被称作"筑巢"。对分娩中将要发生的情况充满期待，这会造成您有复杂的情绪，包括恐惧和担心，还有兴奋和不安。孕妇会对可能的疼痛以及身体的各种不适产生恐惧。事前了解镇痛选择（见384～405页）的相关知识可以让您对自己的应对能力更有信心。保持信息的通畅和充分的准备可以减少您分娩时的焦虑，这会有利于您应对宫缩的疼痛。

（见384～405页）

小贴士

临产的准备

分娩开始前的时间可能会持续几个小时，甚至几天，其中初产妇通常较长。这段时间内您可以进行分娩前的相关准备。

保证休息，为分娩保存足够的体力。

如果您因为焦虑或者身体不适而无法安心休息，可以尝试放松技术，比如呼吸或者冥想法。您可以想象一个宁静的场景来帮助自己恢复平和。

吃一些食物来维持体能。您可能并没有太多食欲，但可以尝试少吃多餐。选择健康的零食，比如干果、坚果、全麦三明治，多喝果汁。

如果出现背痛，可以尝试用热水浴来缓解。但是浸泡在热水中时您要小心，不要时间太长，妊娠会增加您出现眩晕的可能。另外，水温不要太热，以免对胎儿不利。

腰部的按摩是放松和缓解不适的好方法，让配偶给您进行放松按摩。

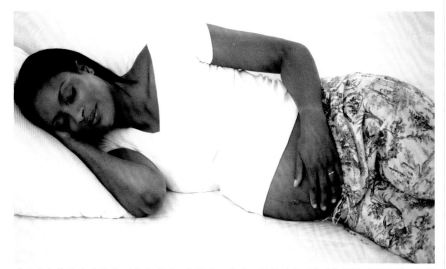

为了让身体能应付即将到来的考验，您要保证休息，尽量放松。除了夜间的睡眠之外，如果白天感到困倦，也可以入睡。

没人知道启动分娩的确切因素，但不同物种的分娩过程似乎存在差异。

对羊来说，孕激素水平的下降预示着分娩即将开始。鼠类胚胎成熟后会释放一种蛋白从而启动分娩。在人类中，对启动分娩的信号了解甚少，不过目前存在很多种理论。研究表明，子宫和胎盘产生的几种激素可能是动因之一，如促肾上腺皮质素释放的激素（CRH）。有人认为，炎性介质，比如细胞因子等与分娩启动有关。无论是什么启动了分娩，这个过程涉及母体和胎儿的生物信息交换，这种信息交换会提示胎儿已经做好了分娩的准备。

假宫缩

在分娩发动前，最常见的症状就是假宫缩的强度和频率会增加，1小时中甚至会出现4次。这种宫缩的作用在于使子宫为分娩时的收缩做好准备，使分娩顺利进行。同时，还可以软化和缩短宫颈长度。一些女性的假宫缩只有轻微的疼痛，而另一些女性则可能出现明显的不适，尤其是胎儿位置较低时会增加骨盆的压力。

除了疼痛的强度，其与真宫缩主要的区别是，假宫缩没有明显规律，而且会自行消失。真宫缩的间隔很有规律，而且会逐渐加强，持续时间延长，频率增加。另外，与假宫缩不同，真宫缩会导致宫颈口扩张，预示着分娩开始。

胎头衔接

胎儿的头部下降进入骨盆，这个过程称为"头盆衔接"。第一胎甚至会在第36周就可能已完成衔接。对于经产妇，衔接通常在分娩前才会发生。

胎儿的位置会发生两种变化。首先，您会注意到上腹部的不适感减轻，因为胎儿的下降缓解了压力。其次，骨盆和阴道区域的压迫感和疼痛会增加，这是胎头的压迫造成的。您走路时会更明显地左右晃动，尿频也进一步加重。某些情况下，胎头会压迫走行在骨盆的神经，导致坐骨神经痛，呈电击样，向下放射至脚趾。

临产先兆

尽管每个孕妇的分娩过程都不尽相同，不存在固定的标准，但通常一些先兆征象会提示分娩在一段时间内即将开始。最常见的征象是"见红"（如图），保护胎儿的宫颈黏液栓会从阴道排出，您会见到血性的白色黏液。另一个确切征象是宫颈口扩张，不过此征象需要助产士进行阴道检查才能发现。

羊水破裂也是临产的先兆之一，不过对多数女性来讲，羊水破裂通常发生在分娩已经开始时。

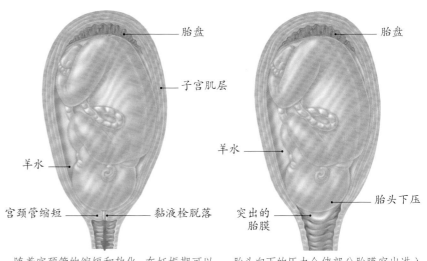

胎盘

子宫肌层

羊水

宫颈管缩短　黏液栓脱落

胎盘

羊水

胎头下压

突出的胎膜

随着宫颈管的缩短和软化，在妊娠期可以防止胎儿发生感染的黏液栓会脱落，表现为阴道血性黏液排出，为清亮、浅黄色、果酱样渗出物，含少量血液。

胎头向下的压力会使部分胎膜突出进入宫颈。当胎膜破裂时，分娩即将开始，甚至已经开始。此时，会有一定量的液体突然从阴道流出。

临产和分娩

何时寻求帮助

如果发生下列情况，马上去医院或者寻求帮助：

· 阴道出血，血量大于月经平均水平。

· 羊水流出，或者有浅绿色的液体流出，这提示可能发生了胎儿窘迫。

· 胎动异常（咨询助产士）。

"见红"

妊娠期，宫颈存在黏液栓，可以防止感染上行进入子宫。妊娠末期，随着宫颈的软化和缩短，黏液栓会脱落并从阴道排出。此时，您会发现有阴道渗液，称为"见红"，但一些女性可能会忽略此现象。渗液通常是黏稠、清亮或者浅黄色，可以呈块状，类似于鼻腔分泌物。黏液中可能带血，这很常见，因为黏液栓脱落可能会造成宫颈轻微渗血。

黏液栓的脱落通常提示分娩即将开始，您需要做好动身去医院的准备（48小时内）。尽管如此，如果黏液栓脱落还伴随其他症状，比如疼痛、频繁宫缩、严重的出血，液体渗出（可能是羊水破裂）等，您需要理解去医院或者联系助产士。

破水

破水是指羊膜破裂，羊水流出的现象，通常发生在分娩刚开始时。在一些情况下，破水也会提前出现，破

水的出现通常提示着分娩即将开始。一些人的破水很明显，量很大，而一些人可能并没有明显的大量液体，甚至自己没有察觉破水。但由于妊娠期妇女会有尿失禁的情况存在，所以有时需要分辨破水和尿失禁的区别。一般来说，若使用了卫生巾，当卫生巾在短时间内就被浸润时，通常意味着破水。同时，羊水还有一种特别的气味，可以和尿液相区别。

破水后的监测

如果您出现了破水的情况，但却没有宫缩，请向您的助产士咨询。这时，如果您的预产期到了，而且没有妊娠期合并症，胎头已经衔接，那么助产士通常会建议您待在家中由助产士监护，或者到医院进行观察，确定是否临产。这是因为一旦羊水破裂，胎儿就失去了保护，发生感染的概率增加。助产士会用一个试纸对您的阴道菌群进行检测，同时监测胎儿的心跳，以免出现胎儿窘迫。

如果检查未发现异常，您就可以待在家里，或者从医院返回家里，继续等待。若24小时（这个时间在某些医院可能更长）后仍未临产，将会建议您进行引产。

早期宫缩

当您的身体准备进入临产时，会出现一些低强度的、不规律的宫缩。这并不是假宫缩，这种低强度的宫缩也可以起到一定的扩张宫口的作用。

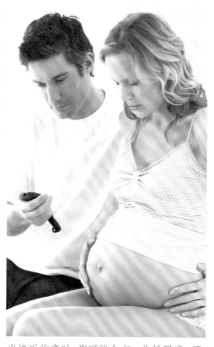

当接近临产时，您可能会有一些低强度、不规则的宫缩，并随着时间的进行而不断增强，同时变得规律。

我什么时候临产？

孕妇经常担心的一件事就是自己何时会临产，下面是一些提示临产的征象：

· 您的宫缩不断增强，收缩力增加，频率增加，持续时间延长。

· 改变身体的姿势和来回走动并不能减轻宫缩的强度。

· 宫缩从上腹部开始，一直延续到下腹部，而不是局限在下腹。

· 宫缩伴有有破水。

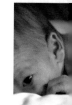

接近临产

409

分娩的进程

持续增强，频率增加的宫缩会扩张您的宫颈口，当直径到达10厘米时，宫口已全开。

突然分娩

有时候，分娩的速度会出人意料得快，可能导致在家中措手不及或者去医院的路上胎儿娩出。这种情况很少见，经产妇以及有过突然分娩史的孕妇发生的概率略高。

如果您独自在家，请保持冷静，打电话通知救护车以及您的助产士，或者让医院通知助产士。助产士的电话会在您的产前记录的第一页上找到。同时，您需要寻求家人、朋友或者邻居的帮助。洗干净双手，多准备些毛巾或者浴巾等物品。如果您有帮手，让她也做同样的准备。可以在地板上铺塑料布或者报纸等，同时准备一个塑料盆来接收胎盘。

如果您有明显的胎儿下降感，可以深呼吸，保持冷静，尽量放松。您可以坐着或者躺着，在地上或者床上均可，但要用毛巾等物品来给您提供一个柔软的支撑。您的羊水可能会破裂，助手可能会发现您的会阴部迅速突出，接着胎儿的头部可能会出现，这时您就可以用力了。一旦胎儿的头部娩出，您会出现另一次宫缩，可以将胎儿的其余部分娩出。这些您可以自己完成，也可以让助手把手放在胎儿头部突然分娩的一侧，施加轻微的压力。如果胎儿是在羊膜腔中娩出，可以将羊膜刺破，同时清理胎儿的面部和口腔，保证其呼吸道的通畅。新生儿娩出后要放在您的胸前，把他擦干，用毯子盖好。胎儿和您乳房的接触可以促进宫缩继续将胎盘娩出。当胎盘即将娩出时，阴道会有一定量的出血或者脐带的延长。将胎盘放在盆中或者用毛巾包裹，以备检查。此时可以用细线或者鞋带将脐带结扎。如果医护人员和助产士已经到达，他们会完成这项工作。

如果在去医院的车上感到明显的胎儿下降感，请在路边停车，打开警示灯。如果孩子在车里出生，可以把孩子放在您的肚子上让他保暖。将胎儿擦干，用毛巾裹好，打电话叫救护车。

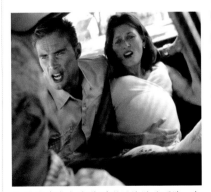

如果您在车上感觉到明显的胎儿下降，请在路边停车，并求助于急救服务。

因为每个女性的分娩过程都是不同的，所以很难预测您会怎样。不过，仍有一些阶段是分娩所共有的。第一产程，开始的标志是宫缩开始扩张宫颈口。对于不希望接受医疗镇痛的孕妇来说，这个阶段会很痛苦，因为宫口扩张的过程可能会持续很长时间（尤其对初产妇来说），而且没有很有效的方法可以加快其速度。第一产程还可以分为早期阶段和活跃阶段。这些阶段结束后您就到了过渡期，此时宫口已经完全张开到10厘米，胎儿马上就要开始娩出了。

早期阶段

这个阶段可能会长达1天。对于初产妇来说，宫缩的疼痛感会渐渐增加，但是强度仍不足，或者频率增强却没有没有明显的规律性。这个阶段，宫颈逐渐变软，并慢慢扩张，当宫颈扩张到3～4厘米而且宫缩很强并且很规律时，您就到了活跃期。早期阶段宫口扩张的快慢很难进行预测。

活跃阶段

这个阶段是指宫颈口的扩展更快，而且变得可以预测，至于每个孕妇到达此阶段的时间会有差异。

很多夫妻并不清楚应该何时去医院。如果您的妊娠不存在高风险因素，那么您就可以在家里多等待一些时间，直到活跃期开始。这时宫缩大约5分钟一次，而且非常疼痛，您就应该去医院了。医生会对胎儿的情况进行评估，同时帮您镇痛。需要一些专业的医学设备来对您进行监测。硬膜外麻醉只能在医院中进行。

在一些特殊情况下您需要和产房医生何时去医院，包括：高风险的妊娠、既往剖宫产史、胎儿臀位、B型链球菌携带者。

如果进入活跃期，您就必须马上去医院，以保证胎儿在院内出生，未经计划的家中分娩很危险。

这对初产妇并不多见，而在经产妇中，到达医院时宫口可能已经完全扩张，甚至在去医院的路上胎儿就娩出了。

去医院时请找人帮您开车，邻居、配偶、朋友都是可以考虑的帮手，千万不要自己驾驶。在分娩前您应该事先熟悉去医院的路线，并且准备好所有的行李。

办理完入院手续后，如果您已在活跃期，您会进入产房；如果不确定，则会在观察室待一会儿。通常您需要提供一份尿样，助产士会检查您的体温、脉搏、血压和宫颈口宽度，并回顾您的妊娠史。如果您处于早期阶段，可能会通知您回家等待。这并不意味着您不应该来，因为确保一切

正常永远是对的。

入院后，会为您安排一位助产士。您可以整理一下自己的病房，有些医院会限制探视人员的数量。

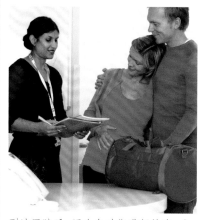

到达医院后，医生会对您进行检查。如果您已经临产，则需要马上住院。

助产士通常很难准确预测您何时会进入活跃期。对多数女性来讲，在活跃期，宫口扩张大约4厘米，宫缩比较强，很规律，约5分钟1次，然后继续增强到2～4分钟1次，每次持续约45秒。活跃期可能会持续10～12个小时，在经产妇，这个过程可能会大大缩短。

在活跃期，宫缩的性质发生变化，不再局限于下腹部，而是从上腹部开始一直延续到骨盆。宫缩的疼痛是由于平滑肌的收缩造成的，这种疼痛类似于痛经并且强度还会增加。助产士会评估您是否进入活跃期，并且

分娩开始前

如果您打算在家中分娩，助产士会保证您一旦分娩就马上联系到她，可以打移动电话，可以拨她的呼叫器，也可以让产房通知她。考虑到当地的交通状况，您或许需要提前通知助产士。当您的宫缩频率继续增加时，再给助产士打一个电话。

等待助产士时，您可以来回走动，或者洗热水澡。如果您租赁了分娩池，准备好使用。在地板上铺一些

垫子或者塑料布。少量进食一些营养丰富的食品，喝点水，这会让您保持体力。

英国通常要求在家中分娩有两位助产士的协助。两个助产士可能都会一直在现场，可能一位先到，当分娩即将开始时她通知另一位。在特殊情况下，如果两位助产士都未能赶到，请联系产房，派遣医务人员对您进行帮助。

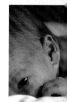

宫颈的改变

宫颈位于子宫的下部，由坚实的肌肉组成。分娩时，宫颈必须松弛扩张来使胎儿通过、进入阴道。在妊娠末期，血液中一种叫作前列腺素的物质会使宫颈的柔软度增加。在妊娠期，宫颈的长度一般是2～3厘米。在妊娠末期，或者临产前，假宫缩会使宫颈松弛、缩短。多数孕妇的宫颈在临产的极早期就缩短至1厘米。宫颈松弛后，会被子宫拉伸，最终会到达完全扩张，胎儿就可以娩出了。在经产妇，宫颈的缩短和扩张会同时进行。

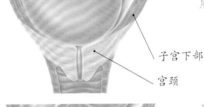

临产时，宫颈在前列腺素和假宫缩的作用下松弛。

子宫下部
宫颈

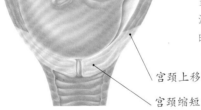

当宫颈松弛后，便开始缩短（也叫作宫颈消失），缩短在扩张之前出现，也可能同时开始。

宫颈上移
宫颈缩短

胎头下降

胎头下降是指胎儿的头部和您骨盆的相对位置的改变，用−5到+5之间的数字来表示。0表示胎头衔接，进入了骨盆平面。负数表示胎头尚未衔接，正数表示胎头低于坐骨棘。+5表示胎儿已经着冠。一般来说，胎头进入骨盆之前，您不应当向下用力分娩。

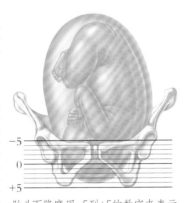

−5
0
+5

胎头下降度用−5到+5的数字来表示。

评估您的疼痛等级、宫缩的频率和强度。这需要分娩曲线的帮助，做法是将代表宫颈宽度的点标在胎头骨盆相对位置变化曲线上。

助产士评估您是否进入活跃期的操作很重要。对初产妇，大约每小时宫颈口扩张0.5厘米，经产妇会快一些，如果您接受了硬膜外麻醉，扩张的速度会减慢。当确定您进入活跃期后，助产士就可以判断胎儿娩出的大致时间。不过，不同孕妇的宫颈扩张速度会有差异，所以这只是粗略的估计。

进入活跃期后，您可能会考虑接受医疗镇痛，比如麻醉气体或者硬膜外麻醉。

腹部和阴道检查

腹部触诊可以估计胎儿的位置。对于正常速度的初产来说，在您的允许下，会进行2～3次阴道检查。对于经产，您可能只需要1次阴道检查。

助产士会检查羊水是否已破。通常助产士会用食指和中指来判断胎先露和胎姿势。通过检查可以了解分娩的进程，但过多的检查会增加分娩的风险，造成不适。下面是阴道检查的常用方法。

宫颈管消失

助产士会检查您宫颈缩短的程度，也叫作宫颈管消失。

宫颈扩张

助产士检查宫颈口扩张的宽度，活跃期通常为3~4厘米。完全扩张为10厘米，在完全扩张前，您不能向下用力。

胎位

胎先露是指胎儿最先娩出的部位，可以是头部，也可能是臀部。助产士还会检查胎儿的朝向。

最佳的胎位是胎儿头朝下，背朝向您的腹部，即头前位。

头后位也可以从阴道分娩，即胎儿背朝您的背部，但是分娩时间会更长，过程会更困难。头后位更容易造成阴道的损伤。

横位是指胎儿的纵轴与您的纵轴垂直，足月儿无法在横位的情况下经阴道分娩。

在分娩的过程中，胎位可能会发生变化，但很少见，如果胎位不满意，可能就需要产钳和吸环的辅助。

随宫缩下降

助产士会在两次宫缩的间隙对您进行检查，以确定胎儿的头部是否随宫缩下降。如果下降满意，则意味着胎头能很好地适应骨盆，可以顺利分娩。

宫颈扩张

当您的宫颈松弛缩短后，宫颈口就开始扩张，以便胎儿能够通过。规律的宫缩会导致宫颈管扩张，初产妇的扩张速度约为每小时1厘米，经产妇则较快。在宫颈口完全扩张到10厘米之前，不要向下用力。

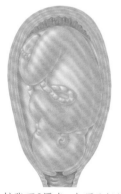 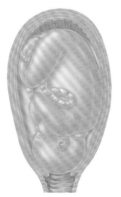 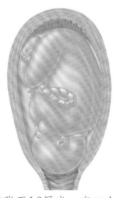

扩张至2厘米，宫颈已经缩短并且开始扩张，此时的宫缩可能仍不规律。

扩张至6厘米，此时您处于活跃期，宫缩会更强，持续时间更长，变得规律并且频率增快。

扩张至10厘米，宫口全开，宫缩可能还在继续。此时，您可以向下用力娩出胎儿了。

问与答

我在医院中分娩是否需要医疗干涉？

事实上，在医院中可能会建议您接受医疗干涉。因一部分人会从中受益，这些操作包括：人工破膜、留置尿管、静脉输液，通过静脉可以输入加速分娩的药物。

人工破膜是医院的常规操作吗？

人工破膜（ARM）不是常规操作，会在分娩进展缓慢的情况下采用。操作是无痛的，风险很低，可以缩短1~2个小时的分娩过程，防止新生儿的阿普加评分下降，减少药物引产的可能。ARM可能增加宫缩的强度。如果需要在胎头放置电极，也需要人工破膜。另外，在引产术中也可能采用。

药物如何加速分娩？

催产素药物可以加速分娩，即催产。催产素可以在分娩中由垂体释放。人工合成的催产素可以从静脉输入来加强宫缩。这通常需要持续的胎儿监测（见416页），因为宫缩加强后可能发生胎儿窘迫。当静脉给药停止后，体内的催产素会被迅速代谢，作用减弱。催产素也可以在引产（见430页）中使用。

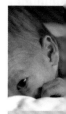

分娩的进程

413

过渡期

过渡期是指第一产程和第二产程之间的过渡阶段。此时，您要准备好向下用力了。这个阶段可能很短，也可能持续2个小时，而平均为30分钟。这是产程中非常困难的一个阶段，您会感觉宫缩越来越强，甚至感觉持续性的宫缩，因为此时的宫缩间隔为30~90秒，持续时间为60~90秒。如果您没有接受硬膜外麻醉，这个阶段您的腰部和直肠区域会感到很大的压力和明显的下降感。但胎儿还没有真正下降，因为宫口仍未全开。如果您接受了硬膜外麻醉，那么您可能会感到骨盆压力的增加。若在宫口全开之前向下用力可能会造成宫颈口的损伤，引起水肿和肥厚，这会阻碍分娩的进行。呕吐很常见，原因是宫颈的牵拉和骨盆的压力造成的。您还可能身体颤抖，面部发热发红。

如何应对

由于强烈的宫缩，而且您需要抑制强烈的向下用力的冲动，这会让您感觉很糟。骨盆巨大的压力让您在宫缩间期很难放松，这时您需要更多的来自助产士和分娩陪伴的支持，您可能会感觉非常疲惫，或者害怕，开始担心自己不能成功分娩。

和助产士一起找到自己最舒服的姿势。产程中的这个阶段不适合直立，因为那样会增加骨盆的压力。坐下或者身体前倾将臀部抬高可能会有帮助。注意调整自己的呼吸，助产士会帮助您掌握用呼吸的技巧来抑制向下用力的冲动。可以来回走动，将注意力转移到其他事情上。在宫缩的间期您可以轻轻摇晃自己的身体，或者让配偶帮您按摩腰部，这样可以缓解骨盆的压力。

这时很容易忘记自己分娩的目的，请记住，孩子马上就要出生了。

镇痛

现在，助产士可能还没有给您进行静脉的镇痛治疗，以防止胎儿在分娩前睡眠过深。医院操作流程的不同会决定您现在是否可以接受硬膜外麻醉。

第一产程中的支持

在第一产程中，您的配偶有几个重要的角色。除了帮助您感觉舒服、保持正确的姿势外，还要提供精神的支持。这在过渡期尤为重要，这个阶段孕妇最容易失控，产生恐惧感。您需要安慰她，说她做得很棒，孩子很快就可以出生了。您可以用冷毛巾敷在她的颈部或者头部，让她专注于呼吸，尽量在宫口全开之前抑制向下用力的冲动。

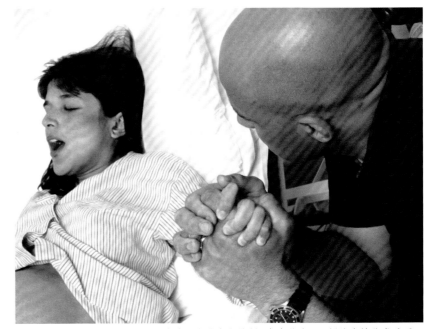

在过渡期，您可能会因为强烈而持续的宫缩失去控制，丧失信念。配偶的支持非常重要，他的鼓励可以帮助您把注意力集中在分娩上。

临产和分娩

如果宫口没有扩张，胎儿没有下降，或者速度太慢，助产士会检查原因并采取措施。她通常会进行三项评估：胎儿、宫缩、产道。这三个因素对分娩是否能够顺利进行都至关重要。分娩进程缓慢的原因有多种：胎儿的头太大，形成头盆不称（CPD）；宫缩无力；胎儿背部朝向母亲的背部。

头盆不称（CPD）

有时在妊娠期就可以发现头盆不称。骨盆过窄或者有异常的骨性突出，都会影响胎儿的下降。但是骨盆测量并不能准确预测是否可以阴道分娩，如果测量结果不满意，医生和助产士有可能会建议您进行剖宫产。因为关键不在于骨盆的形状，而在于胎儿头部和骨盆是否匹配。

如果怀疑头盆不称，但是胎头已经衔接，那么就可以尝试阴道分娩。这时分娩需要在产程图（见417页）的帮助下进行。如果发生胎儿窘迫或者难产，那么就可能考虑剖宫产。同样，如果胎头没有衔接，也可能进行剖宫产。

如果助产士怀疑头盆不称，她会对胎儿的尺寸进行再评估，因为之前的估计可能偏小。虽然胎儿较大或者产程进展缓慢可能意味着难产，但也存在正常分娩的可能性。

宫缩无力

宫颈扩张缓慢或者停止扩张，会导致产程进展缓慢。助产士会提供精神支持并且评估宫缩的频率，正常应该是2~3分钟一次。她还会通过腹部触诊来评估宫缩的强度。如果宫缩分散，力量不足，可能会采用一些方法来加强宫缩。

首先，如果胎膜未破，助产士会进行人工破膜（ARM）（见430页）。这可能缩短产程1~2个小时，但是可能会增加产痛。如果人工破膜不起效，可能会通过催产素来促进宫缩。药物的剂量会逐渐增加，直到有效宫缩在10分钟内会出现3~4次。同时，会对胎儿进行电生理监测，以防发生胎儿窘迫。

如果使用药物后几个小时产程还没有进展，可能会进行剖宫产。

头后位

分娩最佳胎位是左枕前，胎儿的枕部朝向您的腹部。如果朝向您的背部，胎头在骨盆中的下降可能会受影响。助产士会让您通过改变姿势来调整胎位。如果不起效，可能需要产钳来辅助分娩。

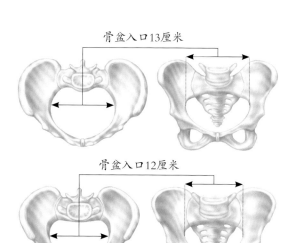

骨盆入口13厘米

女性骨盆是指骨盆的形状较圆。典型的女性骨盆的形状有利于胎头下降。

骨盆入口12厘米

男性化骨盆是指骨盆入口成三角形，这种形状不利于胎头下降，可能会造成阴道分娩困难。

分娩的进程

415

分娩监护

临产后，医生会对胎心和宫缩的情况进行监测，来了解产程的进行和胎儿的安全。

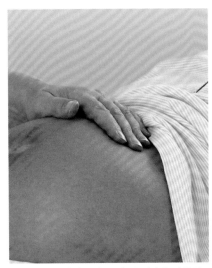

便携式装置常常用来用来监测分娩时的胎心率

胎心率可以很好地反映分娩过程中胎儿的情况，所以要经常监测胎心率。如果存在异常，或者您属于高风险妊娠，那么会对胎儿进行电生理监测，即对胎心率和宫缩进行持续监测，这种仪器叫作分娩监护仪。

间歇性监测

通过将由电池供电的手持式胎心多普勒探测仪对准你的腹部，可以听到胎儿的心跳。到进行到分娩的第二阶段是，胎儿的心跳需要被更频繁地进行监测。

电极片监测

需要通过阴道检查放入，这可能会很痛苦。对胎儿来说不会有太大危险，造成感染的概率很小。抗生素可以用于预防感染。尽管感染的概率很小，胎头电极片也需要谨慎放置，不作为常规操作。操作进行前，助产士会向您解释相关的情况。如果您有病毒感染，比如乙型肝炎、丙型肝炎、艾滋病等，就禁止放电极片，因为可能会造成胎儿

如何监测

体外胎儿监测

胎儿的心率和您宫缩的强度以及频率会通过安装在腹壁上的探头来进行监测。通过一个仪器会打印出一张检查结果图。

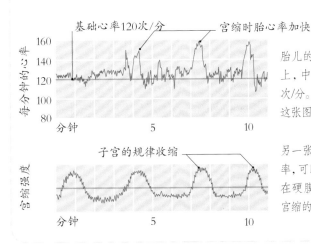

基础心率120次/分　　宫缩时胎心率加快

每分钟的心率
160
140
120
80
分钟　　　5　　　10

子宫的规律收缩

宫缩强度
分钟　　　5　　　10

胎儿的心率会记录在专门的纸上，中间的直线表示心率120次/分。宫缩时心率会增加，通过这张图可以及时发现胎儿窘迫。

另一张图记录宫缩的强度和频率，可以发现异常的宫缩，尤其在硬膜外麻醉时您无法感觉到宫缩的情况下会更有意义。

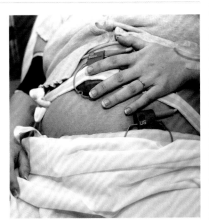

胎心率和宫缩的持续监测会需要在腹壁上安装两个探头。

头颅电极

如果对胎儿的心率存在疑问，就需要在胎头放置一个电极片来进行更精确的监测。电极片会通过宫颈放置到胎儿的头部。

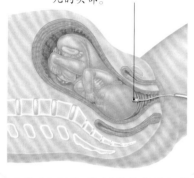

电极片被放置在胎儿的头部。

被传染。放置电极片后会在一定程度上限制您的活动。

如果监测图提示胎儿存在窘迫，需要从头部抽血进行血气分析。如果结果存在异常，则需要剖宫产或者人工助产。

体内检测

如果您的胎儿的心跳显示胎儿很痛苦，或者监控设备检测到的信号很弱，助产士或医生会建议进行体内监测。一片电极将被放置在胎儿头部，用于监测胎儿心脏的电子脉冲信号。电极通过导线穿过宫颈连接到心脏监控仪，产生心跳的轨迹。您还可以把监测胎儿心跳强度和频率的设备通过腰带固定在腹部。

电极可以在阴道检查时置入，这样不会带来额外的不适。放置头颅电极时会很轻柔，不会让胎儿有任何不适。但的确还是存在胎儿头部感染的风险，可以在产后给胎儿服用抗生素。尽管放置电极的风险很小，但也不事宜推广。在放置前助产士应该告诉您设备如何工作，同时也要让您了解为什么要放置。如果您患有某些病毒引起的疾病，例如乙肝、丙肝或艾滋病都不能使用头颅电极，因为这会引起胎儿感染。一旦电极被放置就不能远离监控器，包括翻身都要注意。

如果心脏监控仪发现胎儿状异常，则需要从头部抽血进行血气分析。如果结果异常，则需要剖宫产或者人工助产。

产程图

在临产后，会用产程图来了解产程的进展。最有效的方法是利用产程曲线来描述。表示宫颈扩张和胎头下降的坐标会被分别标示在图上。同时还会监测您的血压、脉搏和体温、胎心率和宫缩情况。

我应该进行胎儿电生理监测吗?

虽然在分娩时的监测很重要，但对持续监测仍存在争议。一部分人认为这会增加分娩的风险。多数医院会建议间断进行监测，如果您拒绝，他们会要求您签署相关的文件来免除责任。

风险

研究表明，接受持续监测的孕妇接受剖宫产或者产钳辅助分娩的概率更高。这是因为助产士会更容易发现胎儿的异常，从而采取措施。比如胎儿发生心动过速，心率超过160次/分，或者心率下降可能意味着胎儿缺氧。如果助产士发现这些异常，她就很难确定胎儿是否有缺氧，也很难判断胎儿的真实情况。

益处

持续监测的益处还没有得到公认。您可以一直听到胎儿的心跳，一些女性认为这会很有用。专家们认为持续的监测可以减小胎儿由于缺氧发生脑损伤的概率，减少产后惊厥。惊厥很少见，接受监测时概率为2.5/1000，不接受监测时为5/1000。持续监测可以减少一些罕见并发症的发生，如脑瘫、死婴，但还没有确切证据。

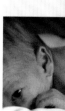

分娩监护

第一产程中的姿势

在第一产程中保持活动可以促进分娩的顺利进行。如果您在妊娠期已经练习了各种分娩中的姿势，您就可以在此时灵活地加以运用。

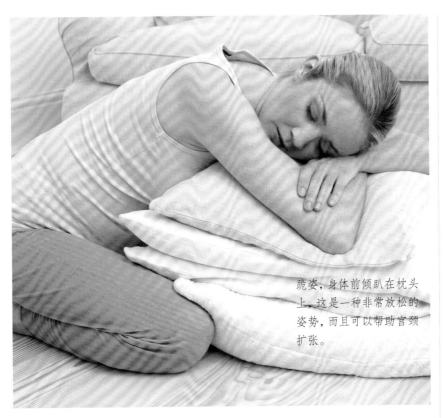

跪姿，身体前倾趴在枕头上，这是一种非常放松的姿势，而且可以帮助宫颈扩张。

有许多姿势可以在这一阶段帮助您。研究表明，改变姿势可以增加宫缩的有效性，而直立的姿势可以利用重力来促进胎儿下降。

保持活动

保持活动可以加快产程。有些孕妇发现前后摇晃骨盆，或者进行顺时针的摆动可以减轻疼痛，同时也可以利用分娩球的辅助。在摇椅上活动骨盆会很舒服。部分女性发现来回走动或者原地踏步很有帮助。

固定姿势

如果胎儿处于枕后位，一些固定姿势会有效。宫缩时身体前倾，手扶在桌子上，调整呼吸，这会帮您集中注意力。同时您的配偶可以帮您进行腰部按摩。许多孕妇发现趴在椅背上的坐姿很舒服。这种姿势下，您甚至可以在宫缩间期小睡一会儿。

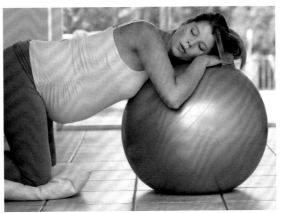

在产程中使用分娩球可以帮助您保持上身直立，得到很好的支持（左图）。您也可以跪在地上，头和手臂放在球上，这样您可以晃动骨盆，加速产程。

临产和分娩

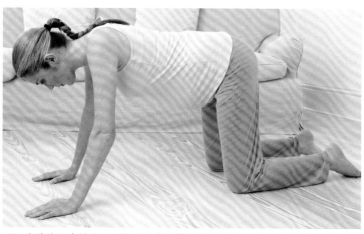

用四肢着地趴在地上，这样可以减轻背部的压力，同时可以顺时针晃动骨盆。早期宫缩时这种姿势会非常舒服。

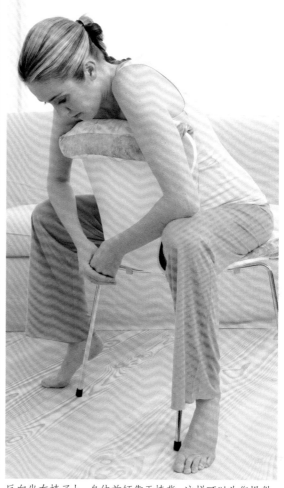

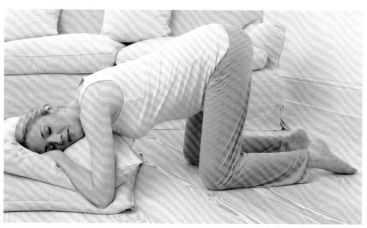

跪姿，身体前倾，臀部上提，这样可以帮您在过渡期减轻背痛，抑制向下用力。

反向坐在椅子上，身体前倾靠于椅背，这样可以为您提供有效的支持。

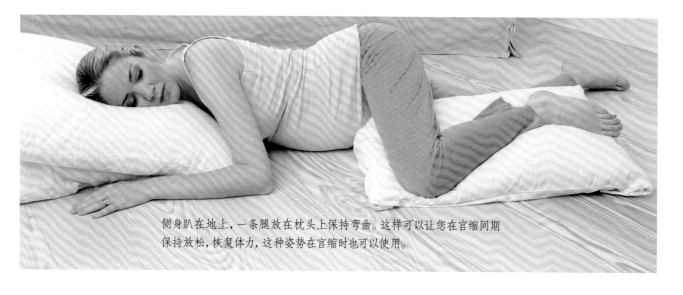

侧身趴在地上，一条腿放在枕头上保持弯曲。这样可以让您在宫缩间期保持放松，恢复体力，这种姿势在宫缩时也可以使用。

第二产程和第三产程

胎儿的娩出即将开始，您马上就可以见到期待已久的孩子了。

　　第二产程开始于宫口全开，胎头深入骨盆，同时您会有很强的胎儿下降感。当助产士确认您可以开始时，就能用力将胎儿娩出了。第三产程是胎盘娩出的过程，意味着分娩的结束。

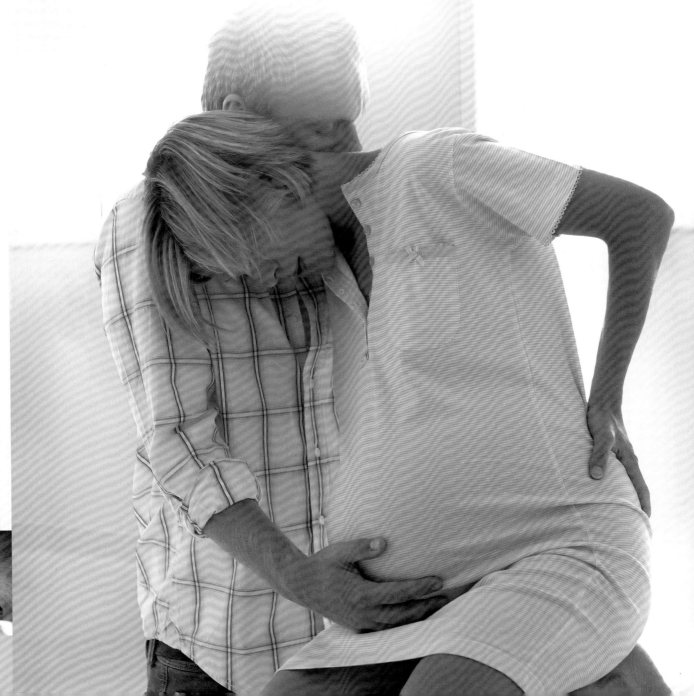

娩出胎儿

在第二产程，您需要向下用力将胎儿娩出。

当您进入第二产程后，您会有强烈的向下用力的冲动。当助产士确认宫口已经全开的时候，您就可以开始用力了。当胎儿继续下降时，您会感觉自己能很好地控制分娩的过程。

第二产程

第二产程开始于宫口全开至10厘米，结束于胎儿的娩出。初产妇的这个过程一般为45分钟至2个小时，经产妇一般为15~45分钟。这时的宫缩会更强烈，但频率可能会有所下降，大概2~5分钟一次。这时您会有阴道的充实感，并且有向下用力的冲动。很多女性感觉第二产程的产痛更容易忍受，因为现在她可以积极地配合宫缩将胎儿娩出。一些女性认为这一阶段很困难，因为之前的过程已经让她们筋疲力尽。

事实

分娩的过程中，胎儿会有一系列的旋转，以适应产道的各个部分，这称为"分娩机制"。

产道呈现弯曲，这是由于骨盆的形状，尤其是骶骨的弯曲造成的。盆底肌肉可以帮助胎头旋转通过产道。

关注分娩陪伴

第二产程中的支持

这个阶段得到足够的支持至关重要。分娩陪伴的角色就是给您鼓励和安慰，让您觉得安全。

分娩陪伴可以提供语言的支持，帮您应对每一次宫缩。如果您的意识模糊，分娩陪伴还需要替您与医务人员沟通。

除了语言上的，分娩陪伴还可以提供身体上的支持，帮助您保持正确的姿势。他（她）还可以帮助您按摩腰部，帮助您在宫缩间期调整呼吸。

同时，当胎儿着冠时，他（她）还可以向您描述所看到的情况，这会让您感到胜利在望。

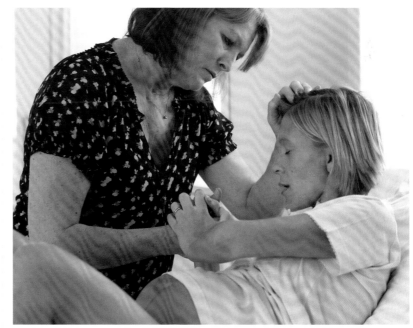

分娩陪伴提供的精神上和身体上的支持在第二产程中非常重要，这时候您需要自主用力将胎儿推入骨盆，通过产道。

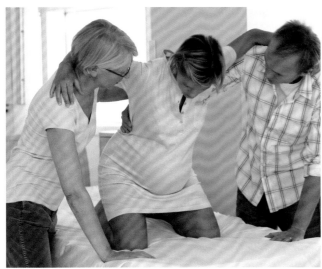

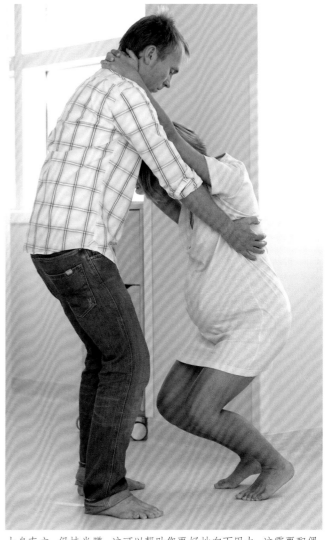

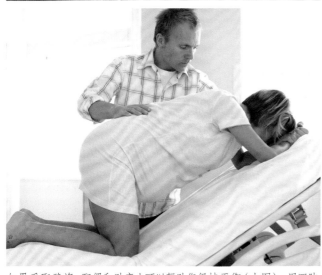

如果采取跪姿，配偶和助产士可以帮助您保持平衡（上图）。用四肢趴在床上也是一种可以让您感觉舒服的姿势（下图）。

上身直立，保持半蹲，这可以帮助您更好地向下用力。这需要配偶扶稳您的身体，您可以把双手绕在他的颈部以保持稳定。

第二产程的姿势

您可能已经很疲惫，希望躺下，但建议您不要这么做。配偶和助产士会帮您保持正确的姿势。

保持直立

保持直立的姿势有很多好处。其中最重要的是您可以利用重力来帮助胎儿下降。直立姿势还可以帮助胎儿更好地适应产道，增加宫缩的有效性，增加骨盆产道的宽度。

有证据表明，保持直立姿势可以缩短您向下用力和分娩的时间，降低辅助分娩和会阴切开的概率。

如何选择姿势

第二产程中的直立姿势包括直立坐姿和直立半蹲姿。

如果您选择坐姿，可以保持上身直立，或者半直立。如果您在床上，45度的半坐位，这可以帮助您呼吸，还可以防止重要血管脉受压。子宫的重量在主动脉和下腔静脉上会影响您和胎儿的循环，导致您因为缺氧而头晕。发生这种情况时，您可以采取左侧卧位，来减少压力，增加循环。

由于跪姿和半蹲姿可以增大骨盆入口，许多女性会选择半蹲姿或者四肢着地的姿势来使分娩更容易、更轻松。跪姿和半蹲姿可以增加骨盆入口达28%，这是相对于卧姿来说的。这就意味着胎儿可以有更多的空间来通过产道。有的女性发现下蹲很困难，因为她们并不习惯这个姿势，很快就会疲劳。这种情况下，您就需要配偶的协助。

或者，您感觉侧卧是最舒服的姿势。这时，需要您的配偶将您的一条腿举起，来保证骨盆尽量打开。有证据表明，侧卧位可以减少产道出血。

利用辅助设备

当下跪或者身体前倾时，可以利用枕头、分娩球、软垫等来让身体保持舒适。

何时向下用力

胎儿的头和肩开始旋转，然后沿产道下降，这时你会有到明显的下降感。助产士会帮助您集中注意力，鼓励您配合宫缩向下用力。在宫缩的间期您需要做几次深呼吸，当宫缩时您可以用下颌抵住胸壁，这有助于您用力。这时，您可能会大喊大叫，或者保持平静的呼吸，您需要找到适合自己的方式，尽量用力。保持最舒适的姿势。将胎儿完全娩出需要很大的努力，会消耗很多的能量，但请相信自己一定能够做到。

应对第二产程

在第二产程中，一种向下用力的本能会指引您的身体，这时您可能对周围的事物感觉有些模糊。在分娩之前您可能一直在担心分娩时会发生什么。有些女性会担心在用力的时候会发生排便。这很正常，分娩的过程中有粪便排出很常见。医生和助产士对此不会感到奇怪，所以您不用担心。也许您自己根部不会意识到发生的事情。

不要担心自己应对得如何，相信自己一定可以很好地控制身体。在用力时您可能会大声喊叫，也可能保持安静和专注。记住孩子马上就要出生这个事实，会有助您坚持下去。

在整个过程中，助产士和您的配偶会一直支持您、鼓励您。

胎儿下降

对初产妇来说，胎儿进入骨盆后，您需要30分钟到2小时的时间来用力将胎儿娩出。经产妇的这个时间会大大缩短，甚至只需要几分钟。宫缩的力量和您自主的用力会让胎儿深入骨盆，这时您会感觉腰部和直肠部的压力很大，还会感觉有刺痛，因为阴道被完全撑开。这时助产士会让您听停止用力，让会阴进一步扩张，防止产道的损伤。

助产士还会让您通过调整呼吸来抑制向下用力的冲动。

着冠

随着每次宫缩，胎头缓慢下降，通过产道。当在宫缩的高峰从阴道可以观察到胎头时，称为"着冠"。此次宫缩结束时，可能会无法看到胎头，但随着更多的宫缩的来临，胎儿最终会到达阴道开口，这就离胎儿成功娩出更进了一步。

随着胎儿的下降，其下颌会抵在胸壁上，胎头轻轻旋转，面朝您的背部。这样胎头最宽的部分就可以从骨

硬膜外麻醉下的用力

如果接受了硬膜外麻醉，您可能意识不到明显的下降感。助产士会监测胎儿是否有窘迫，她可能会等麻醉的效应消退一些后才让您用力。同时，她还会通过腹部的触诊来了解宫缩的情况，以便指导您正确用力。

娩出胎儿

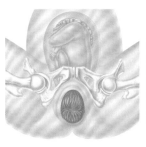 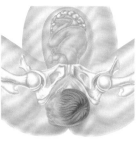 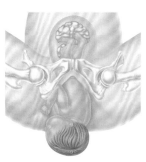

胎头着冠意味着1~2次宫缩后胎儿的头部就可以娩出。

当胎儿头部娩出后，颈部会向后仰伸，同时胎儿转向一侧，帮助一侧肩膀先娩出。

当胎儿的肩部娩出后，剩余的部分会很快完全娩出。

这是分娩过程中的一种急症，出现在胎头成功娩出后，但肩部发生嵌顿。因为胎头的娩出可能会很顺利，所以此时可能才会发现肩难产的情况。由于分娩无法继续进展，胎儿可能会窘迫，这需要及时采取措施。助产士会让产妇平卧，将其一侧大腿向上向外抬起，使产道扩张。如果不起作用，可能会进行会阴切开术等其他操作。

肩难产的情况多出现在：胎儿巨大、孕妇骨盆瘦小、产妇肥胖、妊娠糖尿病的产妇等。如果曾有过难产的病史，会描述在产前记录中，产科医师会根据情况看是否需要剖宫产。

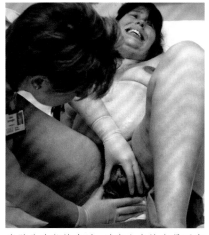

当胎儿头部娩出后，助产士会检查是否存在脐带绕颈的情况，同时可能会轻轻将胎头向一侧牵拉，帮助肩部娩出。

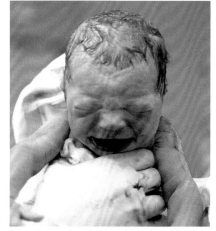

宝宝刚出生时，浑身包裹着血液和厚厚的油滑滑的物质，也就是所谓的婴儿皮脂，这些物质可以保护宝宝的皮肤免受侵害。

盆的最宽内径通过。头部从阴道娩出后会极度后伸，甚至会碰到背部。如果发现脐绕颈的情况，助产士会将脐带提起，拿开。助产士会清理胎头上的黏液，这时，胎头已经娩出，它会恢复正常的形状。

胎儿身体的其他部分

胎头娩出后，胎儿会轻轻旋转让一侧肩膀在下一次宫缩时先娩出，助产士可能会对胎头轻轻牵拉来促进这个过程。一侧肩膀娩出后，胎儿会再次旋转，使另一侧肩膀娩出。接着胎儿身体的其他部分会很快完全娩出。

监测您和胎儿

第二产程中，助产士会监测胎儿的心率和您的宫缩。如果第二产程过长，您可能会非常疲惫，这时会建议使用产钳或者吸环来辅助分娩。

会阴切开

会阴切开是一种辅助分娩的操作。30年前，会阴切开是常规操作，用以避免更严重的产道损伤。研究表明事实并非如此，所以目前会阴切开只有在医生需要利用产钳来辅助分娩时才会采用，比如胎儿巨大、胎儿窘迫、会阴过紧等情况。在操作进行之前，医生和助产士会向您进行解释并得到您的许可。

切开前会进行局部麻醉。切

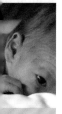

口通常在阴道和直肠之间，产后会进行缝合。用可吸收线进行全层缝合，包括阴道后壁、会阴肌层、皮肤层。

缝合后会给以您止痛、降温、抗炎治疗。在热水中浸浴会帮助您放松。

产道损伤

有些产妇在胎儿娩出的过程中会发生产道损伤，尤其在初产妇。根据出血量和损伤的层次来进行分级。第一级指涉及肌层；第二级会包括皮肤和肌层；第三级会涉及皮肤、肌层和直肠括约肌。第一级损伤不必缝合。第二级和第三级需要缝合。第二级损伤最为常见。不幸的是，只有很少的产妇可以耐受第三级损伤，这通常和辅助分娩有关。

水中分娩经历

贝基是一位22岁的初产妇，妊娠没有并发症。她在第36周制订了分娩计划，并且和助产士讨论了在水中分娩的意愿。

贝基的分娩经历：超过预产期2天后，我有了不规律的宫缩，后来出现见红和背痛。第二天6点30分醒来的时候，出现了规律宫缩。我使用了呼吸技巧，并保持活动，使用了分娩球。当宫缩每5分钟1次，并且持续1分钟时，我打电话联系分娩中心，说我想使用分娩池。助产士说她会安排好。

在11点35分，我和丈夫到达了分娩中心，与助产士会面。她检查了宫缩，听了胎心，并且进行了阴道检查。她说我就要开始分娩了，因为宫口已经开至5厘米，胎头开始下降。进入分娩池后，我可以自由地活动，改变姿势，水的温度减轻我了的背痛和宫缩的不适。我冷静下来，并且放松。我发现跪在水中，左右摇晃臀部很有帮助。丈夫给予我支持，而助产士则不时监听胎心。

下午3点20分，宫缩达到1～2分钟一次，并且非常强烈。丈夫和助产士帮助我集中注意力。我开始有向下用力的冲动。下午3点50分，胎儿的头部娩出，几分钟后整个胎儿就娩出到了水中。助产士将孩子抱给我，我在池中又待了几分钟。没有服用药物我就娩出了胎盘。胎盘娩出于下午4点20分，没有缝合。

助产士的评价：贝基发现在水中可以更好地应对宫缩。她很冷静，尝试了不同的姿势，水为她提供了浮力。她和她丈夫都很专注，产程很顺利，只用不到10小时。能见证这一切我很高兴。

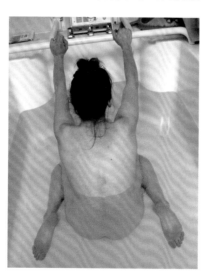

跪在水中减轻了贝基宫缩的疼痛。

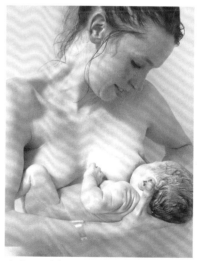

分娩后，助产士将新生儿抱给贝基，进行哺乳。

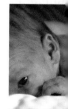

娩出胎儿

新生儿娩出后

新生儿娩出后，医生会剪断脐带，后续的宫缩将会使胎盘娩出。

第三产程

这个阶段是指胎盘及胎膜娩出的过程。胎盘的娩出可以自然进行，也可以使用药物的辅助。在分娩前，助产士会和您讨论这些选择。

剪断脐带

胎儿娩出后2～3分钟，应将脐带剪断。这可以帮助胎儿回收更多的血液，增加氧供和血容量。在距离胎儿腹部1～4厘米处用两把钳子夹住脐带，然后剪断。您的配偶可能会执行这个过程。

胎盘的娩出

胎儿娩出后助产士会在大腿对您进行催产素肌肉注射，促进子宫的收缩以娩出胎盘和胎膜。同时，加强宫缩可以减少产后出血。胎盘的娩出一般在胎儿娩出后的5～15分钟。如果您有子宫肌瘤，产后出血的概率会增加，这通常是注射催产素的原因。

助产士会用一只手的手指压在您耻骨上方，来防止牵拉脐带时将子宫下拉。另一只手会轻轻牵拉脐带，帮助其娩出。

自然娩出胎盘

如果您不希望使用药物，胎盘

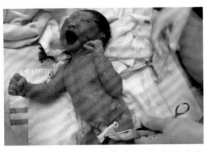

分娩后几分钟会将脐带结扎，切断胎儿和胎盘的联系。

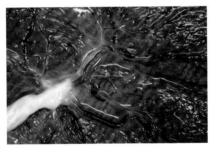

圆盘状的胎盘，重约500克，其中部有丰富的血管网和脐带相连。

新生儿检查

阿普加评分

在第1、第5、第10分钟时，医生会对胎儿的脉搏、运动、肤色、反应性进行评估（在黄种人和黑人，会检查胎儿的手掌和脚掌）。每一项的满分是2分，在第1分钟时，7分以上属于正常，低于7分就要采取相关措施。

阿普加评分	2	1	0
皮肤的颜色	全身皮肤粉红	躯干粉红，四肢青紫	全身青紫或苍白
心率	大于每分钟100次	小于每分钟100次	没有心率
对刺激的反应	啼哭，打喷嚏或咳嗽	皱眉等轻微反应	无任何反应
四肢肌张力（活动）	四肢动作活跃	四肢略屈曲	四肢松弛
呼吸	呼吸均匀、哭声响亮	呼吸缓慢而不规则或者哭声微弱	无呼吸

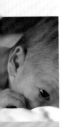

娩出的过程可能会需要1小时。助产士会让您继续向下用力，采用半蹲位会有帮助。助产士会确认胎盘全部娩出，因为部分胎盘留滞在子宫中会造成产后出血。

分娩后的感受

经历分娩的巨大体能消耗后，身体会出现一些反应。一些女性会不自主地颤抖，一些女性会有恶心和呕吐，同时还会感到精神和情绪上的疲劳。当您和胎儿一切恢复正常后，你们就有时间互相熟悉了。

新生儿的模样

不幸的是，新生儿的模样通常很不可爱。作为父母，可能会认为他（她）应该很漂亮。新生儿的体表覆盖着胎脂、羊水、来自产道的血液。在分娩前排出胎粪的情况下，胎儿体表还会呈现绿色。

另外，胎儿的头部通常会被拉长，还会有局部的水肿，这些是由于胎头通过产道时受到压力造成的。还有，胎儿的鼻子可能会歪向一边，眼睛很肿，外生殖器也会肿大。毫无疑问，这都是暂时的，24小时左右胎头的变形就可以恢复，胎儿的样子会更好看。

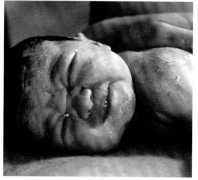

许多胎儿出生时会有胎记。这些红色的胎记会出现在眼睑上、颈后部，会随着时间的推移而淡化。

产后出血

分娩后出血超过500毫升就称为产后出血。这通常和胎盘留滞在子宫中的时间过长有关，在自然分娩出胎盘的情况下多见。另外，产钳辅助分娩、产程过长、剖宫产也可以导致产后出血。治疗方法包括抗生素和输血，这些都有效地减少了并发症的可能。

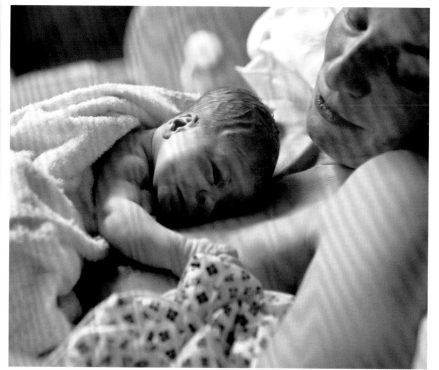

婴儿出生后您和婴儿直接的皮肤接触可以帮助婴儿保持体温，他（她）的体温调节系统还未成熟。同时这也有助于您和婴儿增加亲密。

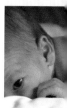

特殊情况

每个分娩的过程都是不同的，有时候会需要进行人工干预。

您可能已经知道，妊娠期的一些危险因素可能会导致引产、剖宫产等人工干预。还有，在分娩过程中如出现意外情况也需要人工干预。无论何种情况，毫无疑问的是，采取干预措施都是为了保障您和胎儿的安全。

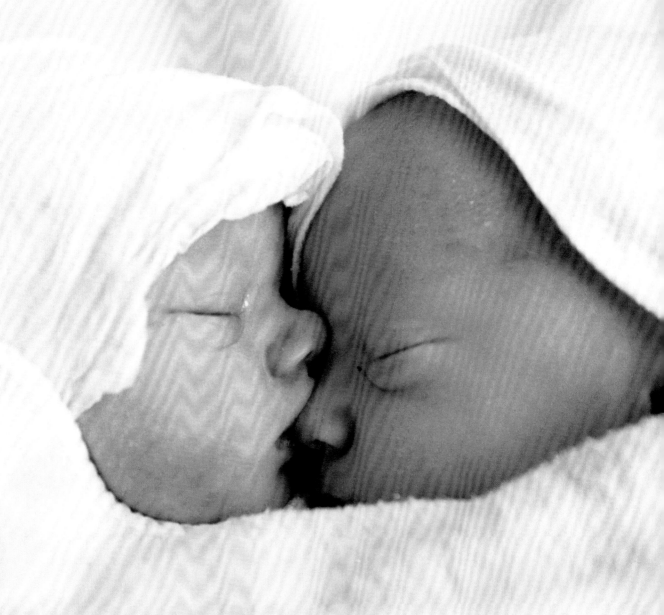

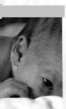

早产

早产是指胎儿在妊娠第37周之前出生。胎儿通常不能自主适应外界的环境。早产占到英国分娩总数的7%左右。

早产的发生可能是自然的，也可能是某些医学原因决定的。出生得越早，胎儿发生呼吸困难等并发症的概率就越大。目前，随着医疗技术的进步，在第22周之前出生的胎儿都有存活的案例。如果您的胎儿早产，他可能需要住进新生儿监护室。

建议早产

如果胎儿或者母亲的健康状况存在隐患，可能会建议早产。比如，母亲患有心脏病或者扫描发现胎盘的功能不佳等，可能会导致胎儿窘迫或者先兆子痫，大多数在第32周前出生的胎儿都是剖宫产或者是引产。

自发早产

造成自发早产的原因还不是很明了。尽管如此，如果母亲的子宫壁存在异常，或者宫颈薄弱导致的感染和炎症，以及提前出现的宫缩都可能造成早产。

处理方法

早产不能完全避免，但是通过治疗可以减缓这个过程，降低风险。

激素可能促进胎儿肺表面活性物质的产生，这有助于肺功能的完善。为了发挥最大疗效，需要在出生前

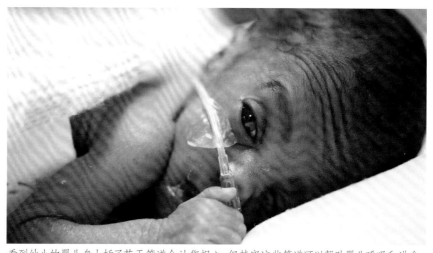

看到幼小的婴儿身上插了若干管道会让您担心，但其实这些管道可以帮助婴儿呼吸和进食，进而帮助发育。

24～48小时给予。

可能还会给您注射抑制宫缩的药物，这可能会延迟几天的分娩，提供激素的起效时间。如果必要，您可能会被转到专门的治疗中心。

最后，可能会给您使用预防性抗生素，因为早产儿在分娩时发生感染的概率增加。

预测早产

很难准确预测谁会发生早产。尽管如此，如果您有过早产病史，医生会进行一些检查来确定是否可能再次发生早产。在第23周左右可能会进行宫颈扫描，因为宫颈缩短常常意味着早产的可能。阴道试纸可能监测阴道的菌群，还会进行纤维蛋白原的检查来测试胎毛和宫颈是否存在危险，这些都可能导致早产。有时，可能需要用缝合术来加强薄弱的宫颈，如果发现异常菌群可能会应用抗生素，孕激素可能被用来阻止宫缩。需要指出的是，孕激素的治疗技术还不很成熟。

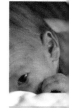

引产

在英国，有1/5的分娩需要人工手段来引发，即引产。

如果继续妊娠会对您或者胎儿的健康造成影响，就可能进行引产。最常见的因素是妊娠超过41~42周，胎盘的功能可能会下降。双胞胎和妊娠糖尿病的情况也可能导致提前进行引产。在进行引产前，助产士可能会进行人工破膜来启动分娩。

问与答

医学干预很可能意味着引产吗？

如果您需要引产，那么使用产钳和吸盘辅助分娩以及实施剖宫产的机会将增加。如果是第一胎，宫颈松弛不满意，或者是在妊娠较早的时候进行引产，以上情况发生的机会将更高。当然，医学干预都是在分娩进程过于缓慢或者根本无法进入分娩时才考虑实施的。

引产比自然分娩更痛苦吗？

一些女性在引产实施后感到强烈的宫缩。由于没有逐渐适应的过程，她们会感到疼痛无法忍受，这可能就需要更强的镇痛治疗，比如硬膜外麻醉。

引产并不同于在已经开始分娩的情况下用催产素来促进宫缩。

检查宫颈

在引产前，医生会进行宫颈检查，确定宫颈是否缩短和松弛，即宫颈是否成熟。这些结果会记录在一项专门评分表中，用来评估宫颈的扩张程度。超过6分是引产的良好指标。

松弛宫颈

如果宫颈没有成熟，可能应用前列腺素来促进成熟。有一些天然的物质可以促进宫缩。前列腺素可以通过在宫颈附近放置阴道栓的方式给予，这通常很有效。如果多次给药后仍没有效果，则需要几天后重复给药。某些女性在很小的剂量下就可以使宫颈成熟。

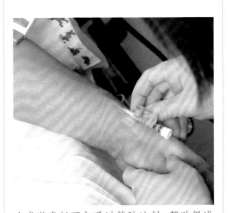

合成激素托西农通过静脉注射，帮助促进宫缩的强度和频率。

破水

人工破膜是重要的引产措施，通常在宫颈已经松弛和成熟的情况下进行。用很细的塑料探针穿过宫颈，刺破羊膜，使羊水流出。这可以使宫颈进一步扩张，并且促进宫缩。如果人工破膜后没有宫缩，可能就需要药物的辅助。

催产素和人工合成催产素

催产素是由垂体分泌的可以促进宫缩的物质。人工合成的催产素也有类似的作用，通过静脉将稀释的催产素输入体内。正确的使用通常很安全，但由于宫缩可能会降低胎儿的氧供，所以要进行严密的监测，以免出现胎儿窘迫。

臀位

在第32周时，15%的胎儿都是臀位，但多数能自然翻转，到预产期时，只有3%～4%是臀位。

臀位胎儿的分娩通常比较困难，所以如果在妊娠末期您的胎儿还是臀位，可能会进行一些操作来调整胎位。

调整胎位

调整胎位的方法称为"人工外翻转"，用于在第37周仍为臀位的情况。医生或助产士压迫您的下腹部来使胎儿臀部离开您的骨盆，使胎儿的头部朝下。这个操作会引起疼痛，同时需要利用药物来松弛子宫肌肉，并在超声扫描的引导下进行。

人工外翻转的成功率大概是40%，有造成并发症的可能，比如胎盘出现或者子宫破裂，但这很少见。如果人工外翻转不成功，而您仍希望进行阴道分娩，会建议您在医院分娩，可以随时进行必要的干预。有时，臀位的胎儿无法进行阴道分娩，需要采用剖宫产。

分娩中臀位的诊断

在很少见的情况下，直到分娩时才发现臀位，这是由于通过体检通常很难分辨胎儿的头部和臀部。

如果分娩时发现臀位，仍有人工外翻转的可能，但成功率会下降。破水以后一般就无法进行这项操作，或者分娩已经进入第二阶段也无法进行。缺少专业人员时不要擅自操作。

胎儿的分娩

如果您希望阴道分娩，则需要助产士一对一地进行照顾。产科医生和护士会在现场，随时准备对新生儿进行必要的抢救。

一般会对您和胎儿进行持续监测，并进行静脉输液，做好中转剖宫产的准备。为了准备分娩，可能会将您的双腿放在支架上，以便医生可以对胎儿进行检查。或者您可以采用四肢着地的姿势。过程中需要对您进行导尿，同时如果应用产钳，则有会阴切开的可能。分娩中医生或助产士可能会轻拉胎儿的四肢，但您一般不会察觉到这些，而是感觉和平常枕位胎儿的分娩一样。胎儿头部的娩出需要保持一定的速度，不能过快或过慢，这可能需要手法或者产钳的辅助。

如果有并发症的可能，则需要进行剖宫产，比如胎儿窘迫、脐带绕臀、宫颈扩张过缓、胎儿未下降等情况。

臀位的胎儿

臀位的胎儿有三种情况：单臀、完全臀、不完全臀。单臀为胎儿双髋关节屈曲，双膝关节伸直，以臀部为先露部，这种情况进行阴道分娩的可能性最大。完全臀，胎儿双髋关节及膝关节屈曲，犹如盘膝而坐，以臀部和双足为先露部，存在阴道分娩的可能。不完全臀，胎儿以一足或双足、一膝或双膝，或一足一膝为先露部位，这时基本无法进行阴道分娩。

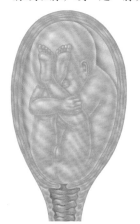

单臀　　　　　　　完全臀　　　　　　　不完全臀

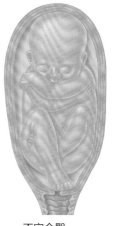

多胎分娩

双胎或以上的分娩风险会升高，您和胎儿需要严密的监测。

多胎妊娠的自然发生率为1/90，但促排卵技术、高龄产妇、既往多胎妊娠史、家族中相关病史等会增加多胎妊娠的概率。

妊娠时的监测

多胎妊娠属于高风险因素，需要根据胎儿的位置和其他并发症的情况来决定分娩的方式。问题之一是胎儿是否会发生早产，如果早产则需要在新生儿监护室对他们进行监测。在妊娠末期，您需要额外的扫描来监测胎儿的发育和胎盘的功能以及羊水的量，同时还需要监测胎心率。

可能的并发症

某些并发症的出现可能会导致剖宫产。

胎儿疾病

双胎输血综合征只发生在共享胎盘的同卵双胞胎，存在一根血管将双胎的血供直接相连，可能会导致其中一方缺氧。这种情况需要特殊治疗，比如减少一个胎儿的羊水量或者用激光切断连接血管。

很少见的情况是双胎会在同一个胎膜中，这称为"单羊膜囊双胎妊娠"。这种情况的主要危险是脐带的缠绕，影响血供，这就需要在妊娠末期对胎心进行监测，还可能需要剖宫产。

母亲疾病

如果您是多胎妊娠，一些并发症的危险会升高，比如先兆子痫。这可能是由于肾脏的负担过重造成的，还可能出现原因不明的妊娠黄疸，而血栓会造

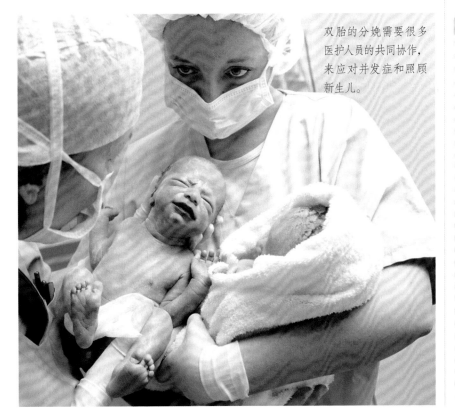

双胎的分娩需要很多医护人员的共同协作，来应对并发症和照顾新生儿。

问与答

我能决定如何分娩双胞胎吗？

如果您怀有双胞胎，您需要与助产士和医生来讨论分娩的方式。您在决定时需要考虑几项因素，比如双胎的位置等。如果您已经对各种因素做了充分考虑，则会根据您的意愿决定分娩方式。

我能在家中分娩双胞胎吗？

这是可以的，但并不推荐这么做。因为您可能需要很多医务人员来应对可能的并发症和分娩干预，比如应用产钳，尤其对后出生的胎儿更常用。为了您和胎儿的安全，推荐您在医院分娩。

双胎分娩的经历

吉利恩在早期的扫描中发现了双胎妊娠，分娩可能会很困难，但是胎儿发育良好给了她信心。她在第35周临产。

吉利恩的经历： 当发现怀的是双胞胎时，我震惊了，因为我的家族中从未有过双胞胎。妊娠期很艰难，大肚子让我很疲惫。当扫描显示胎儿一切正常时，我才感到安心。

第35周后，我临产了。经过早期的宫缩，我的羊水在凌晨2点破裂，15分钟后我和丈夫就赶到了医院。我觉得他有点惊慌。双胎中的第一个在下午4点出生，他叫乔纳森。分娩的第一个阶段很漫长。我

使用了气体麻醉和吗啡注射。20分钟后，第二个孩子出生了，她叫西莉亚。医生对第二个胎膜进行了人工破膜，因为西莉亚的心跳很弱，不过她出生时一切正常。我记得产房里有很多人，虽然人们都向我进行自我介绍，但我基本没有记住。孩子出生后大家就离开了，让我和孩子们单独相处。那个时刻美妙极了，我和丈夫成为父母了。

助产士的评价： 像很多双胎妊娠的女性一样，吉利恩很担心分娩是否会顺利。她在妊娠期和我进行了很多沟通，但仍然很担心。当她参观过产房后，发现那里的护理非常专业和熟

练。这给了她面对分娩的信心。出生时两个胎儿都很健康，吉利恩在出院后也恢复得很理想。

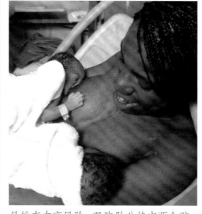

虽然存在高风险，双胞胎分娩中两个孩子都健康的可能性非常大。

成循环的压力增大。这些情况都会建议进行早期分娩。

临产

您一般会早些临产，胎儿的平均体重也会较轻。双胎一般在第37周临产，三胎在第34周，四胞胎在32周。双胞胎的平均出生体重为2.5千克，三胞胎为1.8千克，四胞胎为1.4千克。

双胞胎的分娩

目前，推荐双胞分娩时有产科医师在场。如果您打算阴道分娩，每个胎儿的分娩过程都需要尽量迅速。

多胎分娩需要对母亲和胎儿进行持续监护，这需要在腹部为每个胎儿

装一个监测探头。有时，其中一个胎儿需要安放胎头电极，这可以更清楚地监测这个胎儿的心率。

第一个孩子的娩出

对于双胎中的第一个，使用产钳等辅助设备的可能性等同于单胎妊娠。但有时为了尽快开始第二个胎儿的分娩，医生会用辅助手段加快第一胎的分娩速度。第一个胎儿娩出后，医生会剪断脐带，但在第二个胎儿出生前，胎盘会一直留在子宫中。

第二个孩子的娩出

医疗小组会首先确定第二个胎儿是否为臀位，这可能会通过腹部检查或者阴道检查，甚至扫描来发现。当胎儿的先露部进入骨盆后，会进行破

膜来加速子宫的收缩。30分钟内完成分娩为正常，如果出现问题，会需要产钳等辅助设备。通常，第一个胎儿从阴道分娩，而第二个胎儿采用剖宫产的可能性很小。如果第二个胎儿经阴道分娩存在困难，或者需要快速分娩时，就要进行剖宫产。

胎盘的娩出

双胎分娩的产后出血可能性更高，所以一般需要药物辅助胎盘娩出。

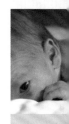

辅助分娩

在英国，约十分之一的胎儿需要辅助分娩。这是安全的，能防止进一步的并发症。

小贴士

辅助分娩的原因

有一些因素会增加辅助分娩的可能性：

· 胎儿的心率存在异常，可能存在胎儿窘迫。

· 您已经向下用力很长时间，但分娩进展缓慢。

· 您已感到筋疲力尽，无法再进行自主用力。

· 您存在某些疾病，无法长时间向下用力分娩。

辅助分娩是通过产钳或者吸环来帮助阴道分娩。胎儿可能会有轻度的擦伤等，但主要的并发症非常少见。

操作

首先，助产士会向您介绍操作方法和可能的并发症。您可能需要签同意书，但并不是所有的医院都会要求。在分娩开始前，您的双腿会用专门的支架架起，以便医生能进行操作。在双腿和腹部都要覆盖无菌单，并且要插尿管。医生会用产钳或者吸环固定胎儿的头部，宫缩再次出现时，您需要继续用力。胎儿一般都会在20分钟内娩出。经过专门训练的助产士也可以进行吸环辅助分娩，这样的好处是您对操作者会比较熟悉。

产钳

现代的产钳是由英国医生张伯伦于17世纪发明的，几百年来，已经经过了多次改进。用力辅助分娩非常可靠和安全，但是需要熟练的医生来操作。

产钳会固定在接近胎儿耳朵和脸颊的头部两侧。当您随着宫缩用力时，操作者就会同时轻拉，将孩子拉出产道。

产钳还可以用来在分娩前校正胎头的位置，比如胎儿处于枕后位的情况。调整胎位后，分娩就和正常的过程无异了。

产钳的优劣

产钳与吸环相比存在几个优势：在宫缩无力或者您身体虚弱无法向下用力时也可以起效，固定到胎儿的头部相对容易，可避免剖宫产。不利之处在于，可能引起阴道和

辅助分娩的方法

用吸环或者产钳来辅助分娩是安全的，经过大量实践的操作，可以降低剖宫产的可能性。选择吸环或者产钳由医生根据实际情况和经验来判断。

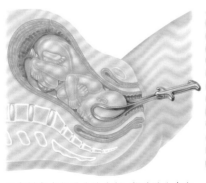

用产钳来夹住胎儿的头部，帮助胎儿在宫缩时下降。

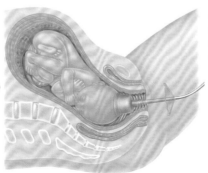

吸环可以固定在胎头上，将其引出。

会阴部的损伤。

吸环

吸环发明于1950年，它由一个手柄和吸附盘组成。吸附盘的外周可以是金属或者塑料的，当放置到胎儿头部时，吸盘会产生真空固定住胎头，在宫缩时助产士可以进行牵拉。

吸环被证明是非常安全的，这是指您的妊娠至少有34周的情况，在这之前胎儿的头部由于过于脆弱，很少有医生会在第32周前使用吸环。

吸环的优劣

吸环与产钳相比的优势：更方便使用，不适感较轻，造成阴道和会阴损伤的可能性更小，很少需进行会阴切开，在宫口全开之前出现胎儿窘迫也可以使用。但是有20%的可能会失败，尤其胎儿的位置不佳时。一些医生发现，宫缩太弱也会导致操作失败，或者胎儿头部已经存在水肿，以及产妇过于虚弱无法用力。如果分娩过程中吸环脱落，可以再次尝试应用，或者可以用两个吸环。尽管如此，有时在吸环失败的情况下需要进行剖宫产。

镇痛

进行阴道辅助分娩会很痛苦，所以良好的镇痛很重要。阴道附近

可能的并发症

大多数情况下，辅助分娩的产妇和胎儿都很安全，但仍存在一些少见的并发症。

分娩中的问题

肩难产，即胎儿的肩膀嵌顿，在辅助分娩中更常见。通常肩难产可以通过一些手段来解决，但有时仍会发展为急症，需要专业顾问到场进行指导。

对胎儿的影响

产钳可能会造成胎儿面部的瘀青，或者会造成眼睛无法睁开，这通常会持续1~2天。同时，吸环会在胎儿头顶产生损伤，并使头颅变长。这些可能看起来会很严重，但几周后就会恢复正常。颅骨骨折或者颅内出血等严重并发症非常罕见。

对您的影响

进行会阴切开的可能性会增大，尤其是应用产钳时。这通常会起效，但有时会造成后产道更严重的损伤，需要仔细地缝合。其他部位的损伤也可能需要缝合。

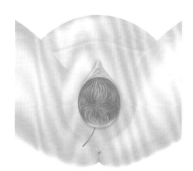

正中侧切口通产深入肌层，从阴道避开直肠。

的局部麻醉可以帮您应对疼痛，尤其是助产士认为分娩很快就能结束时，或者胎儿的大部分已经通过骨盆。对于比较困难的辅助分娩，比如胎位不正，则可能需要硬膜外麻醉。这种麻醉在产房中分娩时会更有用，当医生认为辅助分娩很可能会失败，需要进行剖宫产时也会很有利。如果您已经进行了硬膜外麻醉，有必要的话，还可以使用其他药物辅助。

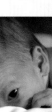

剖宫产

如果剖宫产对您和胎儿更有利，医生会建议进行这项操作。

剖宫产是通过腹部切口来进行的。剖宫产率在10%～15%属于正常，但多数西方国家的剖宫产率已经达到20%，而在英国有25%的胎儿接受了剖宫产。

剖宫产率上升的原因还不明了，但一些医院为了避免承担并发症的医疗责任会选择剖宫产。一些女性认为剖宫产对胎儿更安全。事实上，如果您的妊娠没有并发症，就没有医学上的理由进行剖宫产。

剖宫产的类型
剖宫产包括急症剖宫产和选择性剖宫产。医生会根据评分表来估计紧急程度。1级剖宫产是指胎儿和产妇的生命存在严重威胁。2级剖宫产指产妇和胎儿的健康存在隐患，但未危及生命。3级剖宫产指没有明显的危险，但由于妊娠期的并发症等原因而拟行剖宫产。4级剖宫产是指根据产妇和医院的决策进行选择性剖宫产。

急症剖宫产
当胎儿出现窘迫等危机情况时，通常采用1级剖宫产。这种情况下，医生会尽力在30分钟内完成手术，但不能采取会影响到您和胎儿健康的捷径操作。

2级和3级剖宫产时没有严重的生命危险，比1级剖宫产更为常见。在分娩早期存在胎儿心率异常或者预计阴道分娩时间会较长的情况下，会进行2级剖宫产。引产失败所进行的剖宫产为3级。

选择性剖宫产
大约1/3的剖宫产是选择性的，最近几年这个比率正明显上升。原因包括：胎儿臀位、后产道的损伤、上一次阴道分娩的创伤、剖宫

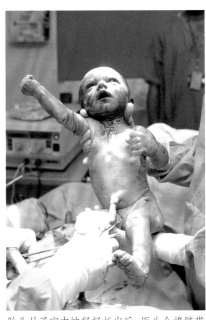

胎儿从子宫中被轻轻托出后，医生会将脐带剪断。

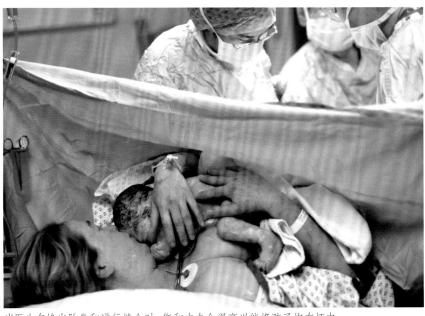

当医生在娩出胎盘和进行缝合时，您和丈夫会很高兴能将孩子抱在怀中。

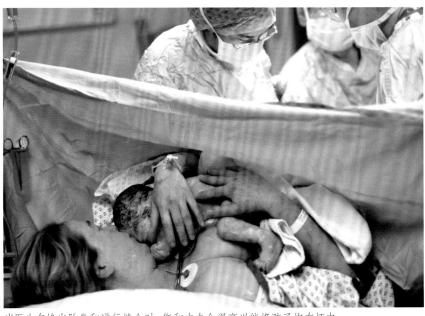

产史、巨大儿、母亲自主意愿。这些情况下进行剖宫产是可以的，但在谨慎的操作下进行阴道分娩也可以。通常很少只因产妇的个人意愿而进行剖宫产，一般至少还需要上述因素中的一个。

一些情况下，进行阴道分娩可能会非常危险，比如您有过多次剖宫产的病史或者子宫接受过其他手术、胎儿横位、前置胎盘、产道畸形等。

知情同意

医生需要在剖宫产之前得到您的同意。他会解释操作的原因、手术的利弊。理想的情况是，您有足够的时间来考虑是否进行剖宫产，但在急症剖宫产时，您的考虑时间很短。尽管如此，您仍有权利拒绝手术，但这将意味着您和胎儿存在生命危险。

麻醉

在麻醉之前，您会和麻醉师见面，他会保证您在术中没有疼痛，还会在术后进行镇痛。多数女性会在头脑清晰的情况下接受剖宫产。在脊柱后注入麻药，即腰麻，可以阻断疼痛。如果您已经接受了硬膜外麻醉，也可以用于剖宫产。麻醉后，麻醉师会评估是否麻醉有效。

保持清醒意味着您的丈夫可以陪在身边，同时，这也比全麻相对更安全。在很少的情况下，会需要进行全身麻醉。

手术

手术前，会建立静脉通道，以便必要时进行给药。同时，会进行配皮。这些操作在去产房之前或者到达之后都可以进行。

当麻醉师确定您没有痛感时，会插入尿管，并且会保留若干天。然后对您的腹部进行消毒、铺巾，您和丈夫不会看到手术的操作。

手术会有10厘米长的腹部切口，通常是水平的，穿过腹白线，但也有垂直切口的情况。将膀胱下压，显露子宫前壁。若羊膜未破，在娩出胎儿和胎盘前会刺破羊膜。医生会从骨盆边缘将胎儿娩出，有时这需要助手按压子宫来完成。当脐带剪断后您和丈夫就可以看到孩子了，这时您需要和孩子有皮肤的直接接触。医生会注射催产素来辅助胎盘娩出。

手术最后，会通过1~2次的缝合来关闭子宫，腹部会被分层缝合。这大概需要半个小时或者更长，尤其是您有过剖宫产的病史。医生可能会使用可吸收线，或者在术后5~6天为您拆线，有时，会用到皮钉。这通常由医生决定，如果您有偏好，请在手术前通知手术医生。

恢复

手术后几天，您的助产士会鼓励您下床活动，接着您就可以完成更多

剖宫产有一些常见但并不严重的并发症，包括：术中出血、膀胱感染。全身感染很少见，如果威胁到生命则需要二次手术。为了防止血栓形成，术后需要抗凝治疗，这可以有效防止肺栓塞的发生。膀胱和胎儿损伤的概率很小，其他的内脏器官的损伤也很罕见。

长期来说，有证据表明剖宫产手术后，发生产后抑郁的可能性会更高，这可能会影响您未来的生育力。

动作。通常，产妇会在术后第3天出院，可能需要带一些止痛药。

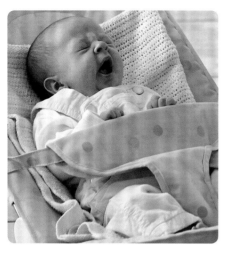 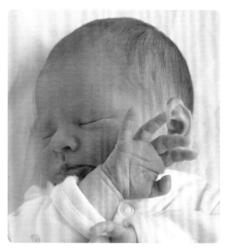 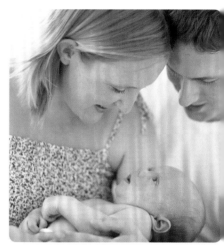

　　您已用近9个月的时间来期待这一时刻，但当您看见自己的宝贝时，仍完全没有准备好用任何语言来表达当时的感觉。在即将到来的阶段，您会在分娩后逐渐恢复精力，您的世界也会随之发生戏剧性变化，这是因为您每天都在设法解决宝贝的日常护理问题。您可能感到一系列情感的变化，从纯粹的快乐到精力耗竭时的挫败。但更重要的是，您将越来越了解您的小宝贝，越来越惊叹于家里的这个新成员。

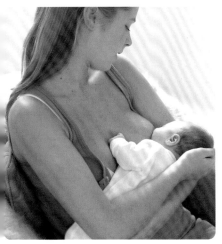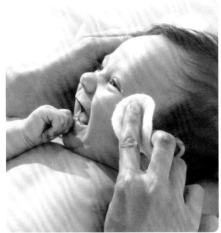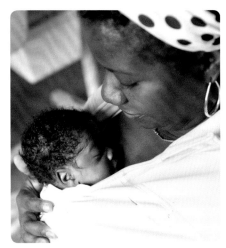

与婴儿一起的生活

第1个12小时

几分钟之前你们是对情侣，而现在你们成为父母。你们幻想了9个月的这一刻已经到来了。那么，接下来会发生什么呢？

当然，您的经验依赖于您的阵痛、分娩、局部的手术，但现在要提到分娩后的第1个12小时通常会发生什么。

⏱ **1~2小时** 只要您的宝贝健康，他就该及时放在您的怀里，您可以抱着他感受这出生时的神奇时刻，助产士或您的配偶在几分钟后，或是脐带停止搏动后会切断它。您可能感到得意、放松或是疲惫。如果您开始呕吐、颤抖或是感到太惊愕而无法抱住婴儿，这都不必吃惊。这都是很正常的产后感觉。

如果您的宝贝健康，您想喂奶，那就把他放到您的乳房旁，但他可能开始仅用鼻子擦碰。那就用肌肤紧贴

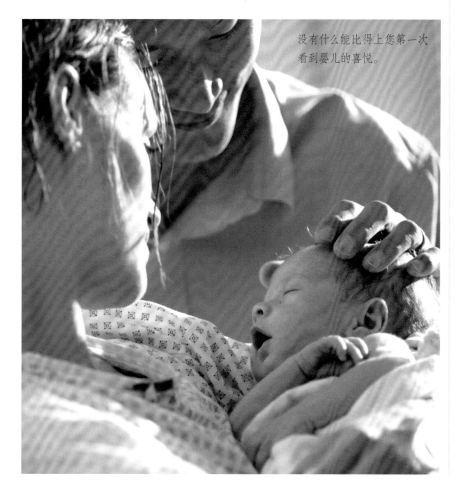

没有什么能比得上您第一次看到婴儿的喜悦。

拥抱着他，此时您身体的温暖是他所需要的。在第15、10分钟，您的婴儿会通过测量给出Apgar 评分，在被用柔软的毛巾擦拭后，他的手指和脚趾会被束缚住，然后助产士测量他的体重和头围。

但是您还有工作要做。婴儿分娩后，胎盘也要立刻分娩出来。您可以选择不用药物自然将胎盘产出，也可以通过注射催产素或麦角新碱来加快第三产程。

如果您会阴撕裂或是行会阴切开术（切开会阴以方便婴儿产出），您可能需要缝线。您会先给以局部麻醉才不会感到疼痛。在缝合时，您的配偶可以抱着您的婴儿坐在您的旁边。

在分娩后的第一时间里，您的婴儿会有个心脏测试。同时推荐给您的婴儿注射维生素k，这种血液凝集所需的维生素含量通常在新生儿体内含量较低。您也可以选择口服这种维生素。

⏱ **2~3小时** 加餐时间：许多产妇说他们产后喝的第一杯茶和吃的第一片吐司是他们最好的享受。

⏱ **3~4小时** 经过费力的分娩，您会因出汗身体发粘并需要洗澡，如果没有硬膜外麻醉，您现在就可以洗个澡。如果您走路发颤，可以让助产士或您的配偶和您一起走。然后您会感

到自己像个新的女人，可以自然戴上喂奶的胸罩。

⏱ **5小时** 不去厕所？在第一时间里排尿时您会有疼痛的感觉，特别是会阴缝合过后，所以当您小便后需要用温水清洗这区域。在您离开助产士的护理之前，他们会让您顺利度过所有阶段。您需要产妇专用毛巾来吸浸阴道流出的血液（产褥排泄物）。如果流血很多，一定要通知助产士以引起他们的注意。

⏱ **6小时** 如果您感觉良好，您将接受产后检查。妇科大夫和儿科大夫分别对您和婴儿进行签字保证后，您就可以回家了。如果您还有任何困惑，可以得到联系方式以便咨询。否则，您将被放置在产后病房里。您将怀抱婴儿被轮椅推过去。

⏱ **7小时** 这可能是第一次您不得不注意到婴儿细小的脚趾、脆嫩的小腿和可爱的头发。在他的皮肤上可能还有油脂的痕迹。可能作胎毛柔软的毛发长在后背。他很独特、很漂亮。

⏱ **8小时** 让您的乳房尽可能多地暴露出来，让婴儿躺在您的臂弯以便方便喂养。您正常分泌营养价值丰富、饱含抗体的初乳，您的婴儿应该张大嘴不留空隙地喝完它。母乳喂养可以激发后叶催产素的释放，它可以让子宫收缩。这会引起后期疼痛，这在第二次或是以后的分娩中会明显。它的感觉像是宫缩。值得安慰的是伴随着每次宫缩，您的子宫进而腹部会随之收缩下来。

⏱ **9小时** 如果您可以胜任，您可以准备迎接来自家里或病房的来访者，但

第一次医学检查

在第1个12小时助产士或是儿科医生将对您的婴儿做一次检查，既有头到脚的测量，有皮肤颜色、温度和肌肉张力的测试，还有反射，如吸吮反射和抓握反射的检测。

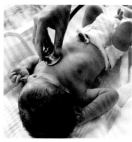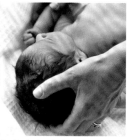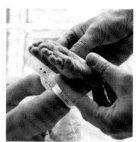

检查心肺确保听诊正常。　检查头颅形状及囟门（颅骨间柔软的地方）等方面检查。　检查手和脚的反射并且测量手指和脚趾。

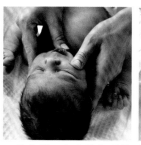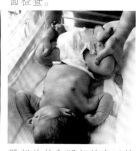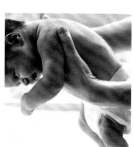

口腔和腭，这分开的两部分应该已经融合一起。　臀部旋转和腿部抬高以检查是否有脱白的体征。　检查脊柱以确保它是直的并且可以自由屈曲。

不要让他们使您感到疲劳。

⏱ **10小时** 婴儿出生后4~48小时应进行新生儿体检。

⏱ **11小时** 如果您去了产后病房，您和您的婴儿都很健康，就可以回家了。如果您对您的缝线或是喂养困难有些担心并有不安全感，帮助就在身边：可以打电话联系，助产士会到您家里来指导。

⏱ **12小时** 经过痛苦、狂喜和纯粹的阵痛，您需要休息。如果您的婴儿睡着了，替他把窗帘围在床周围，关上手机，然后赶快睡觉。

剖宫产之后

您的恢复

尽管您做过大手术，助产士会鼓励您旋转脚踝以帮助您的血液循环。硬膜外麻醉后，您腿的知觉会很快恢复，全麻后，当您不再睡觉时，您也会很快恢复。您将受鼓励在第二天起来，虽不能洗澡，但助产士可以替您在床上进行擦洗以帮助您感到清爽。您可能感到很疲惫和疼痛，所以可以请求帮您把婴儿放好喂养，当您需要止疼时可以服用止痛片。

441

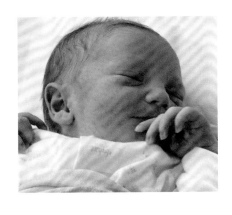

第1周：第1天

回家

婴儿的今天

在第1个24小时，婴儿应排尿和排胎便——第一次黑绿色黏液排泄物。当婴儿在子宫里时，胎便由黏液、羊水、胆汁、胎儿皮肤的脱落细胞和肠内绒毛组成。

最初，您的婴儿在您的臂膀！如果今天您和婴儿一切都好，您和他可以一起回家了。

小贴士

安全睡眠

婴儿猝死综合征与所有初为父母的人相关。遵循婴儿死亡研究基金会制定的指南可以减少这一风险。

· 让您的婴儿仰卧着并且脚抵到婴儿床的底部以免他扭动到被子底下。

· 不要让他太热，并且不让他头部被遮盖住。如果您的婴儿太热了，检查他是否出汗和他的肚子。如觉得他的手脚有点冷不要担心，这是正常的。

· 不要让任何人在婴儿房里吸烟。

· 不和您的婴儿在沙发或摇椅上睡觉。在最开始的6个月里，婴儿睡觉最安全的地方是有护栏的小床或婴儿床。避免把他带到您的床上，尤其是您或您的配偶吸烟、喝酒、吃药、吸毒以致昏昏欲睡或者您感到很劳累时。如果您的婴儿不足37周出生，出生体重小于2.5千克或是小于3个月大，同样要避免把婴儿带到您的床上。

您是个母亲！婴儿出生后抱着他时，您可能第一眼就能感到爱，但许多妇女和婴儿的亲情关系是在之后的数天或数周才建立的。对于父母，与孩子的肌肤之亲有助亲情的建立，这对于那些早产儿是特别有益处的。当抱起孩子时不要忧虑。在最初的几周中，婴儿没有头控制，所以要用手在他的头和肩膀下来支撑他，或是两只手在他的四肢下并用手指支撑他的头。

在您回家之前，助产士或医生会对您进行产后检查。他将检查您的子宫经过收缩是否已恢复大小，检查您的阴道失血是否过多，检查缝线。您会被问到是否已排尿、排便，是否需要帮助泌乳。您会被问到在家的支持和交通方法并给予产后小册子和医师护理的总结。在您离开之前，要用温暖的小被包好您的婴儿。如果您坐车，需要有个婴儿座位。

婴儿的反射

新生儿会有来源于他们部分生存技能的反射。同下面所示的觅食反射和抓握反射，婴儿同样还有惊奇反射，这是指在他们没有支持的情况下会张开双臂；有踏步反射，这意味着如果能直立起来，他会将脚一起一落地行走。

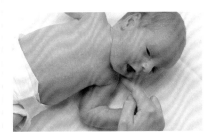

觅食反射：如果您触碰婴儿的面颊，他会转过头来张开口寻找食物。

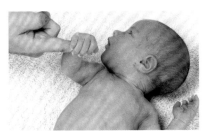

抓握反射：如果您将手指放在婴儿的手中，他会立即紧紧地抓住您的手指。

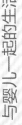

与婴儿一起的生活

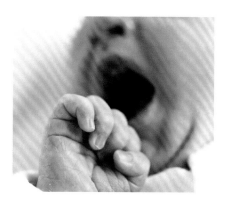

接近中

婴儿的今天

新生儿大概每天睡16小时，尽管一些婴儿会在开始的几天里大部分时间睡觉，然而其他婴儿却看起来清醒和不耐烦。如果您的婴儿很爱睡觉，您应把他弄醒起来喝奶，这应每天最少6小时。

您对您新的责任可能感到焦虑，但通过您周围的支持关系网来得以安心。

您社区的助产士通常在今天来访。他会问您如何喂奶，检查您是否有精力打联系电话并且问您是否意识到婴儿猝死综合征的风险，也会检查您和您的婴儿。您可以和他探讨您所关心的一切事情。

在一天当中任何可能的时间去休息和吃健康的饮食，这是很重要的。盆底的训练对于增强您的肌肉很重要。如果有必要可以吃止痛片或是抗生素片剂，并且接受任何有助于您休息的帮助。

您和小宝贝在家的第一个全天可能会被吓到。除了您新角色的责任，在夜间忙于起来喂奶和换尿布之后，您很可能会感到劳累和混乱。

当您夜间起来喂奶和换尿布的时候，让婴儿床和您的床挨得近些，这样可以使活动变得简单些。婴儿床靠近您的床的一边并低些，以便于您在婴儿醒来和要下床的时候把他抱起来喂奶。尽量试着夜里起来时动静最小。把灯光调暗，且不要大声说话。

喂完奶如有必要请更换婴儿的尿

帮助婴儿顺气

顺气意味着帮助婴儿喂奶后打嗝。一旦您的婴儿喝完奶，为帮助他把胃里吞咽下的空气升到顶部，您可以让他坐在您的大腿上，或是直立靠在肩膀上。您可以轻轻揉或是拍他的后背，婴儿似乎也喜欢这样。特别对于奶瓶喂养的婴儿来讲，喂奶中途顺气比最后顺气要更有效果。因为空气会充满他的胃延缓喂奶并更容易让婴儿呕吐。

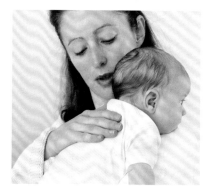

喂奶后把婴儿直立过您的肩膀有利于打嗝并因此减轻不适。

布，让他在婴儿床上躺直。

您很快会发现婴儿不喜欢穿衣服，尤其不喜欢从头套下来穿的衣服。让生活简单可以买机洗的前排扣的婴儿服。如果尿布湿了或是脏了，才考虑换用。在开始的几周中，没有必要更换婴儿的日常服装。如果他觉得冷，仅需要加件衣服，围上围巾，穿上羊绒衫。

减轻不适的小方法

缝线和痔疮

接下来可增加舒适：

· 坐在可膨胀的充气环上。

· 洗个温水浴或是用喷头将温水撒在您的缝线处。

· 当您去卫生间的时候，灌壶温水在那个区域以减轻叮咬或在洗浴中排尿。

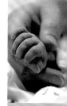

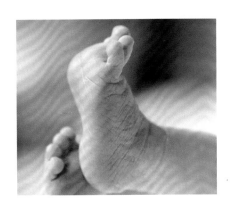

每天护理

婴儿的今天

在开始的几周里婴儿的皮肤是很干燥的，这很正常，很快他的皮肤会自己恢复好。尽管您无须在婴儿的皮肤上涂抹保湿品，但如果您愿意，可以给婴儿做轻柔的按摩或是涂些橄榄油。

一旦您的乳汁到来，在两次喂奶间，婴儿可能表现得更加放松和满足，且这段时间会逐渐延长。

今天，您可能注意到您手脚的汗水不见了（尽管您可能仍穿的衣服较多），因为您开始大量排尿了。尽管如此，您仍需喝大量的水——大约每天2~3升，以防止膀胱感染，避免便秘，帮助泌乳。今明两天您可能第一次排便，这是正常的。吃大量的新鲜水果和蔬菜以及充足的纤维素，将有助于您的肠道运动恢复正常。

直到现在，您的乳房仍在产生初乳，富有水分的初乳有丰富的营养和抗体。在第三天结束后，您的乳汁会让您的婴儿感觉更加满意。

一旦您的乳汁充足，您的乳房会感到肿胀和不舒服。之后几天喂养时间固定后，这种不适的感觉才开始消退。

助产士或母性支持者可能在今天或后两天来访，这主要根据您身体、情感和社会的需要。

现在是父亲与婴儿建立亲情的大好机会。除了喂奶，父亲可以参加婴儿护理的其他所有事情，包括抱孩子、换尿布、洗澡和穿衣服。

婴儿的脐带残段，即脐带的尾端，大概在出生后7~10天自然脱落。许多父母小心翼翼地碰触残段，不知如何清理它。如果它是清洁的，就不用接触它了，尽管如此，残段周围的柔软区域仍隐藏着大量致病的细菌。如果它脏了，您应当用湿润的棉布擦洗。如果脐带残段直立发炎有异味，应咨询您的助产士和医生。

全体

婴儿不需要经常洗澡，只要保证他的臀部和脸部干净就好。对婴儿的全身擦洗，您需要准备一盆温水和一块柔软干净的棉布。先清洗婴儿的脸部，最后是臀部。用湿润的棉布擦眼睛、臀部及其他柔嫩的部位。给婴儿洗澡，要用专门的婴儿清洗产品。

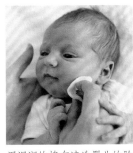
用湿润的棉布清洗婴儿的脸部，每只眼睛用新的一面。

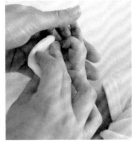
清洗他的手掌，将手心、手背手指间都擦拭到。

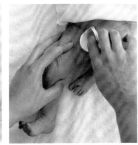
最后清洗会阴部，注意清洁皮肤间的皱褶。

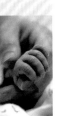

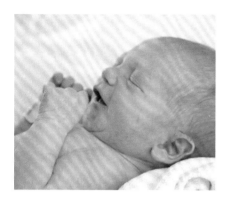

第1周：第4天

第一次出门

婴儿的今天

大多数婴儿出生后体重会下降，到第四天时经常到达他们的最低体重。当助产士第五天来您家访问时，他会称量婴儿的体重。如果婴儿体重下降了出生体重的10%，助产士会给予您喂养婴儿的建议。

您的身体从分娩后逐渐恢复，您可能开始感到又一次面对这个世界。

今天，您可能感到情绪不佳有想哭的冲动，这就是所谓的"婴儿的忧郁"。它是由于激素的变化又因劳累而恶化，是分娩后的一个反极端。这种情绪会持续一天左右，通过休息和情感支持，您可能感觉会好些。如果您这种情绪几天后仍然没有消除，那就和您助产士谈谈，因为您可能患有产后抑郁。

您的乳房仍然柔软而饱满。当婴儿需要的时候随时喂奶有助于减轻这种症状。感到劳累是受到"放下"的反射的影响，所以当即照料婴儿使您夜晚休息不好，在白天休息和睡觉是很有必要的。同时您要晚上喂奶以防止乳汁瘀滞，因为这会导致乳腺脓肿和乳腺炎。您恶露的流出开始减轻了，尽管在早上或您喂奶的时候出血会加重些。

您可能开始考虑一件事情，那就是户外活动，这是您需要的，可以帮助您精神上、身体上感到好些。但不要过量活动：您仍需要大量的休息。

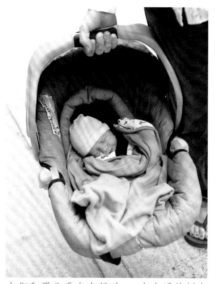

在您和婴儿乘车出行时，一个合适的新生儿汽车座椅是法律上的要求。

事实

在出生后的第四天，三分之一的婴儿会出现黄疸。

新生儿黄疸并无大碍，是由于肝脏尚未成熟，于是血液中的胆红素升高引起的。过高的胆红素需要光照治疗。

小贴士

把您的婴儿带出去

如果您出去，婴儿可能会发烧。在开始这段冒险的旅程前，要确保您带上了可能需要的所有东西。

· 带上装有两块尿布的包和棉的擦拭巾、一件婴儿服、细纹方巾还有一瓶配方奶——如果婴儿是奶瓶喂养。

· 带上几件外出的衣物，包括汗衫婴儿服、羊毛衫。在冬天还有全身的婴儿大衣和毛毯。

· 三分之一的热量是通过婴儿头部丢失的，所以在寒冷的天气，要给婴儿戴上帽子或者头巾。袜子和靴子很容易丢失，这样婴儿服就显得很实用了。手套只在寒冷的天气才戴。

· 在炎热的季节，要保证您的婴儿遮盖好，以防止阳光直射到。

· 有时间提前考虑下，如果出行乘私家车或是公共交通，如何放置婴儿吊兜，如何折叠和打开婴儿推车。

· 不要带您的婴儿走太远，因为这对于您的背不好。

喂养您的婴儿

母乳喂养可以使您的婴儿在生活的开始就得到最好的营养，之后还有一系列益处。如果您决定用奶瓶喂养，同样要充满婴儿可以茁壮成长的信心。这两种方法的关键所在就是好好准备。

问与答

我是否有能力喂养我的双胞胎？

泌乳是基于供需的基础，所以完全有可能喂养双胞胎或是更多。如果您的婴儿早产，乳汁有助于他抵御感染，所以母乳喂养是最有益的。以后的几周您将需要休息和充足的营养。开始时分别喂养您的双胞胎，之后如果您想同时喂养他们，那就把他们安置好。手臂托抱好、有支撑的垫子和自愿的帮助者是很有必要的。如果您认为他们不能得到足够的乳汁，请和您的助产士商议。当地的婴儿俱乐部、母乳喂养顾问、双胞胎组织等，这些都可以给您帮助。

我每天应该喂孩子多少次？

如果您的孩子很健康，您可以按他的需要喂养。这是指他哭就代表饿了，这时您可以喂他了。这可能意味着他有时需要每两小时喂一次，有时4~6小时都不用喂。如果您最初泌乳多可能没什么感觉。您的婴儿仅需要少量优质的初乳——开始时富含水分的乳汁。几天后他的需求增加了，这也要求您的乳汁增加。

母乳喂养的好处

对于婴儿您的乳汁是最完美的食物，它包含婴儿生长发育所需的营养物质，所以为了婴儿的喂养，您的身体会产出更多的乳汁。乳汁被认为可以降低婴儿过敏症的风险，比如哮喘和湿疹，可以减少儿童时期的肥胖病和糖尿病的概率，可以降低长期心脏病的风险。

母乳喂养对于您也有很多益处。由于您利用多余的能量产生乳汁，您分娩后会更快地恢复体形，并且母乳喂养可以减少您得乳腺和卵巢癌症的风险，还可以防止骨骼在老年时变脆。

还有很重要的一点，母乳喂养有助于您和您的宝贝在身心上更亲近。

您乳汁分泌

在最初的几天您的乳房产生初乳，富含水分黄色的物质。它包含关键的营养来抵御，比如通过耳朵、胸腔、胃肠道途径的感染。

在三天或稍微长些时候，您会开始分泌包含婴儿需要的所有营养物质的乳汁。此时您的乳房会感到不舒服、有饱胀和疼痛感。

成功的母乳喂养

尽管母乳喂养是一个自然的过程，实行起来却也有困难。在开始喂

正确的技术

附着

在喂奶之前一定要确认婴儿合适的附着，这点很重要，否则您会让乳头越来越疼痛。合适附着的婴儿张开他的嘴会不留一点空隙地吸住乳头。他的臀部曲向后背，很专注地吸吮着，您可以感到整个乳房区域都有吸吮的力度。

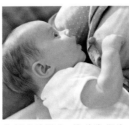 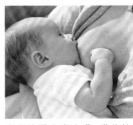 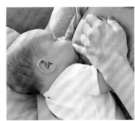

抱好您的婴儿，将他和您的乳房位于水平，把他的鼻子和嘴对向您的乳头。

当您的婴儿张大嘴，带他接近乳房，确保他能吸吮到整个乳头和乳晕。

把婴儿移离乳房前，您应将手指插入他的口角以打开密封，这样他才不会拉扯到乳头。

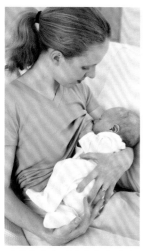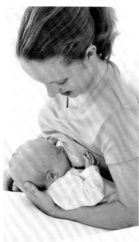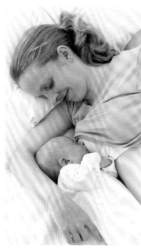

母乳喂养的时候将宝宝的肚子对着您的肚子，这样对您和宝宝来说都是一个舒服的姿势，这样可以使您的宝宝很好地靠在您的身上（左图）。一个手臂"持橄榄球"式的抱姿可以帮助宝宝持续安静地吃奶（中图）。对于行剖宫产的母亲来说，母亲和宝宝并肩相对躺着的喂养姿势通常会被推荐（右图）。

养之前找到一个舒服的状态，将宝宝放置好，并确保宝宝舒适地靠在母亲身上（见左图），这些对成功喂养都是必需的。

为了让宝宝有一个正确舒适的体位，您和宝宝都需要摆好姿势。请确保您的后背可以被很好、很舒服地支撑，一个支持性的靠垫通常很可以有帮助。将宝宝抱在胸部水平位置可以很舒服地使他的肚子对着您的肚子。如果您的乳房有疼痛，将宝宝以持橄榄球的方式抱在手臂中将是一个很好的姿势，因为这样可以防止宝宝拖拽乳房。有人发现将宝宝放在身旁也是一个很好的姿势。您很快就会找到适合您的喂养姿势并对母乳喂养建立信心。

一旦宝宝被安置好，泌乳反射就会被激发。当母乳分泌的时候您将感觉到一种麻刺感，这将刺激更多的母乳产生。宝宝吃饱了会暂停或停止吸吮。母乳喂养的过程中或刚结束的时候，建议母亲要饮水来补充哺乳中丢失的水分。

用奶瓶喂养

这种喂养方式需要更多的准备工作，不过您的伴侣可以帮助并参与喂养。您需要提前准备4~6个奶瓶：大的250毫升的奶瓶，小的125毫升的奶瓶；新生儿用的奶头，一个奶瓶刷，以及新生儿配方奶粉。同时您还需要一套消毒设备，可以是电子或微波的消

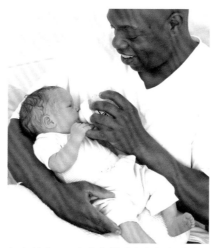

奶瓶喂养可以让爸爸增进与宝宝的联系，并使妈妈有一些休息的时间。

额外补给

将母乳挤出可促进母乳的产生，伴侣帮助喂养时还可使妈妈有空余时间外出并在夜晚有一个完整的睡眠。尽管许多母亲会等到母乳喂养完全建立好时（约分娩后4周）才会将母乳挤出，但其实只要愿意，可在刚分娩后就挤出母乳。母乳可放在消过毒的袋子或瓶子里置于冰箱中冷藏储存24小时，或冷冻3个月，然后在盛有温水的碗中解冻。

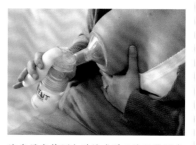

许多母亲使用电动的或手工的吸乳器来挤奶。您也可以完全用手将母乳挤出。

毒器，或消毒药片。用温的肥皂水和奶瓶刷清洗奶瓶，然后冲洗干净并消毒。将煮开过的冷水放在消过毒的奶瓶中，然后将配方奶粉按照说明加入奶瓶中。喂前将奶挤出一滴于内侧的手腕上来检查奶的温度：您应该觉得温和，但不要太热。如果需要的话可以将奶瓶放入盛有冷水的容器中或在冷水流下边摇动奶瓶边冲洗来给奶降温。准备好后，让宝宝以半坐姿坐好，将他的头放在您的肘窝里，并使他的后背靠在您的前臂。将奶头轻轻地放入他的嘴中并倾斜奶瓶让牛奶覆盖奶头以防宝宝吸入空气。吃不完的奶要倒掉。

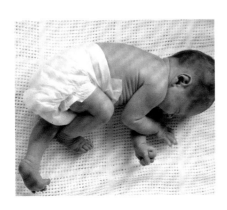

第1周：第5天

做检查

婴儿的今天

您的助产士今天会为婴儿做检查。他会检查婴儿是否机灵，查看有没有黄疸的体征，测量婴儿的体重、身长，询问喂奶情况以及其他可能出现的问题。

您需要尽量花一些时间在较大的孩子身上，帮助他们适应新婴儿的降生。

一名助产士今天会到您家为您做产后检查，他会关注您是否有感染症状以及您的母乳喂养进展得是否顺利。由于喂养已经正式开始，您的乳房现在会感觉舒服一些，同时您的子宫会逐渐缩小，但按压胃部时仍能感觉到。助产士还会询问您有什么特殊的问题，比如缝合处的疼痛，他会提供相应的帮助和建议。

助产士还会检查婴儿。尽管您的孩子可能非常健康，他仍会排除一下黄疸的体征。同时还要检查婴儿是否有脱水的征象，比如尿布不足够潮湿或喂养有困难等。

新婴儿的降临对较大的孩子而言需要一个适应过程。有一些方法可以帮助他们适应，比如给较大的孩子一个来自新婴儿的礼物，让大孩子做一些力所能及的照顾婴儿的工作。一个2岁的孩子可能喜欢抚摸婴儿、握他的手，或者帮您递东西，一个5岁的孩子则可以在一些支撑物的帮助下抱抱婴儿，或者给他唱歌。

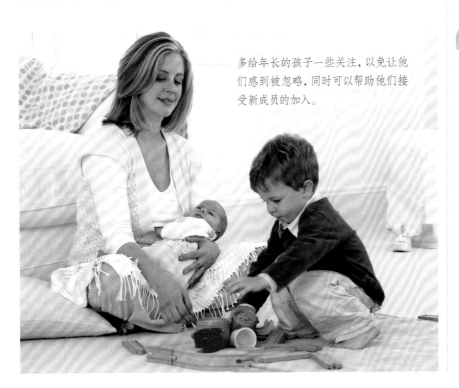

多给年长的孩子一些关注，以免让他们感到被忽略，同时可以帮助他们接受新成员的加入。

如果您生了双胞胎或多胞胎

· 保证照顾孩子的时间；

· 安排好事情的轻重缓急，尽量网上购物，需要的时候寻求帮助；

· 不要每天给孩子洗澡，除非您和孩子都乐于此事；不要花太多时间用于招呼来访的客人；

· 如果您的孩子哭起来没完，可以试着使用橡皮奶头，这样您就可以抽出时间来照顾双胞胎中更需要照顾的一个。

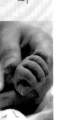

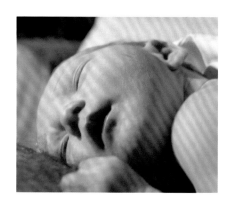

第1周：第6天

找到适合自己的方法

婴儿的今天

您和孩子此时都对喂奶越来越有信心了。刚出生的婴儿喂奶后出现漾奶是很普遍的情况，这不会引起什么损害。如果您还是非常担心的话，可以求助于助产士。

到第6天，您和您的爱人应该开始对抱孩子、照顾孩子和喂养孩子等都越来越有信心了。

很多家长都觉得给婴儿洗澡是一件困难的事情，他们害怕婴儿从手中滑落。很多家长还反映自己的孩子非常抵触全身不穿衣服并被浸入水中。洗澡应该是非常有意思的一件事，即使您的孩子最初很讨厌洗澡。您应该使洗澡的整个过程毫无压力，这需要您在开始前准备好所有需要的用品，确保洗澡间很温暖且不干燥。洗澡后要迅速擦干婴儿并给他穿上衣服。

尿布在接下来的几年里会成为您生活中的一部分。您不需要在喂奶前后常规地更换尿布，只需要在有粪便或大量尿液时更换。打开尿布后，先要擦干净所有可以看到的粪便，再用湿棉布清洁一下婴儿的臀部，清洁时要从前到后，这样可以避免传播细菌。如果您用的是一次性尿布，需要涂抹一层隔离乳液来防止婴儿生湿疹，乳液不要抹得太厚，否则会影响一次性尿布的尿液吸收。在放一片新尿布时，一定要确定它是安全卫生的。

给婴儿洗澡的具体注意事项

洗澡前：保证房间温暖，准备好毛巾、新尿布、换洗衣服。在脸盆或婴儿浴盆中装上一半的水，温度以您的肘部感觉微温为宜（大约37摄氏度或98华氏度）。洗澡后：迅速把婴儿擦干，不要使用爽身粉以防止婴儿吸入。

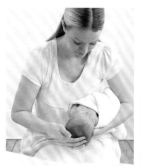

先用毛巾将婴儿包起来，一手托住婴儿的头和肩膀，另一只手打湿他的头部。

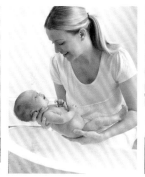

然后移去毛巾，托着婴儿的头、肩膀和臀部，把婴儿放低进入浴盆。

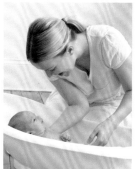

继续托着婴儿的头，用法兰绒或海绵为他清洗身体，从脸开始，以臀部结束。

小贴士

身体锻炼

从现在开始，您可以进行一些温和的身体锻炼，但是产后六周的检查之后，您才可以开始进行比较费力的运动。现在您需要注意的是：

- 保持好的姿势；
- 从生产后开始坚持盆腔地板练习；
- 如果您是剖宫产，您要等到产后六周的检查之后才能开始系统的身体锻炼；
- 从小负荷量的运动开始，比如走路或普拉提，然后逐渐加大强度和持续时间，您也可以开始锻炼您的腹部肌肉；
- 如果您有出血或眩晕，停止锻炼并咨询医生；
- 制订现实可行的锻炼目标。

特别监护宝宝

所有在英国出生的宝宝中大约有10%需要在特殊监护病房或者新生儿加强监护病房中度过一段时间。宝宝们大多需要额外的照顾以帮助他们呼吸，直到他们的肺脏发育成熟。

有很多的原因导致您的宝宝需要进入特别监护病房，其中最常见的原因是早产（在怀孕37周前生产）。宝宝们可能需要花费数天、数周，甚至数月在特殊监护病房中度过，直到他们长到足够大可以安全回家为止。

特别监护病房

如果您的宝宝住进了特别监护病房，那么您将度过一段高度紧张的日子。而了解谁将照顾您的宝宝，或者医护人员将怎样照顾您的宝宝，以及确保您对监护病房中的一切信息一直了如指掌，将有效缓解您的焦虑情绪。

在英国，大多数医院都有一个病房专门为早产儿提供护理及医疗服务。而这些病房又同时根据护理的级别分为三个等级。第一个等级的监护病房不提供长期的气道通气支持，但是它们对于护理早产不严重、需要频繁护理或者短期气道支持的产儿十分擅长，并且随时把可以把状况比较好的产儿转入低一级别的病房中。第二级别的监护病房为26～37周的早产儿提供气道支持及加强护理。第三级别的监护病房则为23～26周的产儿提供加强护理，并且可以为新生儿提供外科手术治疗。

所有的这些病房均由专业的医生和护士来完成各项医疗任务，并且在您的孩子出生前，他们很乐意在空闲时间带您参观整个病房。

查房

大多数监护病房在每天早晨都会查房，而更高级别的监护病房在每天晚些时候还会有一次查房。有的病房查房时会同意产儿父母在场，并允许他们在查房过程中提问一些问题，而另一些监护病房则更喜欢在查房时让产儿父母在病区外等候，并在随后和他们进行交谈。

访视和沟通

在您的宝宝出生后被送入特别监护病房前，您应给花一些时间和他在一起。但是如果您的宝宝需要气道支持，那么他将会被直接送入特别监护病房，这样的话在他出生后您将没有

帮助您的宝宝

对大多数父母来说，自己的孩子在特别监护病房中治疗将是一次十分紧张的经历。大多数父母在宝宝进入特别监护病房中后会感到无事可做。此时对于母亲来说，最重要的事情是为宝宝分泌乳汁。母乳被认为是对早产儿发育最好的乳制品，并且可以被冷冻保存直到需要时。

宝宝喜欢与父母进行肌肤上的亲密接触，这种接触通常被称为"育儿袋般的照顾"。医护人员会建议您将宝宝抱在胸前，这样宝宝可以体验到与父母亲密的联系。通过和他交谈、读书、唱歌，可以促使宝宝熟悉他的父母。另外您也可以通过为他更换尿布来增强同宝宝之间的联系，即使宝宝通过鼻饲管进食，也可以尝试喂他以增强你们之间的联系。

您应该花大量的时间和宝宝在一起，特别是在给宝宝喂奶的时候，母乳喂养可以有效缓解乳房的饱胀感。但同时您也应该为出院归家后和宝宝在一起的日子节约体力。

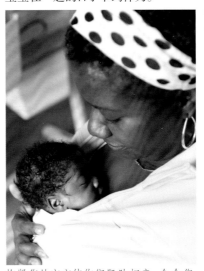

抱紧您的宝宝使你们肌肤相亲，会令您的小宝宝感到兴奋。

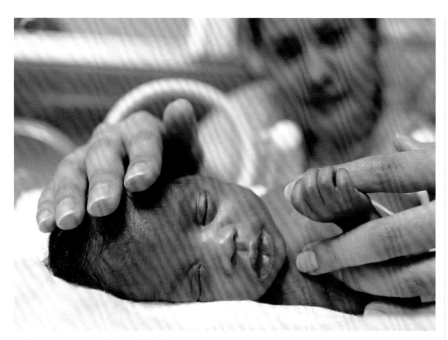

医护人员会建议您触碰、抚摸、爱抚您的小宝宝，并且尽可能花时间同他说话、为他唱歌。

多少时间和他在一起。在他被转入特别监护病房前，您将被建议尽快看他一眼，而如果您不能迅速赶到的话，医务人员会给您一张孩子的照片。

在随后的日子里您随时可以看到孩子，而且医护人员也会十分乐意定期提供有关孩子最新状况的信息或者安排一次正式的谈话。别的家庭成员也可以探视孩子，但这需要得到您的许可。

宝宝的护理

当您的宝宝在特别监护病房中的时候，他会接受各种治疗并且会做各种各样的检查，在某些情况下，他可能会需要通气辅助治疗。

检验和X线检查

医护人员会对宝宝的血液进行检测，以确定宝宝是否存在贫血或感染，同时也会检验宝宝血液中的各种指标，包括血氧饱和度、血糖及血型。而做这些检验的频繁程度取决于宝宝病情的轻重或者他早产的程度。一般情况下，新生儿监护病房中的宝宝一天最少应做一次血液检查。大部分的宝宝在监护病房中都需要进行一次X线检查，而对于那些早产严重的宝宝来说，可能就需要进行多次胸部X线平扫，甚至腹部的X线平扫。

通常都有哪些人在新生儿监护病房中工作呢?

新生儿护士

大多数的护理工作都由经过专门训练的护士承担，有的监护病区还配备有经过更高级别训练的高级护理人员，在一定情况下，他们可以完成本应由医生完成的操作。

医生

与医学顾问不同，还有两类工作人员在新生儿病区工作。第一种被称作高级住院医师，他们一般都会经过最少5年的医学院学习，并且参与临床工作至少2年。另一种被称为主治医师，他们属于更高级别的工作人员，经过至少5年的医学院学习，并且已在临床工作5年以上，他们中有的人甚至有8年以上儿科临床工作的经验。主任医师常常对高级住院医师的工作进行指导和监督，他们按照排班表轮流工作，全天24小时待在病区中随时处置宝宝们发生的各种紧急情况。

主任医师

医学顾问常常是监护病房中最高级别的儿科医生。他们常常由几个人轮流出诊。每个人的轮流工作时间可能有一周，在某些三级监护病房中，每位医生轮流工作一个月。这就意味着宝宝们的父母如果在监护病房中待得够久的话，会遇到好几位医学顾问。

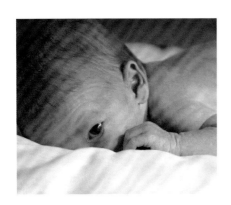

日渐紧密

婴儿的今天

此刻宝宝常常需要大量的维生素K，因为这种物质对宝宝的凝血功能十分重要。如果您的宝宝在产后是通过口服补充的维生素K，那么此时他就需要更多的维生素K，因为通过注射方式补充维生素K更为有效，而且注射方式也是医护人员所推荐的。

当您和您的宝宝之间的联系日渐紧密的时候，您会对他的需求有更直观的了解。

宝宝啼哭

当您的宝宝已经啼哭三个小时以上或者一整天都在啼哭中度过的时候，联系您的健康顾问或者医生将是一个正确的选择。同时，热线电话也会为您提供有用的建议。

在大多数情况下，饥饿是宝宝啼哭的主要原因，如果您给他哺乳或让他吮吸奶瓶、手指，他可能会迅速停止啼哭。潮湿或者不洁的尿布会使宝宝感到不舒服进而引发啼哭。当您找不到宝宝啼哭的原因时，抱一抱他会是一个不错的选择，宝宝是不会被过多的拥抱所宠坏的。当您在忙碌别的事情时，用一个吊兜把他抱在胸前会使宝宝感到非常的愉悦和舒服。如果用各种方法哄逗宝宝都不能使他停止啼哭，那么疼痛可能就是此时造成宝宝啼哭的主要原因，此时他可能因为下肢被折叠或者背部被迫拱起而不舒服。当您不确定该用何种办法使宝宝停止啼哭时，最好联系您的助产士。

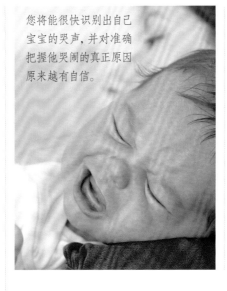

您将能很快识别出自己宝宝的哭声，并对准确把握他哭闹的真正原因原来越有自信。

格里斯检测

宝宝在产后的5~7天需要做一项名为格里斯检测的检查，医护人员会用针刺破宝宝的足踵部位，并在玻片上收集宝宝的血液，将其送入实验室进行分析，如果检测结果异常，那么医护人员将会为宝宝安排进一步的检查以明确诊断。如果被确诊，将会有该领域的专家详细向父母解释他们所发现的情况，并预测今后病情的进展。尽管这些常规检查看起来多种多样相当的烦琐，但是很多先天性疾病都可以通过这种手段得到确诊。在英国，这些常规检查主要针对以下疾病，包括：苯丙酮尿症、新陈代谢性疾病、先天性甲减、镰刀型红细胞贫血、囊肿型纤维化等疾病。

啼哭是宝宝唯一可以利用来吸引父母注意的方法。父母常常会担心如何正确理解宝宝啼哭所表达的含义。尽管宝宝的啼哭是那么的不可理解，但是很快您就会领会他的真正意图。在产后第一周，继续坚持做骨盆操可以强化您的骨盆部肌肉，从而对您的膀胱起到支持作用，进而有效防止压力性尿失禁的发生。骨盆操同样可以有效地促进您身体的恢复，特别是当您因为会阴侧切而在会阴局部有缝线存在时，骨盆操可以有效缓解因为血液充斥会阴所带来的不适感。

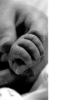

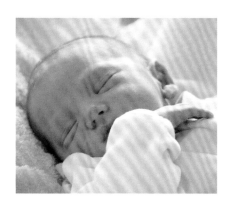

健康喂养

婴儿的今天

无论您对宝宝进行母乳喂养或者人工喂养，都会对宝宝的大便产生影响。母乳喂养的产儿排出的大便比较湿润，颜色偏黄，闻起来有一种甜腻的气味；而人工喂养的产儿排出的大便则比较干燥，色泽偏棕色，气味比较刺鼻难闻。

一种好的生活方式将有利于您在生理和心理上得到恢复，同时可以帮助您从容应对初为人父、初为人母时所遇到的各种困难。

合理、均衡的膳食对于新妈妈是十分重要的，它可以帮助您从容应对初为人母时所遇到的各种困难。如果您对宝宝进行母乳喂养，那么您每天就需要额外补充500卡的能量，饮入大量的水，同时限制咖啡因的摄入。如果您在怀孕的过程中就存在贫血，或者在分娩时丢失了大量的血液，那么在产后多吃一些富含铁的食物是十分明智的，比如多吃花椰菜和菠菜。同时多吃富含维生素C的食物可以促进身体对铁的吸收。

如果您嗜好吸烟并且在怀孕的时候未能成功戒烟，那么现在将是您再次尝试戒烟的绝佳时机。联系您的助产士或者私人医生，让他们帮您介绍一个离家不远的戒烟团体再次尝试戒烟。限制自己对酒精的摄入也是十分明智的，在哺乳期间酗酒常被认为是大忌。

从医护人员那里接过对宝宝的照料工作是一件容易的事，但此时不应该忘记您的伴侣，这一点十分重要。您的爱人也将不断适应父亲这一角色，同时他也有自己的忧虑和困惑。你们共同承担起对宝宝的照料工作，将有助于他增强和宝宝之间的联系。当他有足够的自信照料孩子时，您也就有了空闲的时间。

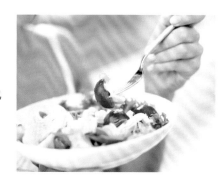

进食多种新鲜的农产品，将确保您对各种维生素及微量元素的摄入。

宝宝的尿布：正常尿布与异常尿布

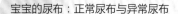

宝宝大便的颜色和黏稠程度往往多种多样，其中的大部分并不需要过多的担心。但仍有一部分会提示异常，需要您专门注意。宝宝尿液颜色或者血液外观的改变同样在警告您问题的出现。

正常情况如下：

宝宝出生后排出的第一次大便是黑色的，之后大便的颜色可能为墨绿色、明黄色、黄绿色、棕色或者橘黄色，甚至在一天之内大便出现多种颜色，这些都不必担心。

如果您的宝宝是母乳喂养的，大便可能会比较松散、破碎，带有明黄色。而如果您的宝宝是人工喂养的，大便多比较干结、平滑，带有棕色。

宝宝大便的次数常常波动于每餐后至2~3天一次之间。

宝宝的小便可以是黄色的或者清亮的。尿布上粉色或者橘红色的污渍往往来源于尿酸结晶（来源于浓缩的尿液），对于母乳喂养的宝宝来说，这在产后的几星期内是十分正常的，没必要产生顾虑。

异常情况如下：

白色或者苍白色的大便常常提示宝宝的肝脏有问题。便中带血常常提示牛奶过敏。

黑色的小便常常提示宝宝缺水或者黄疸，如果您注意到以上情况，最好询问您的助产士或者私人医生以寻求帮助。

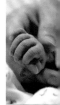

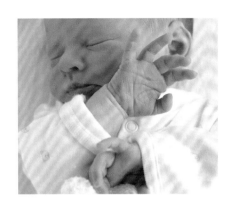

照顾自己

婴儿的今天

如果您的宝宝总是呕吐大量的奶并且精神不佳，则提示可能存在有胃食管反流症状。原因主要为胃壁的肌肉发育不成熟所致，如果给予一定的治疗，这种症状在一段时间后会慢慢消失。

现在您将不断适应新妈妈每天黑白颠倒的生活，在这段日子里，尽量每天为自己腾出一些时间休息。

此时您需要掌握一些小技巧以应对宝宝夜里不断的哭闹及频繁的哺乳，例如您可以在午后小睡一会儿。在您的世界里，此时的白天黑夜已经混为一谈，为了恢复您的精力，安排一些朋友或者亲戚来帮助您照料宝宝，以使自己得到休息是十分必要的。您与您的爱人此时也应该尽力为对方争取到一些空闲时间。

对母亲的建议

恢复平坦的腹部

加强锻炼腹部肌肉将有助于提高您的工作效率，并帮助您恢复怀孕前的身材。

· 坐直身体，坚持收紧腹部60秒，每小时最少完成一次这样的动作。

· 站直身体并保持腹部肌肉处于持续紧张状态。

· 用洗液或油类物质转圈按摩腹部。

· 如果您认为自己身体可以的话，可以慢慢尝试进行仰卧起坐以锻炼腹部肌肉，如果是剖宫产的话，最好等到产后6周。

母乳喂养过程中可能会遇到的问题

乳房胀满和乳头疼痛、发炎是许多新的妈妈母乳喂养中经常遇到的两大问题。而如何应对这两个问题及应对的好坏，往往决定了新妈妈能否继续坚持母乳喂养。

如何预防乳头发炎的关键秘诀在于宝宝吮吸乳头的方式是否正确。胀大的乳房常常使宝宝无法很好地吮吸乳头，在为宝宝哺乳前，可以提前从乳房中挤出一些乳汁，以减轻乳房的张力，这一办法是十分有效的。尽可能保证乳头局部的空气流通，并使用乳垫以使乳头局部保持干燥。此外还可以在乳房上冰敷一些卷心菜的菜叶，这样可以有效减轻发炎乳头以及涨满乳房局部的疼痛。

您也可以通过不断的哺乳来减轻乳房的张力，并且可以在哺乳的间歇挤出乳房中多余的乳汁。在乳房上放置一块温暖、洁净的法兰绒也是一个不错的办法。

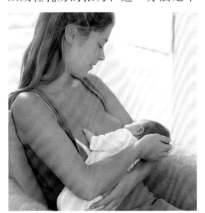

将您的宝宝以一个比较好的姿势抱在胸前，以确保他能正确地吮吸乳头，这将非常有利于预防乳房疼痛、发炎这些情况的发生。

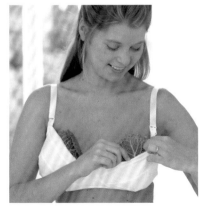

对那些乳头已经发炎的妈妈来说，在文胸里放上一片冰凉的卷心菜菜叶将起到惊人的缓解症状的效果。

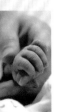

与婴儿一起的生活

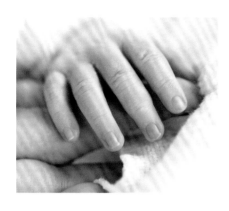

护理宝宝

婴儿的今天

今天您的宝宝将会做一些检查并被称重，以确定他是否恢复到了刚出生时的体重水平。有的宝宝可能会遇到以下问题，皮肤出现一些皮疹，在身体的受压部位出现褥疮并令宝宝感到疼痛，此时您可以从医护人员那里得到一些有用的建议，以应对这些小问题

在产后第2周，您将会发现您的身体正逐步向怀孕前恢复。

今天新妈妈常常会经历产后的第一次回访。您既可以在家里等待助产士的到来，也可以到回访中心去拜访您的助产士。回访中心最近刚刚被从国外引进，这就意味着您可以不用在家里等待助产士的到来。回访时助产士会检查您的腹部，以确定子宫是否恢复到了正常的大小。他会仔细询问您的失血量，当然到目前为止是很少的。只要您的子宫没有散发出难闻的气味，同时自己感觉不到血凝块所带来的那种下坠或者沉重感，就没有什么好担心的。有很多产后妇女，当他们打喷嚏、咳嗽或者大笑时，常常会发生压力性尿失禁，这就意味着这些妇女需要继续进行骨盆操的锻炼。助产士同时会了解您在膳食中是否摄入了足够的水分和纤维类物质以预防便秘。另外他会帮助您详细检查缝合的伤口是否愈合良好，伤口周围有没有充血肿胀的情况发生。

您的宝宝对周围的各种刺激会很感兴趣。此时宝宝会很快认出熟悉的面孔，喜欢看着您对他讲话。您的日常生活可以为他提供大量的刺激因素。例如您可以告诉他您接下来将要去做什么，或者为他讲故事，同他一起听音乐。当宝宝清醒时，应尽量让他保持趴伏姿势以锻炼他的上肢力量，同时预防长期仰卧导致的扁平的后脑勺，因此，您应该时常监督宝宝，以使他保持趴伏状态。

宝宝的睡眠

新生儿每天基本只干两件事：睡觉、吃奶。在最初的几天，您会发现宝宝的睡眠毫无规律可言，那是因为他们无法坚持长时间不进食。

慢慢地您将会发现，宝宝对他的睡眠环境毫不挑剔，无论在汽车上、婴儿车上或者吊兜中，他都会睡得十分香甜。如果在家的话，您可能喜欢让宝宝待在一个安静的环境中小睡一会儿，比如婴儿床，或者用围栏为他营造一个小空间，如果安全的话，也可让他睡在铺有毛巾的地板上。

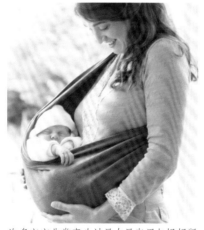

许多宝宝非常喜欢被吊在吊兜里与妈妈紧密相依的感觉，并且在妈妈走动的过程中也会睡得非常甜美。

对于护理宝宝的一些建议

指甲和抓伤

宝宝的指甲会长得非常快并且很难剪下。为了预防宝宝抓伤自己的脸蛋，您需要时常对他的指甲进行修剪。但是要注意，不要使指甲周围出现破损，因为这样可能会诱发感染。

您可以购买专门的婴儿指甲刀，尽管它也不一定能将宝宝的指甲剪得足够短以预防抓伤。

您甚至希望为宝宝带上连指手套以度过这段会导致自我抓伤的时期。

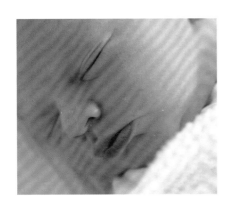

第2周：第11天

学会自主判断

婴儿的今天

许多宝宝身上可能会出现粟粒疹或者乳样斑。这些细小的、黄白色的斑点可能会在产后最初的两天内出现，但大多数在四周内都会消退。宝宝偶尔会因为母亲荷尔蒙的影响而出现一些细小的斑点，这种斑点一般需要经过很长时间才能消退。

学着相信自己的直觉是成为父母的一个必备条件，尽管有时这样可能会导致您忽略别人的一些建议。

对于照料宝宝来说有很多种办法，一旦当您拥有了一个宝宝，您会发现周围的人都会向您传授各种各样照顾宝宝的方法。尽管其中的很多建议是有用的，但是您同样也会发现，这些建议实在是太多了，而且它们中有的还互相矛盾。例如，在母乳喂养这一环节您会收到大量的建议。当您在为母乳喂养而头痛不已并思考为什么母乳喂养比它看起来复杂很多时，您会发现专家、朋友、家人、书本所提供的那些建议是多么的无用。此时，后退一步，仔细想想朋友或亲戚中有谁和您在生活的其他方面有共同点，而他们是如何应对这些问题的，重点关注他们所采用的方法，这样将对您有所帮助。毕竟，您要对自己的能力和直觉充满信心，并不断提醒自己：条条大路通罗马。

为宝宝按摩

宝宝喜欢被触碰，为宝宝按摩还可以显著增强您和宝宝之间的联系。整个过程您所需要的仅仅是一些橄榄油（尽量避免使用坚果或者香精）和一条铺在地板上或者床上的毛巾。按摩开始前，确保房间是温暖的，而且宝宝不感到饥饿或者饱胀。按摩时首先脱去宝宝的衣服，并在您的手掌上涂抹一些橄榄油，然后轻轻地将它们涂抹在宝宝的腹部、臂膀、手指以及脚掌，并在这个过程中观察宝宝是否喜欢这样的按摩。

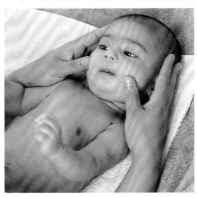

让您的宝宝躺在一块柔软的毛巾上，用指腹轻轻地抚摸宝宝的头部，尽量避开柔软的区域或者头顶的囟门。

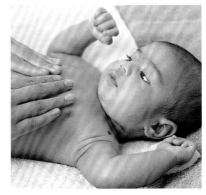

手掌向下轻轻地抚摸宝宝，首先按摩宝宝的胸部，然后按照顺时针的方向由外到内逐步按摩宝宝的腹部。

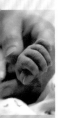

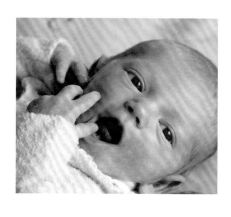

重温分娩

婴儿的今天

到今天为止，您可能发觉您和宝宝已经可以进行更多的互动了，因为您注意到他喜欢注视着您的脸，并且十分享受您同他讲话并向他微笑。但是，在一段时间内，宝宝仍然不会对您回应微笑。

因为某些原因，重温分娩时的经历是十分痛苦的，这时您和您的爱人需要支持并携手应对这些痛苦的回忆。

咨询助产士

当宝宝的眼睛总是很潮湿时我该怎么办？

大多数的宝宝在醒来时眼睛总会很潮湿，这是由于鼻泪管暂时堵塞造成的，因为宝宝的鼻泪管通常十分细小。此时可以用在凉白开中浸湿的棉布轻轻擦去这些液体。切记每次擦拭时用尚未用过的部分擦拭。

一旦您意识到并且认识到自己已经有一个宝宝的时候，您将开始适应作为一个母亲的新角色，此时您会回想自己分娩的经历，并把这些经历同您的朋友或者亲戚分享。您会在余生中铭记住自己分娩时的故事，并准备在今后的日子里将它们告诉您的孩子。

有时，分娩时的剧痛会持续纠缠着您，与您事前期望的完全不同。有的女性以及他们的爱人，会因为既往分娩不顺利而造成一些心理上的创

关注婴儿的感官

宝宝的世界

当您在给宝宝哺乳的时候，他会一直注意着您的脸。宝宝在子宫里的时候就已经可以听到声音了，并且会对音乐和声音十分着迷。他可能会因为突然的噪声而受到惊吓，但却无法定位这些声音的来源。他喜欢母乳甜美的味道，甚至当您吃了不同食物后他可以分辨出母乳味道的不同。

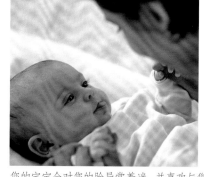

您的宝宝会对您的脸异常着迷，并喜欢与您通过眼神进行交流。

伤，这些创伤会对此次分娩造成非常不好的影响。如果您的分娩为您带来了心理上的伤害并使您无法释怀，建议您联系助产士并与他详细讨论这件事。他将会详细向您解释那些让您困惑的问题。如果有必要的话，他将会安排您与一位产科医生会面，而这位产科医师就是您分娩时的经治医师。这些在医院工作并有过同您类似经历的母亲，会了解您所叙述的这些情况，并帮助您理解为什么当时要做相应的选择。如果您的爱人因为您的分

娩而感到心情痛苦、无助，他也可以同助产士沟通和交流，如果愿意的话，也可以去找产科医生。

同您的爱人交流分娩的过程将有助于您重温分娩时的一些美好时光，并共同面对那些令人不快的经历。在分娩的过程中，您的爱人将是促使您打消疑虑的不二人选，而与爱人一起交流，可以促进您打开心扉，充分表达出分娩过程中的种种感受。

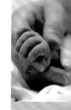

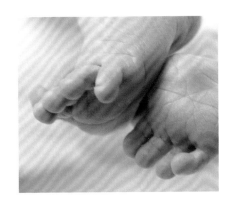

第2周：第13天

感受亲密

婴儿的今天

您的宝宝将不可避免地暴露于外界的病原体中，有些人相信这样可以减少宝宝今后出现过敏反应的风险。但是宝宝在感冒后会觉得极度的不舒服，所以您应该避免让宝宝与感冒的人接触。另外，母乳可以为宝宝提供一些抗体以应对病原体造成的感染。

既然您和您的爱人已经适应了你们的新角色，那么你们也应该开始思考，如何为对方创造空闲时间。

找到一些能和爱人独处的时间将是一件困难的事情，同样恢复正常的夫妻生活也需要经过一段时间。有的女性可以很轻松地恢复正常的夫妻生活，但对多数女性来说，这往往需要花费很多时间，尤其对于那些在会阴部位有缝线的女性则更为困难。通常认为在分娩后2～3周后开始性生活比较合理，因为在这段时间中，子宫可以慢慢恢复到它正常的大小并停止出血。大多数女性倾向于在产后6周的检测后在再进行性交。

最初，拥抱和爱抚可以帮助您和爱人再次体会亲密的感觉。当你们双方都认为时间合适时就可以恢复性交，但第一次动作需要尽可能地轻柔，并需要一些润滑剂的辅助，因为激素的分泌会使阴道十分的干燥，尤其是当您选择母乳喂养宝宝时。如果您在性交的过程中感觉到疼痛，最好告诉您的私人医生，由他来确定您是否已经痊愈。

恢复您的体形

多数女性在产后的最初2周内，体重会下降4～7千克，除了孩子、胎盘、羊水的重量外，您将会丢掉怀孕期间储存在身体里的水分，这部分水将会从组织中被动员出来，并重新回吸收入血管，最后它们会通过小便的方式被排出体外。

在产后两周，体重下降的趋势会逐渐变慢，此时切忌体重下降过快，尤其当您选择用母乳喂养宝宝时。这时您每天需要额外补充500卡的能量。如果您的能量摄入无法达到这个标准，您会发现自己体力不足。同时，建议您最好进行均衡的膳食，包括谷物、水果、蔬菜、蛋白，并且饮入大量的水分以预防便秘。

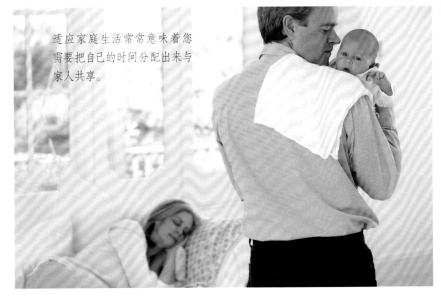

适应家庭生活常常意味着您需要把自己的时间分配出来与家人共享。

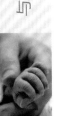

与婴儿一起的生活

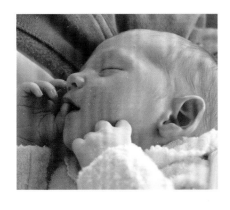

新的开始

婴儿的今天

在最后一次体检中，您的助产士将要对您和宝宝进行体检，以确保您和宝宝都感觉不错。您的宝宝此时应该恢复到他出生时的体重，被喂养得很好并且精神愉悦。同时，助产士将确认宝宝是否做过格里斯检测，是否存在有黄疸状况。

今后的生活将与您怀孕以前的生活完全不同，并且您会逐渐理解父母对孩子的那种无条件的爱。

在这个时间段，您的助产士将会在您的家里或者回访中心对您进行最后一次检查。同时他也会确认您是否已利用医生所开具的证明为宝宝进行过登记，宝宝是否已经拥有了他独一无二的社会医疗保险号码。

在上述所有的项目都有条不紊地完成后，助产士会将有关于您的回访工作移交给健康顾问，这个过程一般在宝宝出生后的10～28天内完成。

此时健康顾问可能已经联系过您，并且确定好了下一次回访的时间。

现在，您也许已经可以有更多的独立外出活动，同时您的爱人可能也已经返回了他的工作岗位。此时，您可以联系您的健康顾问，向他询问社区附近各种俱乐部活动的时间和地点，并且也可以参加诸如宝宝手推车俱乐部或者宝宝按摩培训班这样的组织，因为这种组织提供了一个绝佳的平台使您结识其他的新妈妈。

在第2周中，你们将慢慢掌握作为父母的各种窍门，并且之后您的生活将与怀孕前完全不同，虽然这意味着您凡事都要将宝宝的利益放在第一位，而且能留给自己的时间将越来越少，但作为回报，您将拥有一个为之无条件奉献了自己的爱并具有自己独立个性的完美宝贝。

咨询助产士

我是否应该尽可能地让宝宝的生活更规律一些？

在最开始的几周中我们并不建议您为宝宝安排规律的生活作息，因为还为时尚早。例如在哺乳时间上，刚出生不久的宝宝可能随时要求哺乳，因此哺乳的时间应该以他的需要为准。但是尽早培养宝宝养成良好的夜间生活习惯是值得的。您可以在睡前为宝宝洗澡、唱歌、哺乳，然后把他放在自己的婴儿床上睡觉，帮助他养成好的睡眠习惯。

记录宝宝成长的点点滴滴

在您的第一个孩子出生后，您会想要用相机或者摄影机时刻记录下有关于他的一切，而随后出生的孩子们则常常会抱怨：相片或录影带中有关于他们的信息总是相对较少。数码照片的出现意味着您可以随时向朋友或者家人电邮宝宝最新的照片，但切记不要做得太过火，因为您对自己的孩子总是百看不厌，但其他人可能并不这样认为。

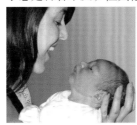
第一张与宝宝的合影承载着珍贵的回忆。

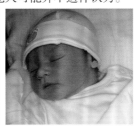
您将为宝宝每一刻的变化而着迷。

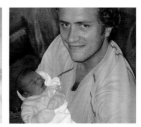
在照相时，不要忘记那个为宝宝而骄傲的爸爸。

产后6周检查

在宝宝出生6~8周后，您需要去一趟门诊，由医生或者护士为您进行一次产后体检。这项检查的目的在于观察您是否在生理和心理上恢复到了一个比较好的状态。同样，您的宝宝在这段时间里也需要进行一次体检。

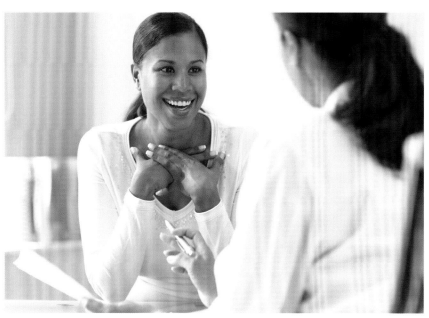

产后6周是个很好的时机，可以和医生谈谈您自己的问题和担心所在，获得一些建议可以帮助您更好地在产后恢复。

关于您的评估

在宝宝出生后的头几个月里，大多数的女性不会出现任何身体上大的不适，并能很快恢复到怀孕前的状态。但是对您进行一些系统的评估，打消您在成为妈妈这一过渡时期中所产生的各种疑虑十分明智和必要的。

产后6周的体检为您向医生或者护理人员咨询自己在产后遇到的各种问题提供了一个理想的机会。任何关于您或者宝宝的疑问都可以向他们咨询，如果有必要的话，医生或者护理人员也会联系您的健康顾问，以便了解更多的情况。倘若您确实遇到了一些问题，您的医生会给您一些好的建议以及治疗，在必要的情况下，他甚至会向您推荐一位专家利于您做近一步的治疗。

关于您的体格检查

您的医生会对您做一些常规的检查，诸如测量血压。他同时也会询问您一些问题，比如，您身体是否有不适感，您如何喂养自己的宝宝，您在进行母乳喂养时，乳房是否出现过不适等。

您的子宫此时应该恢复到了它的正常大小（大约您的手掌那么大），并且您很难感觉到它的存在。医生可能还会检查您的腹部肌肉，以确定它们是否恢复到了正常的状态，因为在分娩后，您的腹部肌肉可能会相互分离，在医学上称之为腹直肌分离。如果您腹部肌肉间的距离大于4个手指的宽度，意味着您需要接受理疗医师的治疗，普拉提或者腹部肌肉练习将有助于改善这一状况。

产后背痛常常是一个问题，并且症状会在孕期激素松弛素的作用下加重，激素松弛素的主要作用是松弛您的肌肉和韧带，并且它的作用会在怀孕后持续好几个月。如果您正被背痛所困扰，您的医生可能会谈到您在哺乳或怀抱宝宝时维持正确姿势的必要性，并向您介绍养成良好姿势的好处。

如果您刚刚经历了剖宫产，医生往往会仔细检查您的伤口是否愈合完好。也许您仍会感到伤口周围有些许麻木，不过不用担心，这种症状在伤口周围的神经末梢修复后自然会慢慢消失。

膀胱检查

医生会询问您在小便时是否存在不适感，是否有尿频、尿痛的症状。当您在产后咳嗽、打喷嚏或者做练习时，如出现压力性尿失禁或者遗尿的情况是十分正常的，您没有必要因为窘迫

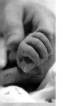

而羞于向医生提及。他会建议您加强骨盆操练习，如果这一症状持续存在，那么您可能就要接受理疗师提供的膀胱充盈训练。

缝线

如果您会阴部缝线部位仍然处于炎症状态，医生会详细检查以确定伤口是否愈合良好。尽管大部分的缝线是可吸收的，但它们彻底吸收也需要经过3个月的时间。洗澡可以促进这些缝线的吸收，但如果您持续存在伤口发炎的状况，医生可能会推荐您去拜访妇产科专家或者那种专门治疗会阴外伤的诊所。

关于您的心理检测

同关注您的身体健康一样，医生也十分关注您的心理健康。许多妇女在产后的最初几个星期内会感觉异常疲惫，因为夜间哺乳以及满足宝宝不间断的各种需求极大地消耗了他们的精力。但是如果您在很长一段时间内感到情绪低落、过度疲劳、沮丧的话，往往意味着您可能患上了产后抑郁症。

关于宝宝的检查

医生在产后6~8周时同样会对宝宝进行一些检查，并观察宝宝的发育情况。他将检查宝宝的髋关节、脊髓、眼睛、心脏是否发育良好，并触摸宝宝大腿根部的动脉搏动。对于男孩来说，检查宝宝的睾丸是否已经坠入阴囊是必不可少的。医生会称量宝宝的体重并测量他的头围，询问您为宝宝哺乳的方式，观察宝宝是否有黄疸表现。

医生会通过以下检查了解宝宝的发育情况：检查宝宝能否控制自己的头部，会不会微笑，能否对某一物体集中注意力，或者注视正在远去的脚步抑或正在接近的物体。所有这一切的检查结果都将记录在一个专门收集宝宝成长发育内容的红色笔记本上面，而这个笔记本最终由您的健康顾问交给您。

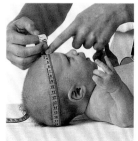

为宝宝测量头围，并检查宝宝的囟门，囟门是宝宝头顶最柔软的部分。

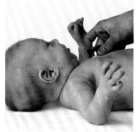

医生正在对宝宝的心脏进行听诊，同时检测宝宝的呼吸音是否正常。

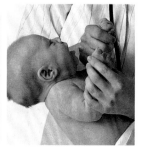

医生通过轻轻地拉起宝宝的胳膊使宝宝头部悬空，进而观察他控制自己头部的能力。

我不用担心在用母乳喂养宝宝时再次怀孕，这是真的吗？

如果正处在哺乳期，那么您在产后将会有一段时间不来月经。尽管这意味着您再次怀孕的可能性很小，但在这段时间里，您仍然可以排卵，所以您不能想当然地认为自己在这段时间里无须采取避孕措施。

我用配方奶喂养自己的宝宝，并且十分担心再次怀孕，我想知道这种情况最快什么时候会发生？

如果您决定用配方奶喂养宝宝，那么您很有可能在产后6周的检查前就会来一次月经，并且如果不注意避孕的话，很有可能在这期间怀孕。

我的会阴部位有一些缝线，并且在分娩后的做爱过程中常常感到非常紧张，这些情况是否异常？

不错，很多产后妇女和您有相同的感受，并且打算在6周体检结束后恢复正常的性爱生活。在这段等待时间中，医生和护士会确认您会阴部的伤口是否愈合完好，并打消您对恢复正常性爱生活的顾虑。换句话来说，只要您的子宫不再出血，那么在6周检查前恢复性交就没有什么值得顾虑的问题。当您进行性交时，您可能会需要用到一些润滑剂，这在选择母乳喂养宝宝的母亲身上体现得很明显，因为您体内的激素会使阴道变得十分干燥。

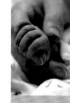

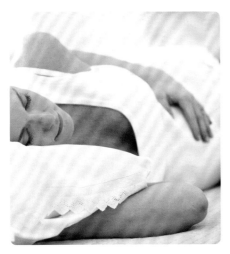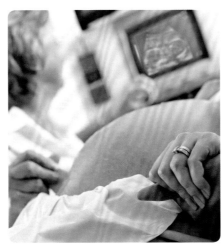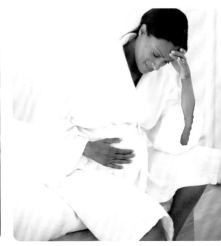

　　孕产过程中难免出现种种怨怼情绪，大多是纠结于细枝末节的小事，这是孕期的正常反应。当然也有一些反应过于严重者，需要及时就医。而今，高质的孕期保健使一些怀孕和生产过程中潜在的严重问题得到了有效解决。产后，宝宝和妈妈都需要被悉心呵护，某些问题可能需要医药治疗，甚至寻求专家意见。

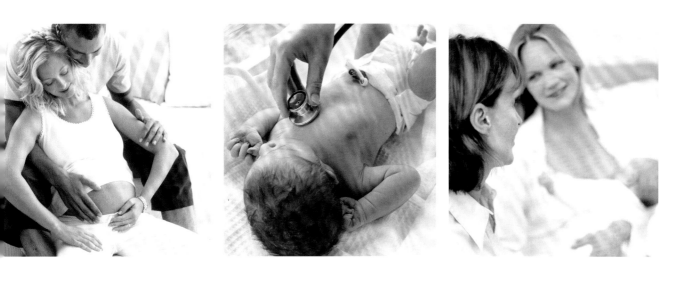

疾病和并发症

孕期常见问题

孕激素影响身体的每个系统。在本章节，会有一系列关于常见问题的介绍，例如如何适应孕激素导致的许多症状，是否需要药物帮助，自我缓解症状的方法和建议等。

一般症状

疲劳

无法抗拒的疲劳通常是怀孕最早的征兆之一。这种疲劳感通常在妊娠中期减退，但是有可能在妊娠晚期又重返回来。

病因：妊娠早期严重疲劳的主要原因是大量的内分泌激素的变化和身体增加的50%的血容量的额外消耗。这些增加的血容量能够有助于子宫内膜的增厚和胎盘组织的形成。在怀孕中期，随着内分泌激素的稳定，能量代谢水平也恢复常态。在妊娠晚期，可能还会有疲劳感，原因是机体因为体形的增大、体重的增加及胎儿生长的需要必须更加努力地工作。在妊娠早期和晚期，失眠（见下文）会增加疲劳感，贫血也会导致疲劳。（见470页）

治疗：如果你还在上班，要规律休息，每天至少呼吸一次新鲜空气。确保每天摄入足够的液体，咖啡因对身体是无益的，因为它会导致机体脱水，使你感觉更糟。如果需要，可以增加睡眠时间；家务可以暂先放一边，社会活动可以减少。

失眠

妊娠期间失眠是很常见的，尤其是在妊娠早期和晚期。

病因：扰乱睡眠的常见原因是尿频。在妊娠早期，血容量增加，肾脏滤除的液体量会相应增加，这些液体量就储存在膀胱。随着孕期的增加，盆腔内的子宫增大，膀胱空间会相应减少。因此，膀胱容积变小，导致膀胱增加排尿次数，这样，排尿频繁会影响睡眠。许多怀孕妇女在夜间会饥饿，需要加餐，还有许多是因为恶心呕吐影响了睡眠，或是早醒。怀孕20周后，子宫突出盆腔，压迫膀胱，恶心症状减轻，意味着睡眠会好转。但在孕后期，失眠可能还会发生，原因是：在你休息的时候，胎儿活动频繁；由于体形笨重，很难调到舒服的睡眠姿势；随着胎儿的变大变重，膀胱受压迫的症状会再次发生。

治疗：如果尿频使你无法入睡，那就在睡前不要大量进水，避免晚饭进食能唤起饥饿感的粗粮，如全麦面包。如果睡不着，不要在床上长时间地躺着，否则会导致烦躁和习惯性失眠。你可以起床，进行不会刺激大脑兴奋的小活动，喝一杯热的不含咖啡因的饮料，当你有睡意的时候，就去上床睡觉。妊娠晚期，当你频繁地更换睡姿仍然难以找到一个舒服的姿势时，你可以在头下、身体的凸出下、双膝间放一些枕头。妊娠晚期，白天的休息起着重要的作用，每天至少要有20分钟的小睡，阅读、看电视的时候，双脚要抬高一些。如果白天睡眠时间太长，晚上失眠会更严重。

头痛

头痛是妊娠期间很常见的症状，尤其是在妊娠早期。

病因：大多数头痛不会令人担忧，可能的原因是内分泌激素的变化，机体对额外液体的需求。妊娠晚期的头痛通常会伴发其他症状，如腹痛、恶心，这些可能是先兆子痫的征兆，可请医生检查评估。

治疗：确保每天有足够的干净水摄入，每天约2～4升水，避免咖啡因的摄入，能够帮助降低头痛的次数和程度。如果你还在工作，或集中于一件事，你要每2～3小时休息一次，在新鲜的空气中进行温和的运动。12周后，可以每4～6小时吃1克的扑热息痛，24小时不超过4次。如果头痛是由感冒或流感引起来的，不建议大量喝水和实施其他预防感冒的措施。布洛芬和阿司匹林是不能吃的，除非有内科医生的处方。在吃药之前，要向你的医生或助产士咨询。

如果在在妊娠晚期，头痛伴有踝关节和腿的肿胀、全身肿胀、腹痛或者恶心呕吐，要马上通知你的助产士或医生。

足和踝关节水肿

一些妇女会有足、踝关节、手、腕关节的水肿，尤其在天气热的时候常见。

病因：水肿是体液潴留的结果，体液潴留的原因是妊娠期间血容量增加。足和踝关节水肿可能是其他问题的征兆。

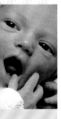

如先兆子病（见472页），所以要告诉为你检查的助产士或医生这些情况。

病因：在休息的时候，轮流进行各种轻微的活动，并把下肢抬高，能更好地控制足和踝关节的水肿。然而，要避免长时间地躺在床上或椅子上，以免导致深静脉血栓形成（见186页）。穿孕妇袜子（见225页）会有助于减轻水肿。

皮肤改变

皮肤瘙痒和皮肤干燥

许多妊娠妇女会有皮肤瘙痒、皮屑或皮肤干燥，在怀孕晚期症状会加重。这些皮肤刺激症状是对内分泌激素变化的反应，用无香水的润肤霜可以减轻症状。非常罕见的，有一种妊娠晚期皮肤瘙痒是由于严重的疾病，产科胆汁郁积症（见471页）。这种疾病引起的皮痒是比较严重的，通常是持续性的，常集中分布于手和足部。

蜘蛛痣

簇状破裂的毛细血管称为"蜘蛛痣"，可在妊娠期间出现，主要在面颊部，它是在血容量增加和孕激素的软化血管的作用下形成的。蜘蛛痣是无痛的，如果你担心影响面容，可以抹上化妆品。它们通常在生产后会很快消失。

色素沉着增加

妊娠期间皮肤色素沉着增加是很常见的，原因是激素分泌增加。大多数孕妇发现乳头（乳晕）周围区域变黑，一条从胸骨正中经脐至骨盆的垂直的黑线，称之为"色素线"。此外，比较常见的还有面颊、鼻子和下巴处的暗斑，俗称为"黄褐斑"或"妊娠面具"。皮肤颜色较深的孕妇，色斑处可能比周围的皮肤颜色稍亮一些。暴露在阳光下会使色斑更加明显，可以在面部使用高防护性的防晒霜。

妊娠纹

妊娠期间皮肤的快速伸展会导致皮肤形成粉红色或紫色的线条，称之为"妊娠纹"。这些像疤痕一样的妊娠纹看起来不会死引人注意的，一般在妊娠晚期出现，通常出现在腹部、臀部、大腿部、乳房上。明目前尚无明确的证据证明面霜能预防或除去妊娠纹，无味保湿霜只能保持皮肤柔软、使皮肤湿润、避免体重大量增加。随着产后时间的延长，妊娠纹会变成银色，几乎肉眼看不见。

乳房问题

对于许多女性来说，乳房胀痛和乳房增大是怀孕的第一征兆。有时候，乳房很痛，不能忍受被触摸，而且它们会有波动和发热。乳房胀痛通常在妊娠早期的不久减轻。

病因：胀痛是因为乳房内乳管在扩张，乳房血流量增加，是为出生后的婴儿分泌乳汁做准备的信号。

治疗：穿戴合适的乳罩会帮助支撑乳房，减轻不适感。不合适或比较紧的乳罩会不舒服，还会挤压乳管。你会发现晚上穿柔软的睡眠乳罩是有帮助的。如果你感觉乳房发热，用凉的面巾可能可以减轻发热症状。

如果乳房痛或有红斑，你应该告诉助产士或医生，因为这可能是乳腺炎。

乳头问题

妊娠妇女的乳房和乳头在大小上和形状上会有很大不同。乳头扁平或乳头凹陷的孕妇，可能担心不能母乳喂养婴儿。然而，所有健康的妇女都是可以母乳喂养的，因为婴儿是通过把乳房含在嘴里而得到乳汁，并不单单是乳头。

病因：乳头扁平或内陷是因为乳腺组织下的韧带过短而向内牵拉乳头。

治疗：如果你担心乳头扁平或内陷不能胜任母乳喂养，你可以告诉助产士或医生，他们会推荐给你母乳喂养专家（通常称之为"哺乳顾问"）。也可以使用一些器械，把乳头牵拉出来，为哺乳做准备。然而，这项措施不是必需的，因为，婴儿含住乳头后，可以把扁平或内陷的乳头拉出来（尽管你可能需要一个最好的姿势帮助去婴儿这么做）。

消化道问题

恶心呕吐

近80%的妇女，在妊娠早期会受恶心呕吐的不适症状烦扰。在该时期，很难吃大块的肉，很难忍受浓烈的气味和口味。许多妇女发现，一些蔬菜和碳水化合物食物更难消化，会担心她们平常健康的饮食习惯受到破坏。妊娠早期的恶心呕吐症状通常在怀孕第12～20周减轻。然而，在妊娠晚期，这一症状可能会再出现。

病因：在妊娠早期，孕激素和其他激素的相互作用于其他系统，尤其是和血糖调节相关的系统，从而有恶心呕吐的感觉。妊娠晚期，也会有消化问题，因为增大的子宫占据了腹腔的大部分空间，使肠道和胃的空间减少，只有很少的空间来消化大量的食物。

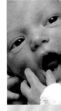

治疗：解决妊娠期间恶心呕吐症状的最好方法是在白天喝足够量的水，定时少食多餐，避免两餐间隔过长，避免吃复杂的碳水化合物食物，如全麦面包及其他全麦食物、全谷类、糙米食物等。避免进食高糖分食物，虽然它们能快速提供能量，但是也会使血糖迅速下降。减少糖果、蛋糕、饼干和甜性饮料中总的精炼糖的摄入，有助于减轻恶心呕吐症状，而且会降低发生妊娠期糖尿病的风险。

在妊娠晚期，少食多餐原则和健康的饮食是同等重要的建议。

胃肠炎

胃肠炎是胃肠黏膜的炎症，最常见的原因是感染。可引起呕吐、腹泻。大多数孕妇其机体本身能够清除干净，该症状不用太担心。但是，要是症状很严重，会导致脱水，胎盘至胎儿的血流量会减少。李斯特杆菌感染引起晚期流产很罕见。

病因：胃肠炎是由于与感染人群密切接触或进食了被污染的食物、饮料（食物中毒）所致。食物中毒通常是因为食物卫生状况较差。

治疗：喝大量的水，避免和家里其他人交叉感染。如果你不能持续地喝水，或者呕吐、腹泻至少持续24小时，你应该听从医生或妇幼保健院的建议。如果你不能轻易地从上述渠道获得帮助，最好能去最近的急诊中心。如果你先前身体状况有问题，例如糖尿病，你应该马上去诊治。如果你脱水了，医生可能会静脉输液体给予治疗，行大便检测来预测胎儿是否健康。李斯特杆菌感染需要抗生素治疗。

预防胃肠炎

良好的食物卫生对于预防胃肠炎是很重要的（见17页）。

如果家里有人感染胃肠炎，可以通过用各自的勺子、毛巾、刀具、陶器等方式来避免感染。如果家里有一个以上的卫生间，让感染的人独自用一个卫生间。每个人用完卫生间后，要用温和的漂白液擦洗卫生间、便池、水龙头等。感染的人，应尽量避免为其他人准备食物。

消化不良和烧心

很多妇女在妊娠中期会有间断的消化不良和烧心。

病因：由于孕激素的作用消化道运动减慢，加上胎儿的长大，使胃在腹腔的空间变小导致消化不良。内分泌激素会使胃上部的肌肉括约肌松弛，导致胃分泌的酸性液体反流入食管，引起烧灼痛。

治疗：避免大量进食，尤其是在深夜，会有助于减轻消化不良和烧心。如果晚上烧心，可以头高脚低位的睡姿。为减轻症状，可以口服液体抗酸剂。向你的助产士或医生求助，问哪些药物是安全可用的。一些妇女发现，慢慢地喝一杯牛奶可以减轻不适感。

便秘

在妊娠中期，便秘是常见问题。

病因：由于孕激素对消化道的软化作用，消化道的蠕动减慢。因此，粪便在大肠里停留的时间增加，使粪便中的水分被重吸收，粪便变硬，很难排出体外。饮水不足可能会增加便秘。

治疗：进食富含纤维素的蔬菜和全麦加上多饮水，通常可以纠正便秘。在医生或药师的指导下，使用温和的泻药是最后的手段。

痔疮

痔疮是肛门内的血管扩张或突出于肛门外形成的。通常导致肛门肌肉收缩，对酸性环境敏感，致使出现轻微的间断的不适感。痔疮严重的病人，可能会有疼痛。痔疮多见于妊娠晚期。

病因：内分泌激素对肛门周围组织的软化作用，使痔疮形成的风险增加。胎儿头部对血管的压迫也是一个影响因素，便秘也是影响因素。

治疗：治疗便秘和避免强行排便是重要的预防痔疮的措施。用冰块和冰激凌减轻症状是有效的。若痔疮突出肛门外，引起不适感，健康专家可以通过把它们送回肛门内以减轻症状。

心脏循环问题

头晕和昏晕

在整个妊娠期间，偶尔的头晕和昏晕感是一个问题。

病因：在妊娠早期，当你坐下时，发生昏晕可能是因为低血糖。这种情况的发生是由于进食不足，这在怀孕早期孕吐是常见的症状。在妊娠中期，当你坐着的时候，或者是站立时间太长时，发生头晕和昏晕是因为低血压。妊娠期间血压低是因为黄体激素松弛血管，使血液更无阻力地循环于全身。当你站立时，低血压意味着大脑没有足够的血液供应，导致头晕和昏晕。

随着妊娠时间延长，你会发现平躺时会有头晕，因为平躺时，沉重的子宫会压迫从主干发出的主要的血管，减少脑供血量。

治疗：为了预防低血糖的发生，进食少量高复合碳水化合物的食物（见92页），保持充足的水分摄入，工作时有规

疾病和并发症

律的休息，不要长时间用一种姿势站立，呼吸新鲜空气，会有助于预防头晕。如果你感觉头晕，坐下来，并把你的头放在两腿之间，这样可以减轻不适感，直到完全恢复正常才能慢慢站立起来。之后如果你感觉恢复很好，可以不用去医院，如果这种情况经常发生，你需要向你的助产士或医生咨询。如果你还是有头晕，并碰撞到你的头部，或伤了身体的其他部分，你都要去医院检查一下。

如果你平躺时有头晕感，可以改成侧卧位，症状会立刻好转。左侧卧位是最好的姿势，因为这样有助于血液在体内的循环。

心悸

妊娠期间感觉心跳加速和心律不齐是很常见的，它在妊娠任何时间都可能发生，尤其在妊娠28～32周时。

病因：心悸的原因目前仍不清楚，假说一是黄体激素对心脏肌层的作用，二是心脏需要应付额外增加的血容量以供给母体和胎儿。

治疗：心悸多是一过性的，不用担心。然而，如果反复心悸，或伴有胸痛、呼吸困难，你应该向助产士或医生咨询。如果有心脏疾病史，或心律异常，立即向医生咨询。

流鼻血

妊娠期间经常流鼻血，尽管很烦人，但是只有极少数是严重的。

病因：和身体其他部位的血管一样，妊娠期间，鼻子的血管也被软化和扩张。另外，怀孕期间，血容量增加，使这些柔嫩部位的结构压力增大。当你感冒或鼻窦感染，或鼻黏膜干燥时（天气较冷或在空调房间里时），很容易流鼻血。

治疗：坐下来处理鼻血，保持头部

在正常位置，用拇指和食指按压鼻子的底部。保持按压大约10分钟，直到检查确认鼻血已停止时。不要短暂地平躺，因为这样可能会吞咽下血液，导致恶心，可能有呕吐症状。鼻面部结合处冷敷加上按压有助于压迫血流，使出血停止。如果是头部外伤引起鼻出血，或是严重地出血超过20分钟，要去医院咨询治疗方法。在产前预约的时候，要告诉医生鼻子经常少量流血，以降低更加严重的并发症。

牙龈出血、触痛

牙龈出血和牙龈触痛在妊娠期间是常见的症状。

病因：这些症状的出现是由血容量增加和孕激素的血管软化作用导致的。血小板聚集可能会加剧这些症状，更引发牙龈疾病。

治疗：良好的牙齿卫生是最重要的。当牙齿疼痛时，不要试图不刷牙。另外，确保在妊娠期间和产后定期找自己的牙医检查。在英国，在妊娠期间和产后，在国民保健服务站作牙齿护理是免费的。

曲张静脉和外阴静脉曲张

曲张静脉是扩张、扭曲的静脉，可能发生于腿部，或在外阴。曲张的静脉在肛门内外称为痔疮。曲张的静脉在妊娠晚期可能会变得很棘手，引起皮肤瘙痒和不适感；也有可能肉眼看不见。外阴区的静脉曲张不会抑制正常的胎儿，在生产时曲张静脉破裂的风险不会增加。

病因：由于血容量增加和血管的软化，许多妇女在妊娠期间会有曲张静脉和外阴区静脉曲张。逐渐增大的子宫压迫盆腔静脉，也会导致腿和外阴部位的静脉曲张。

治疗：专门为孕妇设计的辅助紧身衣是有帮助的；物理治疗师可以开处方提供专门设计的内衣。同其他情况一样，有曲张静脉时要告诉助产士或医生以进行评估、给予建议。外阴静脉曲张通常在生产后会自行消失。

疼痛

后背痛

在妊娠期间，整个下后背痛是很常见的，尤其是在妊娠晚期；约2/3的孕妇有后背痛。

病因：随着妊娠时间的增长，增加的体重有向前牵拉下脊柱的倾向，使脊柱向内倾斜，导致重心向前移。导致为了试图纠正这样，就会损伤下背部肌肉。另外，孕激素会使韧带软化，这样使韧带对后背的牵拉和支持作用减弱。

治疗：保持正确的姿势（见249页）、避免向前倾斜骨盆会帮助减轻后背的压力，还会预防和减轻后背痛。规律的，轻微的运动使肌肉保持柔软是有益处的。见99页和250页日常锻炼建议。瑜伽、普拉提和水中韵律操也是推荐的。

尽量避免一种姿势长时间地站立，改变每天的日常工作，如果可能，把它们分成一节节完成。如果你的工作需要长时间地站立或坐着，要有规律地做小休息。当坐着的时候，确保你的下背有支持物。当提较重的物体时要当心。

按摩和热水有助于减轻后背痛。如果背痛很严重，和你的助产士或医生讨论穿支持性产妇带的问题。

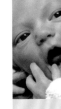

骨盆痛

众所周知，耻骨联合功能障碍——骨盆痛，是盆腔和腹股沟区的不适和疼痛感。疼痛可能集中于臀部，或蔓延至腿部。由于这个原因，多误认为是坐骨神经痛（见右侧）。骨盆痛经常在运动的时候加剧，比如散步、爬楼梯；骨盆痛在夜晚也会很烦人，但是多与白天的活动相关。骨盆痛通常贯彻到妊娠晚期，疼痛程度从轻微到严重甚至会到需要助行器。

病因：很多原因导致骨盆痛。骨盆有3块骨头组成：1块骶骨、2块髂骨。这3块骨前面在耻骨联合处紧密相连，后面与骶髂关节相连。韧带保持这些关节稳定，通常活动度很小。然而，妊娠时，韧带软化，很容易牵拉，这些关节的活动度增加，这导致了骨盆的不稳定性。增大的腹部使姿势改变，说明一个关节较其他更加易动。这会导致关节的炎症，使产生不适感或疼痛。

治疗：如果一侧骨盆活动增加，推荐使用骨盆带支持，这样能持续减少活动度。为了减轻疼痛，医生可能会推荐给你一个物理治疗师，他会教你如何纠正日常活动，比如散步、爬楼梯；也有可能会推荐你进行腹部和骨盆的自由体操（见69页）。针灸有助于减轻疼痛，水中操也是有帮助的。预防措施有减轻疼痛的运动，避免提重物，避免平卧位及长时间的活动。充分休息也是很重要的。

圆韧带痛

两侧的圆韧带分别上达子宫，附着于腹腔侧壁。随着子宫的增大，圆韧带逐渐被牵拉，这样会导致一侧或两侧下腹部或腹股沟区的疼痛或阵发性、尖锐性疼痛。圆韧带疼痛通常发生于妊娠中期。

治疗：去看你的助产士或医生，他们会排出其他导致腹痛的原因。一旦被确诊，你会发现疼痛很好处理。当疼痛发生时，尽量休息和放松，采取侧卧位，双膝屈向胸部，可能对减轻疼痛有帮助，洗热水澡也是有用的。

坐骨神经痛

单侧或双侧臀部疼痛可能放射到腿部。也可能使腿部有麻刺感或麻木感，这只在小部分孕妇中发生。坐骨神经痛最常发生于怀孕中期。

病因：坐骨神经痛是由于坐骨神经受压迫引起的，因为坐骨神经走形脊柱。这种疼痛是一种远处疼痛，即疼痛的部位远离病灶处。坐骨神经痛不是由于胎儿头部压迫神经引起的。妊娠妇女坐骨神经痛和非妊娠妇女的原因是一样的，包括姿势不良、脊柱关节磨损、不正确的提物姿势等。

治疗：特殊的锻炼有助于轻柔地伸展神经，降低坐骨神经的压力。你的助产士可能建议你锻炼或推荐你向物理治疗师求助。

尾骨痛

尾骨是脊柱底层的小骨头，这个骨头平时基本上是不活动的。然而，在怀孕时，尾骨可以活动，有助于胎儿在生产时顺利通过产道。这个地方的疼痛使长时间地坐着很不舒服，尤其是在工作时或旅游时。尾骨痛可贯穿于整个妊娠期。

病因：尾骨痛可能在妊娠前就已经存在，可能是该部位损伤引起的。不适感可能会因内分泌激素和妊娠后的身体的力学改变而加剧。另外，妊娠期间，随着尾骨活动的增加，尾骨损伤的机会就增加，尾骨疼痛也会增加。有时在生产时，尾骨会被胎儿头部损伤。尾骨痛会在产后得到改善。

治疗：经常走动和轻柔地按摩该区域能减轻不适感，也可以应用普通的止痛药，如扑热息痛。这种症状通常在产后6周得到改善。

腿抽筋

腿抽筋，尤其是腓肠肌，在妊娠期间是狠吃几顿症状。腿抽筋通常发生在晚上，但是，有时在走路时也会发生，发生的次数也会随着孕期的增长而变得频繁。

病因：妊娠期间腿抽筋的原因还有争论。可能的原因有孕妇姿势，日益增加的体重，流向腿部血流减少，子宫对盆腔神经的压迫等。一些人认为怀孕期间腿抽筋是因为饮食中少盐。然而，研究证明妊娠期间低盐饮食是有益健康的，均衡饮食的人患低钠血症的可能性是非常低的。

治疗：当腿抽筋时，改变姿势，抽筋侧的脚趾向上伸，按摩抽筋的腿可能能减轻症状。若有抽筋及其烦扰，可以请物理治疗师或按摩师给予适当的锻炼和提出建议。保持充足的水分，定时更换各种适合的锻炼，定时休息。

若疼痛持续、发红、腓肠肌肿胀，这可能是下肢深静脉血栓的症状（见186页），需立即进行治疗。

不宁腿综合征

不宁腿综合征是一种不舒服感觉或不适的麻木感，是由强烈的移动腿的

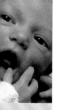

疾病和并发症

愿望或腿不受控制的搐动引起的，尤其在睡眠时。患者描述这种感觉就像是电流通过整个腿或是像骨痒。在妊娠期间，这种症状通常发生于妊娠晚期。

病因：在妊娠期间，有些孕妇的不宁腿综合征经常被触发或加重。病因不清，但是研究认为可能和低铁有关。很多患者有家族史。

治疗：如果你患有不宁腿综合征，告诉你的医生，进行全血细胞计数，以检测血清铁的水平。若铁的水平低，给予补充铁剂。一些孕妇发现，锻炼她们的腿或伸展腿，热敷或冷敷，按摩腿部是有助于减轻症状的。若该症状是妊娠期间第一次出现，产后该症状有很大的概率会消失。

腕管综合征

腕管是腕部一个很小的管道，有神经从前臂穿过到达手和手指。当神经受压时，就易发生腕管综合征，表现为手指疼痛、麻木，晚上会加剧。严重的病人，会有强烈的不适感和握力下降。此症多发生于妊娠中期和晚期。

病因：腕管综合征是由于通过该管道的神经被周围肿胀的组织挤压引起的。在妊娠期间，由于额外的液体和血容量，手和足肿胀很常见。

治疗：如果你觉得自己患有腕管综合征，告诉你的助产士或医生。可能会推荐给你一个物理治疗师，他会建议用特殊的锻炼来减轻不适感。可能会建议带个轻质夹板来支持腕部，当疼痛影响睡眠时，这种方法效果非常好。腕管综合征通常在生产后消失。然而，当疼痛持续存在时，需要做一个小手术来减轻神经压迫。

尿道和阴道问题

念珠菌

妊娠期间，阴道排泄物逐渐增加是正常的。但是，当排泄物呈乳白色、黏稠、阴道有疼痛和瘙痒感，这时候你可能患有鹅口疮，一种真菌感染。当阴道排泄物有气味时，你可能患有滴虫性阴道炎或细菌性阴道炎。它们都是性传播疾病，如果不用抗菌药治疗，可能会引起流产。怀孕时更容易患上鹅口疮，尤其在妊娠晚期。

病因：鹅口疮是由酵母样真菌——白色念珠菌引起的。该菌多正常、少量存在于肠道和阴道内，一般并不引起疾病。妊娠期间，阴道环境改变，会导致念珠菌大量生长。当你有压力时，感觉全身不适时，口服抗生素时，有糖尿病时，你就有可能患鹅口疮。

治疗：如果你怀疑自己患有鹅口疮，就与你的助产士或医生联系，他们会做个阴道刮片检查，明确诊断。可能会推荐用抗真菌栓或抗真菌乳膏。其他减轻症状的方法有：用加有几滴醋的水清洗外阴，或在外阴涂抹新鲜的酸奶。穿棉质内衣，每次便后要从前往后擦。

应力不便

如果你患有应力不便，你会无意识地排出少量尿液，尤其是咳嗽、打喷嚏或笑的时候，运动的时候或举重物的时候。应力不便可发生在怀孕的任何时间内，但是大多数发生在妊娠晚期。

病因：妊娠时，盆底肌处于额外的压力下，并受激素改变的影响。因此，在咳嗽、打喷嚏、大笑或其他活动导致腹内压增加时，肌肉强压可能会导致少量尿液漏出。

治疗：应力不便令人尴尬和不安。但是，你要告诉你的助产士，他会建议你进行盆底肌肉锻炼（见69页）。有进行规律的锻炼，能够降低该症状的发生。必要时随时排空膀胱也是很重要的。为了确保万无一失，你可能得穿上卫生护垫。

尿道感染

妊娠期间，你会更容易患尿道感染。最常见的感染局限于膀胱，即为膀胱炎。膀胱炎的症状有尿急、排尿疼痛、尿频。偶尔，感染可从膀胱上行至肾脏。这样，你的一侧下后背（肾脏区域）可能会有疼痛、高热、恶心或呕吐。有时存在尿道感染，但是没有症状。怀孕时，及时治疗是很重要的，因为感染到肾脏，会导致早产。

病因：尿道感染是由尿道的杆菌进入体内并大量繁殖引起的。在妊娠期间，这个感染是很常见的，因为激素的作用，使尿道排尿减慢。

治疗：如果你有尿道感染的任何症状，立即去看你的助产士或医生。你要提供一个中段尿标本，送到实验室检测看是哪种细菌感染。你需立即开始一种抗生素治疗，然后根据检测结果，看有无必要，换另一种抗生素治疗。在开始治疗几天后，症状通常会好转。由于有些尿道感染没有症状，妊娠妇女在做产前检查时，要做尿检测，若尿中有细菌，医生会给予适当的抗生素治疗。

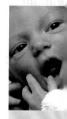

妊娠与分娩的并发症

妊娠有其特定的并发症，有些并发症被认为是高危的。高危妊娠会由产前预约和必要的辅助B超检查得到密切的检测。而对于分娩，特异的并发症要求立即干预。

妊娠并发症

流产

在妊娠早期，胎儿尚未能在子宫外存活就被娩出导致死亡，这是最严重的并发症，占到所有妊娠的1/4。

异位妊娠

发生于受精卵在宫腔外着床。绝大多数的异位妊娠在输卵管，但同时也可在卵巢、宫颈、或者在以前有过剖宫产疤痕位置的腹膜腔。

病因：任何女性都会有异位妊娠。但是，如果你有以下情况会增加危险：盆腔感染、带有宫内节育器妊娠、服用迷你避孕丸、受孕实验的结果、子宫内膜异位、因剖宫产和先前的异位妊娠做过腹部手术的。

症状：大多数异位妊娠的孕妇感觉疼痛和6～8周时有少量流血。疼痛常常发生在一侧下腹部，可能是持续剧痛。如果异位妊娠早期没有被注意到，在输卵管的增大的子宫会使输卵管破裂，会有腹部的弥漫性剧痛。输卵管破裂导致的内出血同样能刺激膈肌引起肩部疼痛。如果有严重的下腹部疼痛，立即去急症科或者早期妊娠医院就诊。

治疗：如果输卵管破裂了，应该直接接受外科手术治疗。通常，在术前异位妊娠是有怀疑的。在这种情况下，应该进行B超检查，通过阴道进行，常常能够得到诊断：子宫内没有胎儿，有阴道流血，有时能够看到异位妊娠体。你同样可以做一个48小时的血液检查检测血HCG的水平，如果HCG水平稳定或者轻度上升，提示异位妊娠。如果这些检查还不能确定，应该送至腹腔镜中心，一种将腹腔镜插入肚脐处的小切口，让外科医师能确切地看到到底发生了什么。

如果有异位妊娠，外科医生会切除输卵管或者用锁眼手术或者偶尔在比基尼线做一切口。偶尔，异位妊娠可以通过服用一种叫甲氨蝶呤的药物得到治疗，可以阻止妊娠的发展，仅适用于HCG水平低和输卵管未破裂的情况。优点是避免了手术。但是药物治疗不总是有用。

妊娠剧吐

有些孕妇怀孕期间感觉恶心。偶尔，呕吐可能很严重，称为"妊娠剧吐"。如果你24小时未能咽下任何食物和饮料，你应该去看医生或者助产士。

需要做的：尿检明确没有感染，或者做B超检查妊娠一切正常。可称重，一旦你丢失体液大于体重的10%，会有并发症的危险。如果严重缺水，医生要求你短期内住院因此使您能得到静脉液体、抗休克治疗和维生素。妊娠剧吐通常13周后消失。

贫血

贫血是低血红蛋白症，红细胞携带氧能力低下。轻度贫血在妊娠很普遍，因为额外的液体容量稀释了血红细胞。同样，胎儿利用了部分储藏铁。贫血会使你觉得累、呼吸困难和苍白。

病因：通常贫血是由于铁缺乏，偶尔，是由于缺乏叶酸、维生素B_{12}，或者很少的其他原因。血液检测的分析能帮助你确定原因。

需要做的：贫血通常需额外补充铁，会有副作用，包括便秘和黑便，所以有些妇女喜欢通过饮食得到铁。

宫颈松弛

很少见，宫颈松弛以前称为"宫颈无力"，会导致妊娠13周后的子宫流产。通常这种流产是无痛的，你可能感觉很好但注意到有阴道溢液，然后相当快地流产。

原因：危险因素包括先前的晚期流产、宫颈手术。

相关处理：如果被认为有危险，医生会建议你做B超检查宫颈长度，因为宫颈短更会有可能导致流产。但是介于宫颈短和流产的范围是很狭窄

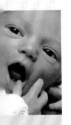

的，所以单靠B超扫描决定治疗不是很有帮助。医生会建议放置宫颈针大约12～14周以加强宫颈。宫颈针放置是在全麻下进行，通常是能预防流产的。一般会放置37周，取出时直接拿出不需要全麻。

产科胆汁瘀积

这是一种很少见影响肝功的症状，它引起血液中胆汁酸增高，主要的症状是严重的瘙痒，这种瘙痒通常不带有手掌和脚掌的严重的疹子。通常在妊娠28周后发生。

病因：没有确切的病因，但是大体上的病因为：有家族倾向性的孕妇一胎发生过，常常在以后怀孕时会发展。孕激素的敏感性增加通常会影响胆管的功能，也是考虑的因素。

需要做的：如果孕妇不起疹子的瘙痒，医生或者助产师需要做血常规检查肝功和胆汁酸。如果异常，应该怀疑有产科胆汁瘀积症，医生会建议用熊去氧胆酸控制瘙痒提高肝功能。同时会用维生素K，因为它的水平对血液凝固很敏感，常在肝胆治病患者中降低。患有严重胆汁瘀积的孕妇应该在37周左右降低胆汁酸，否则死产的危险性会增高，同样产后大出血的危险性也会增高。

妊娠糖尿病

孕妇首次发作的糖尿病称为妊娠糖尿病，占1%～3%。此症是因为胰腺分泌胰岛素不足，难以将血糖储藏，导致血糖升高。通常发生于妊娠20～24周后，如果你有以下疾病会增加危险：糖尿病家族史、肥胖、产过多胎者、之前怀有大胎儿的、死产、妊娠糖尿病。

病因：胰岛素水平不足是由于胎儿的额外需要、胎盘激素阻碍了胰岛素的作用。

需要做的：在24～28周你需要做一个糖耐量实验。如果有高危因素，应该早做治疗。这个实验包括早上空腹血糖的测定，喝特制的糖水，2小时后再次测定血糖。如果妊娠糖尿病确诊，你得去特定的产科诊所看营养学家，他也是糖尿病专家、产科医生。会教你如何在家测血糖。大多数情况下，通过饮食和锻炼能控制。但是如果这些措施不足的话，你需要注射胰岛素直到妊娠晚期。另用额外的扫描来监测胎儿的成长，早期的诊疗是必要的。

如果先前你有妊娠糖尿病，在再次怀孕之前确保你体重的正常很重要。

羊水问题

羊水过多：指的是羊水的过量。症状包括腹壁紧张、呼吸困难、心痛、下肢肿胀、便秘。症状很像糖尿病、双胞胎、腹腔感染或者先天的胎儿畸形。羊水过多增加早产和脐带脱垂的危险，因此要密切监测。注意休息，严重情况下，羊水会干。

羊水过少：羊水过少可能源于胎膜撕裂、胎盘问题、胎儿异常，或者胎儿生长问题，羊水减少预示着妊娠的结束。如果扫描明确羊水过少，要考虑到胎儿的生长，该考虑早期助产。

胎盘功能不全

这个词用于胎盘功能不能满足胎儿需要的时候，征象是多普勒超声检查发现胎儿周围的液体量减少，胎儿腹围生长受限。

病因：胎盘功能不全在患有早期的子痫惊厥的孕妇中更常见，这些人有潜在的基础疾病，还有在吸烟的孕妇。同样常见于有染色体异常者如唐氏综合征和先天异常的如心脏缺的患者。

需要做的：胎盘功能不全通常由于医生和助产士检查发现胎儿太小或者检查时发现有异常。如果胎儿生长不好，医生应该密切监视，或者可能需要早期助产。如果胎盘功能太差，胎儿不能分娩，剖宫产是需要的。

晚期妊娠出血：如果你感觉有流血，你和胎儿需要立即住院，如果出血是因为胎盘问题的话，对胎儿会是一个严重的威胁。

病因：晚期出血最严重的原因是胎盘前置和胎盘分离，胎盘前置，胎盘位于子宫下，占产前出血的1/5.出血通常开始于28周，无痛、周期性地，有时很严重。

胎盘分离占晚期出血的另1/5,分离开始于子宫线，会导致严重的腹痛和流血。如果出血仅限于胎盘和子宫壁的话出血不明显。撕裂会是子宫功能不全，潜在的对胎儿威胁性很大。出血有时可能是宫颈糜烂，或者是宫颈息肉造成。大多数情况下病因是未知的。

需要做的：如果你有中小量的无痛性出血，你需要去医院监视病情，如果需要助产的话，医生会给予激素帮助胎儿肺成熟。如果出血量大而且痛，或者胎儿窘迫，应及时剖宫产和输血。

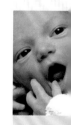

先兆子痫

先兆子痫是指有妊娠诱导的特征性症状如高血压、尿蛋白，水肿等。偶尔，会有头痛、眩晕、腹痛、恶心。如果不治疗会导致抽搐和昏迷。如果确诊该病应密切监测胎儿，确定在最佳的时机分娩。大约有1/5的孕妇第一胎会有先兆子痫。

病因：尽管先兆子痫的唯一病因是由于分娩胎儿需要更长时间在子宫内成熟，母婴应在延长的产程中受到密切的监测，母亲需要服用降压药并尽量休息。由于先兆子痫会影响进入胎盘的血流，常规的B超和多普勒检查将能监视胎儿的成长和胎盘功能不全的征象。如果医生担忧高血压极度危险尽管药物治疗，尿中丢失大量蛋白，担忧胎儿，立即分娩是要考虑的，这就意味着剖宫产。

B链球菌

大约有20%的孕妇阴道携带有B链球菌，是完全正常的，不会产生疾病。但是有千分之一的一旦胎膜破裂能将此菌传给胎儿，胎儿可能发展成严重的B链球菌相关疾病。

需要做的：如果孕妇携带有GBS同时有危险因素如胎膜的大撕裂、胎儿早熟、自身抗体的产生，此时，传统的防止GBS的屏障已经没有用了。

分娩的并发症

早产

妊娠的正常时间为37~42周，37周前分娩称为"早产"。

胎儿窘迫

在分娩时监测胎儿窘迫的征象提示有氧供的不足，其中征象之一是胎粪污染，但是这个不能诊断胎儿窘迫。如果结合胎心率变慢，确认胎儿窘迫就更有可能了，此时立即进行分娩就很重要了。如果有厚胎粪，出生时胎儿可能会吸入胎粪，这很危险，生后会有呼吸问题和肺部的感染。对胎儿要持续地监视，如果心率减慢应立即分娩。

难产

有时在分娩的第一期宫颈难以如预期一样扩大。有几个因素限制产程：抬头大于骨盆，子宫无效收缩，胎儿后位。

脐带脱垂

罕见，脐带低于胎儿，更可能在臀位产，或者胎儿横向位。在这些情况下当羊水破裂脐带可以随羊水流入宫颈。这是产科很紧急征象，因为脐带会受压或者是断裂，从而会阻断胎儿的氧供应。

需要做的除非助产经阴道分娩可行，否则，应剖宫产。

肩难产

有时胎头已娩出但是肩卡住了，因此胎儿不能娩出。胎儿过大或者母亲有糖尿病更会导致此症发生。

需要做的：如果胎头娩出了而有征象提示胎儿难以娩出，助产士应当立即协助帮母亲的腿抬起以缓解肩的压力，或做会阴切开术。如果胎儿仍然很难娩出，医生或者助产士应该换产妇体位缓解肩的压力，转动一个四肢体位可能有所帮助。

原发性产后出血

也就是说产妇在24小时内丢失大于500毫升的血，可能因为子宫不能及时收缩、胎盘娩出不全、阴道撕裂，积极的胎盘娩出可使产后出血可能性减小，高危因素有：胎儿大、双胞胎、产程延长、娩出前出血。

需要做的：药物帮助子宫收缩常常能控制出血，或者纠正问题如胎盘附着，缝合裂口。如果持续出血，可以在子宫内放置气球。很少有开腹手术探查的。

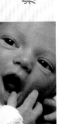

关注产后

产后，应该每天都关注自己和您的婴儿。但是，鲜有认真严肃的，通常只是简单的补救措施或者是婴儿和您恢复过程的部分正常的进展。本节的产后关注要求更多的自身关注或者来自一个健康专家的建议。

母亲问题

乳腺炎

这种乳腺组织的疼痛和炎症最常影响母乳喂养者。有乳房的局限化的红、肿、痛。乳房感觉浮肿、热，类似流感症状，研究显示在产后3个月10%的产妇会有乳腺炎，尽管也可以在产后两年以上发生。

病因：乳腺炎可能是非感染也可能是细菌感染所致。非感染性乳腺炎是因为乳管阻塞。如果细菌进入阻塞的乳管，感染性乳腺炎就可能发生，如果不治疗感染会形成痛性脓肿。

治疗：进行哺乳喂养能帮助疏通乳管，从手臂到乳头按摩乳房，同时哺乳，同样有用，也可以加快乳汁的转运和分泌。休息和大量的饮水是必要的。乳房的热敷和扑热息痛的应用可以缓解疼痛。如果感染存在，抗菌治疗是必需的，有脓肿则需要外科手术切开引流。

膀胱问题

经阴道分娩后，您可能会有膀胱的控制问题，当您咳嗽、打喷嚏大笑或者移动身体时可能有漏尿，称为"压迫性尿失禁"。或者有突然、紧张刺激会尿出，称为"急迫性尿失禁"。

原因：二者的共同原因是由于妊娠子宫的充盈压迫导致骨盆底的肌肉松弛和肌无力。产后几天到几星期后当您的骨盆肌肉开始紧张后膀胱功能会提高。

治疗：骨盆底肌肉的锻炼肌肉的加强是必要的。如果有症状，您的医生将为您检查您的锻炼是否正确、是否有其他的症状例如血尿、尿痛、尿不尽、臭尿。这些症状提示有感染，需要抗炎治疗。有时去泌尿科治疗是需要的。

产后抑郁症

发生率1/10，发生于产后4～6周，但是第一年任何时候都会发生。如果不加治疗，会持续并严重影响产妇的生命质量。

精神症状包括：焦虑、恐惧、沮丧、情绪低落、反应低下、性情淡漠、注意力难以集中或者感动，同时她们会感到孤独、愧疚、拒绝。生理症状:包括失眠、乏力、困倦、头疼、食欲减退、胃疼、感觉不适。

病因：病因不清，情绪和物质供给是必要的，严重的患者需要抗抑郁治疗，心理治疗亦可取。

产褥期精神病

这是一种严重的精神病，发生率为1/500，发生在产后2周内，产妇可能拒绝、无反应、忽视自己的表现，或者不会关心她的婴儿，严重者会有自杀倾向，可能会伤害她的婴儿。

会阴裂伤

经阴道分娩，会阴区——在阴道和肛门之间的区域会有裂伤，可能延伸，随后感觉疼痛。如果有裂伤或者会阴切开术需要缝合，会感觉特别的痛。缝合后，这块区域会红肿、抽痛，可能会有感染。

治疗：缝合后的抗感染支持治疗会缓解不适，暖水浴有辅助作用，有人建议放山金车在水中可以降低感染。扑热息痛可用于小至中度的疼痛。布洛芬抗炎有效。冷敷可以消肿。如果您有感染迹象的话，抗菌是必须的，如有长时间的会阴痛，您需要产科有针对性的物理疗法。

继发性产后大出血

大约有1%妊娠妇女分娩后24小时到6周内会有过量的流血。最主要的原因是子宫内残留有小块胎盘，可能接着会感染。出血可能伴发发热、腹痛、感觉不适等症状。感染要用抗菌治疗，同时残留胎盘，要于全麻下取出。

产后胎儿疾病

淤点和皮疹

新生儿常见，通常会很快就变平。胎记会长时间地保留，会得到很大的关注。

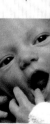

473

病因：小的白点称为"粟粒疹"，是由于脂肪腺阻塞，而新生儿粉刺是由于产后产妇激素残留在新生儿体内。这二者不用治疗会自然消失。中毒性红斑在产后一两天出现，过几天就会消失，原因不明。红疹中心是微黄色的，疹子可以扩散，但不需要治疗就会消失。很多婴儿会有很难看的红斑疹。这些疹子或许是特殊的需要抗菌治疗。

体重增长缓慢

在产后的最初5天内，婴儿都会体重减轻，到第十天体重会恢复。此后，新生儿每天以30克增重。母乳喂养的孩子可能会需要更长的时间来恢复体重，而且很慢。当婴儿比出生时体重减轻10%或者没有按预期恢复体重时，需要就诊看是什么原因，该怎么做。

病因：体重增长缓慢常是因为母乳喂养问题引起，例如可能是婴儿的体位和躺姿，也就是说产妇和婴儿很难建立母乳喂养。另外可能的原因是婴儿食后过度地呕吐。

治疗：如果母乳喂养，检查下自己是否有足够的液体和能量的摄入量，量少的话会影响乳量。足够的休息也很重要，您要抱起您的婴儿喂养直到母乳喂养建立起来，也许您需要专业人士指导您怎么做，来维持一个良好的母乳供应。

新生儿黄疸

新生儿很常见，皮肤颜色变黄。新生儿黄疸通常由于胆红素过多引起，胆红素是红细胞破裂产生的正常物质。有三种类型：生理性黄疸、病理性黄疸、母乳性黄疸。

生理性黄疸

新生儿最常见类型的黄疸，很少引起关注，新生儿有一过性的红细胞过多，原因是肝脏未成熟，不能充分代谢过多的红细胞，引起胆红素蓄积。这种黄疸不需要治疗会自行好转。但是，如果胆红素非常高，会损伤脑细胞，所以要避免。应给予光疗，越是小的早产儿更需要将胆红素水平降到更低。光疗直到胆红素水平明显降低为止，婴儿通常要住院直到光疗12小时后，检查胆红素水平没有再次上升为止。光疗的关键时刻是产后的3～4小时内。

病理性黄疸

这是一种严重的黄疸，主要是因为红细胞大量快速地破裂，常常是由于孕妇和婴儿血型不相符。在产科这种病应该立即治疗。

母乳性黄疸

延迟性的黄疸最普遍的诱因是母乳。认为是母体的激素影响了胎儿肝脏对胆红素的代谢能力。这不需要治疗，对婴儿无害。

如果黄疸持续2周并排除是母乳引起的话，这时需要检查来排除其他罕见的因素，例如肝的问题。如果有的话，在生后6周内需要去专科治疗。

呕吐

产后第一星期所有婴儿会有呕吐，但是，如果您的孩子长时间地大量呕吐，体重未增，您要关注这一症状，要找医生看。严重的呕吐有几个原因，包括胃食管反流、幽门狭窄。

呕吐的其他伴随症状可能是病因要考虑。如果婴儿昏睡和疲软提示有感染，腹胀应考虑消化道梗阻，如果呕吐为黄色或者绿色可能会有双腔。

胃食管反流如

果婴儿乏力、疼痛、拱背、拒食，可能就患有胃食管反流病。这病的原因是胃底和食管底部相接处的瓣膜处没有发育成熟，让胃内容物反流到食管，胃酸会腐蚀食管的下段，如果严重，婴儿会拒食。

治疗：食管反流会有呕吐，但是没有体重减轻和疼痛的可以不需要治疗，严重的需要治疗，通常吃药并使奶液稠点，可阻止胃酸产生、防止呕吐。

幽门狭窄

这种病常发生在第一胎男孩，胃的下段底部出口增厚，意味着奶不能排泄，导致所谓的弹丸呕吐，一吃就吐，因胃压力高会跳起来。婴儿会持续饥饿，在呕吐之后要有额外的营养。

治疗：幽门狭窄由血液检查和B超可以确诊，并且须经外科治疗，手术是直接能够看到成效的。婴儿手术后2～3天就可以出院。

唐氏综合征

这是最常见的染色体异常，新生儿发生率约为千分之一，唐氏综合征的患儿发育迟缓、有学习障碍，并且其他染色体异常约为疾病的发生率增加，例如心脏病等。唐氏综合征有很多特征性的症状，比如出生时声带肌肉软、表情呆滞、眼外眦上斜、通贯手、头扁平。

病因：唐氏综合征因为多了一条21号染色体，随着年龄的增大病症可能会更明显，尽管大多数诱因发生在年轻的母亲，因为绝大多数的患儿是由年少的

疾病和并发症

母亲所生。

治疗：有些孕妇在被告知她们患有唐氏综合征的患儿时选择了流产，选择继续妊娠的孕妇通常发现如果所生婴儿患有此症。孩子经过较好训练会有比较过得去的人生，他们长大后会有尚能自主的人生。唐氏综合征患者预期能活到60岁左右。

畸形足

指的是婴儿的一只脚或双脚内折向下，也称为"内外足"。

病因：通常和胎儿在子宫内的胎位有关。

治疗：如果脚能放回正常体位就称为"体位性畸形足"，这个可以及时自行纠正回来。理疗有效，理疗师会提供建议并监测病程。有些患儿有很严重的畸形足，很难通过摆正体位来纠正到正常的位置，这就要整形外科手术以延长跟腱。术后婴儿需要穿戴塑料的支架。效果是很突出的，能够恢复到正常状态。

髋关节发育不全

大约有千分之一的婴儿有髋关节发育不全，髋关节太浅，或股骨很容易错位，女婴多于男婴。出生后助产士会通过转动股骨来检查确定股骨是否确切在髋关节内，如果有怀疑或者错位的危险性，有必要做B超检查。

病因：如果有髋关节移位的家族史，危险性会增加。

治疗：治疗包括保持臀部位置、固定髋关节于正常位置，让髋关节变得结实。如果婴儿开始走路了还没纠正好，就应该手术纠正。

唇裂和腭裂

发生率1/700，在唇或腭之间会有一个空缺，双面不能适当地吻合在一起。唇裂可以是对称的或更常见的是不对称的，唇裂的一侧会同时有歪鼻。可以在产前发现，但是通常不总是能查出来。有证据表明，多量的叶酸可以降低婴儿患唇裂和腭裂的危险性。

治疗：父母会在产后碰到当地唇裂治疗组成员给予帮助喂养。产后3个月之后进行外科手术以关闭唇裂，大约9个月后关闭腭裂之间的空缺部分。整容手术需等到长大以后再进行。

先天性心脏病：任何心室的结构或者心室间隔的异常都会影响心脏的功能，有些心脏病产前就能发现，你会得到在哪个地方分娩和生产后会有什么情况的建议。

间隔缺损：心脏的先天性心膜缺损由小心室间隔的缺损构成，有些类型的缺损在小的时候就发现了，随后会自然关闭。

先天性心脏缺陷的婴儿：有些婴儿出生时会发绀，因为他们心脏有问题其中包括心脏间隔的不正常。这是一个急症应该马上送往专门医院进行手术治疗。

动脉导管未闭

出生后肺和动脉之间的血管没有关闭，氧化血和去氧化血混合。这一般要用药物治疗，有时需要手术。

隐睾

男孩发生率1/25，大多数情况下，只有一个睾丸未降到阴囊内，通常一年内会自然降到阴囊内。另外，要是睾丸未降到阴囊影响精子的产生，授精会受影响，也会增加睾丸癌的发生率，此时需要考虑手术。

并指或并趾

有些婴儿出生时有2个手指或者脚趾并在一起，这种症状就称为"并指"和"并趾"。也叫"软组织融合"，可能同时会有其他先天性疾病，比如唐氏综合征。治疗方法有手术、皮肤移植术。

胎记

胎记出生后一直长时间保留，尽管时间长了会自然消失。

蒙古斑

这种胎记平坦、光滑，一出生时就有，常见于臀部或腰部。它们多为淡蓝色，也可能是蓝灰色、蓝黑色。这种胎记看上去像是一片瘀青，在黄色人种中很常见，通常在学龄前会逐渐消失。

鲜红斑痣

这些永久的斑块常是因为皮肤血管异常引起的，在任何部位都会发生。如果长在面部，你的孩子应该找专家用激光治疗。

草莓痣

这是一种过度生长的血管，但不是永久性的，不需要治疗，这种痣的形状像草莓，尽管是混乱的，若干年后会消失。出生后几天出现，然后会增大。如果长在关键部位，例如阻碍眼睛或者鼻子时，你的孩子可以到专家那儿接受治疗。

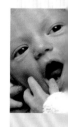